中国药学学科史研究报告系列丛书

丛书主编　屈建

湖南省医院药学学科建设发展研究

李焕德　主编

中国科学技术出版社

·北京·

图书在版编目（CIP）数据

湖南省医院药学学科建设发展研究 / 李焕德主编 . -- 北京：中国科学技术出版社，2023.4

（中国药学学科史研究报告系列丛书 / 屈建主编）

ISBN 978-7-5236-0067-2

Ⅰ.①湖… Ⅱ.①李… Ⅲ.①药物学—学科发展—研究—湖南 Ⅳ.① R9

中国国家版本馆 CIP 数据核字（2023）第 037392 号

策划编辑	王晓义
责任编辑	王晓义
装帧设计	中文天地
责任校对	张晓莉
责任印制	徐　飞

出　　版	中国科学技术出版社
发　　行	中国科学技术出版社有限公司发行部
地　　址	北京市海淀区中关村南大街 16 号
邮　　编	100081
发行电话	010-62173865
传　　真	010-62173081
网　　址	http://www.cspbooks.com.cn

开　　本	787mm×1092mm　1/16
字　　数	430 千字
印　　张	25.5
版　　次	2023 年 4 月第 1 版
印　　次	2023 年 4 月第 1 次印刷
印　　刷	北京顶佳世纪印刷有限公司
书　　号	ISBN 978-7-5236-0067-2 / R·3016
定　　价	179.00 元

（凡购买本社图书，如有缺页、倒页、脱页者，本社发行部负责调换）

中国药学学科史研究报告系列丛书
《湖南省医院药学学科建设发展研究》
编 委 会

顾　　问	许树梧　柯铭清　陈孝治　仇有琛　陈立新　刘绍贵
	谭晓安　黄明秋　朱兆新
主　　编	李焕德
副 主 编	朱运贵　赵永新　向大雄　张毕奎　尹　桃　刘世坤
	邓　楠　左笑丛　文晓柯
编写组秘书	李献忠
编　　委	（以姓氏拼音排序）

　　陈卫红　湖南中医药大学第二附属医院（湖南省中医院）

　　邓　楠　湖南省人民医院

　　邓曼静　长沙市中医医院（长沙市第八医院）

　　方既明　岳阳市中心医院

　　郭爱枝　常德市第一人民医院

　　郭利民　益阳市中心医院

　　胡　杰　张家界市人民医院

　　蒋崇辉　衡阳市中心医院

　　雷艳青　湖南省脑科医院（湖南省第二人民医院）

　　李焕德　湖南省药学会

　　李　兵　中南大学湘雅三医院

李　德	南华大学附属第二医院
李剑欣	娄底市中心医院
李永祝	怀化市第一人民医院
李献忠	湖南省药学会
刘　韶	中南大学湘雅医院
刘　湘	湘潭市中心医院
刘芳群	长沙市中心医院
刘莉萍	南华大学附属南华医院
刘世坤	中南大学湘雅三医院
罗圣平	株洲市中心医院
欧阳荣	湖南中医药大学第一附属医院
申志辉	中国人民解放军联勤保障部队第九二一医院
文晓柯	湖南省妇幼保健院
伍　奕	湖南省肿瘤医院
向大雄	中南大学湘雅二医院
肖克岳	长沙市中医医院（长沙市第八医院）
徐雨佳	郴州市第一人民医院
姚敦武	湖南省肿瘤医院
尹　桃	中南大学湘雅医院
张毕奎	中南大学湘雅二医院
张　超	湖南省药学会
张明香	长沙市第三医院
张顺芝	长沙市第一医院
张永东	湘西自治州人民医院

赵　昕　湖南省儿童医院

赵永新　怀化学院

周伯庭　中南大学湘雅医院

周平兰　湖南中医药大学第二附属医院（湖南省中医院）

周望溪　永州市中心医院

朱运贵　中南大学湘雅二医院

邹冬良　湖南师范大学附属湘东医院

邹渭洪　南华大学附属第一医院

左美玲　长沙市第四医院

左笑丛　中南大学湘雅三医院

张继红　邵阳市中心医院

参与编写人员（以姓氏拼音排序）

曹晓燕　常德市第一人民医院

李荣辉　湘潭市中心医院

刘纯昊　岳阳市中心医院

刘少波　中南大学湘雅医院

罗　霞　中南大学湘雅二医院

文丹丹　长沙市中心医院

文婧伦　株洲市中心医院

谢悦良　中南大学湘雅三医院

张志国　湖南中医药大学第一附属医院

序

习近平总书记指出："在实现'两个一百年'奋斗目标的历史进程中，发展卫生健康事业始终处于基础性地位，同国家整体战略紧密衔接，发挥着重要支撑作用。"作为临床医生与患者之间的桥梁，医院药学在卫生健康事业发展中举足轻重，不可或缺。从中华人民共和国成立初期的简单调配到解决药品短缺的制剂生产，从客观反映药物疗效的血药浓度监测到临床药师的培训，从参与临床用药方案的制定到药物基因检测指导个体化给药方案的实施，医院药学始终坚持在传承中创新、在探索中发展，步履铿锵，一路向前。

历史是最好的教科书。千百年来，"心忧天下、敢为人先"的湖湘精神孕育了一大批有识之士，叶雨文、张学琪、许树梧、周宏灏、李焕德等历届湖南省药学会理事长便是其中的代表。他们谋篇布局、引航定向，带领湖南医院药学走出了一条特色创新之路，在湖湘大地上结出累累硕果。其中，首批5个国家级临床药学重点专科，湖南占了1个；全国17个国家级临床药学重点专科，湖南省占了2个；中南大学湘雅二医院临床药学学科多年稳居"复旦临床专科声誉排行榜"前3名；第十四届、第十五届理事长李焕德荣获医院药学首个"国之名医"；李焕德、许树梧、刘绍贵3人入编《中国医院药学学科发展史》，被列为"学科发展进程中的重要人物"；2003年以来，湖南省有20多名医院药师被评为"全国优秀药师"，他们率先招收培养博士研究生，教学相长，诲人不倦。闪亮成绩单的背后，倾注着每一个医院药学管理者的顶层谋划与善作善成，凝结着无数医院药学人的使命担当与积极作为。

回望历史是为了更好地走向未来。以史明智，鉴往知来，湖南省药学会组织编写了这部《湖南省医院药学学科建设发展研究》，历时4年，七易其稿，终有所成。编者先后拜访了湖南省药学界几十位老前辈，查阅了中南大学湘雅医学院、湖南师范大学医学院和湖南省图书馆的大量文献资料，收集了湖南省30家大型医院的院史资料，调用了100多幅历史图片。全书共40多万字，分上中下3篇、8个章节，以厚重的历史内涵、丰富的文化意蕴和翔实的数据图表，原汁原味地对湖南省医院药学学科的历史背景及自身形成、发展、完善的过程进行了全面系统的总结。以此让广大药学工作者受教育、受激励，为在新的历史条件和时代背景下不忘初心、砥砺前行，提供有益的精神食粮和坚实的奋进力量。

历史已经铸就，历史正在创造。2018年11月21日国家卫生健康委员会与国家中医药管理局发布的《关于加快药学服务高质量发展的意见》，提出了药学服务模式要实行"两个转变"和坚持"三个贴近"。"赶考"仍在继续，医院药学发展走在新的长征路上。作为人民群众安全用药的守门人，广大药学工作者当以社稷急需为己任，有信心、有底气、有能力做好药学服务工作，为推动医院药学学科高质量发展而接续奋斗，为实现人民对美好生活的向往而不懈努力。

中国工程院院士 周宏灏

2021.12.1.

前　言

悠悠岁月，湘江北去，沉淀下的源远流长的湖湘医药文化矗立在中华文化历史长河的潮头，仿佛看到远古炎帝神农氏遍尝百草肇始中药、安寝炎陵传奇的一幕幕，仿佛看到西汉苏耽"橘井泉香"济世救人的情景，仿佛看到东汉末年张仲景长沙衙门坐堂行医的动人画面……一代代悬壶济世的古圣先贤为湖湘医药文化发展留下了许多珍贵的遗产。张仲景"坐堂"看病之余著就的《伤寒杂病论》，唐朝孙思邈湘西龙山采药后著就的《千金翼方》和《千金要方》，宋代曾任澧洲（今湖南省澧县）县吏的医官寇宗奭从宦十余年间，考究药物，撰《本草衍义》，更有长沙马王堆汉墓出土古医书14种，医经、经方、房中、神仙四者皆具，都可谓中华医药稀世之璧玉。底蕴深厚的湖湘医药文化和现代西医药学的入湘，"南湘雅，北协和"崇高赞誉的口口相传，传统湖湘医药文化与具有现代医药学元素碰撞和交融下的湘雅文化，孕育出了湖南省医院药学学科，呈现了独具特色的湖南省医院药学学科发展历程。

湖南省医院药学学科的发展经历过几个不同的历史阶段：20世纪50年代以前，湖南省医院药学初步形成，最初的基本工作内容以药品调配为主，医院药房的中心任务是千方百计保障药品供应；20世纪50~70年代，湖南省医院药学有了雏形与初始的发展，逐步建立了药事管理基本制度，形成了人才培养模式，拓展了工作内容和阵地，基本工作从药品调配和医院制剂并举，并以医院制剂为重要发展方向，医院制剂从内服、外用制剂发展到注射制剂乃至大输液，从西药制剂到中药制剂，品种逐渐增多，不断满足了临床医疗需要。与此同时，为了保证医院制剂的质量可控与使用安全，引入了医院制剂快速分析技术，各大医院建立了制剂快速分析检验室，引进了旋光仪、分光光度计及薄层色谱法等新检验设备与技术，从而有效保证了医院制剂的质量与安全；20世纪80~90年代，临床药学开始起步，药师进入临床，开展治疗药物监测（TDM）、药物情报咨询、药物不良反应（ADR）监测，参与临床药物治疗，协助医生制订合理的用药方案，临床药学逐渐成为医院药学工作的重心，尤其在1984年《中华人民共和国药品管理法》颁行之后，对促进医院药学学科建设产生了重大影响。在此期间，湖南省药学会成立了医院药学专业委员会，为学科发展做了大量准备工作。进入21世纪，医院药学学科新理念、新方法、新技术及新设备的不断发展并推广应用，药学服务理念的转变，医院药学服务工作的重心从"药品"转移到"患者"，药学服务模式从"供应保障型"转变为"技术服务型"，医院药学主要工作重心向提供高质量药学服务转变，不断满足人们追求健康生活的美好愿望。

经过4年多的努力，我们将本书献给读者，深感荣幸！本书是对湖南省医院药学近百年发展的一个总结和对为之奋斗一生的几代医院药学前辈的交代，也期望能推动和促进湖南省医院药学学科在新时代高质量发展。但由于年代已久，加之部分药学界的老前辈已离世，我们虽然努力仍难以收集更为齐全的历史资料。本书以收集到的资料加以整理，编辑成册以飨读者。可以肯定地说，书中仍然存在许多疏漏和问题，讹误、不足及取舍不当之处在所难免，诚请广大医院药学工作者及读者批评指正、提供史料，以期再版时补充修正。

目 录

上篇 湖南省医院药学学科的形成与发展

第一章 湖湘文化与医药发展的渊源 … 003

第一节 湖湘医药文化的历史源流 … 003
　一、始于西汉 … 003
　二、承于近代 … 004

第二节 近现代湖湘医药文化的建立 … 005
　一、西方传入 … 005
　二、洋为中用 … 006

第三节 当代湖湘医药的发展和成熟 … 008
　一、中华人民共和国成立后的篇章重启 … 008
　二、蓬勃发展的医院药学学科 … 009
　三、快速发展新时期 … 012
　四、医院药学学科初步形成 … 014

第四节 人才队伍建设 … 020
　一、人才来源 … 020
　二、人才培养与提高 … 020

第二章　医院制剂发展 ⋯ 023

第一节　医院制剂的初创 ⋯ 023
第二节　医院制剂的发展与成长 ⋯ 025
　一、创新制剂 ⋯ 025
　二、剂型的改良与丰富 ⋯ 027
　三、制剂设备的创新与发展 ⋯ 032
第三节　医院制剂发展的意义 ⋯ 033
第四节　医院制剂对制药工业的贡献 ⋯ 035

第三章　临床药学兴起 ⋯ 037

第一节　建立临床药学体系 ⋯ 037
第二节　临床药学起步与发展 ⋯ 047
第三节　临床药师培训基地建设 ⋯ 052
第四节　临床药学专科体系逐步完善 ⋯ 054
　一、成为全国临床药学试点单位后开展的工作 ⋯ 056
　二、建立临床药师培训基地开展临床药师培训 ⋯ 057
　三、湖南省医学会临床药学专业委员会的成立及开展的工作 ⋯ 058
第五节　临床药理学的引入与发展 ⋯ 061
第六节　治疗药物监测的推广 ⋯ 063
第七节　中药临床药学的始与成 ⋯ 066
　一、正确认识中药临床药学 ⋯ 066
　二、确立中药临床药学学科地位 ⋯ 067
　三、中药临床药学研究与中药临床药学的内容 ⋯ 068

第四章　湖南省医院药学对中国医院药学学科的贡献 ⋯ 070

第一节　学科发展的赓续传承 ⋯ 070
第二节　开临床毒理学成药师进入临床的突破口 ⋯ 071
第三节　重要节点的湖南省医院药学人物和事件 ⋯ 075
　一、中国医院药学学科发展进程中的重要人物 ⋯ 075

二、国家新药审评专家中的医院药师 … 076

三、中国医院药学奖 … 076

四、创建全国医药经济信息网湖南分网 … 078

第四节 创造了多项业内第一 … 080

一、第一部医院药师编写的高等医药院校统编教材 … 080

二、第一个获得"国之名医"称号的医院药师 … 080

三、第一本完全由医院药师创办的综合性药学期刊 … 081

四、成功研制第一台全自动二维液相色谱仪 … 081

五、国内较早拥有一级主任药师及临床药学博士生导师的医院药学学科之一 … 082

六、第一批临床药学重点专科 … 082

七、连续6年进入复旦学科排行榜前五 … 083

中篇　湖南省医院药学学科建设成果

第五章　学术建制与成果 … 087

第一节 湖南省药学会医院药学专业委员会的发展 … 087

第二节 历届主任委员、副主任委员和秘书 … 089

第三节 医院药学取得的成果 … 090

一、积极开展学术活动 … 090

二、获奖荣誉（省部级表彰奖励、先进集体、先进个人等）… 094

三、获得全国"优秀药师"称号 … 095

四、药学著作 … 096

五、创办学术期刊 … 099

第六章 湖南省医院药学学科发展进程中的重要人物 … 103

一、王奇成 … 103

二、仇有琛 … 104

三、文晓柯 … 105

四、尹桃 … 106
五、邓楠 … 107
六、左笑丛 … 108
七、皮介臣 … 109
八、朱兆新 … 110
九、朱运贵 … 112
十、任志强 … 113
十一、向大雄 … 114
十二、刘世坤 … 115
十三、刘芳群 … 116
十四、刘绍贵 … 117
十五、刘昭前 … 118
十六、刘莉萍 … 119
十七、刘湘 … 120
十八、刘韶 … 122
十九、许树梧 … 122
二十、任华益 … 123
二十一、汤芳萍 … 124
二十二、李绍裘 … 125
二十三、李湘斌 … 126
二十四、李焕德 … 127
二十五、何周康 … 128
二十六、张毕奎 … 129
二十七、张莉 … 130
二十八、陈立新 … 131
二十九、陈孝治 … 132
三十、欧阳荣 … 133
三十一、易爱纯 … 134
三十二、周玉生 … 135

三十三、周仪容 … 136

　　三十四、周伯庭 … 137

　　三十五、周宏灏 … 138

　　三十六、周明炯 … 139

　　三十七、柯铭清 … 139

　　三十八、秦后生 … 140

　　三十九、钱康年 … 141

　　四十、徐雨佳 … 142

　　四十一、高浩挺 … 143

　　四十二、郭爱枝 … 144

　　四十三、黄明秋 … 145

　　四十四、彭六保 … 146

　　四十五、覃遵注 … 147

　　四十六、曾志敏 … 148

　　四十七、谢冰玲 … 149

　　四十八、詹兴瑞 … 150

　　四十九、谭晓安 … 151

　　五十、戴岩 … 152

第七章　湖南省医院药学学科发展概况 … 154

第一节　中南大学湘雅医院 … 154

　　一、药学部简介 … 154

　　二、药学部历届主要负责人 … 155

　　三、药学部学科发展史 … 156

　　四、药学部学科成果 … 159

第二节　中南大学湘雅二医院 … 170

　　一、药学部简介 … 170

　　二、药学部历届主要负责人 … 171

　　三、药学部学科发展史 … 171

四、药学部学科成果 … 178

第三节　中南大学湘雅三医院 … 188
　　一、药学部简介 … 188
　　二、药学部历届主要负责人 … 188
　　三、药学部学科发展史 … 189
　　四、药学部学科成果 … 193

第四节　湖南省人民医院 … 198
　　一、药学部简介 … 198
　　二、药学部历届主要负责人 … 199
　　三、药学部学科发展史 … 199
　　四、药学部学科成果 … 201

第五节　湖南中医药大学第一附属医院 … 204
　　一、药学部简介 … 204
　　二、药学部历届主要负责人 … 205
　　三、药学部学科发展史 … 205
　　四、药学部学科成果 … 206

第六节　湖南中医药大学第二附属医院 … 212
　　一、药学部简介 … 212
　　二、药学部历届主要负责人 … 213
　　三、药学部学科发展史 … 213
　　四、药学部学科成果 … 215

第七节　湖南省肿瘤医院 … 217
　　一、药学部简介 … 217
　　二、药学部历届主要负责人 … 218
　　三、药学部学科发展史 … 219
　　四、药学部学科成果 … 226

第八节　湖南省妇幼保健院 … 228
　　一、药学部简介 … 228
　　二、药学部历届主要负责人 … 228

　　　　三、药学部学科发展史…229

　　　　四、药学部学科成果…231

　第九节　湖南省儿童医院…236

　　　　一、药学部简介…236

　　　　二、药学部历届主要负责人…236

　　　　三、药学部学科发展史…237

　　　　四、药学部学科成果…238

　第十节　南华大学附属第一医院…241

　　　　一、药学部简介…241

　　　　二、药学部历届主要负责人…242

　　　　三、药学部学科发展史…242

　　　　四、药学部学科成果…245

　第十一节　南华大学附属第二医院…245

　　　　一、药学部简介…245

　　　　二、药学部历届主要负责人…246

　　　　三、药学部学科发展史…247

　　　　四、药学部学科成果…248

　第十二节　南华大学附属南华医院…249

　　　　一、药学部简介…249

　　　　二、药学部历届主要负责人…250

　　　　三、药学部学科发展史…252

　　　　四、药学部学科成果…255

　第十三节　中国人民解放军联勤保障部队第九二一医院…258

　　　　一、药剂科简介…258

　　　　二、药剂科历届主要负责人…259

　　　　三、药剂科学科发展史…259

　　　　四、药剂科学科成果…268

　第十四节　长沙市第一医院（中南大学湘雅医学院附属长沙医院）…270

　　　　一、药剂科简介…270

二、药剂科历届主要负责人 … 271

三、药剂科学科发展史 … 272

四、药学部学科成果 … 273

第十五节　长沙市第三医院 … 276

一、药学部简介 … 276

二、药学部历届主要负责人 … 277

三、药学部学科发展史 … 277

四、药学部学科成果 … 279

第十六节　长沙市第四医院 … 282

一、药剂科简介 … 282

二、药剂科历届主要负责人 … 282

三、药剂科学科发展史 … 283

四、药剂科学科成果 … 285

第十七节　长沙市中心医院（南华大学附属长沙中心医院）… 288

一、药学部简介 … 288

二、药学部历届主要负责人 … 289

三、药学部学科发展史 … 289

四、药学部学科成果 … 291

第十八节　长沙市中医医院（长沙市第八医院）… 293

一、药学部简介 … 293

二、药学部历届主要负责人 … 293

三、药学部学科发展史 … 294

四、药学部学科成果 … 295

第十九节　永州市中心医院 … 297

一、药学部简介 … 297

二、药学部历届主要负责人 … 297

三、药学部学科发展史 … 298

四、药学部学科成果 … 300

第二十节　怀化市第一人民医院 … 300

一、药学部简介 … 300

二、药学部历届主要负责人 … 301

三、药学部学科发展史 … 301

四、药学部学科成果 … 303

第二十一节　张家界市人民医院 … 307

一、药学部简介 … 307

二、药学部历届主要负责人 … 307

三、药学部学科发展史 … 308

四、药学部学科特色及成果 … 309

第二十二节　岳阳市中心医院 … 310

一、药剂科简介 … 310

二、药剂科历届主要负责人 … 311

三、药剂科学科发展史 … 311

四、药剂科学科成果 … 313

第二十三节　娄底市中心医院 … 315

一、药剂科简介 … 315

二、药学部历届主要负责人 … 315

三、药剂科学科发展史 … 316

四、药剂科学科特色及发展成果 … 317

第二十四节　邵阳市中心医院 … 318

一、药学部简介 … 318

二、药学部历届主要负责人 … 318

三、药学部学科发展史 … 319

四、药学部学科成果 … 321

第二十五节　益阳市中心医院 … 322

一、药剂科简介 … 322

二、药剂科历届主要负责人 … 323

三、药剂科学科发展史 … 324

四、药剂科学科成果 … 326

第二十六节　株洲市中心医院 … 327
　　一、药学部简介 … 327
　　二、药学部历届主要负责人 … 328
　　三、药学部学科发展史 … 329
　　四、药学部学科成果 … 330

第二十七节　郴州市第一人民医院 … 332
　　一、药学部简介 … 332
　　二、药学部历届主要负责人 … 333
　　三、药学部学科发展史 … 334
　　四、药学部学科成果 … 335

第二十八节　常德市第一人民医院 … 337
　　一、药剂科简介 … 337
　　二、药剂科历届主要负责人 … 338
　　三、药剂科学科发展史 … 338
　　四、药剂科学科成果 … 340

第二十九节　湘潭市中心医院 … 341
　　一、药学部简介 … 341
　　二、药学部历届主要负责人 … 341
　　三、药学部学科发展史 … 342
　　四、药学部学科成果 … 344

第三十节　湘西自治州人民医院 … 346
　　一、药剂科简介 … 346
　　二、药剂科历届主要负责人 … 346
　　三、药剂科学科发展史 … 347
　　四、药剂科学科成果 … 348

下篇　湖南省医院药学学科的展望

第八章　21世纪湖南省医院药学学科的展望 … 353

第一节　医院药学学科的挑战与机遇 … 354
　　一、医院药学现代管理的挑战 … 354
　　二、药学队伍自身的挑战与机遇 … 354
　　三、药师职业定位的思考 … 355

第二节　湖南省医院药学学科发展与展望 … 356
　　一、学科建设与学科带头人能力培养是学科发展的根本 … 356
　　二、以患者为中心的药学服务 … 358
　　三、新技术新理论的学习与应用 … 358
　　四、医院制剂的发展方向 … 358
　　五、互联网及云端药学服务模式 … 359
　　六、药学服务的延伸与拓展 … 360
　　七、TDM、基因检测实现个体化用药 … 361
　　八、诊断相关分组模式下医院药学实践工作展望 … 371

附录 … 378
　　医院药学大事记 … 378

主要参考文献 … 386

上 篇

湖南省医院药学学科的形成与发展

第一章
湖湘文化与医药发展的渊源

第一节　湖湘医药文化的历史源流

自人类用原始的生产工具从事简单劳动开始，人们在劳动中便逐渐学会了怎样同疾病作斗争，就有了药物治疗的尝试。从认识药物到使用药物，人们最开始是从自然界采集一些天然的植物、动物、矿物用于治疗疾病，之后逐步开始自己生产加工药物，并积累了宝贵的经验。由于药物的应用与人们的生命健康息息相关，古今中外的社会管理者对药品的生产、经营、使用都采取了管理措施，形成了最初的药事管理学。随着社会的进步、社会经济和科学技术的发展，药事管理工作也从简到繁、由低级向高级发展，从经验管理发展到科学管理，在经历了漫长的日积月累的历史过程后，逐步形成具有时代和地方特色的湖湘医药文化。

一、始于西汉

人们常说自古医药不分家。在中国古代，医药是不分的，凡悬壶济世之人既精通医术，也通晓药物，而且几千年一直沿袭师徒相传、前店后厂的方式给世人看病，形成了行医兼卖药，医药一家的亘古模式。医药分设始于周朝，据《周礼·天官》记载，周朝已有正式藏药机构，并设管理医和药的专门官职。当时，对药物的经营，活跃在民间，只有私人开设的药铺。汉朝以后，方有官办药房出现。"药局"的名称始于北魏（公元386—534年）。宋神宗熙宁九年

（公元1076年）设立惠民和剂局，为官办性质。这不仅是我国宋代以前，也是世界上第一所公办药房。明清两代均设有官办御药房，个人开办的街市药房已遍布大中小城市和农村集镇。

湖南省有比较系统完善的医药活动的记载是1973年长沙市马王堆汉墓出土的古医书。随着汉墓古医书的出土，华夏的医药文化之林就彰显出湖湘这棵参天大树（图1-1）。汉墓出土古医书14种，特别是其中的《五十二病方》记载了52种疾病，共载方280多个，所用药物有240多种，是我国现在所能看到的最早的方剂书籍。据考证，该书比《黄帝内经》（成书于春秋战国时代）还要早。《五十二病方》补充了《黄帝内经》成书以前的内容，是一份非常珍贵的医药学遗产。

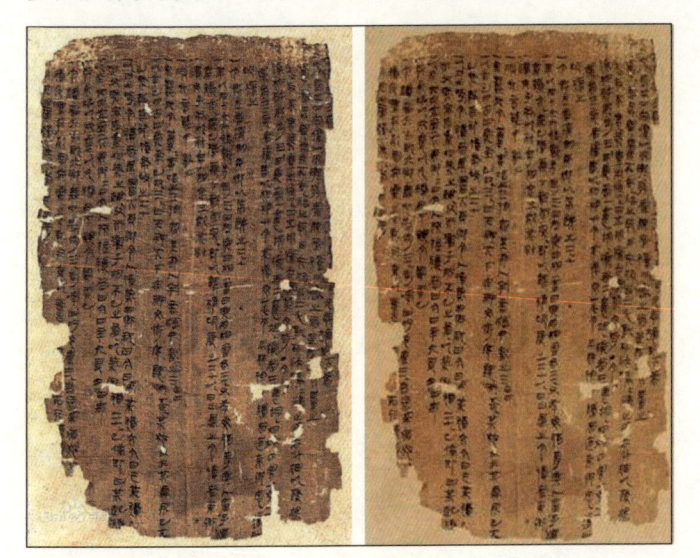

图1-1 马王堆西汉古墓出土的部分古医药书籍的残页

二、承于近代

随着历史的车轮滚滚，到了清末民初，随着日益频繁的国际交往，以西医药学理论为基础的现代医院陆续在湖南省各地设立。1900年，美国基督教长老会开办湘潭医院时即设有药房。1931年，湘潭医院更名为惠景医院，系今湘潭市中心医院的前身。1901年，美国基督教长老会罗感恩创办广济医院。该院1915年更名为广德医院，系今常德市第一人民医院的前身。1906年，美国医生胡美在长沙开办了雅礼医院。雅礼医院1914年更名为湘雅医院。1912年，颜福庆创办中国红十字会湖南分会医院，系今湖南省人民医院的前身，医院成立时就设有药房。据史料记载，药剂学教授刘国杰早年曾在该院药房工作过。但当时的药房条件非常落后，工作也仅是照方配药或配制一些简单的制剂。那时的药师简称司药，所用药品原料基本靠进口，医院的度量衡全为英制。

辛亥革命后，才有了中国自办的医院。1929 年，湖南肺病疗养院（现湖南省胸科医院）成立时，设有藏药室 1 间。藏药室有药剂人员 1～2 人，最多时 4 人。湖南中医药大学第二附属医院，又名湖南省中医院，为国家重点建设中医院，始建于 1934 年 5 月，原名湘省国医院。长沙市第一医院成立于 1920 年，在当时就设有药剂科。1943 年，南华大学附属第一医院药剂科正式成立时即有门诊中药房、西药房、中心药房。湘西州医院药剂科前身为 1948 年的湖南省私立沅陵宏恩医院，在今黔城镇，一开始就建立了宏恩医疗中心的药房及药库。至此，湖南省医院药学取得了较大的发展，有了制剂室雏形，可以配制一些最基本的临床所需的常用制剂，如合剂、丸剂、散剂、膏剂、贴剂等。

第二节　近现代湖湘医药文化的建立

一、西方传入

1905 年，一位年仅 29 岁名叫爱德华·胡美的年轻医生受美国雅礼协会派遣，携妻带子漂洋过海来到长沙，带来了西方医药学现代技术。1906 年，胡美在长沙"中央旅馆"开办了湖南省第一所西式医院——雅礼医院（图 1-2）。1910 年，颜福庆博士自耶鲁大学医学院学成归国，来到长沙与胡美合作办医院，使雅礼医院声誉与日俱增。当时的湖南省督军谭延闿倡议在湖南兴医办学，向青年人传授先进的西方医药学知识。于是，颜福庆、胡美与谭延闿合作（即

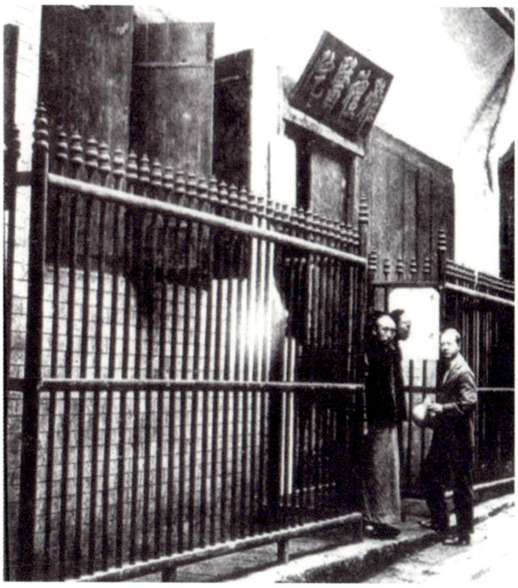

图 1-2　1906 年秋，雅礼医院在长沙小西门的西牌楼挂牌。图为首任院长胡美和他的中文教员杨熙少在医院门口的合影

湖南省政府与美国雅礼协会合作），于1914年创办了一所湘雅医学专门学校（即现中南大学湘雅医学院的前身），一所附属医院（即现湘雅医院的前身），一所护士学校（即现中南大学湘雅护理学院的前身），从而构建了医、教、护三位一体的湘雅医疗系统的雏形。

1915年，附属医院更名为湘雅医院，最初设立的药学科室由药室和储存室（药库）组成，主要承担处方调剂及药品供应。这标志着湖南省医院药学雏形的形成（图1-3）。

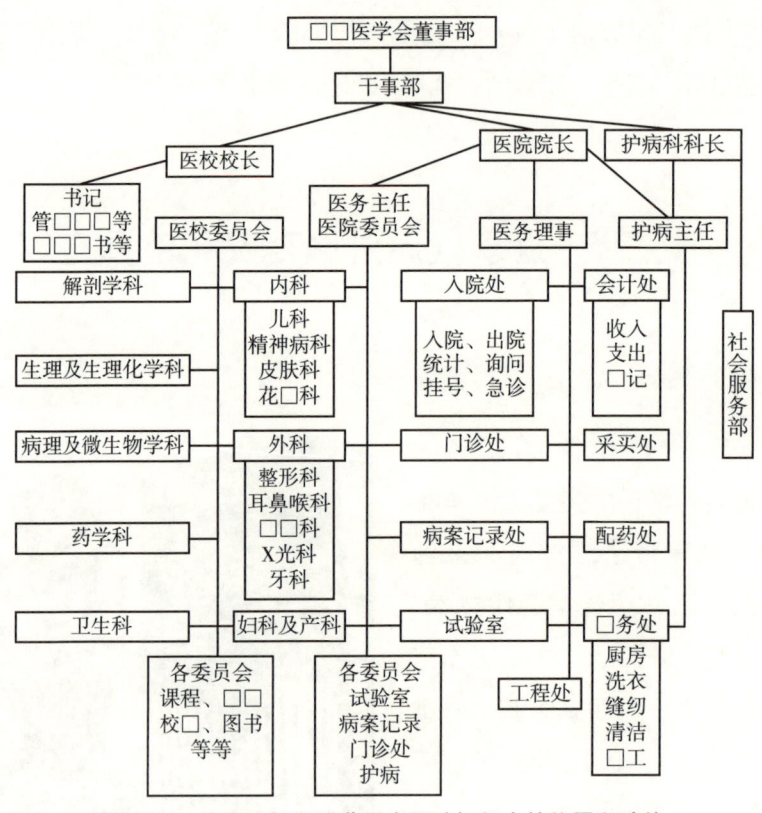

图1-3 20世纪初湘雅药局在医院框架中的位置和功能

二、洋为中用

1920年，湘雅医院院长胡美回美国度假期间任命化学专业出身的何鉴清为第一任药剂室主任。1922年，湘雅医学会董事部机构设定时，将药室升级为配药处，与会计处并列，正式确立药学部门作为医院二级机构的地位。当年来华开办医院的都是医生和护士，没有药师，国内也没有药学院校，药局的技术人员称司药或调剂生，是由化学教授刘泽永培养出来的。由于药局技术人员缺乏，于是吸纳了一些医学院在读的贫穷学生作为调剂生补作技术人员。中华人民共和国成立后成为国际知名的中国第一代病毒学家的汤飞凡就是湘雅医院药局的调剂生。他勤学苦练，毕业后为后来制造消灭天花、沙眼病毒的疫苗打下了坚实的制药基础，并试制了我国自制的第一支青霉素。因此，汤飞凡也算是湘雅医院药局最早的药师。

特别值得一提的是，湘雅医学院创办之初，胡美、颜福庆等就在医疗教学活动中坚持医、药、护并重的原则，为保证高标准的教学质量建立了一支高水平的教师队伍（图1-4、图1-5）。在有数据可查的1921年，湘雅医学部的13名专任教师中，就设立了专门的药理学教师职位，所有的课程均采用全英文授课方式，为后期药学学科的发展打下了一定的基础。

1948年，湘雅医院当时的工作人员结构和比例为：医技科室、药剂和检验两部门的工作人员共48人，全院护士共47人，医生、实习生合计60人。可见，当时药剂人员配备相对比较充足，达到15%。当年医院将配药处再次升级为药局，一直延续到1949年之后才改为药剂科。

在传教士来到湖南，相继在长沙、湘潭、常德、永州和湘西州等地区设立教会医院的同时，当时的政府开始建立传统中医院。1934年

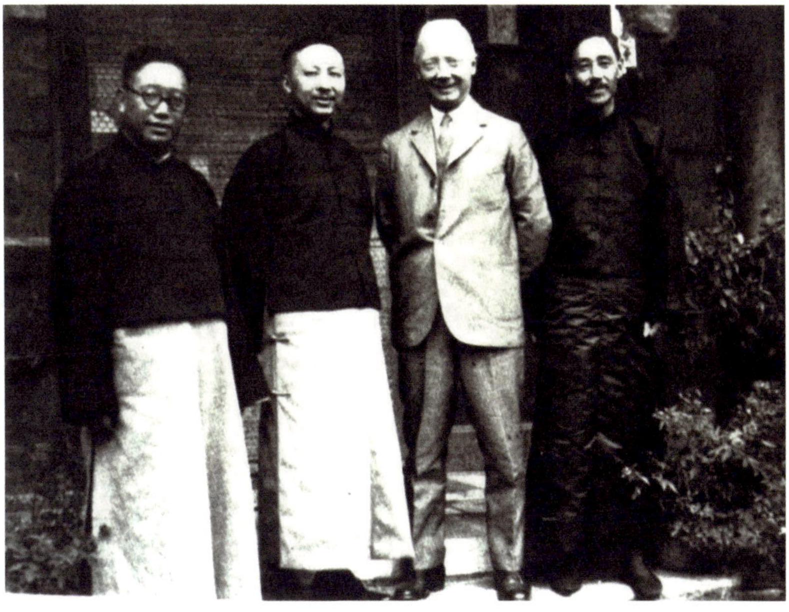

图1-4 1913年在北京参加湘雅谈判的胡美（右二）、颜福庆（右一）及官员

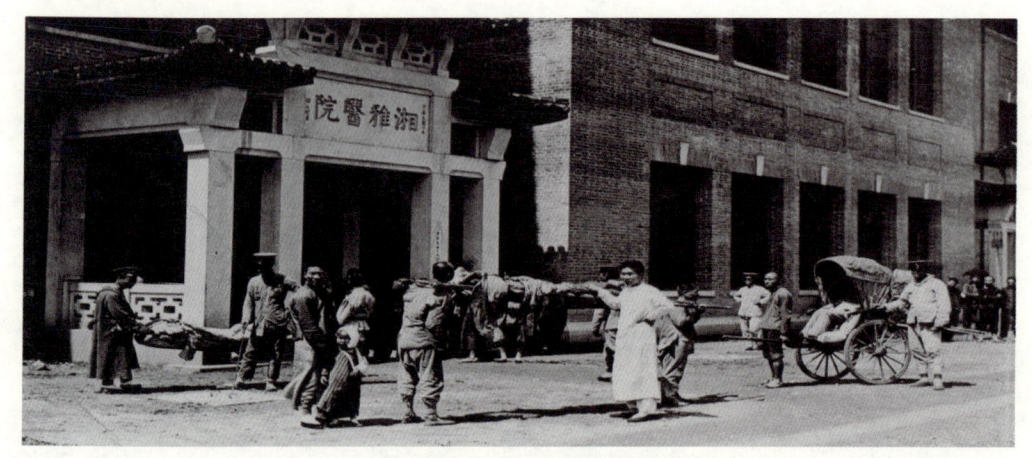

图 1-5　1917 年的湘雅医院

5月，湖南省国民政府建立了湘省国医院（湖南中医药大学附属第二医院的前身），原址在长沙市南门外沙河街，不幸毁于 1938 年的"文夕大火"。1945 年抗日战争胜利后，湖南省中医师公会倡议筹备复兴湘省国医院，并改名为湖南省国医院。由于原来沙河街院址被毁，且较偏僻，因此改在长沙市中心保节堂街张公祠重建。

张公祠（后改名仲景堂），是为纪念东汉时期的长沙太守、医药学家张仲景而修建的。相传，张仲景非常关心人民疾苦，不顾封建时代官场的戒律，每月初一、十五两天坐在太守堂，敞开衙门，专为平民百姓治病，救人无数。长沙人民为了缅怀张仲景的功德，于清乾隆八年（1743 年）修建了张公祠。湖南省国医院选在张公祠旧址重建，具有重要的历史意义。

第三节　当代湖湘医药的发展和成熟

一、中华人民共和国成立后的篇章重启

1949 年，中华人民共和国成立时，满目疮痍，百废待兴，毒品、疾病和瘟疫严重威胁着人们的生命健康。中国共产党和人民政府立即着手解决百年战乱之后遗留下的社会问题。湖南省人民政府设置了卫生厅，下设药政处，建立健全了湖

南省药事管理机构，初步确定了医药管理体制。同时，依托当时规模较大、医疗技术水平较高、以西医药为主的湘雅医院和以传统中医药治疗为主的湖南省国医院来规范医院的药事行为，同时推行到全省各市、州的中西医院。

1950年，湘雅医院药局改名为药剂科，刘泽永为负责人配合刚成立不久的湖南省药政处建立与社会主义制度相适应的药事管理体制、机构，制定药事管理的各项法规，配备专职干部，组织药品供应保障临床需要，同时加强了对进口药品、国内生产药品的质量检验、监督，规范药品市场管理。从1951年开始，湘雅医院药剂科开始组织培训药学人员，着手解决全省药学人员严重短缺的问题。至20世纪50年代末，全省的各级各类医院都陆续设立了药剂科，设置了简单的一库一室（即药库和门诊发药室）。

1951年3月至9月，湖南省国医院举办了多期中医师进修班，培训了60多名青年中医师，为湖南省中医药事业的发展起到了奠基的作用。1952年1月，湖南省国医院改名为湖南省立中医院。

1954年，湖南省卫生厅以湖南省立中医院为基地，成立了湖南省中医师进修学校（即湖南中医药大学的前身），共办班10期，先后为全省各地培训提高大专学历的中青年中医师近500人。1955年，在湖南省卫生厅领导下又组建成立了湖南省中医药研究所（即现在的湖南省中医药研究院）。从此，省中医进修学校、省中医药研究所、省立中医院形成三位一体、三足鼎立之势，各显神通，成为全省中医药界的教学、医疗、科研中心。故此，湖南省立中医院享有"湖湘中医药之发祥地，三湘名医之摇篮"的美誉。那时的诊务非常繁忙，一个刚毕业的青年医师，日门诊量都不低于百人次。湖南省中医药研究院20世纪70年代对全省中草药资源进行调查和标本采绘，先后编辑出版了《湖南药物志》第一辑至第三辑（1970年、1972年、1978年），共计完成1164味药物的整理工作，绘图1000多幅。20世纪90年代，湖南省集中了全省中医药界的专家，重新组织编写《湖南药物志》，历时数载，全书共分7卷，收载药物5000多种（图1-6、图1-7）。

二、蓬勃发展的医院药学学科

1958年以后，湖南省药学事业一度发展速度很快，逐步形成了医院药学体

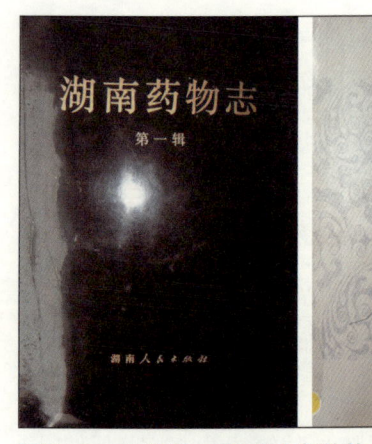

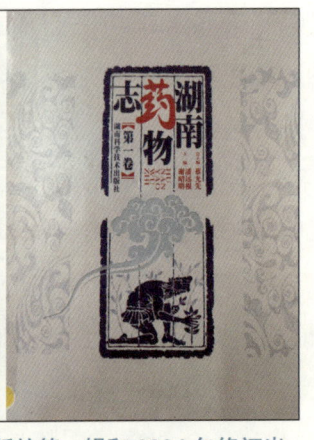

图1-6 20世纪70年代出版的第一辑和2004年修订出版的《湖南药物志》封面

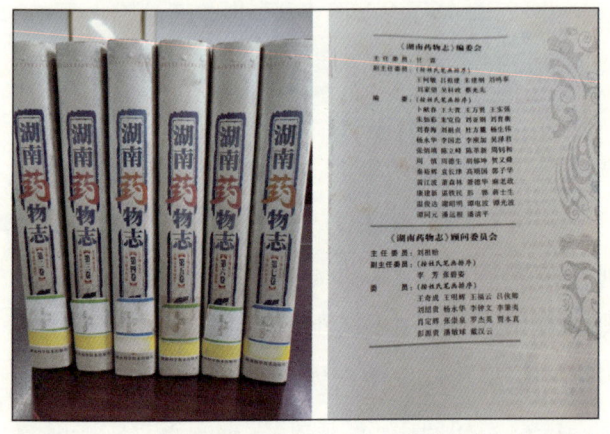

图1-7 2004年修订后出版的《湖南药物志》（共7卷）

系，建立了药事管理的基本制度、开展了医院制剂工作、开始探索药学服务模式。

1958年，在省会长沙市，依托湘雅医院的资源建立了湖南医科大学附属第二医院（现在的中南大学湘雅二医院），以湖南省立中医院为基础建立了湖南中医药大学附属第二医院。

在此期间，全省各地、都加强了西医院和中医院建设，相继建立了中心医院或第一人民医院，以及市县中医院。

各医院先后在原有的基础上组建中医科、增设中药调剂室、普通制剂室和药品检验室。多数县建立了中医院、院内设中药房。这一时期，国家百废待兴，各地缺医少药依然严重，药房的基本工作以药品调剂和制剂并重（图1-8）。

20世纪60年代后，随着门诊患者的增多，原来的配方调剂不能满足需要，出现了协定处方配药。协定处方配药就是按协定处方规定，医生与药房协商约定，编制医院处方集，医师再按照协定处方开方。这样，药房可预先调配，减少患者的等候时间，不仅提高了效率，也保证了药品的质量。这其实就是今天所提倡的以患者为中心的药学服务模式的早期实践。

20世纪70年代，调剂设施不断完善，调剂制度和操作规范从无到有，调剂服务规模逐步增多，服务水平和服务能力不断提升，并开始关注患者用药安全和有效的问题。

为了解决市场药品供应不足的问题,从基层医院到各大型综合医院逐步建立了制剂室,硬件条件也有所改善。到20世纪60年代,很多医院药剂科大力开展医院制剂工作,剂型从内服、外用发展到注射剂甚至大输液,从西药制剂到

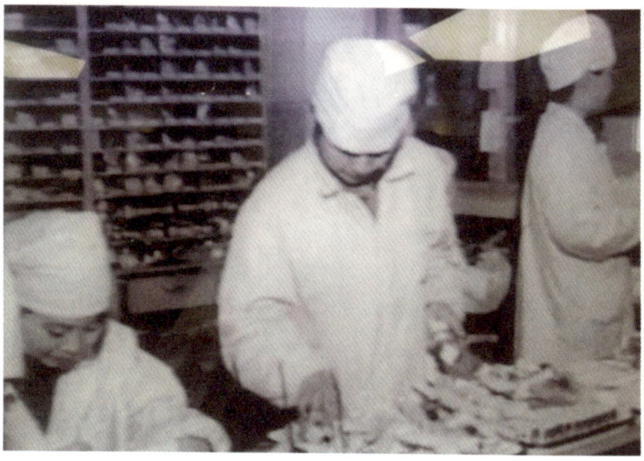

图1-8 1969年株洲市中心医院草药科的工作现场

中药制剂,品种逐渐增多,克服了当时的市场供应不足的问题,极大地满足了临床治疗需求,同时也为医院创造了经济效益。

由于各医院制剂规模的扩大,制剂品种和剂型不断增多,急需要规范和标准。1964年,由柯铭清、许树梧合作主编了《医院制剂规范》。这一规范的发布,促进了20世纪70年代以后医院制剂的快速发展与药剂科条件的改善。此后,为了保证医院制剂的产品质量,又逐步建立了药品检验室,对制剂进行杂质检查、含量测定、热原检查、微生物检查等质量控制体系。

此阶段的技术特点是以化学、药理学与生物药剂学为理论支撑,工作特点是处方的调剂工作转向关注发出药品的合理安全应用,制剂研究多以制剂工艺、剂型改革为主,制剂原料以药用标准精制的原料为主,注重了产品质量的控制,提高自制制剂的安全性、有效性。

1957年以后,随着一批批高等药学院校药学人才和湖南省医药学校培养的药学专业毕业生进入各医院药剂科,湖南省各级各类医院药学学科逐步从无到有、从小到大逐渐发展和壮大起来。

从1957年开始,首批从南京药学院、沈阳药学院和北京医学院等院校毕业的药学专业本科生陆续分配到湖南省工作。从南京药学院分配到湖南的有许树梧、柯铭清、陈孝治、陈顺烈、季蓉芬等;1959年以后,钱康年、仇友深、朱兆新、吕番凤等人分配到湖南省工作;1963年,黄明秋等从北京大学医学院药学系分配到湖南。虽然当时医院工作条件比较艰苦,但这些药学专业毕业生怀着极大的工作热情,发挥专业特长,一辈子耕耘在湖南这块热土上。因此,

湖南省医院药学学科发展的起点还是比较高的，在医院的医疗工作中也彰显了药师的作用与价值。

为了加强医院药剂科工作，1958 年 3 月卫生部下达《综合医院药剂科工作制度和人员职责》的文件，在许树梧等人的带领和指导下，湖南省各级医院的药剂科纷纷行动起来，按照卫生部的文件，逐步落实和明确规定药剂科的任务、建立各项工作规则和管理制度、各级药剂人员职责。在柯铭清后来编著的《我的药学人生》一书中对此段时期湖南省医院药学的工作及事件进行了详细的描述，为我们回顾那段峥嵘岁月提供了很好的史实（图 1–9）。

至 1965 年年底，湖南省医院药学事业稳步快速健康发展，取得了令人瞩目的成绩。但在随后的“文化大革命”期间，药事管理及医院药学的建设遭到严重破坏，医院药学的快速健康发展按下了暂停键，刚刚建立起来的药事管理工作和药师培养体系被彻底打乱和破坏。

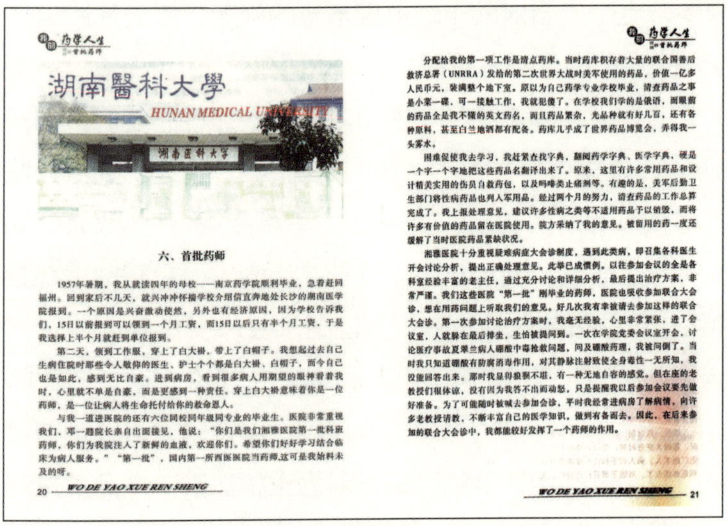

六、首批药师

1957年暑期，我从就读四年的母校——南京药学院顺利毕业，急着赶回福州。回到家后不几天，就兴冲冲怀揣学校介绍信直奔地处长沙的湖南医学院报到。一个原因是兴奋激动使然，另外也有经济原因，因为学校告诉我们，15日以前报到可以领到一个月工资，而15日以后只有半个月工资，于是我选择上半个月就赶到单位报到。

第二天，领到工作服，穿上了白大褂，带上了白帽子。我想起过去自己生病住院时那些令人敬仰的医生、护士个个都是白大褂、白帽子，而今自己也是如此，感到无比自豪。进到病房，看到很多病人用期望的眼神看着我时，心里就不单是自豪，而是更感到一种责任。穿上白大褂意味着你是一位药师，是一位让病人将生命托付给你的救命恩人。

与我一道进医院的还有六位同校同年级同专业的毕业生。医院非常重视我们，邓一韪院长亲自出面接见，他说：“你们是我们湘雅医院第一批科班药师，你们为我院注入了新鲜的血液，欢迎你们。希望你们好好学习结合临床为病人服务。”“第一批”，国内第一所西医医院当药师,这可是我始料未及的呀。

20 WO DE YAO XUE REN SHENG

分配给我的第一项工作是清点药库。当时药库积存着大量的联合国善后救济总署（UNRRA）发给的第二次世界大战时美军使用的药品，价值一亿多人民币元，装满整个地下室。原以为自己药学专业学校毕业，清查药品之事是小菜一碟，可一接触工作，我就犯傻了。在学校我们学的是俄语，而眼前的药品全是我不懂的英文药名，而且药品繁杂，光品种就有好几百，还有各种原料，甚至白兰地酒都有配备。药库几乎成了世界药品博览会，弄得我一头雾水。

困难促使我去学习，我赶紧查找字典，翻阅药学字典、医学字典，硬是一个字一个字地把这些药品名翻译出来了。原来，这里有许多常用药品和设计精美实用的伤员自救药包，以及吗啡类止痛剂等。有趣的是，美军后勤卫生部门将性病药品也列入军用品。经过两个月的努力，清查药品的工作总算完成了。我上报处理意见，建议许多性病之类等不适用药品予以销毁，而将许多有价值的药品留在医院使用。院方采纳了我的意见。被留用的药一度还缓解了当时医院药品紧缺状况。

湘雅医院十分重视疑难病症大会诊制度，遇到此类病，即召集各科医生开会讨论分析，提出正确处理意见。此举已成惯例。以往参加会议的全是各科室经验丰富的老主任，通过充分讨论和详细分析，最后提出治疗方案，非常严谨。我们这些医院“第一批”刚毕业的药师，医院也吸收参加联合大会诊，想在用药问题上听取我们的意见。好几次我有幸被请去参加这样的联合大会诊。第一次参加讨论治疗方案时，我毫无经验，心里非常紧张，进了会议室，人就躲在最后排坐，生怕被提问到。一次在学院党委会议室开会，讨论医疗事故夏罕兰病人硼酸中毒抢救问题，问及硼酸药理，我被问倒了。当时我只知道硼酸有防腐消毒作用，对其静脉注射致使全身毒性一无所知，我没能回答出来。那时我显得狼狈不堪，有一种无地自容的感觉。但在座的老教授们很体谅，没有因为我答不出而动怒，只是提醒我以后参加会议要先做好准备。为了可能随时被喊去参加会诊，平时我经常进病房了解病情，向许多老教授请教，不断丰富自己的医学知识，做到有备而去。因此，在后来参加的联合大会诊中，我都能较好发挥了一个药师的作用。

WO DE YAO XUE REN SHENG 21

图 1–9　柯铭清自传体著作《我的药学人生》部分内容

三、快速发展新时期

1976 年 10 月，医院药学工作又重新得到恢复和发展，国家层面恢复和建立了药政管理法规体系，对医院的药事进行管理；出台了《医院药剂工作管理办法》等一系列法规条例，对医院的调剂、制剂，药品采购、保管、使用，药剂科科学化、信息化，以及医院药学机构都做了详细的规定。

为了落实国家药事管理法规，进一步加强医院的药事管理和学科发展工作，20 世纪 80—90 年代，湖南省药学会医院药学专业委员会连续举办了多期药剂科主任学习班和药事管理学术交流会（图 1–10）。

随着湖南省经济和医疗卫生事业的发展，医院调剂服务工作获得了长足的进步，调剂工作制度进一步规范、完善，硬件条件显著改善，药师开始与患者直接交流，从刚开始药师与患者通过一个小窗口完成发药取药，到隔着一块厚厚的透明玻璃面对面通过话筒交流，再到现在很多医院门诊和/或住院药房都是柜台式交流，药师和患者完全面对面，除了发药、取药，药师还提供详细的用药交代，解答患者对用药的各种专业问题。

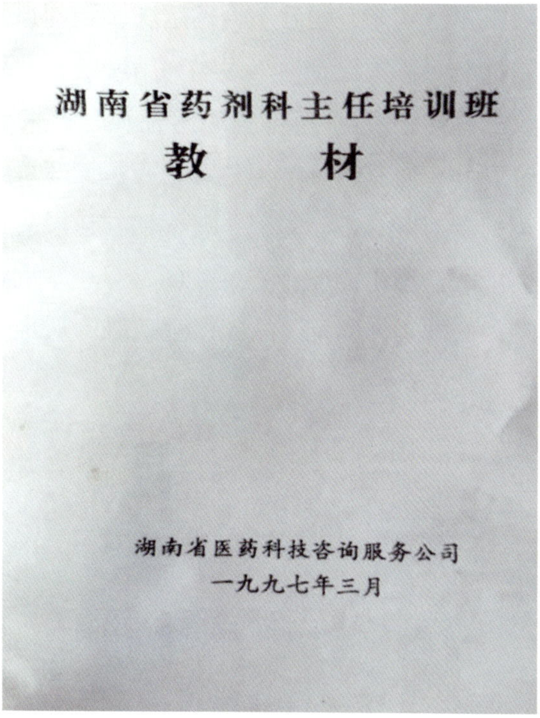

为了提供合理安全用药信息，门诊调剂窗口采取了调配和核发

图 1-10　1997 年 3 月医院药学专业委员会主编的《湖南省药剂科主任培训班教材》封面

双岗制度，减少了发药差错，提高了患者用药的安全性、有效性及依从性。

进入 20 世纪 80 年代，许多综合医院的药剂科又先后增加了灭菌制剂室。进一步完善了药品检验分析室。医院制剂规模进一步扩大，工作重点是结合临床开展医院制剂工艺、剂型改革及新制剂的研究，开发具有专科特色的医院制剂。制剂操作规范化，制剂质量得到保证，满足了临床药物治疗和科研的需要。也是从这一时期开始，一些大型综合医院开始设立了药学情报资料室和临床药学实验研究室等现代医院药学的项目和内容。

1983 年 5 月，中国药学会在安徽省黄山召开全国首届临床药学学术论文交流和专题讨论会，临床药学研究开始起步。湖南省各级医院相继开设了临床药学室，药师参与临床处方用药分析，收集新药信息，建立药学资料室。医院药师逐步向合理用药领域渗透，形成了临床药师的雏形。

此阶段的技术特点是以药理学、临床药理学、现代分析测试技术、现代管理学、药物代谢动力学与生物药剂学为学科的理论支撑；工作特点是调剂设施设备不断更新，更强调合理用药，制剂组方注重科学性与安全性研究，药物质量控制更注重稳定性、生物利用度研究。湘雅二医院最早购置了血药浓度测定仪器并在湖南省开展血药浓度监测与临床用药评价。1995年，医院派朱南平药师到北京协和医院学习药库计算机管理系统，同时购进了湖南省医院药学系统第一台IBM286计算机，并很快在该院应用，有效地推进了湘雅二医院及全省药库的信息化管理（图1-11），吸引了周边各省市医院药剂科派人来湘雅二医院参观与进修学习。从此，医院药库从半个多世纪的手工做账管理模式迈入了信息化的新阶段。

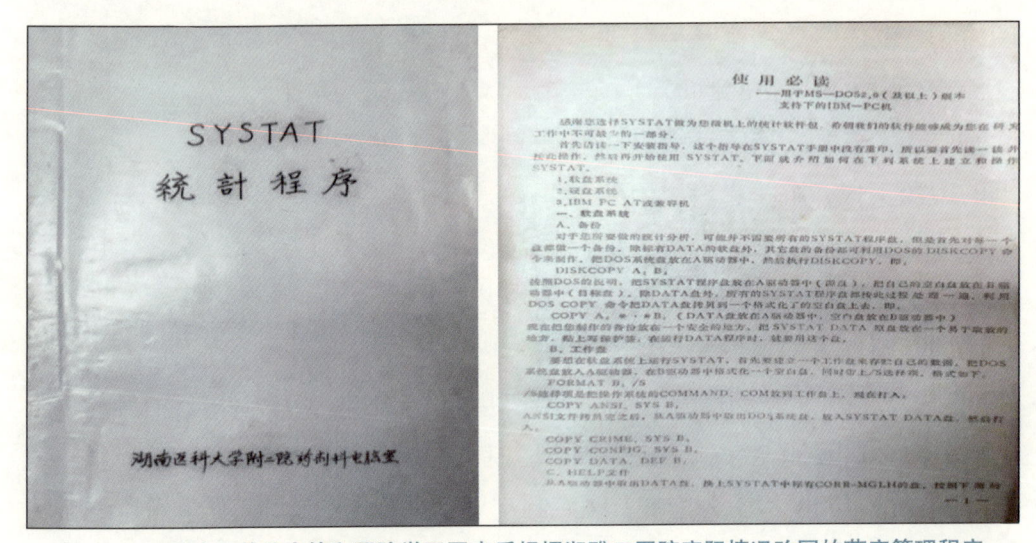

图1-11 朱南平从北京协和医院学习回来后根据湘雅二医院实际情况改写的药库管理程序

1984年9月20日，中华人民共和国全国人民代表大会通过了《中华人民共和国药品管理法》，并于1985年7月1日施行（图1-12），标志着医院药事管理及药学学科建设进入法制化的新阶段。

四、医院药学学科初步形成

创刊于1981年的《中国医院药学杂志》是中国医院药学学科形成的标志之一（图1-13）。到1990年，医院药学专业委员会成立的10年间，众多医院药学专家在杂志上发表了多篇论文，为推动专业委员会的成立做了准备。

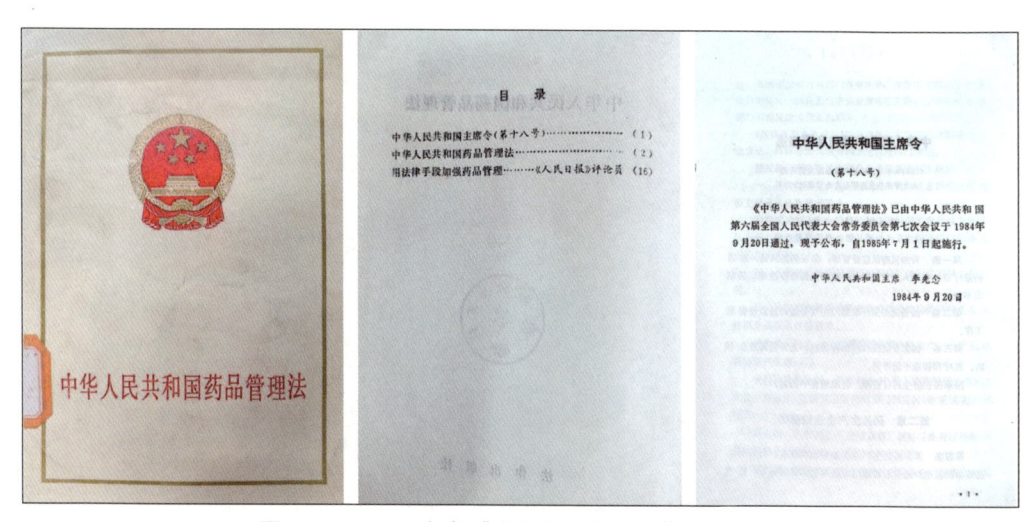

图 1-12 1984 年版《中华人民共和国药品管理法》

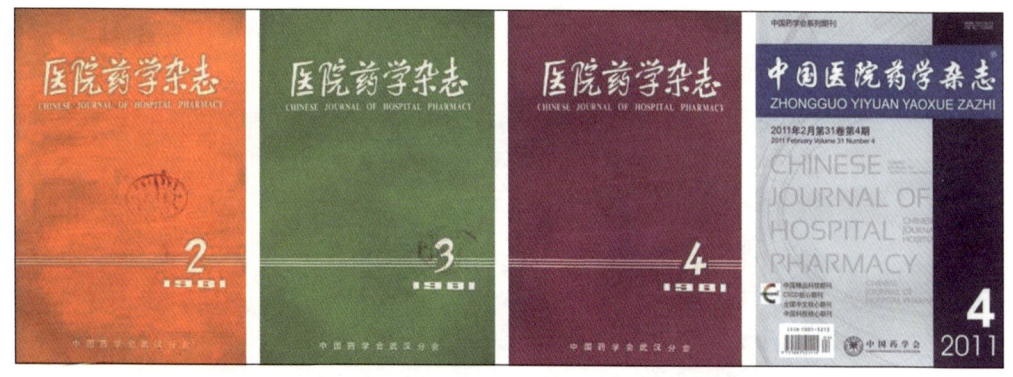

图 1-13 1981 年创刊的《中国医院药学杂志》新旧版封面

1990 年，中国药学会医院药学专业委员会在河南省郑州市嵩山宾馆成立（图 1-14）。第一届主任委员为北京友谊医院的汤光教授。湘雅二医院许树梧教授当选为第一届副主任委员，4 年后继任第二届副主任委员。之后，李焕德教授担任第三届、第四届副主任委员兼任湖南省药学会医院药学专业委员会的主任委员（图 1-15、图 1-16）。张毕奎教授继任了第七届副主任委员。

中国药学会医院专业委员会在整合学术资源、开展学术交流和推动人才建设等方面都发挥了积极作用。

湖南省药学会医院药学委员会成立于 1954 年，在此期间，每 2 个月举办一次全省的学术活动，定期举行年轻药师演示文稿（PPT）制作与演讲比赛，以及临床

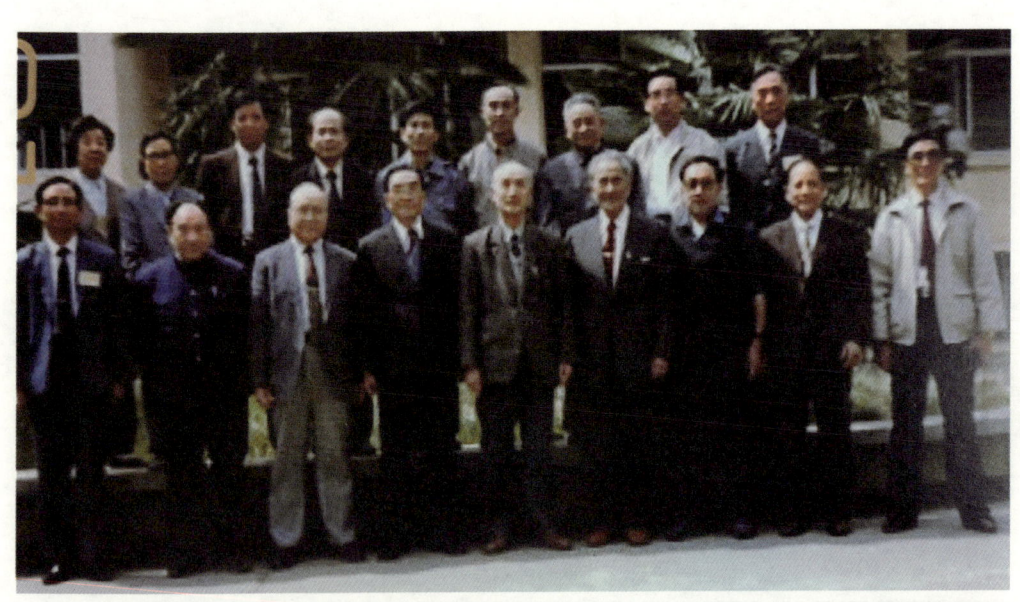

图1-14 1990年,中国药学会首届医院药学专业委员会在河南省郑州市成立时全体委员合影

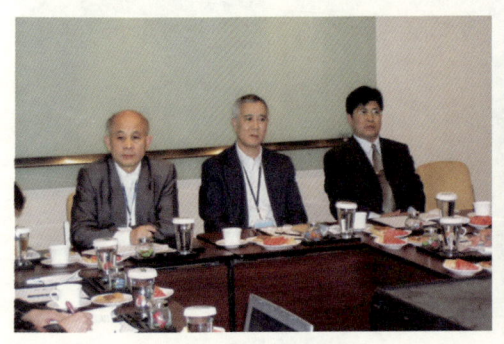

图1-15 2000年,李焕德教授(右一)担任中国医院药学专业委员会第三届副主任委员后和主任委员李大魁教授(中)及副主任委员袁锁中教授(左一)在主席台一起主持会议

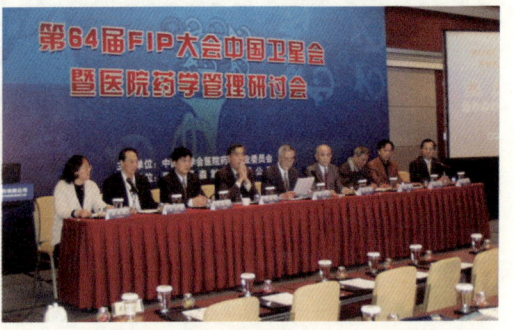

图1-16 2005年,在广东省广州市召开医院药学管理研讨会暨第64届世界药学大会中国卫星会议,李焕德副主任委员(左三)在主席台上就座

药师沙龙活动;每年一次带领全省医院药学骨干到先进省市学习交流,同时也多次接待其他省市学会的同道来湖南省参观、交流、学习(图1-17~图1-21)。

正因为几任学科带头人的不断努力,使湖南省医院药学学科各项工作走上了学科建设的正确方向,各级学术组织有了较大发展,各地市学会都成立了医院药学专业委员会,并广泛地开展各种类型的学术活动,新理论、新方法、新

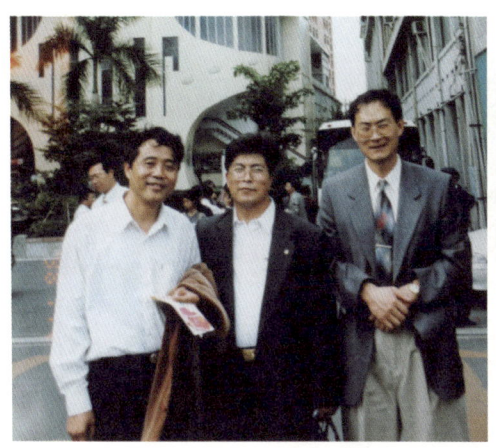

图 1-17　2007 年 11 月，李焕德教授（中）在中国台湾医药学院参访

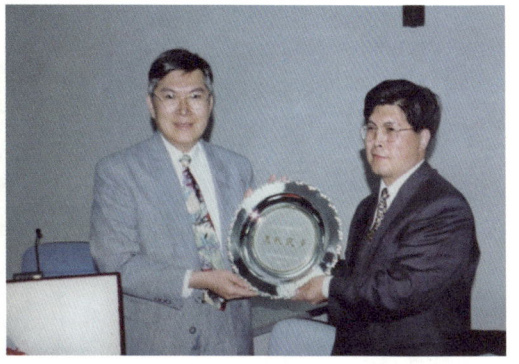

图 1-18　2007 年 11 月，中国药学会代表团参访中国台湾各大医院，图为在长庚医院参访后，代表参访团李焕德教授（右）与当时长庚医院药剂科廖继州主任（左）互赠纪念品

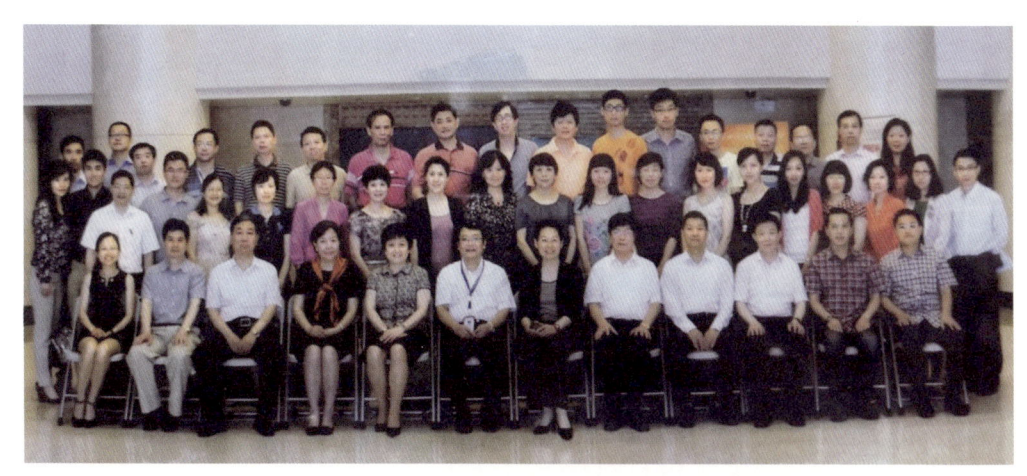

图 1-19　2006 年，中国人民解放军总后勤部直属单位的药学人员与湖南省医院药学人员交流研讨会合影

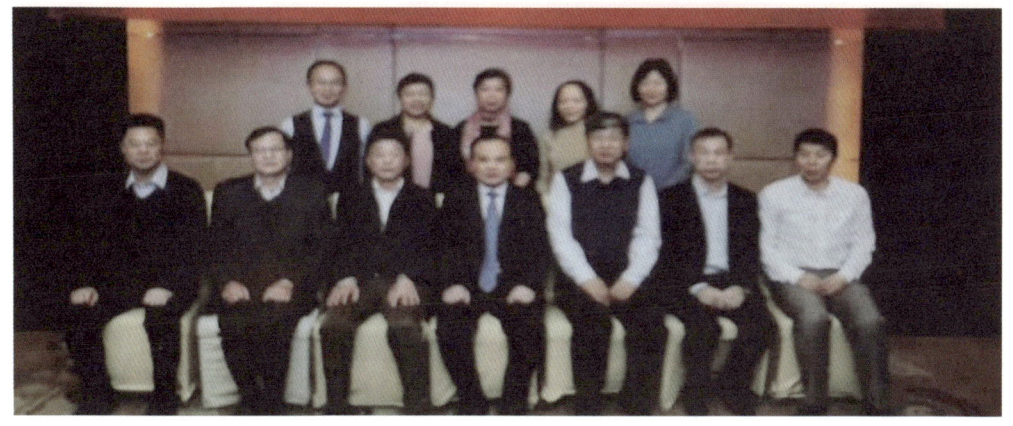

图 1-20　2018 年 10 月，在湖南省长沙市召开的中国药学会医院药学专业委员会第七届换届选举工作会议成员合影

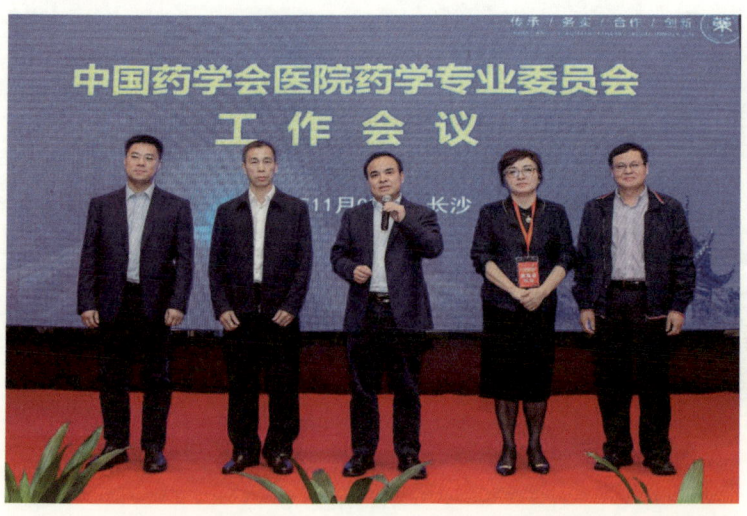

图 1-21　在 2018 年 11 月，于湖南省长沙市召开的中国药学会医院药学专业委员会第七届换届选举中，张毕奎教授（左二）当选为副主任委员

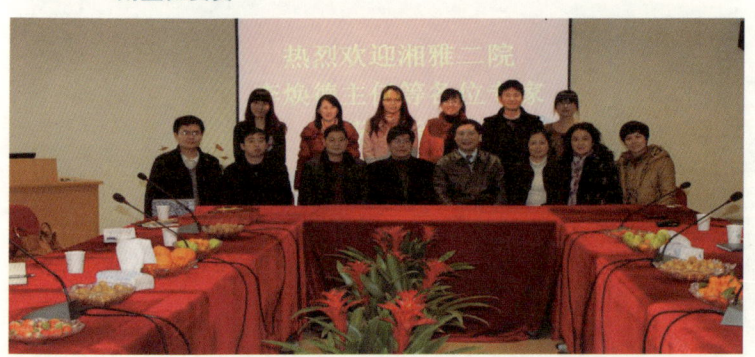

图 1-22　2011 年 10 月，湘雅二医院药学部学科团队在浙江大学医学院附属第一医院参观、学习、交流

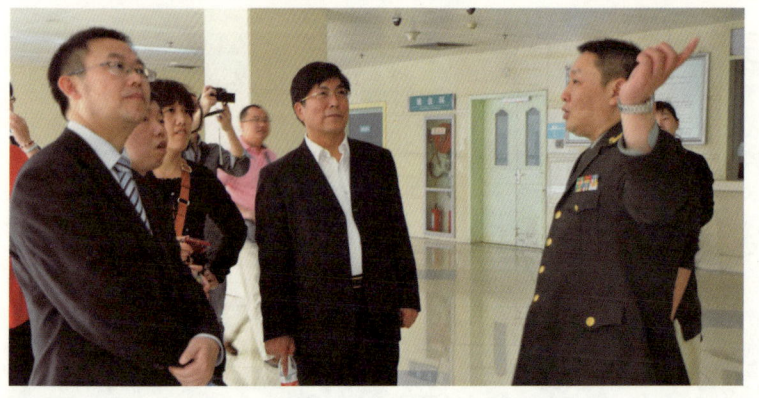

图 1-23　2012 年 4 月，湘雅二医院药学部学科团队在陕西省西安市的第四军医大学西京医院参观、学习、交流

技术得到了不断发展、推广和应用，与全国各地的学术交流不断，来湘交流、参观学习者众多，同时全省医院药学工作者也不断走出去，向其他先进的医院及同行学习（图1-22至图1-25）。

此期间门诊调剂工作条件和环境进一步优化，多数三甲医院建立了静脉药物配置中心（PIVS），在药品管理及单剂量包装、门诊发药系统方面逐步实现了信息化和自动化。逐步开展了从调剂药师到临床药师的全程化药学监护服务。2000年以后，随着我国制药工业与商业的迅猛发展，医院制剂的生产效率、质量保证、设备更新、先进技术的采用等都已落后于按《药品生产质量管理规范》(GMP)要求建设和生产管理的制药企业,医院制剂逐步减少、萎缩或完全停止,原有各种优势与功能逐步消失,但中药制剂因有助于临床医院教学与科研的需要,仍然有一定的空间,多数中医院仍然保留了医院制剂室。此后,医院药学主要工作内容向临床药学服务转型。特别是在全国医药卫生体制改革

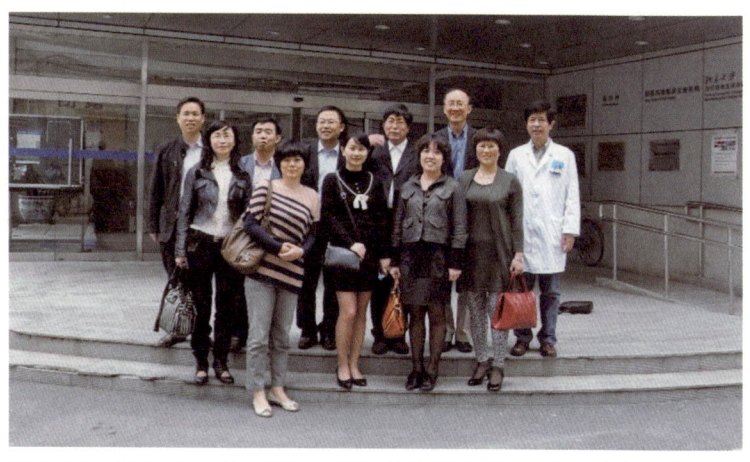

图1-24 2012年4月,湘雅二医院药学部学科团队在北京大学第三医院参观、学习、交流

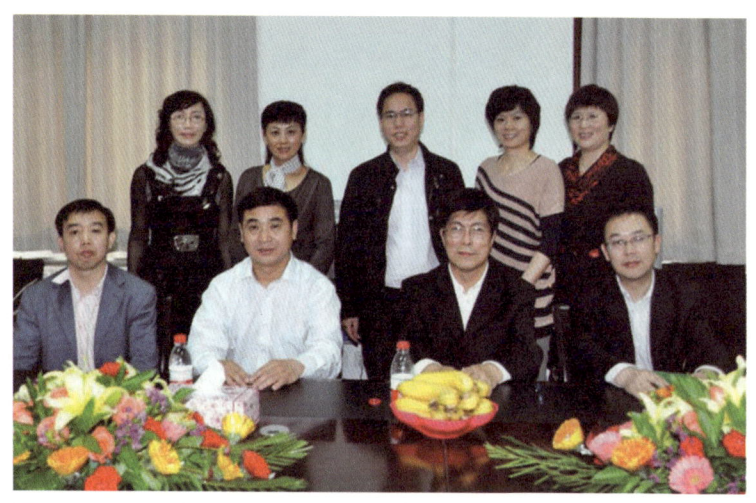

图1-25 2012年4月,湘雅二医院药学部学科团队在郑州大学附属第一医院参观、学习、交流

的推动下,医院药学工作的重心从"药物"转移到"患者"药学服务模式,从"供应保障型"转变成知识信息、医药结合的"技术服务型"。

此阶段的技术特点是以现代药学及临床药学为理论支撑;工作特点是以临床药物治疗效果作为工作的质量标准,医院调剂工作实现自动化、信息化,药事管理进一步科学化、规范化,积极开展药物临床研究,临床用药评价,联合用药的相互作用、药物经济学及药物利用等研究。虽然在改革的浪潮中,医院药学学科受到一些影响,但学科建设和学科发展的主流没有改变。

第四节　人才队伍建设

一、人才来源

医院药学的发展离不开药学人才。药学人才是医院药学学科发展的核心，是药学技术、药事管理工作任务的承担者和执行者，也是完成这些工作的主力军。湖南省现代药学教育有 100 多年历史，从 4 个方面保证了湖南省医院药学人才源源不断：一是早期阶段医院自己举办医药职工大学、培训班、进修班来培养药学人员；二是通过成人考试，参加药学院校举办的夜大或函授学习，成绩及格获得毕业证的可聘为药学人员；三是医院根据需要，按照国家规定的手续，委托高等、中等药学院（系）培养药学学生；四是高等、中等药学院校毕业生，由国家统一分配到各事业单位及医院。

中华人民共和国成立前，湖南虽没有形成有规模的药学人才队伍，但湘雅医院已经开始设置了药室并配备了专业药学人员，开始了医院药学人才培养的尝试。20 世纪 50 年代末期和 60 年代初期，一批又一批南京药学院和北京医科大学药学系毕业的老一辈药学人，如许树梧、柯铭清、陈孝治、陈顺烈、季蓉芬、黄明秋等本科毕业生陆续分配到湖南的医院和医药学校从事医院药学和药学教育工作，开启了湖南省医院药学人才培养的快速发展期。

二、人才培养与提高

湘雅医学院创办之初，以胡美、颜福庆等为代表的往圣先贤，在医疗教学活动中，就采取了医、药、护并重的原则；为保证高标准的教学质量，湘雅还建立了一支高水平的教师队伍。在有据可查的 1921 年，湘雅的 13 名专任教师中，配备了专门的药理学教师，所有的课程均采用全英文授课方式，为后期的药学教育及药学学科的发展打下了一定的基础。后来的中南大学湘雅药学院、湖南师范大学医学院药学系、湖南医药学院药学专业，均与之一脉相承或有关联。

1996 年，在原湖南医科大学党委书记孙振球教授的领导和支持下，由湘雅医院药剂科李新中、谭桂山，以及湘雅二医院李焕德3位教授发起建立了湖南医科大学药学系，实现了此前柯铭清、许树梧等药学人几十年的梦想。1997年，学校面向全国招收四年制药学本科学生。当时正值国家体制改革初期，学校只给政策没有办学经费。好在当时的湘雅医院、湘雅二医院的院长们很给力，每家支援了20万元；同时，省内各医药企业赞助了部分经费，药学系正式创办，谭桂山任第一任药学系主任。2002年4月，中南大学将药学系、基础与临床药理研究所，第一、第二、第三临床学院药剂学学科调整组合成立了中南大学药学院，后改名湘雅药学院，李元建为首任院长，李焕德、李新中、谭桂山3位为副院长，邓汉武为党委书记。

建院之初，经过专家调研论证和研讨，院务会批准设置了七系和两所两室。七系为药理学系、药物化学系、药剂学系、药物分析学系、天然药物学系、临床药学系和药事管理学系；两所两室为基础药理研究所、中南大学药物研究所，以及湖南省心血管药理研究实验室、计算机药物辅助设计研究室。其中，湖南省心血管药理研究实验室是湖南省重点实验室。学院有博士后流动站1个（药学），博士授权点1个（药理学，1981年批准），硕士授权点5个（药理学、药物化学、药剂学、药物分析学、生药学）。其中，药理学为全国重点建设学科和全国精品课程，药学专业为湖南省普通高等学校重点专业，临床药学系是最有特色的专业，并有李焕德教授主编的全国高等医药院校统编教材《临床药学》（图1-26）。

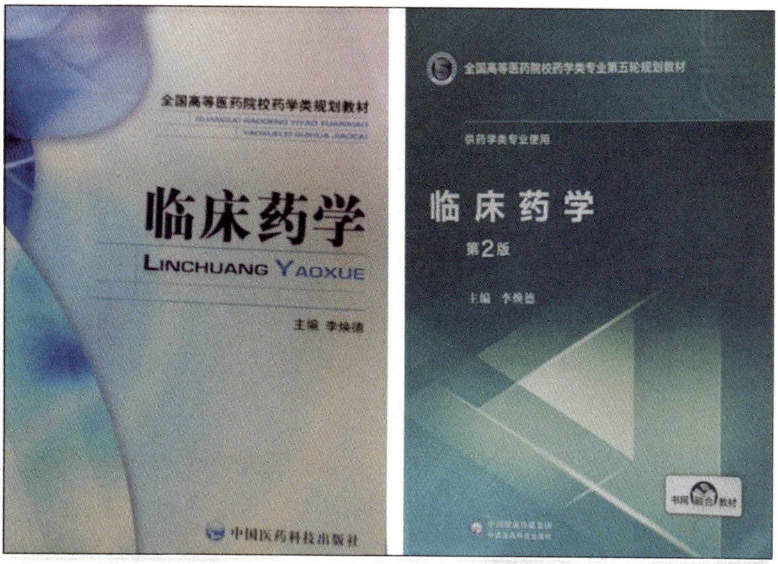

临床药学课程被评为中南大学精品课程。学院开办

图1-26 中南大学湘雅药学院李焕德教授主编的统编教材《临床药学》封面

之初，经费紧张、教师缺乏、师资队伍严重不足，大量教学任务由3家附属医院的药师们兼职完成，生药学教研室设在湘雅医院药剂科，课程全由医院药师们承担；药事管理学教研室设在湘雅三医院；生物药剂学与药代动力学教研室及临床药学教研室则设在湘雅二医院药剂科。建院之初，学科带头人及教学骨干更是严重缺乏，李焕德教授同时兼任了药剂学系、药物分析学系及生物药剂与药代动力学系的系主任。同时，3家附属医院药剂科还承担了后期学生毕业实习课题及论文设计与写作的主要任务，且带教经费全由药剂科承担。应该说湘雅3家附属医院药学学科为中南大学药学教育，为湖南省的药学人才培养作出了重要贡献，也为湖南省医院药学学科在全国的地位提升奠定了人才基础。

湖南中医药大学创办于1934年，时名湖南国医专科学校；1957年，成立湖南中医药研究所；1960年，改办为普通高等本科学校湖南中医学院；2002年，湖南省中医药研究院与湖南中医学院合并；2006年，经教育部批准更名为湖南中医药大学。目前，湖南中医药大学与湖南省中医药研究院实行校院合一的管理体制。湖南中医药大学于1960年开始招收中药专业专科生；1975年，创建中药系，开始招收本科生；1990年，由校本部迁入原湖南科技大学，成立湖南中医学院药学院分院；1992年，设立药学专业；1999年，正式成立药学院。药学院现下设3系（中药系、药学系、食品药品工程系）、1所（创新药物研究所）、1中心（教学实验中心），设有中药学、药学、药物制剂学、制药工程、生物工程、中药资源与开发、食品科学与工程7个本科专业，中药学现为国家级、省部级特色专业，药学、药物制剂学为湖南省特色专业，现有中药学一级学科博士授权点1个，中药学、药学一级学科硕士学位授权点各1个，生物与医药工程类硕士专业学位授权点1个，国内一流培育学科1个（药学学科），省部级重点学科5个（中药学、药学为湖南省重点学科，药剂学、药用植物学及中药炮制学为国家中医药管理局重点学科），省级精品课程2门。

中华人民共和国成立以来，湖南省药学教育得到了飞速发展，省内相继设立药科或药学系10多个；尤其是近10年来，在学位授权体系、院校系数量及招生规模上均增长很快，培养了大批药学人才。

第二章

医院制剂发展

第一节 医院制剂的初创

综观医院药学学科的发展，医院自制制剂功不可没。医院自制制剂是我国药品生产的发源地之一。

清末民初，国内药厂少，药品极度匮乏，满足不了临床需要。医院药师的主要工作是药品调剂，大部分医院没有制剂，湘雅医院是建院初期就有自制制剂的医院。刚开始是医院常用的外用消毒药如碘酒、红汞、硼酸水、手术洗手液等初级制剂；1933年后，开始有皮肤科、眼科、耳鼻喉科等常用制剂品种的配制；1936年后，开始出现在当时技术难度较大的皮肤科外用雪花膏，内科用酊剂、散剂等制剂品种（图2-1）。

20世纪30年代，湘雅医院建立了自己的制剂室，自制的各种制剂能满足科室的部分急需用药。抗日战争期间，暴发霍乱、鼠疫、白喉、疟疾等恶性传染病，夺去了无数人的生命，哀鸿遍野，无药救治。当时湘雅医学院技术讲习所新培养的药剂人员，配制了生理

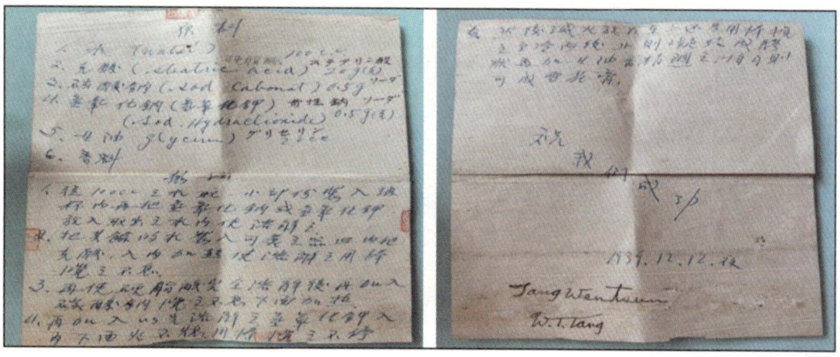

图2-1 20世纪30年代湘雅医院雪花膏处方及制作工艺

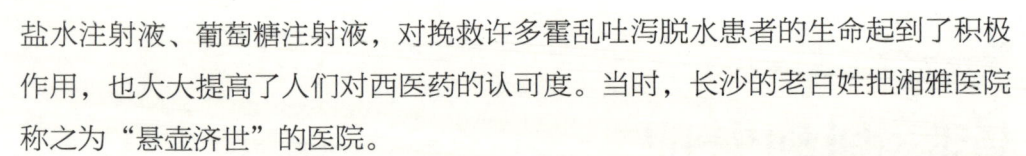

盐水注射液、葡萄糖注射液，对挽救许多霍乱吐泻脱水患者的生命起到了积极作用，也大大提高了人们对西医药的认可度。当时，长沙的老百姓把湘雅医院称之为"悬壶济世"的医院。

湖南省人民医院于20世纪50年代建有中草药制剂厂，先后生产过上百种中草药制剂和生物制剂。用猪胆汁做成胶囊剂和压成片剂，治疗肺结核；用夹竹桃制成片剂代替洋地黄，收集健康产妇的胎盘血制成胎盘球蛋白、胎盘组织液等制剂。

医院制剂在起步阶段很有特色，很多综合性医院、专科医院以及中医医院都研制了非常有特色的制剂品种，特别是20世纪60—90年代，大力开展医院制剂工艺、剂型改革及新制剂的研究，结合临床研制急、危、难治病特色制剂，提高了临床急病、危重病、难治病的治疗水平，满足了临床治疗需要，许多特色医院制剂成了医院名片。特色制剂成为湖南省具有品牌效应的"名药"，吸引了包括周边省市在内的患者慕名前来就医，在支持特色临床医疗、增强医院的医疗辐射能力和提高医院经济收入等方面作用显著（图2-2）。如湘雅二医院制剂室以疾病治疗药物为导向，致力于特色制剂的研究与开发，多项研发项目成果获奖，当时研制的茵陈胆道合剂对胆囊炎及胆结石的治疗效果非常好；茵栀黄注射剂对婴幼儿黄胆有非常显著的疗效，后来成功转让制药厂生产上市。生肌膏是当时医院烧伤科和药剂科合作研制的一种疗效极佳的外用制剂，至今仍在广泛使用，该产品也成功转让给制药企业生产上市。在前期工作基础上，湘雅二医院先后获批建立了"湖南省中药制剂新技术重点研究室"和"湖南省转化医学与新药创制工程技术研究中心"两个研究平台。这两个研究平台的获批建立，很好地推动了新药和新制剂的研究与开发，并成为培养人才、产出成果的基地，有效促进了制剂室的持续发展。

湖南中医学院第一附属医院和第二附属医院按照中医临床用

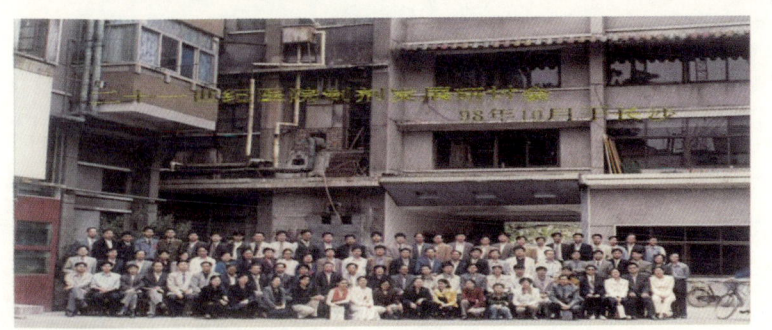

图2-2　1998年10月召开的湖南省医院制剂研讨会

药特点和用药需求，保留和开展了多项特色项目。一是长期坚持80～100种中药的临方炒炮制或复制，既保证了用药品质又保证了用药安全，体现了"炮制入药"的用药特色。二是紧密结合专病、专科与临床科研发展需要，坚持研制、发展老中医药专家的特色验方制剂。

中国人民解放军第163医院于20世纪70～80年代大搞中草药自采、自制、自用，开展老年性慢性支气管炎药物及其他药物制剂的研究，生产规模不断扩大。1988年，医院成立洪山制药厂，并取得了湖南省药政局颁发的药品生产许可证。1992年，洪山制药厂从药局分离出去交医院直接管理，在创造经济效益的同时，也锻炼和培养了陈立新为代表的一批军队药学优秀人才。

李焕德在自传体著作《药海情》中，对20世纪70年代湖南中医学院第一附属医院当时制剂生产有非常详细的描述（图2-3）。

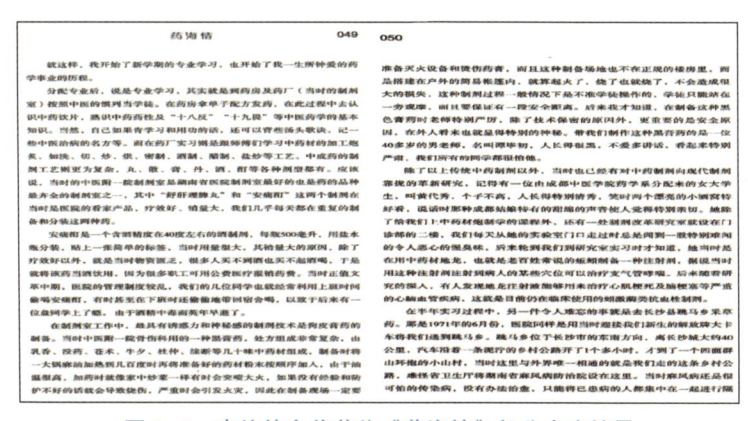

图2-3 李焕德自传著作《药海情》部分内容摘录

第二节　医院制剂的发展与成长

一、创新制剂

中华人民共和国成立初期，国家一贫二白，缺医少药的现状导致医疗体系难以满足人民的基本医疗需求。20世纪50年代末至60年代初，随着国家

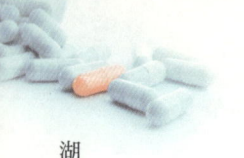

经济的发展，医院规模扩大以及药学本科毕业生陆续来到医院，医院制剂缺经费、缺设备、缺人才的状况有了极大改善，新制剂开发研究也在各大医院开展起来，创新制剂如雨后春笋一样冒了出来。

创新制剂最早出现在1964年，《湖南医学院五十周年院庆科学研究论文摘要汇编》中可见到湘雅医院柯铭清、钱康年药师及湘雅二医院许树梧、宋政廉药师提交的关于制剂科研的论文（图2-4）。

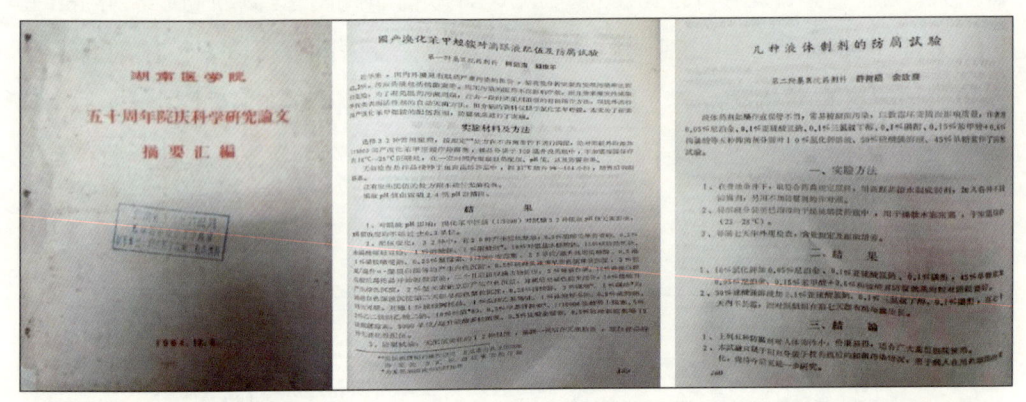

图2-4　1964年《湖南医学院五十周年校庆科学研究论文摘要汇编》中收集的药师研究论文

进入20世纪70年代以后，虽然受到"文化大革命"的冲击，科学研究受到了很大压制，但在以湘雅医院柯铭清、湘雅二医院许树梧为学术带头人的药剂科仍然未间断药学科研工作。以湘雅医院柯铭清为主要研究者的结晶氧项目获得新药证书并成功转让药厂生产上市；湘雅二医院陈孝治等坚持数年对中药枳实升压抗休克课题研究，成功制成了枳实注射液（主要成分为氮甲基络胺）并获新药证书转让药厂生产上市。该研究成果在1978年全国科学大会上获三等奖，是医院药学科研工作的重要成果（图2-5）。

在此期间，湖南省的各大医院都有很多代表性的创新制剂出现并被省药监局批准生产用于临床，为医院创

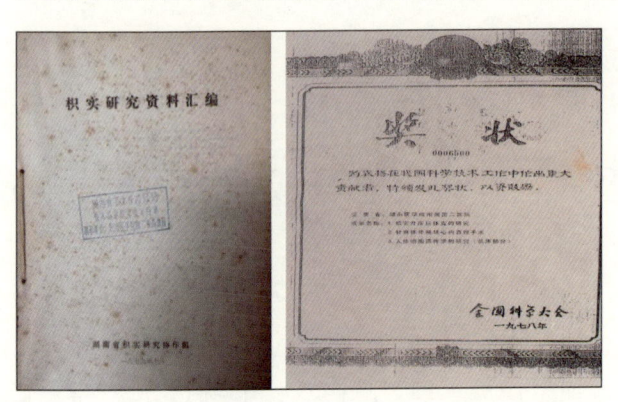

图2-5　湘雅二院陈孝治等参与的枳实研究课题原始记录及获奖证书

造了很好的社会效益和经济效益，有些经过大量科学研究才获得成功的成果由于工艺保密原因并未发表科研论文。

二、剂型的改良与丰富

医院制剂室建立的初期，制剂剂型简单而单一，大多数医院制剂室只有普通制剂，只能生产外用粉剂、膏剂，内服溶液剂等简单的剂型。20 世纪 60 年代开始设置灭菌制剂室，特别是 20 世纪 70～80 年代，在国家的提倡下，中草药制剂有了很大的发展，医院制剂室剂型不断扩展，如酊剂、煎膏剂、霜剂、栓剂、颗粒剂、片剂、胶囊剂都可以生产了。建立了灭菌制剂室的医院开始生产小针剂和大输液，还有腹膜透析液。为适应医院各专科需求也生产一些特殊制剂，如五官科的滴眼液、滴鼻液等。当时的湘雅医院、湘雅二医院、湖南省人民医院、长沙市第一医院、郴州市第一人民医院、怀化市第一人民医院、长沙铁路医院、湘潭市第一人民医院、中国人民解放军第 163 医院等单位医院制剂剂型全、品种多，有力保障了临床医疗的需求。中国人民解放军第 163 医院在 1997 年新制剂室建成后，可生产 12 个剂型、164 个批准文号的医院制剂。

最开始用于医院制剂的设备只有乳钵、软膏版、软膏刀等简单的手工操作设备。20 世纪 60 年代，少数医院建立了灭菌制剂室，开始生产生理盐水、葡萄糖注射液，但洗瓶、配料、灌装、封口全都是手工操作，当时没有封口机，还是用纱布封口，棉线捆绑，不仅产品合格率很低，而且费工费时，劳动强度大（图 2-6）。

随着医药事业的发展和经济效益的好转，医院制剂的生产设备逐步向机械化、自动化方向发展，大大改善了生产环境，降低了药学人员的劳动

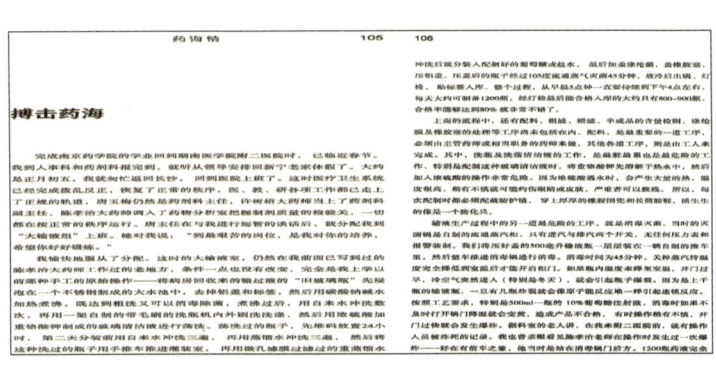

图 2-6 李焕德自传体著作《药海情》中对 1983 年前后医院制剂室输液生产过程的描述

强度，提高了生产效率和产品质量。例如片剂生产从粉碎、过筛、制粒、整粒、压片、包装都有了粉碎机、制粒机、压片机、包衣机等制药机械设备；口服液生产的洗瓶、分装，胶囊剂生产的分装、包装，中草药的切、粉、磨，提取、浓缩、干燥等工艺实现了机械化；小针剂安瓿割口机、灌封机被医院制剂室普遍使用。

湘雅二医院于1982年建成了独立的制剂大楼并投入使用，初期的输液生产改为了三楼配料，利用自然压差在一楼灌装压盖、消毒、澄明度检查入库，此阶段各工序仍然是手工操作。后来自己动手制成了一条半自动生产线，加上半自动压盖机大大减轻了劳动强度，灌装与过滤系统也由最原始的垂溶玻璃漏斗改为了0.4微米的微孔滤器，大大提高了产品的澄明度和合格率。制剂楼建成后，除了大输液生产数量和质量的提高，其他小针剂及普通制剂的产量也大幅增加，既发挥了很好的社会效益也提高了经济效益（图2-7）。

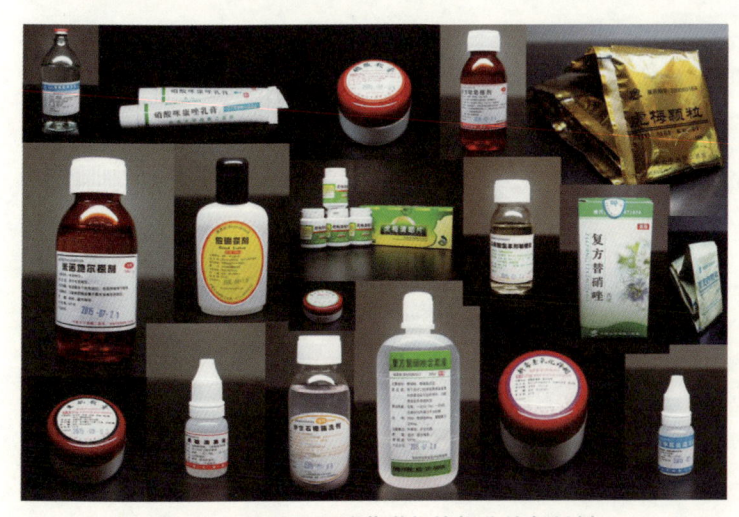

图2-7 湘雅二医院药学部的部分特色制剂

1985年，国家鼓励联产承包制，这时药剂科主任们抓住机会，在药剂科制剂室实行了经济承包责任制，后来还有了独立的财务账号，经济搞活了，学科的发展也大大加快了。这段时间是湘雅二医院药学学科发展和壮大的黄金时段，也才有了后来学科建设的不断强大。在此期间，湘雅医院、中国人民解放军第163医院、长沙铁路医院、岳阳市第一人民医院等多家医院的制剂室也相继实现了独立的经济核算，药剂科有了较大的经济自主权，故而大大加快了学科发展的步伐（表2-1）。

表 2-1　湖南省各大医院具有品牌效应的特色制剂部分品种一览表（据不完全统计）

医院名称	部分特色制剂	备　注
湘雅医院	大蒜注射液、黄芪注射液、丹参注射液、茵栀黄注射液、生脉注射液、当归注射液、明矾注射液、无水乙醇注射液、炉银烧伤粉	20世纪70~80年代，缺乏抗真菌药物，大蒜注射液的生产挽救无数的真菌感染患者。已故著名相声演员马季，1987年在湖南省长沙市演出时，突发大面积心脏血栓，用过该院生产的生脉注射液
	注射用结晶氧、注射用尿素、紫黄止血散、脑溢安颗粒、虫草合剂、西蒙2号胶囊、眩晕停合剂、参藿颗粒、五莪颗粒、鲍威尔口服液	20世纪90年代，注射用结晶氧取得国家新药证书；紫黄止血散、五莪颗粒成功转让给企业
湘雅二医院	补骨脂注射液、三草针注射液、解氟磷注射液、茵栀黄注射液、枳实注射液	转让
	虎梅颗粒、虎梅清咽片、鼻敏滴鼻液五官科特色制剂；肾复舒颗粒；炉甘石樟脑洗剂、依硼擦剂、硝酸咪康唑软膏、新霉素氧化锌糊、双嘧啶糖浆、马来酸氯苯那敏糖浆、水合氯醛；复方替硝唑洗液、妇康颗粒	临床专科特色
湘雅三医院	烧伤油、冠心平、利胆Ⅰ号、妇炎Ⅰ号、妇炎Ⅱ号、妇炎Ⅲ号	20世纪90年代
湖南中医药大学第一附属医院	伤科Ⅰ号和Ⅱ号膏药、消炎散、接骨丹、温通散、五虎丹、银灰散、九华膏、槐榆丸、疏肝理脾丸	20世纪60年代
	铁笛丸、冠心通络片、活血安痛酊、矾冰液、鼻渊丸、蛇伤制剂、抗菌1号和2号、归红注射液、入地金牛注射液、鱼腥草滴眼液、鹅不食草滴鼻液、矮地茶合剂、象皮生肌膏	20世纪70年代
湖南中医药大学第二附属医院	菊藻丸、复方芩柏颗粒、生血生便颗粒、紫铜消白片、十全明目片、硼贝九华膏	
湖南省人民医院	益母膏、甘草流浸膏	20世纪50年代
	灵芝注射液、柴胡注射液、胎盘注射液、胎盘脂多糖注射液、ATP针剂、小儿退烧药、三磺乳剂、灵芝糖浆、玉灵合剂、排石汤	20世纪70年代
湖南省妇幼保健院	阴炎净洗剂、盆炎灵合剂、产康乐合剂、产术康合剂、香芪生乳合剂、鞣酸软膏	
中国人民解放军第163医院	益寿宁、脉通、复方矮地茶片、肾康口服液、茵栀黄注射液、丹参注射液、双黄口服液、抗病毒口服液、板蓝根颗粒、双氯灭痛栓	20世纪70年代

029

续表

医院名称	特色制剂	备注
长沙市中医医院	集成疗伤片、集成理伤片、集成愈伤片、浴舒洗液、关节软坚止痛片、四甲丸	20世纪90年代
长沙市第一医院	胎盘脂多醣、红孩儿、当归流浸膏、复方黄芩丹参注射液、烫伤粉、烫伤膏、止咳糖浆	20世纪70年代
长沙市中心医院	瓶装雷米封注射液、普鲁卡因注射液、大蒜注射液；抗痨丸、清肺丸、生肌保肺丸；苯甲醇注射液、利福平注射液、死卡介苗菌液、死卡脂多糖注射液等；柴胡注射液、铁包金糖浆、矮地茶合剂、芦根汤等；三七九粉、七叶一枝花注射液、柳枝糖浆、柳枝片、骨结核散片	结核专科
长沙市第四医院	橡皮生肌膏、七七七酊、复方止咳糖浆、复方达乳、鞣酸软膏	
南华大学附属第一医院	升精丸、补血生发丸、妇炎消、咽喉炎合剂	
南华大学附属南华医院	喜树碱注射液、丁公藤注射液、茵栀黄注射液、板蓝根注射	
湘潭市中心医院	穿心莲、九里光、胎盘片等片剂，以及柴胡注射液、胎盘组织液、地龙注射液、银花注射液、胎盘丙种蛋白	20世纪70年代
	天麻胶囊、三七胶囊、蜈蚣胶囊、全蝎胶囊、天麻活络酒、平胃胶囊、肿停胶囊、可博利口服液、大黄灌肠液	
怀化市第一人民医院	柴胡注射液、健肝片、消斑丸、胃泰舒胶囊	20世纪70~80年代，消斑丸远销东南亚地区

1964年，由湖南省药政局、长沙市组织省药品检验所、湘雅医院的医药行政管理、科研、临床人员主编的《医院制剂规范》，在湖南人民出版社出版（图2-8）。1976年，湖南省卫生厅与长沙市卫生局组织省内医院部分药师编写了《医院制剂》，并在1980年由柯铭清、许树梧主编《医院制剂》（修订本）（图2-9），主要修订的内容参考了《中华人民共和国药典》（1977年版）。1985年，湖南省药政局组织重新修订《医院制剂规范》（图2-10），作为湖南省各级医院、药品检验和质量监督机构的工作依据。1989年，柯铭清受卫生部药政局特邀作为中南地区代表参加了《中国医院

制剂规范》编写工作，将湖南省的特色医院制剂推荐给全国医院，收载于《中国医院制剂规范》（1995年版）。

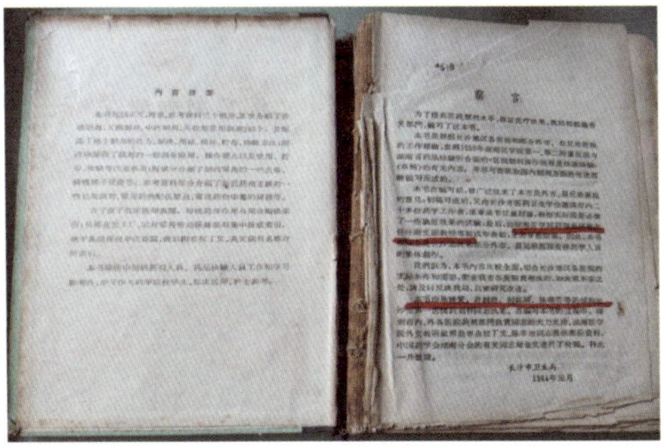

图 2-8　1964 年柯铭清、许树梧主编《医院制剂规范》

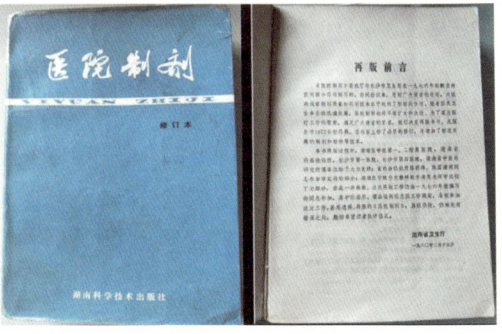

图 2-9　1980 年柯铭清、许树梧主编《医院制剂》（修订本）

为了在全省推进医院制剂规范的落实，1987 年湖南省药政局在中国人民解放军第 163 医院组织制剂室升级改造试点工作。中国人民解放军第 163 医院制剂室完全按照 GMP 要求对制剂室的软件和硬件进行了全面的升级改造：在硬件方面，对制剂室用房按生产工序安排，做到顺而不逆，并安装了全空气净化系统，添置更新了一批生产、检验设备；在软件方面，从原材料入库到成品出库实行了全过程标准化管理，做到事事有记录，处处可追溯，实现了

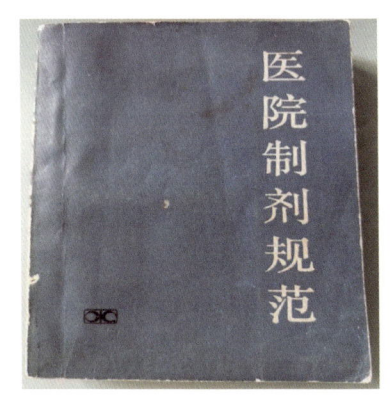

图 2-10　1985 年湖南省药政局组织重新修订的《医院制剂规范》

标准化、规范化管理。改造后，湖南药政局按 GMP 要求和医院制剂验收标准组织了验收，并组织全省各地市药政科、各医院前往现场参观学习，半年内接待省内外参观者 600 多人次。随后，湖南省药政局又成立了医院制剂顾问组，顾问组由政府工作人员、医院药学专家、空气净化设备人员等组成，负责全省各医院制剂室改造的图纸审查，并进行相关业务咨询和指导。从此，大大促进了湖南省医院制剂室的标准化、规范化管理，医院制剂的生产条件又上了一个新台阶，制剂水平提到一个新高度。在 20 世纪 90 年代，郴州市第一人民医院、

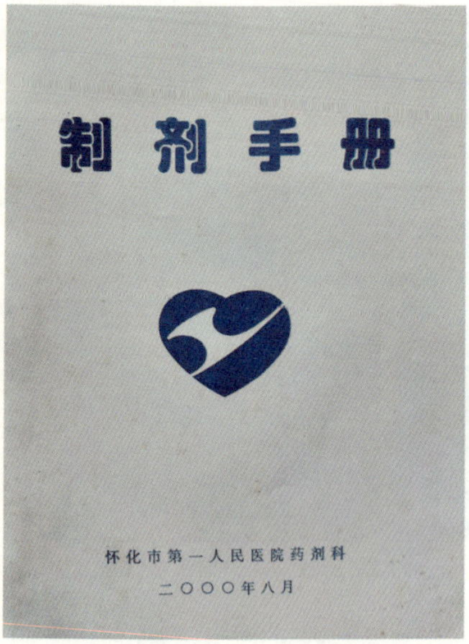

怀化市第一人民医院、湘雅医院、湘雅二医院、湘雅三医院、解放军第 163 医院等单位先后按 GMP 要求建立了新的制剂室，条件进一步改善。

当时的《医院制剂规范》包括了正文、附录、参考资料 3 个部分，正文部分共介绍了中西药制剂 356 种，对每种制剂的处方、制法、用途、用法、用量、鉴别、含量测定等作了阐述。各医院药剂部门的中西药制剂室根据《医院制剂规范》及医院医疗特点、地域特色等因素组织药师量身编撰自制制剂的《制剂手册》（图 2-11）或《医院制剂操作规程》，以规范制剂生产和质量控制，提高了医院自制制剂的质量，进一步保障了患者的用药安全。

图 2-11　2000 年 8 月，怀化市第一人民医院药剂科编制的医院自制《制剂手册》

三、制剂设备的创新与发展

20 世纪 70 年代初期，中国人民解放军第 163 医院陈立新等针对当时医院制剂大输液生产均为手工操作，产品质量不稳定等问题，着手研究医院制剂大输液生产机械化和自动化。1972 年，陈立新在广州军区药学专业学术交流大会上首次报告了《医院大输液生产自动化生产线》，后与浏阳县农机厂合作，成功研制了第一台医院大输液生产联动线，在中国人民解放军第 163 医院投入使用，此后经不断改进变成正式产品上市，由浏阳制药机械厂（原浏阳县农机厂）生产，销往全国各大医院制剂室，也是当时国内唯一的医院大输液生产成套机械化、自动化设备，实现了洗瓶、送瓶、分装、封口联动机械化生产，从而大大改善了生产环境，降低了劳动强度，提高了生产效率和产品质量，产生了良好的社会效益和经济效益（图 2-12）。随着医药事业不断发展，20 世纪 90 年代，大输液软包装设备进入医院制剂室。

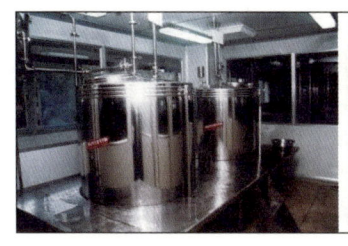

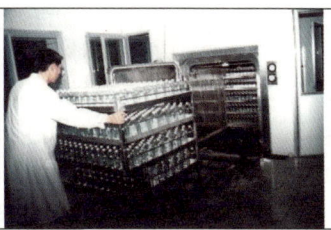

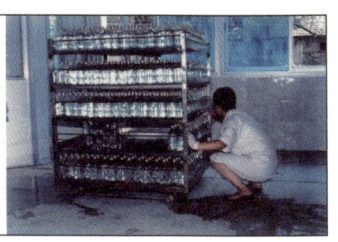

图 2-12　20 世纪 90 年代前后销往全国各大医院制剂室的输液生产线

第三节　医院制剂发展的意义

截至改革开放前，我国制药工业基础薄弱，市面上的药物制剂远远不能满足医院临床治疗需要。作为补充，大力开展医院制剂成了医院药学人员的一项重要任务。

当时，湘雅医院建立了自己的制剂室，特别是 20 世纪 50～60 年代，先后配制了硫酸钠静脉注射剂、EDTA 钠注射剂。湘雅二医院配制的解氟灵注射剂、美兰注射液、二巯基丙醇注射剂等特色解毒制剂，在省内外多起中毒事件的抢救中发挥了重要作用，产生了很好的社会效益，以至于后来湖南省药监局批复这些特殊解毒剂可以作为应急储备药供全国调度使用。

1966 年，发生了 166 人因误食含氯化钡的油条的群体中毒事件。当时，国内不能生产解毒药。在周恩来总理亲自关怀下，制剂室药师们连夜奋战 10 小时，研究生产出特效解毒药，救活了 166 人，创造了世界医学史解救氯化钡集体中毒零死亡率的记录。经历半个世纪后，我们回访了当时被救活的工人们。他们已是退休老人，均子孙满堂，没有遗留下严重不良后遗症（如丧失生殖能力等）。该事件中患者救治和回访详见《难道不该总结四十多年前的经验》和《48 年前中毒事件我们能学到什么》（图 2-13、图 2-14、图 2-15）。

在 2003 年全国"SARS 疫情"、2008 年手足口病流行及冰灾等期间，几家省级医院生产的自制板蓝根、抗病毒口服液及过氧乙酸消毒液等急用药品，不仅保证了医院临床用药，而且承担了湖南省各医院所需药品及消毒液供应（图 2-16、图 2-17）。

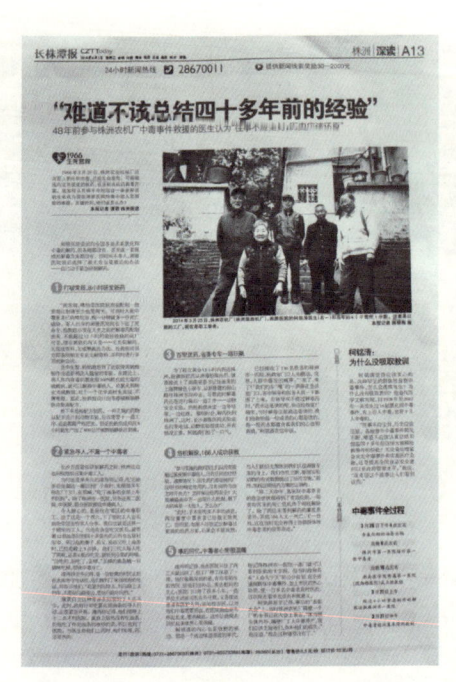

图 2-13 《长株潭报》刊文总结抢救 166 人食物中毒的经验

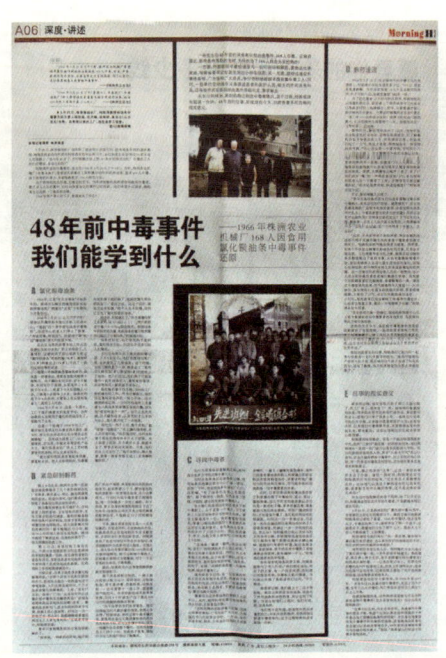

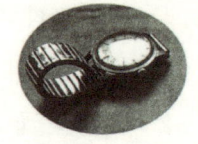

图 2-14 柯铭清回访氯化钡集体中毒事件中被救治者的相关报道

我的药学人生

抢救社员

七、抢救社员

1958年，我院收治一位公社饲养员，劳动模范，85%面积II度烧伤。医院立即组织人员奋力抢救。经过多种西药治疗效果仍不理想，病人处于垂危状态。外科龙文荣医生急着找我商量对策。我在查看病人时，正好碰上护士给病人换床单。我看到换下的床单全是湿漉漉的，估计有几百上千毫升的水，应该是伤面渗出来的人体体液，意识到必须即刻采取针对性治疗，制止体液渗出，否则就有生命危险。这时我记起了大学时生药老师讲的苏联卫国战争用地榆救治伤员的故事，于是提出利用地榆收敛止血杀菌的原理进行医疗，得到上级医生同意。但是，当时苏联是针对小伤口伤员的，是液体制剂，如今我们面对的是大面积烧伤伤员，渗出液体本来就那么多，再使用液体溶液涂抹显然不能奏效。为此，我们提出研制粉剂来代替液体溶液以提高治疗效果，并很快就研制出了黄连地榆烧伤粉，交付临床使用。几天后，病人脱险，病情明显好转。没有想到，这件事传出产生了很大的影响，用中药制剂成功救治85%II度烧伤面积病人事迹很快被国内媒体广泛报道。湖南医学院为此大张旗鼓，召开了全院師生的表彰大会。学院党委,齐院长将一面“学习祖国医药尖兵”锦旗和一封表扬信授给了我和龙文荣医生，同时还奖励了我们每人奖金一百元人民币（支票）。

可想而知，这对一个参加工作不到两年的我有多大的鼓励呀。我很激动，非常感谢医院，也非常珍惜这一荣誉。这里顺便一提，一百元在当时是一个不小的数目，当时我一个大学毕业生的月工资并不算低也才53.5元，更重要的这是很高的荣誉。拿到奖金，我的爱人建议买块表留作纪念（当时尚未结婚，我们彼此还没有买过一件像样的纪念品）。我们一同上街去选，看中了一块进口的，一问，150，我愣住了，可她毫不迟疑，立刻掏出50元凑足将表买下给我戴上。我们至今还珍藏着这块表，尽管不再时髦，并且外表已有锈斑，但它记载着我的那段“辉煌”，寄寓着医院对我的鼓励和鞭策，也饱含着爱人对我的深情厚谊。

以后一段时期，我特别留意查看各种烧伤病人，经常去病房了解有关情况。那时大跃进时期，全国各地频发烧伤烫伤病例，医院住进了许多浏阳鞭炮厂的工人。病人的手和脸的曝露部分被涂着棕色药粉，形色都很难看，特别是那些女工，对镜子照看自己的脸，无不悲痛欲绝。未婚的年轻姑娘更是这样，对他们来说，承受着的是肉体和精神的双重痛苦，念叨着这辈子还怎么嫁人。听到这些反映，我心里挺难过的，作为一个药剂师能替他们做些什么呢？我想起女士们喜欢用的化妆品扑面粉和小孩子喜欢用的痱子粉，颜色多为粉红的。沿着这个思路我查阅了文献资料，发现粉红色的重要原料是炉甘石，而化学成分为氧化锌、氧化铁；锌是构成皮肤的一个重要成分，铁则具有收敛，减少体液渗出作用。记得我小时候，福州一家出名的吴回春药店卖的红眼药也是这种成分。这就意味着氧化锌、氧化铁对皮肤黏膜没有毒性和刺激性。于是我们就大胆将棕黑色的烧伤药改为粉红色的药剂推荐临床使用，结果效果更好，同时还给烧伤病人带来了莫大的心理安慰。日后，这种药又进一步改进,加强抗感染作用，研制了炉银烧伤粉，成了我们医院常用的烧伤药物。几年来该药治愈了成千上万烧伤病人。1989年经我推荐，卫生部将我们湘雅医院研制的炉银烧伤粉收载入“中国医院制剂规范”，在全国推广使用，发挥了它更大的作用。

图注：这是湖南医学院党政因“中西结合”作出成效联合发函给本人的表扬信。缺失处原为院长齐镇垣的亲笔签字。

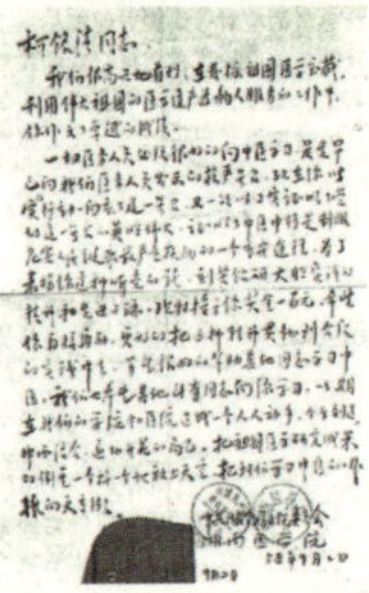

图注:这是当年用奖金和爱人凑的钱买下的进口表

22 WO DE YAO XUE REN SHENG

WO DE YAO XUE REN SHENG 23

图 2-15 “炉银烧伤粉”诞生记（摘自柯铭清：我的药学人生）

图 2-16　2008 年，湘雅二医院在湖南特大冰灾期间将自制生产输液送往病房

图 2-17　湖南中医药大学第二附属医院提供自制的预防流感免费茶

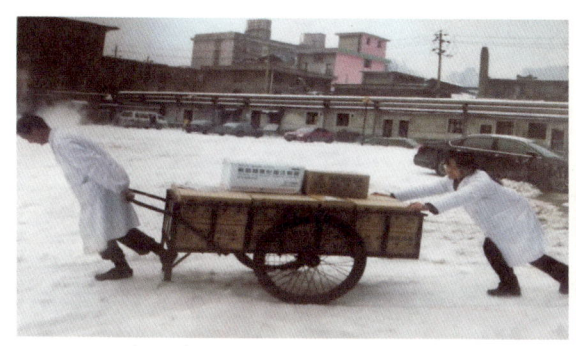

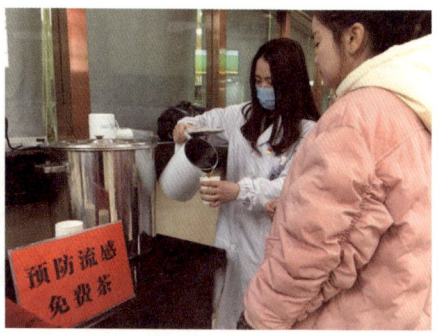

第四节　医院制剂对制药工业的贡献

中华人民共和国成立初期，我国制药工业可以说是一张白纸，直到改革开放之前，制药工业基础仍然非常薄弱，品种少、剂型单一、剂型不全，特别是新剂型、新品种的科研投入很少，缺药现状制约了医药事业发展和临床医疗水平的提高。此时，医院制剂有力地弥补了制药工业的不足，在临床治疗上发挥着重要的作用，也促使医院制剂得到了长足的发展，不少的新制剂品种在临床应用中取得了优良的效果，为我国制药工业的发展打下了坚实的基础，很多的医院制剂最终成了制药工业的上市产品，如复方甘草合剂、碘酒、红药水、紫药水、氯霉素滴眼液、呋麻滴鼻液、茵栀黄注射液、双氯灭痛栓、胎盘组织液、益寿宁胶囊、板蓝根颗粒等。

此外，医院制剂室利用药学人才优势，加大了药物研究开发，取得成果后转让给制药企业，如湘雅医院柯铭清研究开发的注射用结晶氨，取得了国家新药专利和新药证书（图 2-18、图 2-19）。20 世纪 90 年代后，药剂科除了生产满足临床日常所需的药品，还积极与临床合作开发新的制剂，先后开发了注射用结晶氨、注射用尿素、紫黄止血散、脑溢安颗粒、虫草合剂、西蒙二号胶囊、眩晕停合剂、参蓍颗粒、玉菀颗粒、鲍威尔口服液，等等。其中，由柯铭

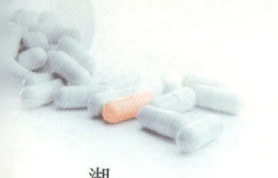

清研发的注射用结晶氧取得国家新药证书,紫黄止血散、五莵颗粒成功转让企业。

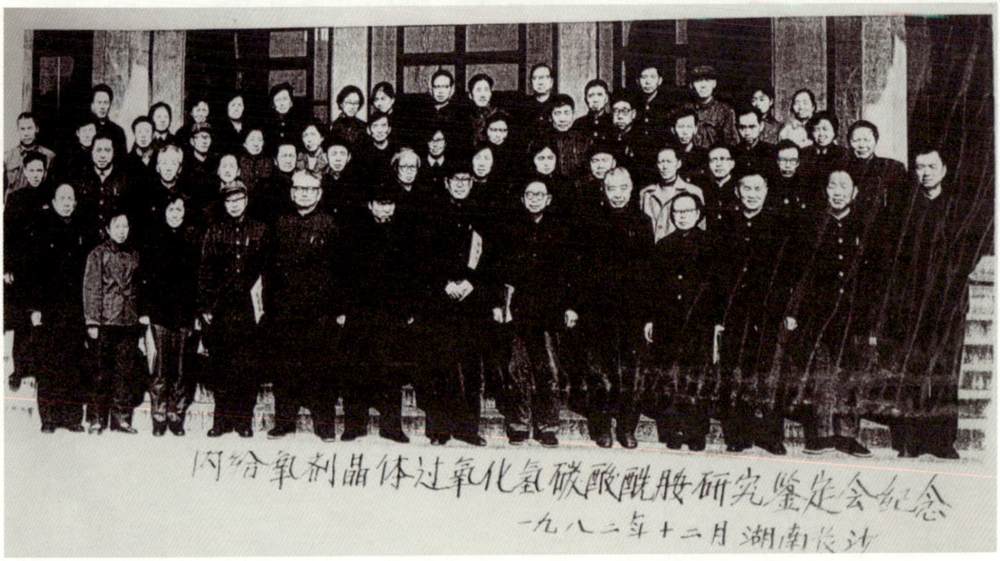

图2-18　1982年12月参加"注射用结晶氧"研究成果鉴定会的专家合影

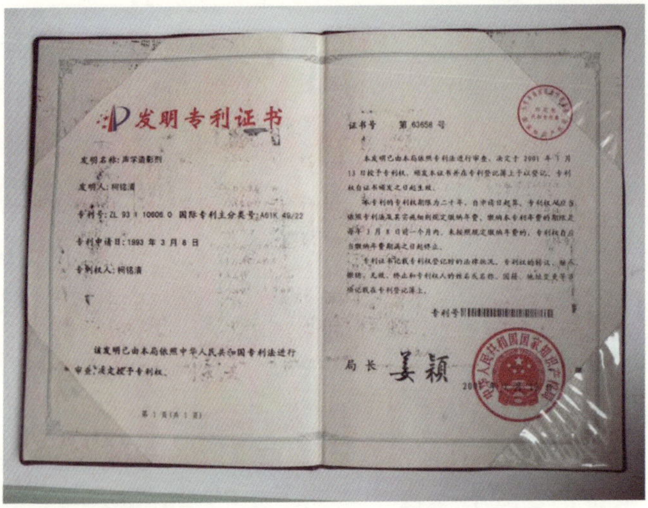

图2-19　1993年,柯铭清研究开发的声道造影剂获得专利证书

第三章

临床药学兴起

翻开一部西医药史，虽然为人类抗击疾病、保护健康、人类发展进步作出了非常巨大的贡献，但也不难发现有很多临床用药的悲剧和惨痛教训。用药不当造成的药源性疾病，以及对药物知识了解不足造成的不合理用药时有发生。

1938年，美国药师用二甘醇作为磺胺药的助溶剂，制成的磺胺酏剂导致107人死亡。

1955年，因为用有机锡作为包装抗感染药物的胶囊，导致217人中毒，102人死亡。

1956年，"反应停"事件导致欧洲出生10000多例无臂的"海豹"畸形儿。

还有日本、法国等国家也曾出现过严重的药害事件。

我国虽无确切的统计数据，但是药源性疾病时有发生，并且是西药与传统中药都有。从这些药害事件中，人们认识到药品的安全性，于是一门全新的学科——临床药学应时而生。

第一节 建立临床药学体系

20世纪50年代初期，临床药学在美国兴起。20世纪60年代初，我国医院药学工作者就提出应重视临床药学的问题，出现了临床药学的新理念，但由于"文化大革命"而中断。1976年后，卫生部及相关学会的专家学者又将我国开展临床药学工作提上日程，先后举办多次学术会议。1983年5月，中国药学会在安徽省黄山召开全国首届临床药学学术论文交流和专题讨论会。1983年11月，卫生部在四川省成都召开全国临床药学工作座谈会。此后的40多年中，在政府有关部门的支持下，临床药学的临床实践及教育有了较快的发展。1991

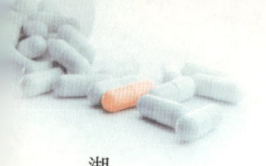

年，卫生部在医院分级管理文件中，规定三级医院一定要开展临床药学工作，并列出治疗药物监测的具体项目，规定了必须要监测的药物品种与数量，进一步推动了临床药学的发展。

做好任何一件事情的关键是人才。如何培养合格的临床药师，以满足临床药学快速发展的需要，摆在了医院药学工作者面前。20世纪80年代初期，临床药学在我国才刚刚起步之时，湖南省药学会许树梧就根据当时临床药学人才严重缺乏和医院药师知识结构不适应的现状，对湖南省临床药学的发展进行了通盘考虑，全局谋划，提出当务之急就是培训打造出一个具有"战斗力"的临床药师湘军。因此，在湖南省卫生厅的支持下，从1982年开始，湖南省药学会医院药学专业委员会与湖南省医学高等学校一起连续举办了5期临床药师学习班，开设了药代动力学、生物药剂学、临床药理学、数理统计学等课程，周宏灏、许树梧、朱兆新、陈立新等人参加了教材编写和授课，共培养了临床药师骨干200名。学员结业后回到医院迅速开展相应工作，筹建临床药学室，如湘潭中心医院、常德市第一人民医院、株洲市中心医院、长沙市第一医院、长沙市第三医院、怀化市第一人民医院、长沙铁路医院、中国人民解放军第163医院等开展了处方点评、用药咨询，编写《医院药讯》，参与临床查房等工作，有条件的医院还添置了紫外分光光度仪、液相色谱仪等设备开展血药浓度测定，推行个体化给药方案。

1985年，中国人民解放军第163医院陈立新团队研究开发了《药物相互作用微机管理系统》。该系统收集整理了临床常用的380多种药物的相互作用，极大地方便了临床医师用药查询，提高了临床合理用药水平，该成果获得了军队科技进步奖三等奖（图3-1）。

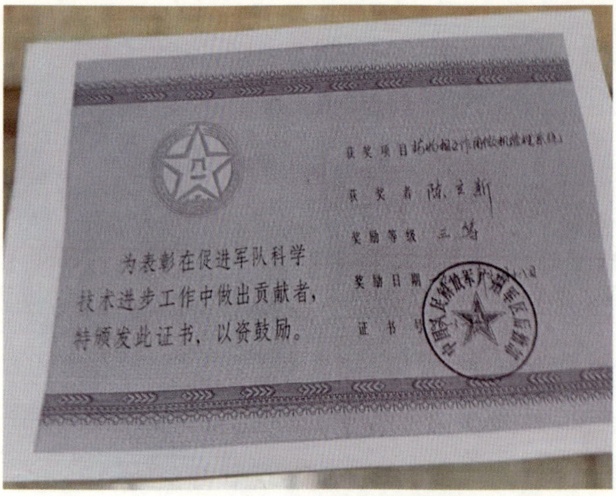

图3-1 中国人民解放军第163医院陈立新团队研发的《药物相互作用微机管理系统》获得军队科技进步奖三等奖证书

从此，湖南省临床药学开展愈加活跃。湖南省也成为全国临床药学开展得比较早，普及比较广，取得成效较好的省份之一（图3-2）。医院药学专家北京协和医院陈兰英教授多次到湘潭市中心医院就临床药学工作进行指导和交流（图3-3）。1992年，全国临床药学学术交流会在长沙召开时组织参会代表前往湘潭市中心医院参观学习，后来北京协和医院陈兰英教授举办的全国临床药师培训班也将湘潭中心医院作为典型并领带学员前往学习参观和现场观摩教学（图3-4至图3-6）。当时，湘雅二医院和湘雅医院已经开始安排药师进入临床并接收全省各级医院的临床药学进修药师，中国人民解放军第163医院为广州军区举办了首期临床药师学习班，长沙铁路医院为全国铁路系统医院举办了临床药师学习班（图3-7至图3-10）。1984年，全国临床药学专题研讨会在湖南长沙召开；1985年，由张碧金主编的《临床药学进展》一书由湖南科学技术出版社出版发行。

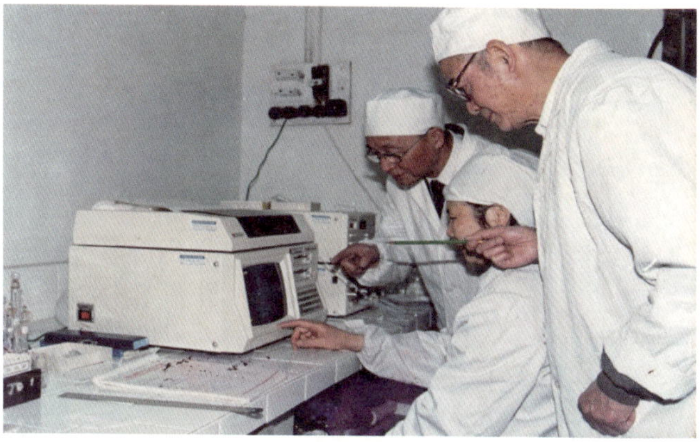

图3-2　20世纪80年代，湘潭市中心医院开展血药浓度监测

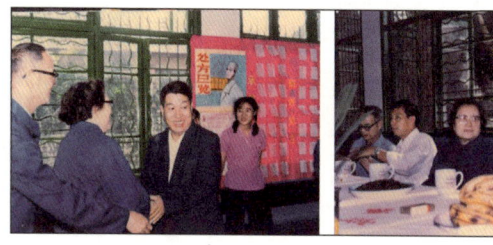

图3-3　20世纪90年代，陈兰英到湘潭市中心医院指导开展临床药学工作

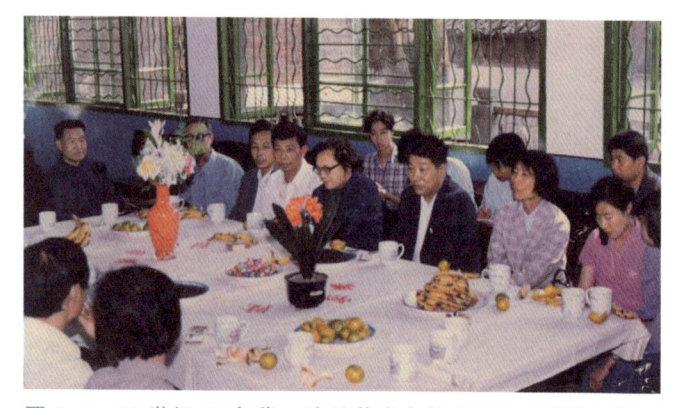

图3-4　20世纪90年代，陈兰英举办的全国临床药学培训班将湘潭市中心医院作为现场教学示范基地多次带领学员前来现场教学交流指导

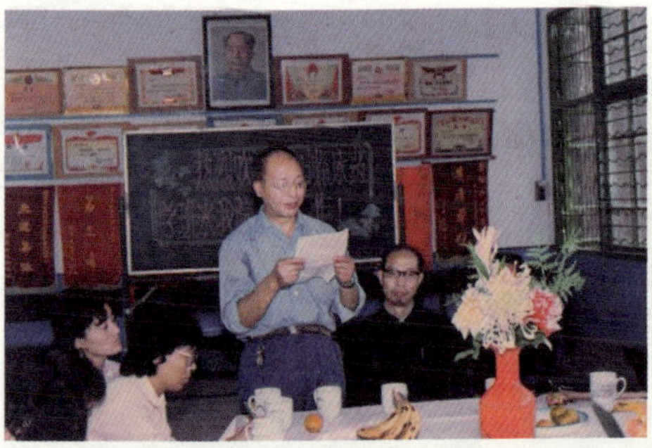

图3-5 20世纪90年代，全国多地临床药师来湘潭市中心医院交流学习

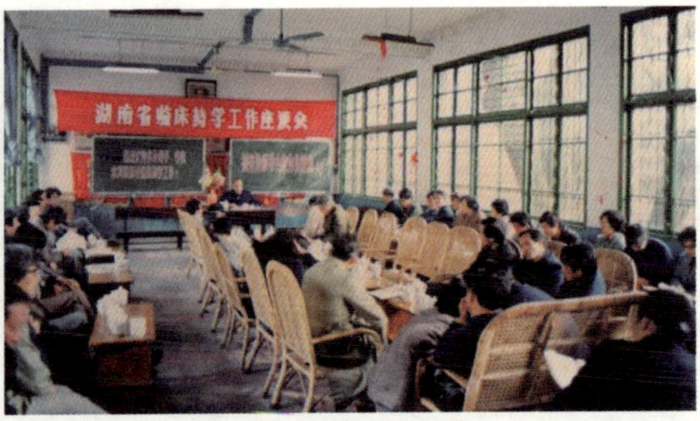

图3-6 20世纪90年代初，在湘潭市中心医院召开了湖南省临床药学工作座谈会

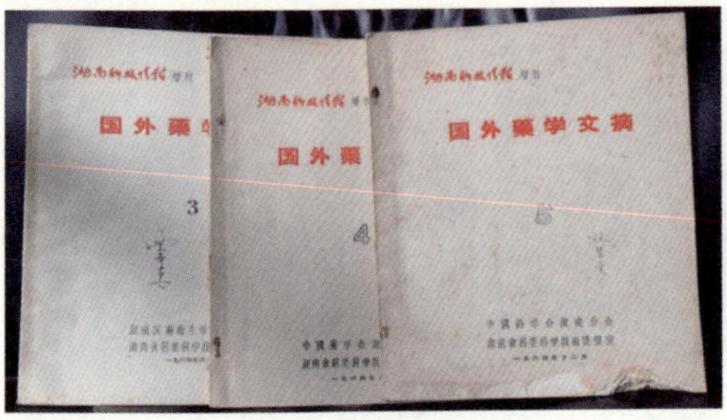

图3-7 20世纪60年代编写的《国外药学文摘》

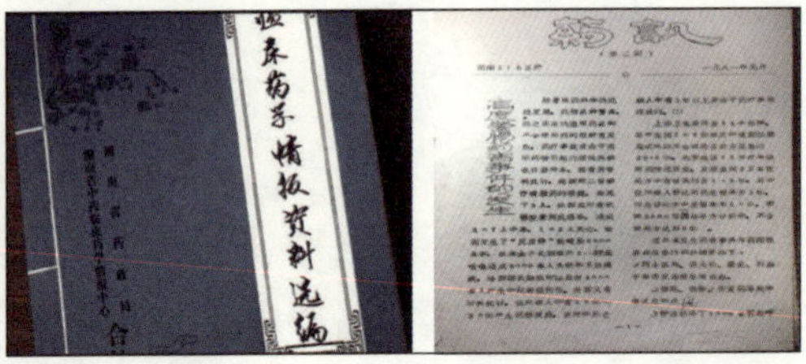

图3-8 20世纪80年代，湖南省中药临床药学中心编写的《中药临床药学情报资料选编》

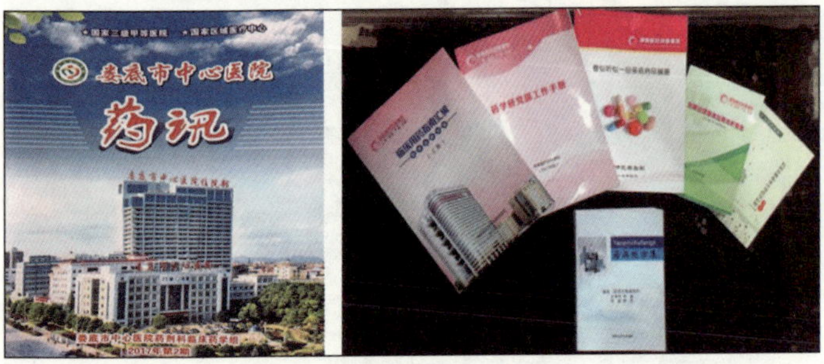

图3-9 湖南省地市医院编写的各种药讯资料

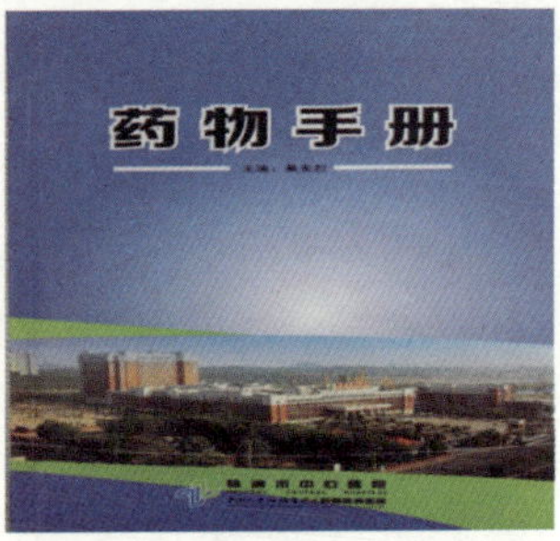

图3-10 20世纪80年代，株洲市中心医院药师组织编写的《药物手册》

40多年来，许树梧等药学人依托湘雅系医院的临床药学师资优势，为全省各级各类医院培养了一批批临床药学学科带头人。1985年8月开始，湘雅二医院连续举办了一个为期一年的临床药师提高班，学员来自全国各地，既有地方医院的也有部队医院的（图3-11至图3-20）。

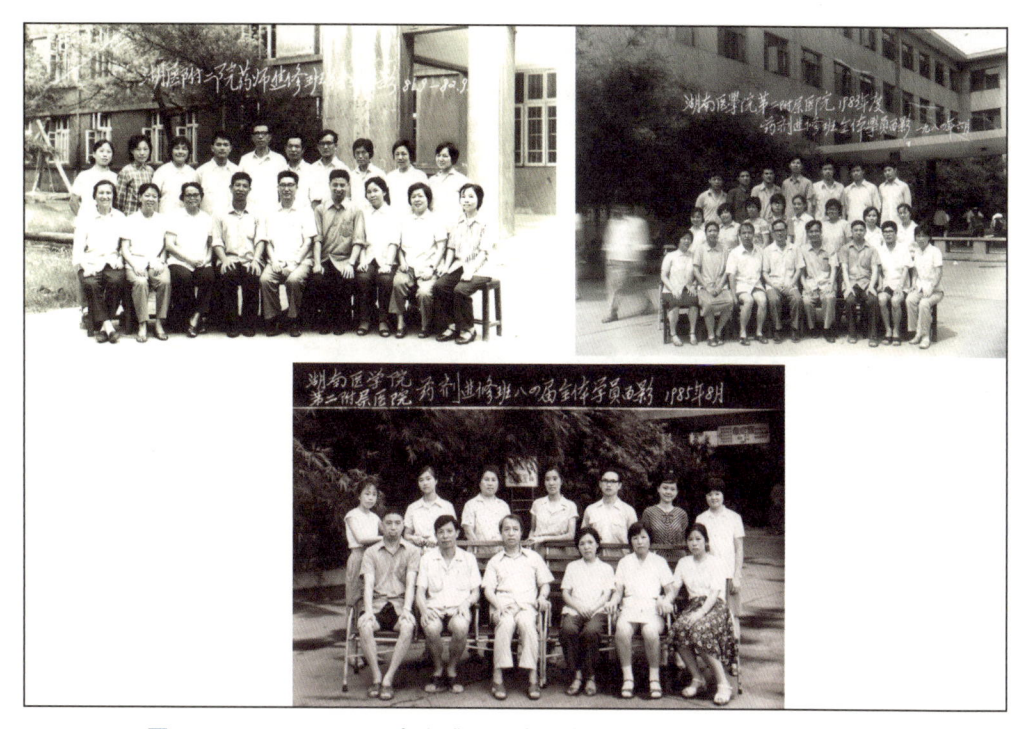

图 3-11　1981～1985 年湘雅二医院连续举办全国临床药师提高班合影

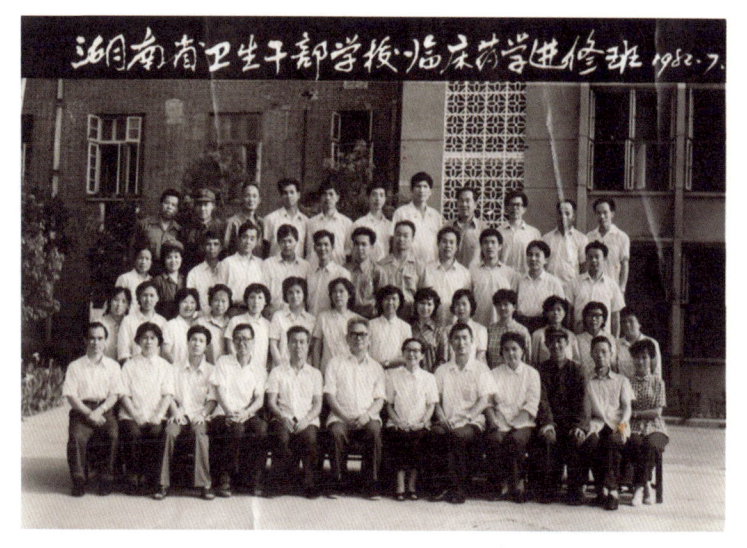

图 3-12　1982 年湖南省卫生干部学校临床药学进修班合影

从这里可以看到，当时湖南医科大学附属第二医院（现中南大学湘雅二医院）已经能够举办全国性临床药学提高班，说明此前我省临床药学机构，特别

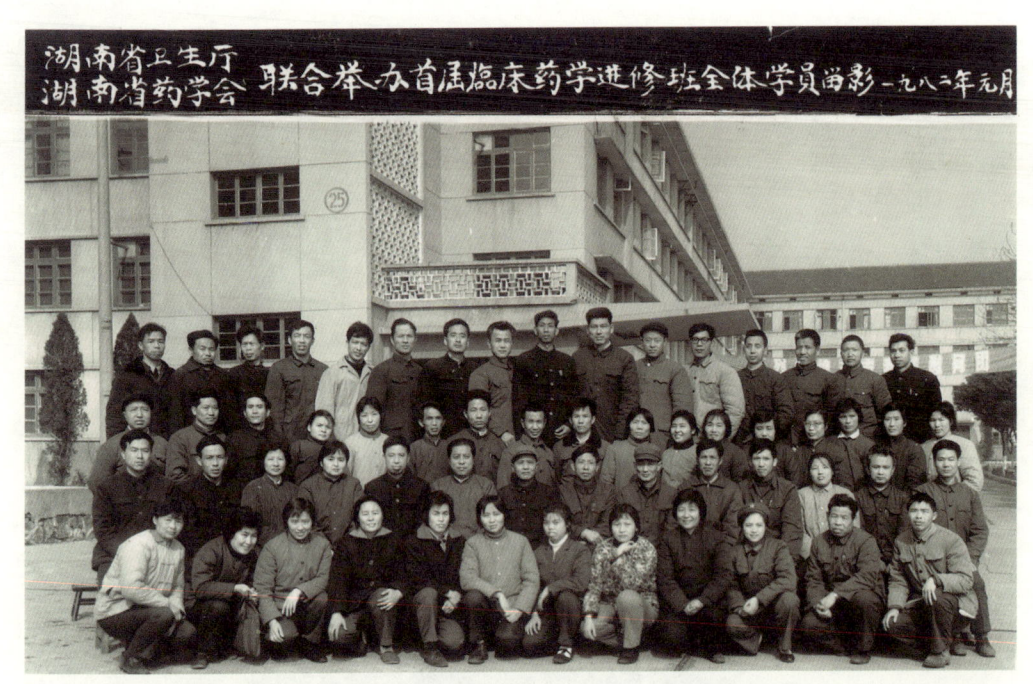

图 3-13 1982 年湖南省卫生厅、湖南省药学会联合举办的首期临床药学进修班全体学员合影

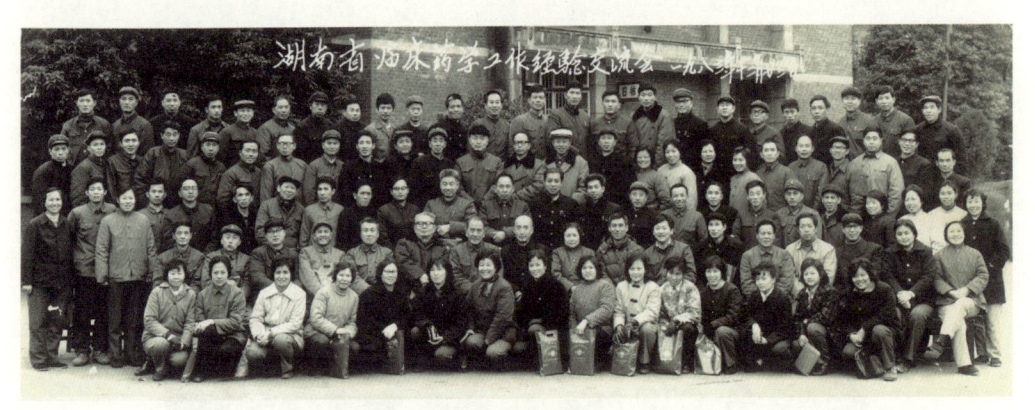

图 3-14 1982 年湖南省临床药学工作交流会合影

是湖南医科大学附属第二医院药剂科做了大量的工作。从讲义目录可以看出，除了前面基础部分由当时的药理研究室郭兆贵教授及其团队完成，绝大部分教学内容由药剂科的老师们承担。

参加培训班或者进修后的临床药师回去后，就像撒到肥沃土地里的种子一样迅速生根发芽，在各自单位开展临床药学工作，最初主要集中在开展药物情报服务，侧重药物合理使用、新药开发、药物不良反应等信息的收集、传播、

上篇 湖南省医院药学学科的形成与发展

存档及查阅，开展药学信息分析、数据挖掘等研究。涵盖药学信息系统开发、计算机网络化管理，以及药品名称和药学术语的规范化等重要内容，向全院的医、药、护、技人员提供药物情报。其他如参加临床查房、制订个体化用药方

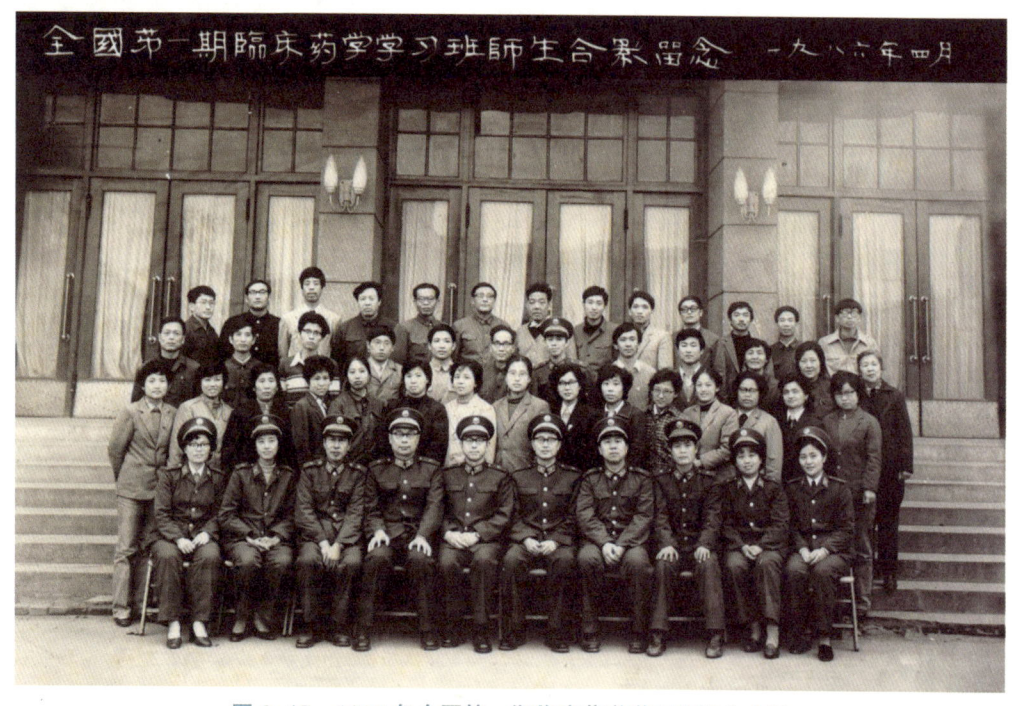

图 3-15　1986 年全国第一期临床药学学习班师生合影

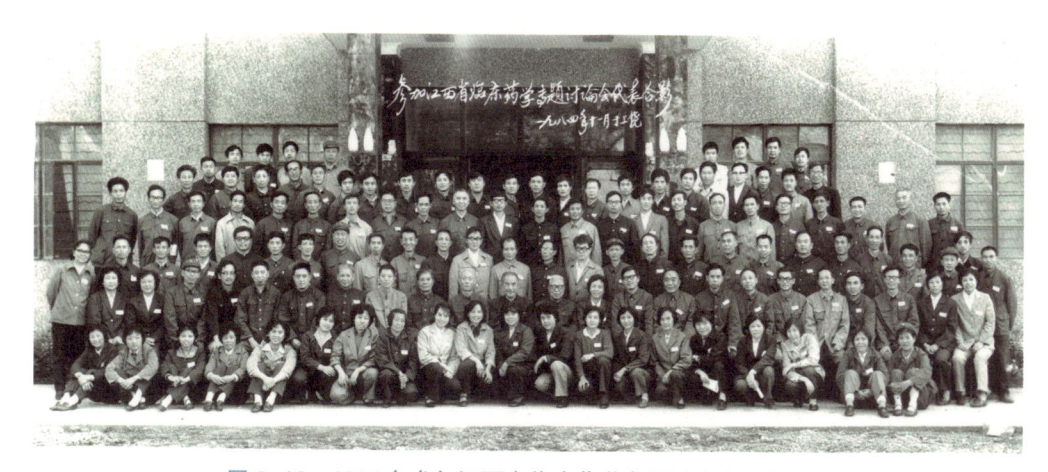

图 3-16　1984 年参加江西省临床药学专题讨论会代表合影

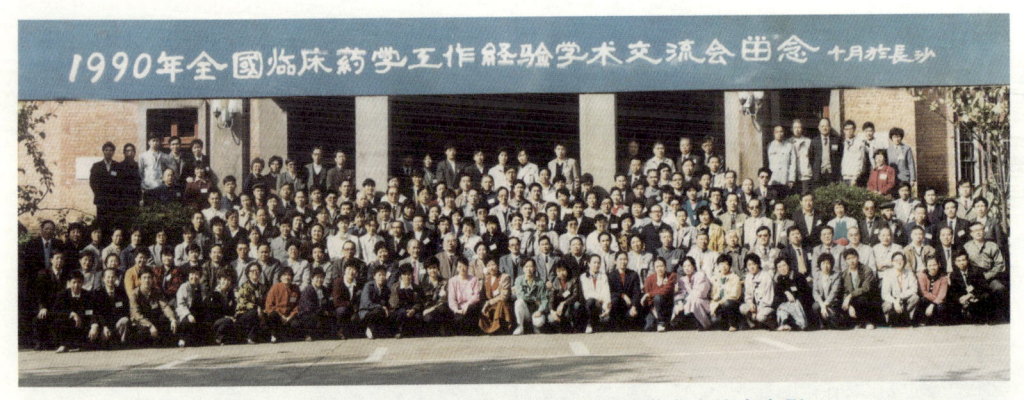

图 3-17　1990 年全国临床药学工作经验学术交流会合影

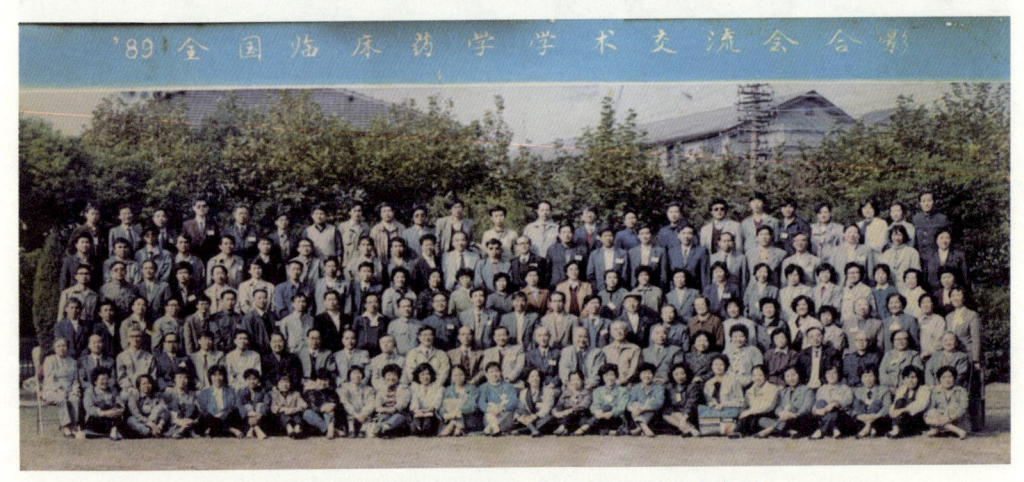

图 3-18　1989 年全国临床药学学术交流会合影

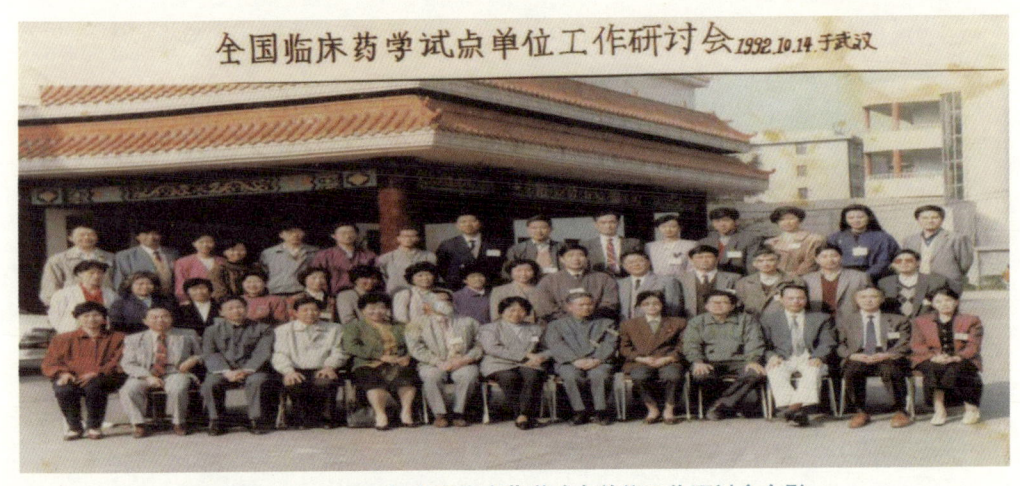

图 3-19　1992 年全国临床药学试点单位工作研讨会合影

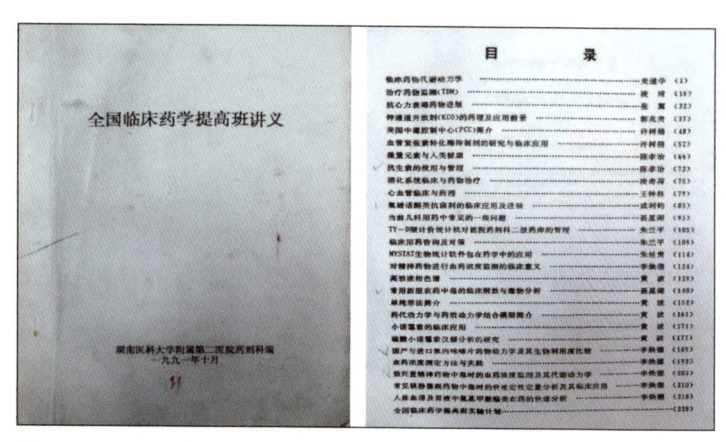

案、控制药物滥用、书写药历、记录、报告药品不良反应、进行药物咨询等临床药学的工作在以后逐步地开展。湘雅医院及湘雅二医院药剂科当时已开始规划临床药学服务；药师参与临床

图3-20 1991年10月湖南医科大学附属第二医院药剂科举办的全国临床药学提高班讲义

医嘱点评及门诊处方不合理用药分析，收集药品信息，建立资料室，并逐步向合理用药领域渗透。早在1980年，两家医院就成立了临床药学专业组并展开了相应的工作，为1983年成为国家卫生部首批12家临床药学试点单位打下了较雄厚的基础；临床药学的率先发展，使药学部成为全省乃至中南地区医院药学的教学和培训基地，早期培养的药学人才中的大多数已成为各地医院的学术带头人，逐渐把临床药学学科建成为国内药学领域的旗帜与标杆。

1982年，湖南省卫生厅根据湘雅医院、湘雅二医院的特点分别设立了两个中心。临床药学情报中心挂靠在湘雅医院药剂科，由卫生厅拨款购买了上千册医药图书、订阅了20多种专业期刊。当时，由药剂科编辑发行的内部刊物《临床药学资料选编》在省内外具有较大影响。至2005年，临床药学情报中心已拥有5000多册图书，50多种报纸杂志，图书资料规模与管理在全国医院药剂科中属一流水平。前后20多年间，在网络信息未普及的年代，药学情报中心及其编辑的《临床药学资料选编》为院内外、省内外开展临床药学工作起到了宣传、推广及指导作用。

湘雅二医院则建立临床药学试验中心，初步开展临床药学相关的实验室研究，如体外配伍禁忌实验研究，临床药物引进的质量考察与筛选，抗菌药物与输液配伍后的稳定性研究，再到后来的人体内代谢性相互作用研究，人体生物利用度研究，治疗药物监测研究等。最早将血药浓度测定结果用于临床的是1992年由李焕德、黄波进行的氨茶碱的血浓度测定结果与剂量调整方案，并

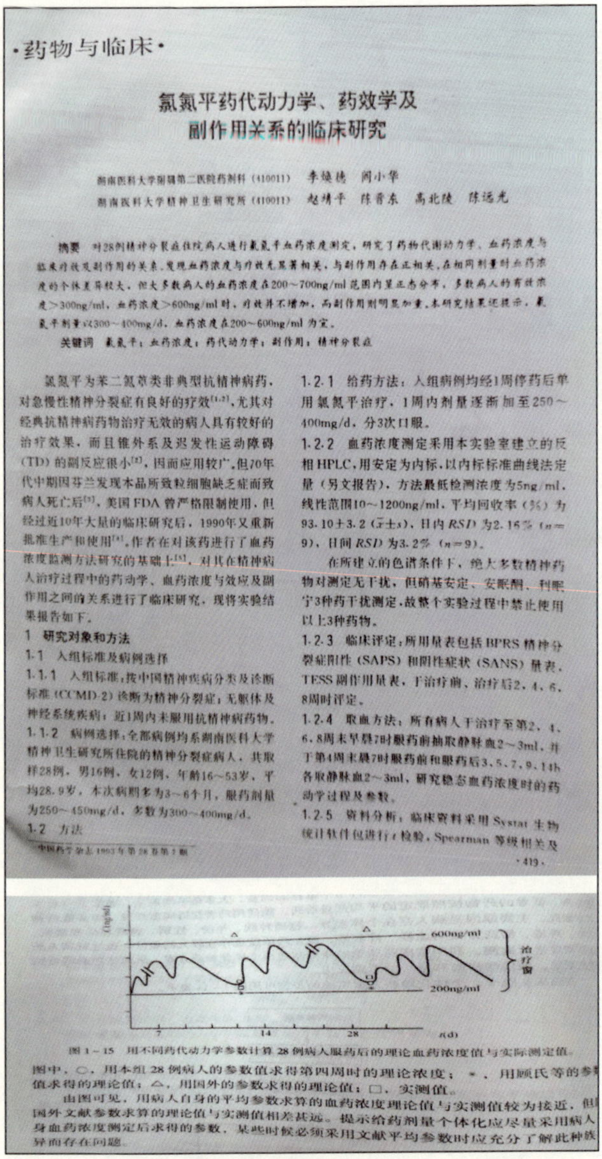

·药物与临床·

氯氮平药代动力学、药效学及副作用关系的临床研究

湖南医科大学附属第二医院药剂科（410011） 李焕德 阎小华
湖南医科大学精神卫生研究所（410011） 赵靖平 陈晋东 高北陵 陈远光

摘要 对28例精神分裂症住院病人进行氯氮平血药浓度测定，研究了药物代谢动力学、血药浓度与临床疗效及副作用的关系。发现血药浓度与疗效无显著相关，与副作用存在正相关。在相同剂量时血药浓度的个体差异较大，但大多数病人的血药浓度在200～700ng/ml范围内呈正态分布，多数病人的有效浓度>300ng/ml，血药浓度>600ng/ml时，疗效并不增加，而副作用则明显加重。本研究结果还提示，氯氮平剂量以300～400mg/d，血药浓度在200～600ng/ml为宜。

关键词 氯氮平；血药浓度；药代动力学；副作用；精神分裂症

氯氮平为苯二氮䓬类非典型抗精神病药，对急慢性精神分裂症有良好的疗效[1,2]，尤其对经典抗精神病药物治疗无效的病人具有较好的治疗效果，而且锥外系及迟发性运动障碍（TD）的副反应很小[2]，因而应用较广。但70年代中期因芬兰发现本品所致粒细胞缺乏症而致病人死亡后[3]，美国FDA曾严格限制使用，但经过近10年大量的临床研究后，1990年又重新批准生产和使用[4]。作者在对该药进行了血药浓度监测方法研究的基础上[5]，对其在精神病人治疗过程中的药动学、血药浓度与效应及副作用之间的关系进行了临床研究，现将实验结果报告如下。

1 研究对象和方法

1.1 入组标准及病例选择

1.1.1 入组标准：按中国精神疾病分类及诊断标准（CCMD-2）诊断为精神分裂症；无躯体及神经系统疾病；近1周内未服用抗精神病药物。

1.1.2 病例选择：全部病例均系湖南医科大学精神卫生研究所住院的精神分裂症病人，共取样28例，男16例，女12例，年龄16～53岁，平均28.9岁，本次病期多为3～6个月，服药剂量为250～450mg/d，多数为300～400mg/d。

1.2 方法

1.2.1 给药方法：入组病例均经1周停药后单用氯氮平治疗，1周内剂量逐渐加至250～400mg/d，分3次口服。

1.2.2 血药浓度测定采用本实验室建立的反相HPLC，用安定为内标，以内标标准曲线法定量（另文报告），方法最低检测浓度为5ng/ml，线性范围10～1200ng/ml，平均回收率（%）为93.10±3.2（$\bar{x}\pm s$），日内 RSD 为2.16%（$n=9$），日间 RSD 为3.2%（$n=9$）。

在所建立的色谱条件下，绝大多数精神药物对测定无干扰，但硝基安定、安眠酮、利眠宁3种药干扰测定，故整个实验过程中禁止使用以上3种药物。

1.2.3 临床评定：所用量表包括BPRS精神分裂症阳性（SAPS）和阴性症状（SANS）量表，TESS副作用量表，于治疗前、治疗后2、4、6、8周时评定。

1.2.4 取血方法：所有病人于治疗至第2、4、6、8周末早晨7时服药前抽取静脉血2～3ml，并于第4周末晨7时服药前和服药后3、5、7、9、14h各取静脉血2～3ml，研究稳态血药浓度时的药动学过程及参数。

1.2.5 资料分析：临床资料采用Systat生物统计软件包进行 t 检验，Spearman等级相关及

中国药学杂志1993年第28卷第7期

·419·

图1-15 用不同药代动力学参数计算28例病人服药后的理论血药浓度值与实际测定值。

图中，○，用本组28例病人的参数值求得第四周时的理论浓度；*，用顾氏等的参数值求得的理论值；△，用国外的参数求得的理论值；□，实测值。

由图可见，用病人自身的平均参数求算的血药浓度理论值与实测值较为接近，但国外文献参数求算的理论值与实测值相差甚远。提示给药剂量个体化应尽量采用病人身血药浓度测定后求得的参数，某些时候必须采用文献平均参数时应充分了解此种族异而存在问题。

图 3–21 对抗精神病药物氯氮平血浓度与疗效相关性研究内容写进了临床药学教科书

快速在临床得到推广及应用。此后，李焕德又带领研究生彭文兴、原海燕等与精神科合作开展了抗精神病药物氯氮平血药浓度测定与疗效及不良反应的相关性研究，发表了多篇临床研究论文并获得湖南省科技厅科技进步奖二等奖，多名研究生的毕业论文获得湖南省教育厅的优秀硕士生研究论文，其中部分研究结果还写进了临床药学教科书（图 3–21）。

1992 年以后，随着高效液相色谱仪、气相色谱仪、薄层扫描仪及全自动紫外分光光度仪的引进和应用，湘雅二医院临床药学实验室开展的研究项目越来越多，发表论文的数量快速增多，论文质量和水平也有了质的飞跃。紧接着体内药物浓度测定方法的研究与应用，又开展了另一项全新的、在当时算得上是开拓性的工作——中毒患者体内毒物快速分析与鉴定，并成功地用于临床指导中毒患者的抢救。由于该项工作的开展使湘雅二医院乃至湖南省医院药学在全国的影响力大为提升。在此期间发表了大量的研究论文并总结出版了3 本重要的著作，既为我国临床药师走向临床打开了一个重要窗口，也使临床药学及临床药师的地位得到了提高。随着临床药学工作的开展与深入，临床对

药师参与药物治疗的要求越来越多。2004年1月，湘雅二医院正式成立临床药师组，最初由聂星湖、徐萍、原海燕、肖秩雯4位专职临床药师组成。临床药师组开展了深入临床的药学查房、会诊、解决药物治疗问题，同时也带教各级医院的进修药师。到2005年中国医院协会药事管理专业委员会在全国建立临床药师培训基地时，湘雅二医院在组织和师资方面早就有了成熟的模式，并进入了首批培训基地。至今逐渐发展为17位专职临床药师，专业涉及抗感染、心血管、内分泌、肿瘤、儿科、骨科、心外科、移植、老年科、抗凝。更可喜的是，经过10多年的建设和努力，现在这支队伍中的绝大多数已经具有博士学位或国外博士后培训经历，成为拥有解决临床药物治疗问题能力的优秀临床药师。

临床药师以患者为中心，以合理用药为己任，与医护人员密切合作，为促进临床安全有效用药作出了重要贡献。随着医改的深入，医院药学工作重点已由药品的发放与管理，向帮助患者和医师安全、有效使用药物的临床药学服务工作转变，新时代的医院药学发展目标可以概括为"以患者为中心的临床药学服务"模式。

作为卫生部首批临床药师培训基地之一，湘雅二医院药学部承担着抗感染、内分泌、心血管、肿瘤、儿科、老年病、器官移植、通科8个专业的临床药师培训带教，已接受来自全国13个省（自治区、直辖市）的132名学员；同时，作为卫生部首批临床药师制试点单位，临床药师在完成查房、用药咨询与教育、药学监护等日常工作的基础上，近10年中除了参与制定临床用药方案5600多例次，还承担了来自药学院本科生、研究生的课堂教学，以及来自全国的临床药师进修培训及临床药学相关的科研工作。自2010年药学部被评为卫生部临床重点专科建设单位以来，临床药师组也面临着新的机遇与挑战，正为进一步探索和建立适合国情的临床药师工作和培养模式而努力。

第二节　临床药学起步与发展

湖南省临床药学的起步与北京市、上海市、江苏省南京市、广东省广州

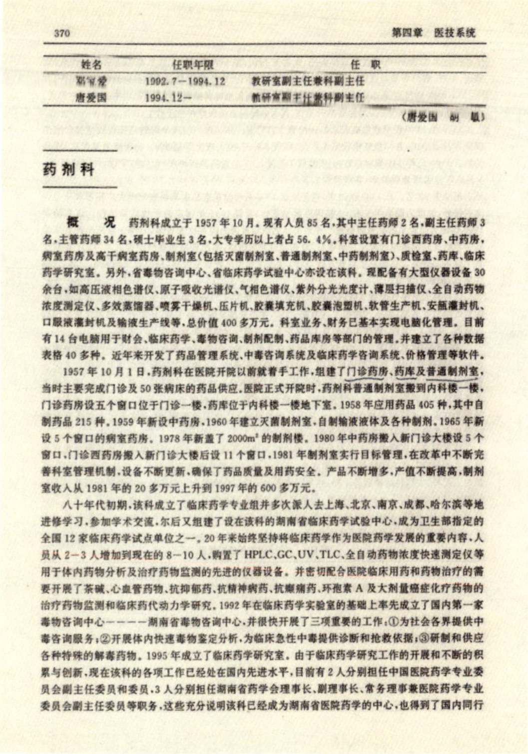

图3-22 湘雅二医院建院40周年时院史中对临床药学发展初期的描述

市等大城市处于同一起跑线上。1983年，湘雅医院、湘雅二医院同时成为全国12家临床药学试点单位。湘雅二医院建院40周年资料汇编中对该院临床药学工作发展初期的工作进行了描述（图3-22）。

此时，虽然尚未出现临床药学学科建设的概念，但许树梧、陈孝治等人已经为学科的建设发展在做准备。整个20世纪80年代，他们不遗余力地选送年轻人外出进修学习，添置实验仪器、筹建临床药学实验室；以李焕德为代表的几位青年药师几乎参加了全国各种类型的临床药学学术会议，各种培训班、提高班、师资班等。华西药学院毕业分配来的周霞到南京军区总医院进修治疗药物监测（TDM）1年；李焕德到北京协和医院参加了陈兰英的临床药师培训班，专门听了4位美国临床药师的课程。也就是在这次培训期间李焕德结识了艾伦·刘，在后来近30年交往中经常请他来国内讲座，并且把他聘为湘雅二医院的客座教授。后来也正是艾伦·刘的介绍，颜苗博士、徐萍博士得以去伊利诺依大学药学院进修学习（图3-23、图3-24）。关于这一时期的发展，李焕德在他的自传体著作《药海情》中作了描述（图3-25）。

虽然当时临床药学学科概念尚未形成，但全省各地都在开展各种形式的临床药学工作，由湘雅医院药剂科编辑发行的内部刊物《临床药学资料选编》在省内外具有较大影响（图3-26）。

湘雅二医院除按湖南省卫生厅临床药学实验中心的建设要求开展实验室研究外，还出版了《临床药学动态》（内部刊物），向临床医生提供合理用药信息

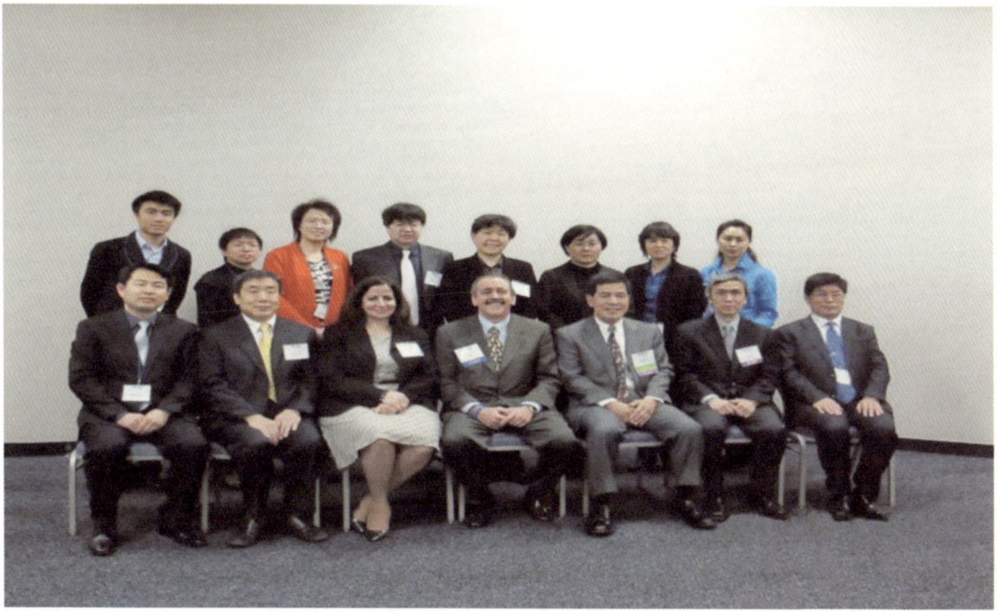

图 3-23　2013 年 10 月，李焕德教授随中国药学会医院药学专业委员会代表团在美国新墨西哥州参加临床药学大会后顺访依利诺伊大学芝加哥分校药学院及附属医院药学部

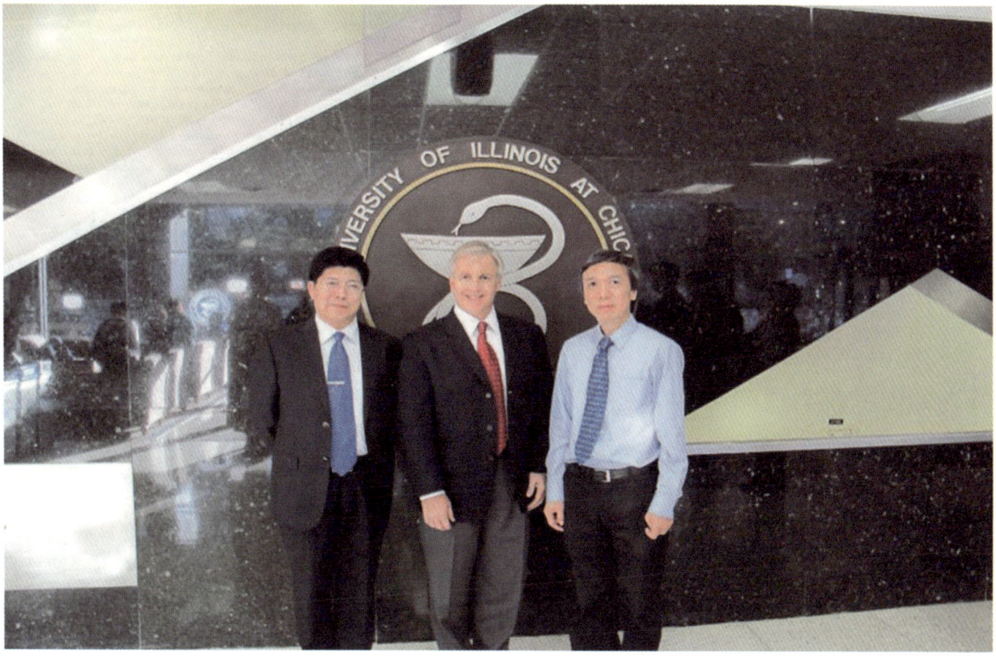

图 3-24　李焕德教授（左一）与依利诺伊大学芝加哥分校药学院药学实践系主任兼附属医院药学科主任（中）及国际临床药学教育中心主任艾伦·刘教授（右一）合影

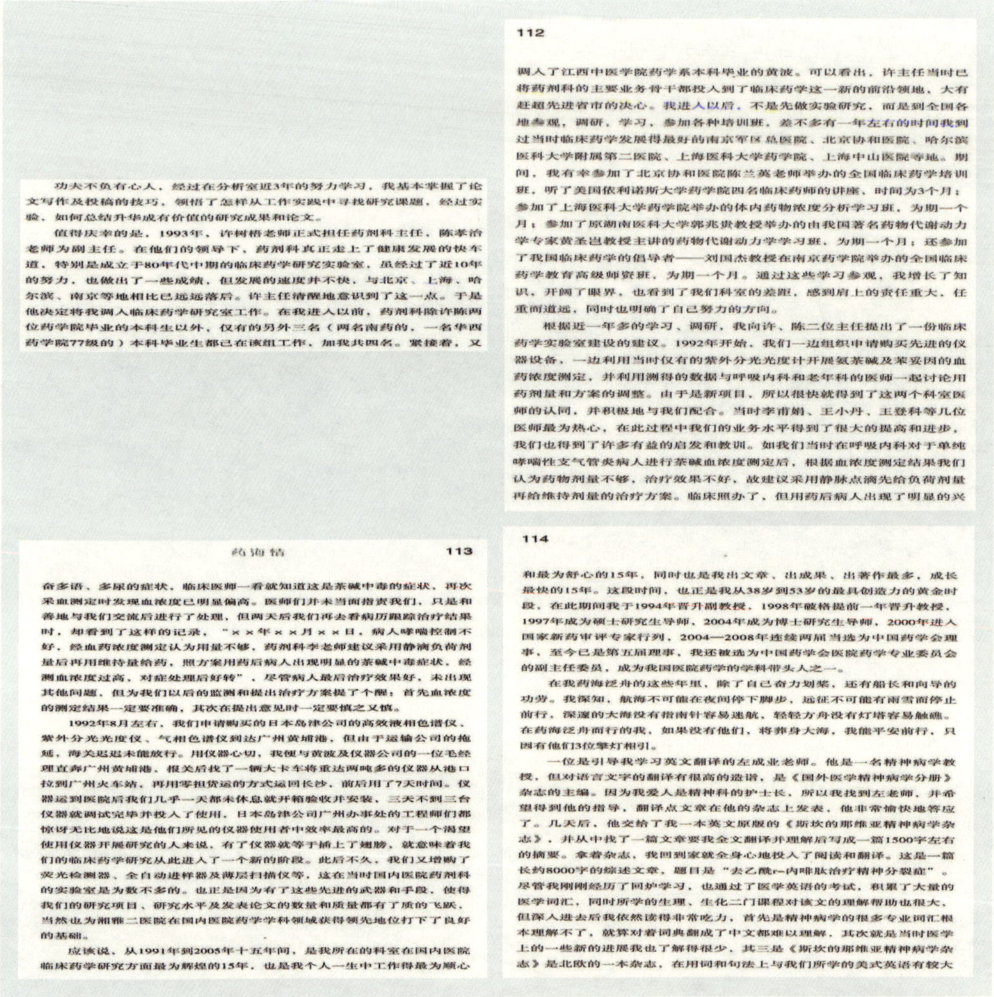

功夫不负有心人，经过在分析室近3年的努力学习，我基本掌握了论文写作及投稿的技巧，领悟了怎样从工作实践中寻找研究课题，经过实验，如何总结升华成有价值的研究成果和论文。

值得庆幸的是，1993年，许树梧老师正式担任药剂科主任，陈孝治老师为副主任。在他们的领导下，药剂科真正走上了健康发展的快车道，特别是成立于80年代中期的临床药学研究实验室，虽经过了近10年的努力，也做出了一些成绩，但发展的速度并不快，与北京、上海、哈尔滨、南京等地相比已远远落后。许主任清醒地意识到了这一点。于是他决定将我调入临床药学研究室工作。在我进入以前，药剂科除许陈两位药学院毕业的本科生以外，仅有的另外三名（两名南药的，一名华西药学院77级的）本科毕业生都已在该组工作，加我共四名。紧接着，又

112

调入了江西中医学院药学系本科毕业的黄波。可以看出，许主任当时已将药剂科的主要业务骨干都投入到了临床药学这一新的前沿领地，大有赶超先进省市的决心。我进入以后，不是先做实验研究，而是到全国各地参观，调研，学习，参加各种培训班，差不多有一年左右的时间我到过当时临床药学发展得最好的南京军区总医院、北京协和医院、哈尔滨医科大学附属第二医院、上海医科大学药学院、上海中山医院等地。期间，我有幸参加了北京协和医院陈兰英老师举办的全国临床药学培训班，听了美国依利诺斯大学药学院四名临床药师的讲座，时间为3个月；参加了上海医科大学药学院举办的体内药物浓度分析学习班，为期一个月；参加了原湖南医科大学郭兆贵教授举办的由我国著名药物代谢动力学专家黄圣凯教授主讲的药物代谢动力学学习班，为期一个月；还参加了我国临床药学的倡导者——刘国杰教授在南京药学院举办的全国临床药学教育高级师资班，为期一个月。通过这些学习参观，我增长了知识，开阔了眼界，也看到了我们科室的差距，感到肩上的责任重大，任重而道远，同时也明确了自己努力的方向。

根据近一年多的学习、调研，我向许、陈二位主任提出了一份临床药学实验室建设的建议。1992年开始，我们一边组织申请购买先进的仪器设备，一边利用当时仅有的紫外分光光度计开展氨茶碱及苯妥因的血药浓度测定，并利用测得的数据与呼吸内科和老年科的医师一起讨论用药剂量和方案的调整。由于是新项目，所以很快就得到了这两个科室医师的认同，并积极地与我们配合。当时李甫娟、王小丹、王登科等几位医师最为热心，在此过程中我们的业务水平得到了很大的提高和进步，我们也得到了许多有益的启发和教训。如我们当时在呼吸内科对于单纯哮喘性支气管炎病人进行茶碱血浓度测定后，根据血浓度测定结果我们认为药物剂量不够，治疗效果不好，故建议采用静脉点滴先给负荷剂量再给维持剂量的治疗方案。临床照办了，但用药后病人出现了明显的兴

药海情 113

奋多语、多尿的症状，临床医师一看就知道这是茶碱中毒的症状，再次采血测定时发现血浓度已明显偏高。医师们并未当面指责我们，只是和善地与我们交流后进行了处理，但两天后我们再去看病历跟踪治疗结果时，却看到了这样的记录，“××年××月××日，病人哮喘控制不好，经血药浓度测定认为用量不够，药剂科李老师建议采用静滴负荷剂量后再用维持量给药，照方案用药后病人出现明显的茶碱中毒症状，经测血浓度过高，对症处理后好转”，尽管病人最后治疗效果好，未出现其他问题，但为我们以后的监测和提出治疗方案提了个醒：首先血浓度的测定结果一定要准确，其次在提出意见时一定要慎之又慎。

1992年8月左右，我们申请购买的日本岛津公司的高效液相色谱仪、紫外分光光度仪、气相色谱仪到达广州黄埔港，但由于运输公司的拖延，海关迟迟未能放行。用仪器心切，我便与黄波及仪器公司的一位毛经理直奔广州黄埔港，报关后找了一辆大卡车将重达两吨多的仪器从港口拉到广州火车站，再用零担货运的方式运回长沙，前后用了7天时间。仪器运到医院后我们几乎一天都未休息就开箱验收并安装，三天不到三台仪器就调试完毕并投入了使用，日本岛津公司广州办事处的工程师们都惊讶无比地说这是他们所见的仪器使用者中效率最高的。对于一个渴望使用仪器开展研究的人来说，有了仪器就等于插上了翅膀，就意味着我们的临床药学研究从此进入了一个新的阶段。此后不久，我们又增购了荧光检测器、全自动进样器及薄层扫描仪等，这在当时国内医院药剂科的实验室是为数不多的。也正是因为有了这些先进的武器和手段，使得我们的研究项目、研究水平及发表论文的数量和质量都有了质的飞跃，当然也为湘雅二医院在国内医院药学学科领域获得领先地位打下了良好的基础。

应该说，从1991年到2005年十五年间，是我所在的科室在国内医院临床药学研究方面最为辉煌的15年，也是我个人一生中工作得最为顺心

114

和最为舒心的15年，同时也是我出文章、出成果、出著作最多，成长最快的15年。这段时间，也正是我从38岁到53岁的最具创造力的黄金时段，在此期间我于1994年晋升副教授，1998年破格提前一年晋升教授，1997年成为硕士研究生导师，2004年成为博士研究生导师，2000年进入国家新药审评专家行列，2004—2008年连续两届当选为中国药学会理事，至今已是第五届理事，我还被选为中国药学会医院药学专业委员会的副主任委员，成为我国医院药学的学科带头人之一。

在我药海泛舟的这些年里，除了自己奋力划桨，还有船长和向导的功劳。我深知，航海不可能在夜间停下脚步，远征不可能有雨雪而停止前行，深邃的大海没有指南针容易迷航，轻轻方舟没有灯塔容易触礁。在药海泛舟而行的我，如果没有他们，将葬身大海，我能平安前行，只因有他们3位擎灯相引。

一位是引导我学习英文翻译的左成业老师。他是一名精神病学教授，但对语言文字的翻译有很高的造诣，是《国外医学精神病学分册》杂志的主编。因为我爱人是精神科的护士长，所以我找到左老师，并希望得到他的指导，翻译点文章在他的杂志上发表，他非常愉快地答应了。几天后，他交给了我一本英文原版的《斯坎的那维亚精神病学杂志》，并从中找了一篇文章要我全文翻译并理解后写成一篇1500字左右的摘要。拿着杂志，我回到家就全身心地投入了阅读和翻译。这是一篇长约8000字的综述文章，题目是“去乙酰r-内啡肽治疗精神分裂症”。尽管我刚刚经历了回炉学习，也通过了医学英语的考试，积累了大量的医学词汇，同时所学的生理、生化二门课程对该文的理解帮助也很大，但深入进去后我依然读得非常吃力，首先是精神病学的很多专业词汇根本理解不了，就算对着词典翻成了中文都难以理解，其次就是当时医学上的一些新的进展我也了解得很少，其三是《斯坎的那维亚精神病学杂志》是北欧的一本杂志，在用词和句法上与我们所学的美式英语有较大

图 3-25 李焕德在其自传体著作《药海情》中记述了 20 世纪 80 年代湘雅二医院药剂科临床药学学科形成前期的准备阶段

及实验室的研究结果，对初期临床药学的开展起到了非常重要的推进作用（图 3-27）。各地市医院积极主动工作，也取得了一些卓有成效的成绩，如定期编写出版药讯等。

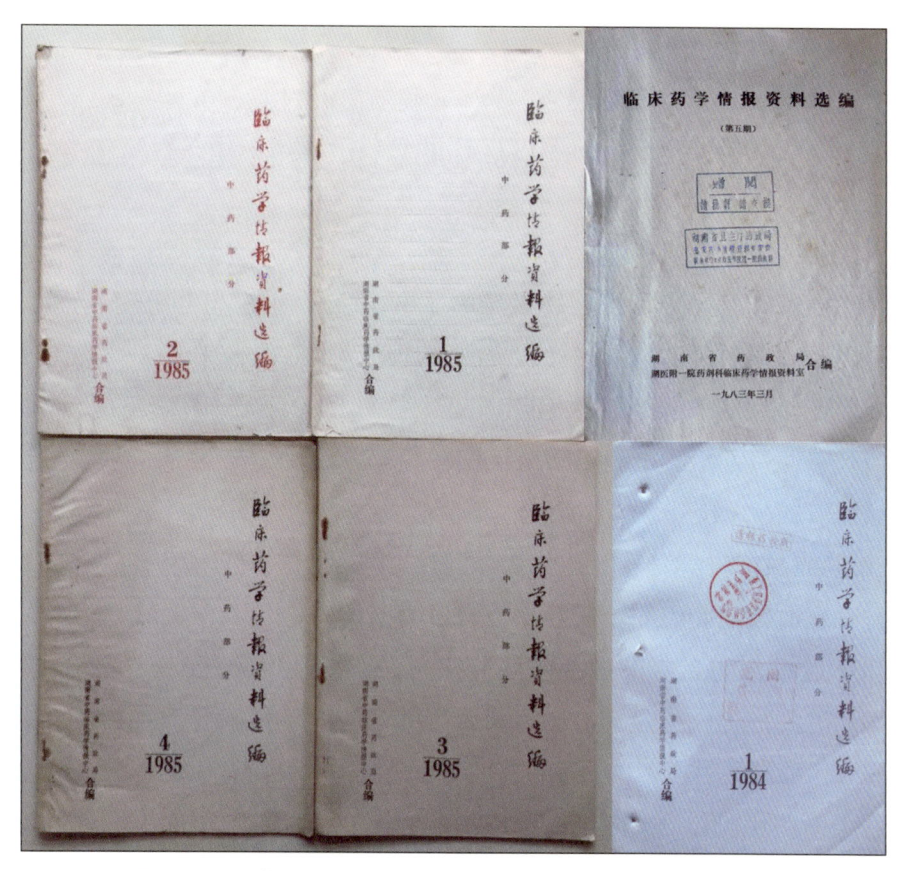

图 3-26　设在湘雅医院的临床药学情报中心定期发布的《临床药学资料选编》

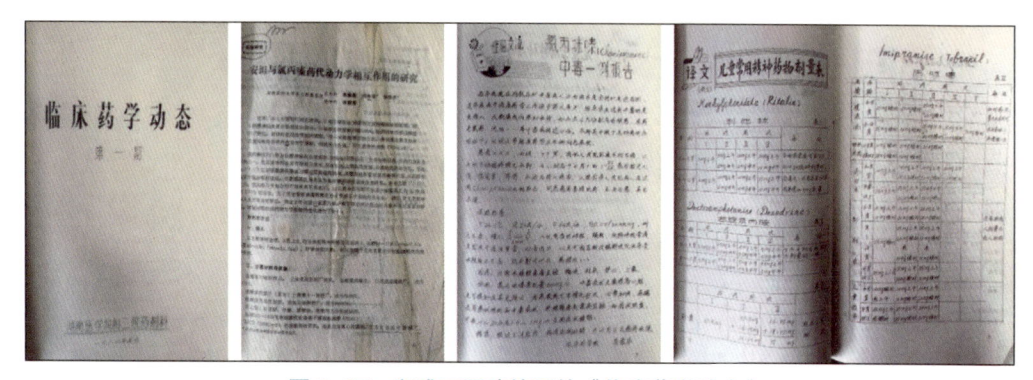

图 3-27　湘雅二医院编写的《临床药学动态》

第三节　临床药师培训基地建设

湖南省临床药师培训基地建设经历了两个阶段。在20世纪90年代之前，主要是以许树梧教授为核心的湘雅二医院药剂科作为牵头单位，带动省内开展临床药学比较早的三级医院承担临床药师培训工作。这一时期还是初级阶段，没有授牌，通过不断尝试、不断总结实践经验才逐步建立了与临床药学进修相关的培训模式，以接受下级医院选派的优秀药师进修培训为主。

20世纪90年代初，湘雅医院、湘雅二医院建立了临床药学实验室，主要工作是开展血药浓度检测，研究和开发了氨茶碱、卡马西平、苯巴比妥、苯妥英钠、环孢素A等药物的血药浓度测定方法，以及镇静催眠药物、有机磷农药中毒和体内乙醇快速分析法，用于中毒患者的诊断与急救。由于诊断快速精准，解毒药品及时供应，挽救了许多患者的生命。

为协助医生制定合理的用药方案，湘雅二医院在国内较早开展体液中毒物与药物浓度测定及治疗药物监测研究，重点在有机磷农药中毒及精神药物中毒等，为急症科医师诊断急性中毒提供可靠的依据，使其抢救工作可以有的放矢，大大提高了抢救成功率。

目前，已开展了抗肿瘤药物、抗癫痫药物、抗结核类药物、免疫抑制药物、抗生素类药物、抗真菌类药物等14大类120多种药物血药浓度的监测；临床药师根据患者的生理病理状况、遗传因素、结合治疗药物监测的结果，为临床医生提供合理化用药建议，重点参与特殊疾病、特殊患者个体化治疗方案的设计和调整，并对特殊疾病、特殊患者的用药、药物相互作用及对非常规TDM监测药物进行测定；在此基础上，构建PK/PD群体药动学模型，为患者制定个体化给药方案，保障药品使用的安全有效。

湘雅医院还开展了基于药物基因组学的个体化临床用药指导。目前，开展基因检测的药物有叶酸、甲氨蝶呤、氯吡格雷、华法林、硝酸甘油、伏立康唑、质子泵抑制剂等50多种药物代谢酶的基因检测技术；临床样本量从

2012年1500例，提高到2015年近10000例；实验室药师对检测结果进行分析和解读，并为临床治疗提供参考意见，积极参与临床给药方案的制定和调整。

湖南省临床药学发展的第二个阶段是从20世纪90年代初开始的。

1991年，国家规定三级医院必须开展临床药学工作。其实早在1983年湘雅二医院就被卫生部确定为全国临床药学试点单位之一，到1991年已经开展了近10年的基础工作。2002年，卫生部和国家中医药管理局颁布的《医疗机构药事管理暂行规定》（2011年修订为《医疗机构药事管理规定》）中明确提出"开展以合理用药为核心的临床药学工作""逐步建立临床药师制"。2005年，湘雅二医院作为第一批临床药师培训试点基地；2010年，获得首批国家临床药学重点专科建设单位，逐步建立临床药师制度，临床药师培训及职称考试等也有序推进。2014年，李焕德教授在中华医学会临床药学分会年会上对我国临床药学发展历程进行了回顾，提出3个重要的发展阶段。这一观点得到了大家普遍认同并写入了中国临床药学发展史中（图3-28）。

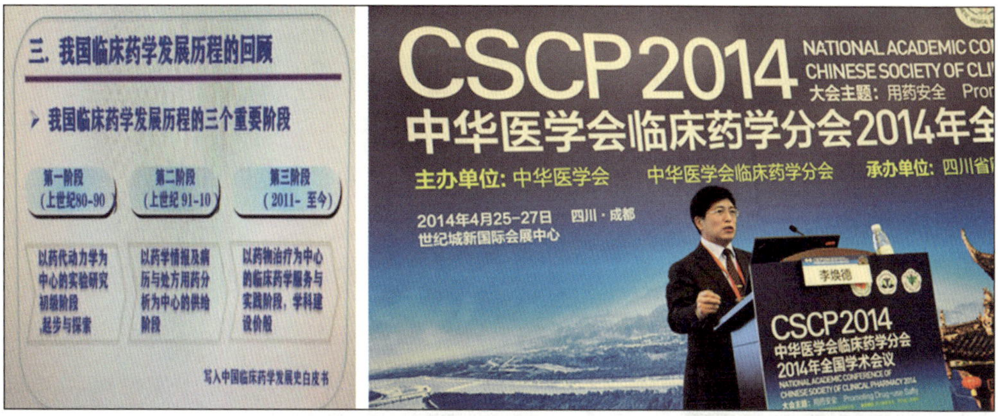

图3-28　2014年李焕德教授在中华医学会临床药学分会作《我国临床药学发展历程回顾》的报告

第四节 临床药学专科体系逐步完善

从 20 世纪 80 年代开始，经历 40 年多的努力、积累，以"科研和临床并举"为发展思路，围绕临床搞科研，借助科研促临床，形成了各医院药学部门独特、完善的临床药学学科体系。

湘雅医院药学部是我国 1983 年确定的第一批临床药学试点单位之一，较早开展了临床药学的初步探索，特别是在药学情报资料方面走在全国的前列。湘雅二医院药学部被确定为第一批临床药学试点单位之后，在临床药学实验研究方面开展了一系列的研究：在 2004 年成为全国首个招收临床药学硕士研究生的单位，许树梧教授招收了第一名硕士研究生；1997 年，李焕德教授被聘为临床药学方向硕士研究生导师；2008 年，李焕德教授被聘为中南大学临床药学方向博士研究生导师，湘雅二医院药学部成为首个招收临床药学博士研究生的药学部。

2004 年，湘雅二医院成立临床药师组，由 4 名专职临床药师深入病房开展临床药学实践与服务。2006 年，由药学部李焕德教授主编的《临床药学》成为高等医药院校统编教材。这是我国第一部临床药学统编教材，也是首部由医院药师主编的全国统编教材，标志着临床药学教学、实践及研究进入了全新的阶段。2005 年，湘雅二医院被遴选为卫生部第一批临床药师培训基地，开展 3 个专业的临床药师培训。2007 年，湘雅二医院被遴选为卫生部临床药师制试点单位。2010 年，湘雅二医院药学部以全国参评单位排名第二的成绩成了卫生部临床药学重点专科首批建设单位，成为临床药学学科发展道路上新的里程碑（图 3-29）。

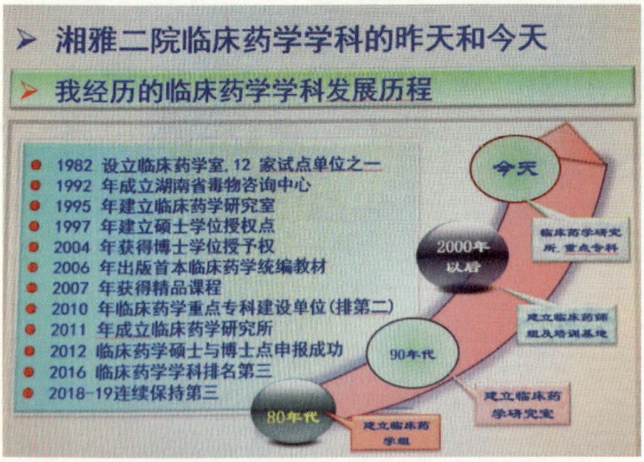

李焕德教授在中华医学

图 3-29 李焕德对湖南省临床药学学科发展历程的总结

会临床药学分会年会上作学术报告时总结了湘雅二医院临床药学学科发展的30年历程。这实际上代表了湖南省的发展历程，全国绝大部分临床药学发展较好的医院也大致类同。

为了拓展对外交流与国际临床药学发展接轨，近年来先后派出多人到美国、加拿大、德国、日本、新加坡等国家留学、进修、考察及学术交流。自2011年开始创办了"临床药学湘雅论坛"。该论坛由湘雅二医院临床药学重点专科学科带头人李焕德教授提出倡议，首批5家重点专科建设单位共同举办，论坛地点为长沙。由于湘雅二医院为倡议单位，故命名为"临床药学湘雅论坛"。论坛始终围绕学科建设的核心问题，将临床药学实践、临床药学教育、临床药学研究作为永恒的主题，在论坛的设计上也有创新，一年为大会，一年为培训（图3-30至图3-32）。论坛至今已举办12届，

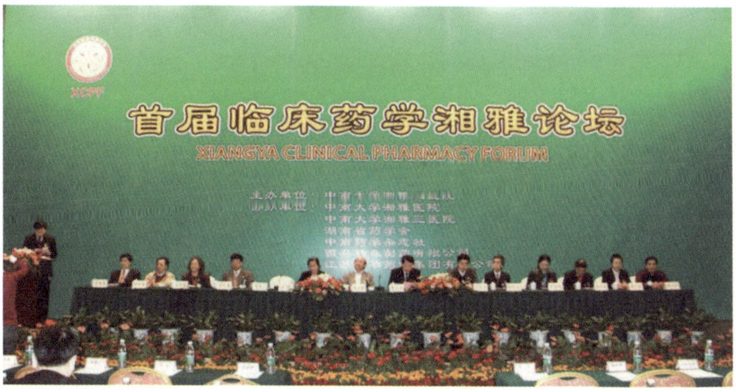

图3-30　2011年第一届"临床药学湘雅论坛"大会开幕式

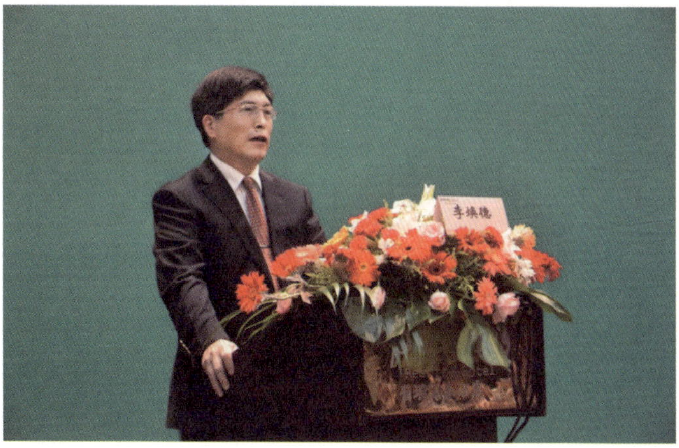

图3-31　2011年首届"临床药学湘雅论坛"在长沙举行，大会主席李焕德教授主持大会开幕式

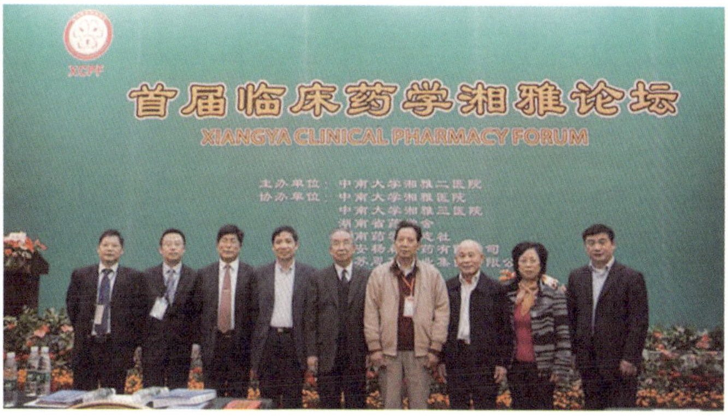

图3-32　2011年首届"临床药学湘雅论坛"与会嘉宾与专家合影

为了适应开放、包容、放眼全球的大视野，自第五届开始改为临床药学湘雅国际论坛，目前已经成为我国临床药学领域有重要影响力的论坛。在首届论坛上，中南大学聘请美国伊利诺伊大学芝加哥分校药学院国际临床药学教育系主任艾伦·刘教授为客座教授；2018年，湘雅医院聘请美国西新英格兰大学药学与健康科学学院临床药学专家孙树森教授为讲座教授，充分体现了在学科建设和人才培养上的国际化视野与决心。

除了积极推动药师参与临床实践，药学部还认识到开展药物咨询门诊的必要性。2012年8月，中南地区首家收费药学门诊开放，主要解决孕产妇用药、吸入剂的使用、胰岛素注射技术、药物相互作用及不良反应处置等用药问题。2014年7月，湘雅二医院药学部与胸外科合作开设了湖南省首家医药联合抗凝抗栓门诊，医药合作相得益彰。2016年，湘雅医院药学部与麻醉科合作开设了全国首家癌痛药学联合门诊。2019年，妊娠哺乳期用药门诊的开放，为患者提供了极大便利，产生了积极的社会影响。

一、成为全国临床药学试点单位后开展的工作

1983年，湘雅医院、湘雅二医院同时成为卫生部首批12家临床药学试点单位，但当时并无全国统一的临床药学模式。两家医院分别根据各自的特点开展了相关的工作，湘雅二医院当时根据条件开展了处方与病历合理用药分析，临床常用药物体外配伍的稳定性研究，并根据当时的药物制剂分析室的优势与条件开展了一系列制剂分析方法学研究（图3-33）。当时国产751型紫外分光光度计尚属于先进分析仪器，在陈孝治教授的带领下，李焕德药师进行了一系列分析方法的探索，写成论文，并很快在举办的全国性学习班上进行推广。

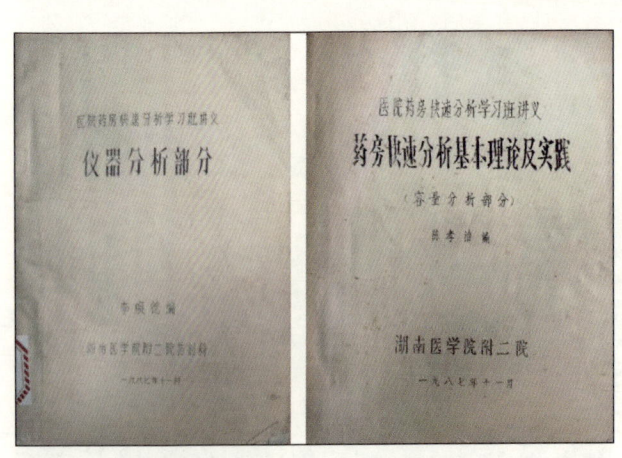

图3-33 20世纪80年代中期，湖南医学院附二医院举办培训班时手刻钢板油印的自编讲义

1995年，成立了隶属于医学院的临床药学研究室；2010年，湘雅二医院成为全国5家临床药学重点专科建设单位之一，并牵头创办了"临床药学湘雅论坛"，成为我国极具影响力的临床药学学术活动之一；2013年，湘雅三医院再次成为全国临床药学重点专科建设单位，在全国17家临床药学重点专科建设单位中，湖南省独占2席。

二、建立临床药师培训基地开展临床药师培训

湘雅医院、湘雅二医院、湘雅三医院、湘潭市中心医院、郴州市第一人民医院、湖南省肿瘤医院、湖南省人民医院、长沙市第一医院、长沙市中心医院、怀化市第一人民医院先后成为卫生部临床药师培训基地。

2007年，湘雅医院成为卫生部50个临床药师培训试点基地之一。药剂科具体负责该项工作的组织和实施，设立了抗菌药物和肾内科药物两个临床药师培训专业；之后扩展到心血管、肿瘤、儿科、抗感染、移植与免疫、内分泌、通科等方向。来自全国12个省（自治区、直辖市）的学员经过培训回到工作单位后都成了科室骨干药师，由此在药学界掀起了参加临床药师培训的热潮。

临床药师是临床医疗治疗团队成员之一，应与临床医师一样坚持通过临床实践，发挥药学专业技术人员在药物治疗过程中的作用，在临床用药实践中发现、解决、预防潜在或实际存在的用药问题，促进药物合理使用。因此，该院在临床药师培训工作中特别注重培养学员们解决临床问题的能力，在多年的培训带教中逐渐摸索经验，形成了自己的教学特色（图3-34）。

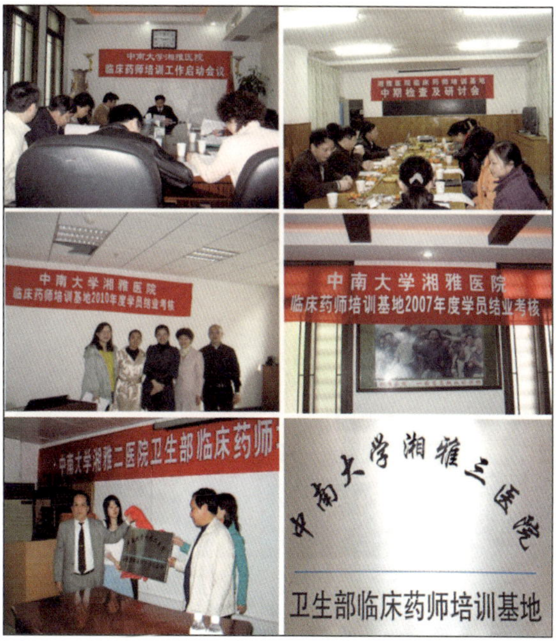

图3-34 湖南省医院临床药师培训基地挂牌开展培训工作

临床药师培训工作受到中国医院协会药事管理专业委员会的高度重视，在招生、培训大纲、培训目标、培训方法、结业考核等方面制订了统一的标准，同时，培训基地还定期接受中国医院协会药事管理专业委员会专家组的督导检查。全国范围内的临床药师培训工作为培养临床药师、提高药学人员的能力、促进临床合理安全用药起到了划时代的作用。

三、湖南省医学会临床药学专业委员会的成立及开展的工作

随着中华医学会临床药学分会的成立并要求广泛开展学术活动，湖南省医学会于2013年成立了临床药学专业委员会（图3-35），李焕德教授任第一届主任委员；2018年换届，张毕奎教授任第二届主任委员。专业委员会成立以后，带领全省临床药学专业人员共同努力，开展了丰富多彩的学术活动，包括学术年会、临床药师规范化培训，临床药师沙龙、案例演讲、知识竞赛；各市（州）医学会也相继成立了临床药学专业委员会，并开展了丰富的学术活动，省市县间的联动对于促进基层医院临床药学工作起到很大的推动作用（图3-36至图3-42）。

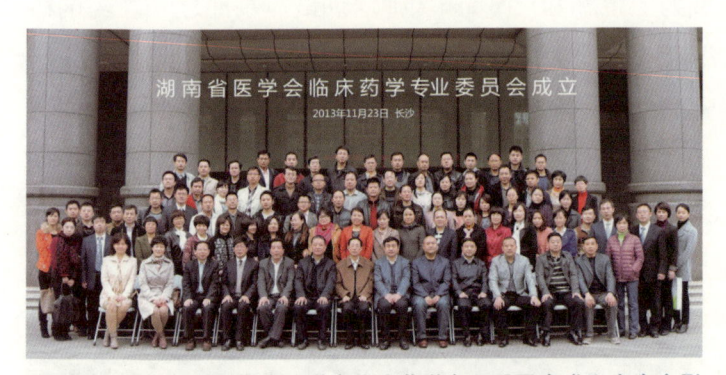

图3-35 2013年湖南省医学会临床药学专业委员会成立大会合影

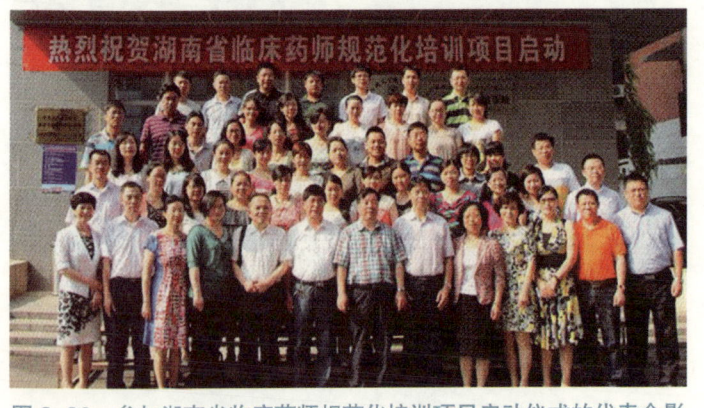

图3-36 参加湖南省临床药师规范化培训项目启动仪式的代表合影

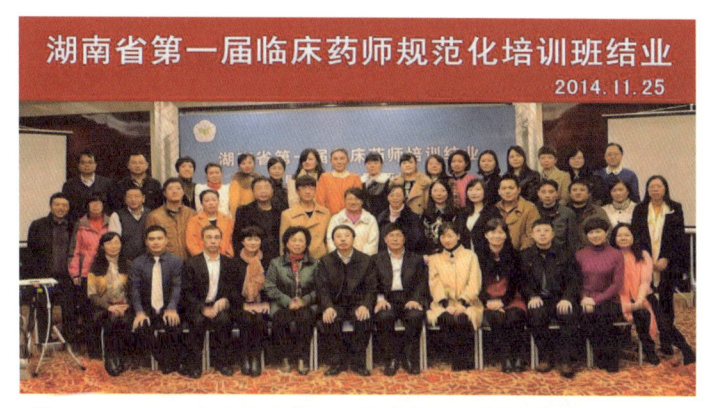

图 3-37　2014 年湖南省第一届临床药师规范化培训班结业合影

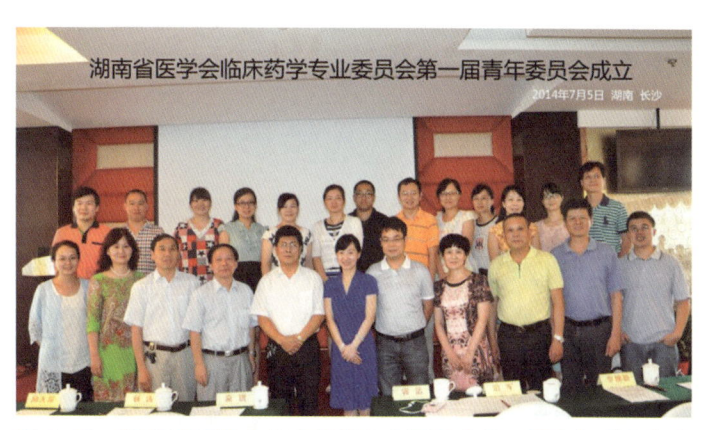

图 3-38　湖南省医学会临床药学专业委员会第一届青年委员会成立大会合影

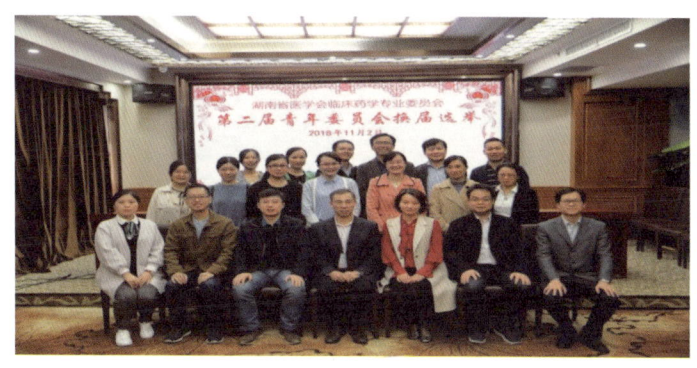

图 3-39　2018 年湖南省医学会临床药学专业委员会第二届青年委员会换届选举大会合影

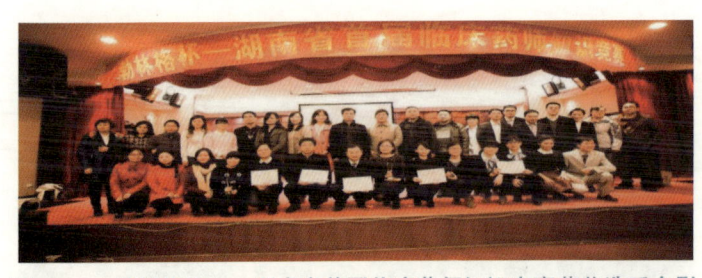

图3-40 勃林格杯——湖南省首届临床药师知识竞赛获奖选手合影

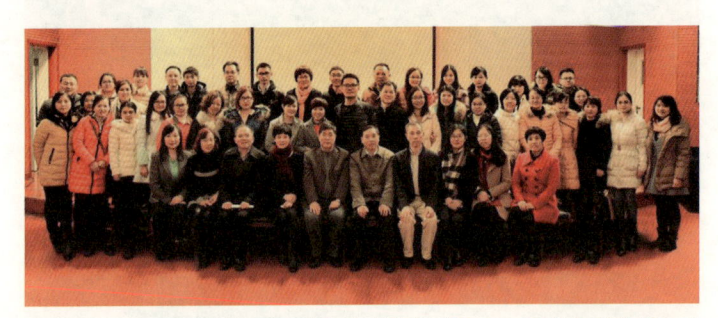

图3-41 中南大学湘雅三医院成功举办"第十三届临床药师沙龙"

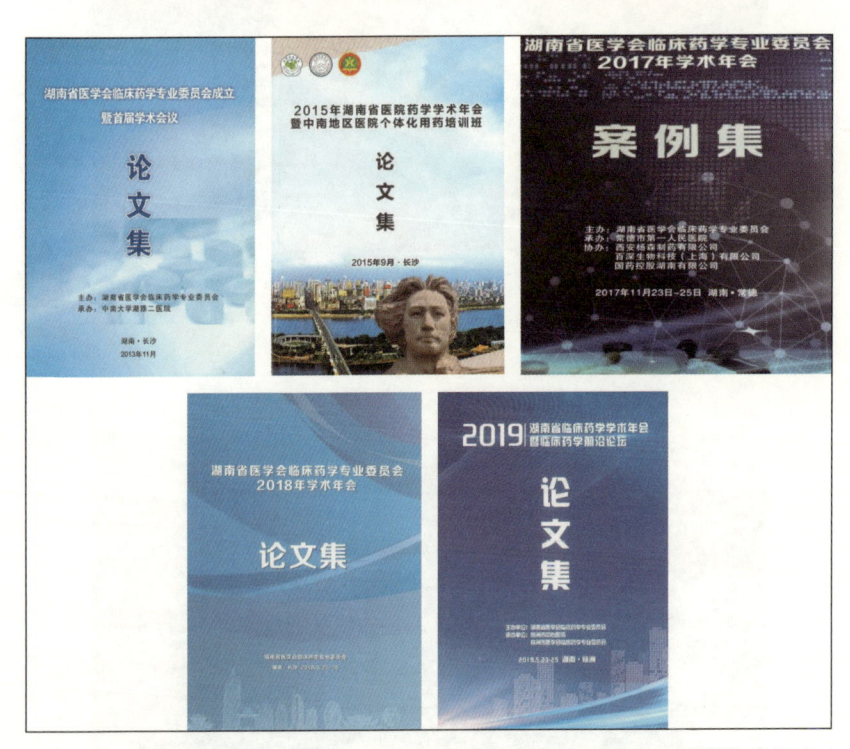

图3-42 湖南省医学会临床药学专业委员会学术年会及学术交流报告会论文/案例集集锦

（说明：该会议在2018年之前是每2年举办一次，2018年之后是每年举办一次）

第五节 临床药理学的引入与发展

临床药理学是研究药物在人体内作用规律和人体与药物相互作用过程的一门新兴学科。

临床药理学这一概念的提出是在20世纪30年代。20世纪60年代起，欧洲等地区的一些国家先后成立了全国性的临床药理学组织，此后迅速发展。到20世纪80年代，临床药理学成为一门独立的学科。国际上临床药理学发展较快的有美国、瑞典、英国、德国和日本等国家。

我国临床药理学研究始于20世纪60年代初，但从1979年第一届临床药理学专题讨论会开始才正式作为一门学科有组织地开展活动。1980年，卫生部在北京医学院建立了第一个临床药理研究所。1984年，学术刊物《中国临床药理学杂志》创刊。同年，多所医学院建立卫生部临床药理学培训中心及临床药理学基地。当时，全国5家临床药理学培训中心中就有在湖南医学院药理学教研室基础上建立的临床药理学培训中心。

1989年，人民卫生出版社出版了高等医药院校选修教材《临床药理学》。近20多年来，临床药理学得到迅速发展，原因是它与社会需求密切相关。首先，随着医药工业的发展，上市新药的不断涌现，为加强药品安全性监督，各国卫生主管部门先后将新药临床药理学研究作为新药评审的重要内容。药政部门规定，新药申报时必须提供临床药理学研究资料。正是药政部门加强药品管理的需要促进了临床药理学的发展。其次，临床药理学研究对发现新药作用特点和开发更有临床价值的新品种具有重要指导意义（开发出血浓度高、作用时间延长、毒副作用低的新品种和剂型）。最后，掌握药物作用特点和在人体内作用规律，可帮助医生正确选择和使用药物，充分发挥药物疗效，避免或减少不良反应，因此许多医生积极学习。随着第一批临床药理学培训中心落户湘雅医学院，临床药理学理念逐渐被一些临床医师接受。当时，湘雅二医院精神科陈远光医师到药剂科找到李焕德药师，商量在湘雅二医院精神科开展精神药物临床药理学研究工作。尽管李焕德药师当时刚从南京药学院毕业归来，尚在各

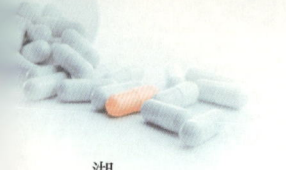

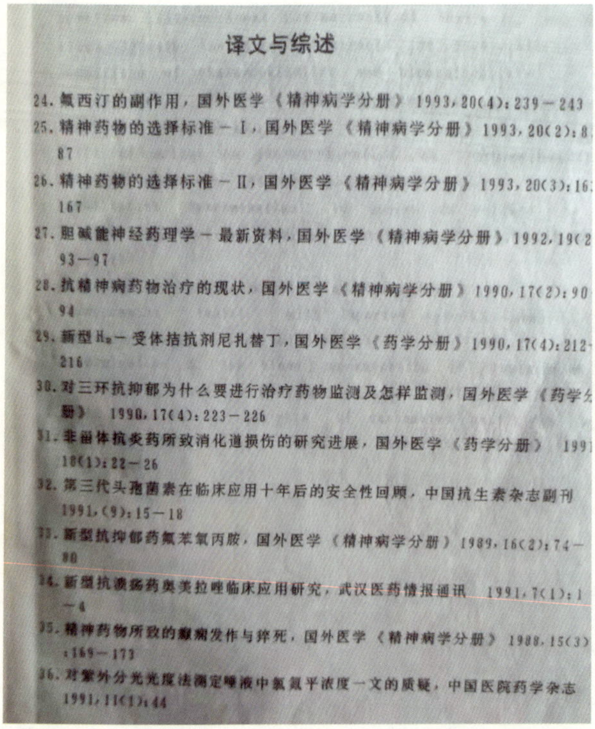

译文与综述

24. 氟西汀的副作用，国外医学《精神病学分册》1993，20(4)：239－243
25. 精神药物的选择标准－Ⅰ，国外医学《精神病学分册》1993，20(2)：8
87
26. 精神药物的选择标准－Ⅱ，国外医学《精神病学分册》1993，20(3)：16
167
27. 胆碱能神经药理学－最新资料，国外医学《精神病学分册》1992，19(2
93－97
28. 抗精神病药物治疗的现状，国外医学《精神病学分册》1990，17(2)：90
94
29. 新型H_2－受体拮抗剂尼扎替丁，国外医学《药学分册》1990，17(4)：212
216
30. 对三环抗抑郁为什么要进行治疗药物监测及怎样监测，国外医学《药学分
册》1990，17(4)：223－226
31. 非甾体抗炎药所致消化道损伤的研究进展，国外医学《药学分册》199
18(1)：22－26
32. 第三代头孢菌素在临床应用十年后的安全性回顾，中国抗生素杂志副刊
1991，(9)：15－18
33. 新型抗抑郁药氟苯氧丙胺，国外医学《精神病学分册》1989，16(2)：74－
80
34. 新型抗溃疡药类美拉唑临床应用研究，武汉医药情报通讯 1991，7(1)：1
－4
35. 精神药物所致的癫痫发作与猝死，国外医学《精神病学分册》1988，15(3)
：169－173
36. 对紫外分光光度法测定唾液中氯氮平浓度一文的质疑，中国医院药学杂志
1991，11(1)：44

图 3-43 李焕德在 20 世纪 90 年代初期发表了大量与精神临床药理学相关的综述、译文及实验研究论文

药房部门轮岗，没有条件进行研究工作，但已经看到了该项工作的前景。因此，在整个 20 世纪 80 年代李焕德进行了大量的文献阅读，翻译了大量精神临床药理学文章在《国外医学》（精神病学分册）上发表，为此后在湘雅二医院开展临床药理学研究工作奠定了基础（图 3-43、图 3-44）。

20 世纪 90 年代，由于有了湘雅医学院国家临床药理学培训中心及湘雅二医院早期开展的临床药理学实验研究的工作基础，各大医院的临床药理学研究及临床新

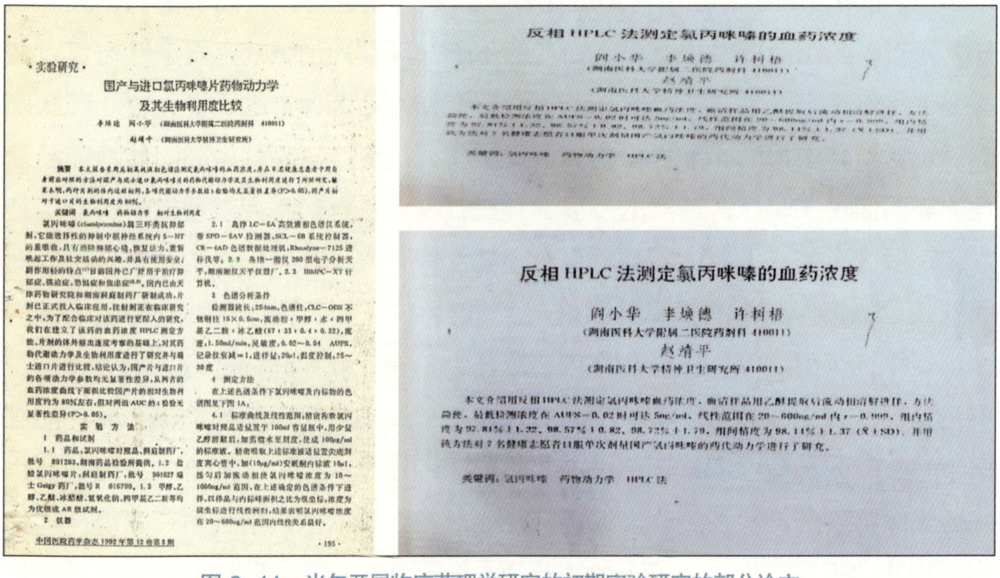

·实验研究·

国产与进口氯丙咪嗪片药物动力学及其生物利用度比较

李焕德 阎小华 （湖南医科大学附属二医院药剂科 410011）

赵靖平 （湖南医科大学精神卫生研究所）

反相 HPLC 法测定氯丙咪嗪的血药浓度

阎小华 李焕德 许树梧

（湖南医科大学附属二医院药剂科 410011）

赵靖平

（湖南医科大学精神卫生研究所 410011）

关键词：氯丙咪嗪 药物动力学 HPLC 法

图 3-44 当年开展临床药理学研究的初期实验研究的部分论文

药研究都开展得很好，多数医院的临床药理学研究基地或机构办公室均设在药剂科或药学部，药剂科主任兼任临床药理学机构副主任及机构办公室主任。由于临床药理学工作的引入使临床药学学科的发展有了更大的空间和更广泛的内容。其实早期在我国尚未形成临床药学学科及临床药学统一工作模式时，临床药师除了参与临床药物治疗工作，还有很多工作内容与临床药理学是相互渗透和交叉的，如治疗药物检测（TDM）等（图3-45）。

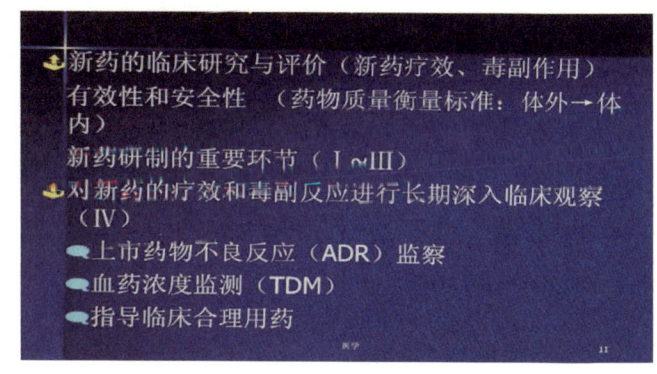

图3-45 临床药理学课件中很多内容都是临床药学与临床药师正在从事的工作

也正是由于有了以上的工作基础，湖南省临床药理学研究、临床药理学教育培训、新药的临床研究在国内占有重要地位。20世纪90年代，湘雅二医院临床药理学基地开展的新药临床生物等效性研究项目较多，且在国家药监局对原始资料的多次检查中未出现任何问题，也几乎没有评审未通过的项目，在行业内具有很好的口碑。由于临床新药生物等效性研究是收费的，当时医院对费用的管理也是向实验室倾斜，每个项目医院财务扣除成本后只收取15%管理费，其余全部作为临床药学发展基金。因此，在整个20世纪90年代，湘雅二医院用自筹的基金建设实验室，购置设备仪器，送人外出学习交流等，又大大促进了临床药学学科及临床药学研究工作的发展。目前，湖南省各大医院临床药理学基地办公室主任或骨干几乎都经过湘雅临床药理学培训中心及3所湘雅附属医院培训，还有一批是湘雅二医院毕业的研究生。

第六节 治疗药物监测的推广

治疗药物监测（TDM）作为临床精准药物治疗的重要技术和手段，从20

世纪80年代开始一直是临床药学工作的一部分，也是药师切入临床的重要突破口，同时也是临床药理学研究的重要内容。因此，当时是否有TDM实验室，以及能否进行血药浓度测定成为药剂科综合考评的重要内容之一。1992年，卫生部制定的医院等级评审文件中明确规定了血药浓度测定的药物品种数和测定病例数，这就从国家层面对TDM在临床药学工作中的地位奠定了政策基础。后来由于测定项目的增多及在临床药物治疗方案中扮演的重要作用，经物价部门批准成为收费项目，为在地市级医院的广泛开展奠定了经济基础。由于TDM关系医院的等级评定，因此，各医院领导非常重视，在20世纪90年代中后期省级医院及各地市级医院都购置了高效液相色谱仪（HPLC）及血药浓度检测仪（TDX）等仪器并开展了TDM的常规工作。

湖南省最早建立血药浓度测定并用于临床的当属湘雅二医院。该医院最早测定的品种为氨茶碱，并在呼吸内科进行了血药浓度指导下的给药方案调整。早期临床上对单纯支气管痉挛性哮喘的治疗药物中，氨茶碱是最有效的常用药物，给药方案为0.1g tid。在临床用药过程中，医师发现很多患者白天哮喘控制得很好，但凌晨2点以后哮喘发作。根据当时国外文献，氨茶碱血药浓度与临床疗效有很好的相关性，其有效浓度窗范围为7~20μg/ml。因此，根据临床反应和要求，对患者血液中茶碱浓度进行测定。结果发现，按0.1g tid给药方案且临床习惯均在上午8点、中午12点、晚上6点给药，白天患者哮喘均能控制，而凌晨2点以后均低于7μg/ml以下，故哮喘发作；经过与临床医师协调，将方案改为白天给药时间与剂量不变，晚上10点加0.2g缓释片，获得非常满意的效果。之后，茶碱的监测经验被很快推广到心血管药物、抗癫痫药物、精神科药物等的TDM（图3-46）。

在上述连续不断的发展过程中，湘雅二医院临床药学团队不断创新，近年来又成功地开发出了一套全自动二维液相色谱仪技术，并进行了从测定仪器、测定方法、标准化的流程、配套试剂、质控标准品到完整的标准作业程序（SOP）的临床转化，将湖南省TDM的领先地位推向了全国（图3-47）。

图 3-46 湘雅二医院药学部临床药学实验室的发展过程

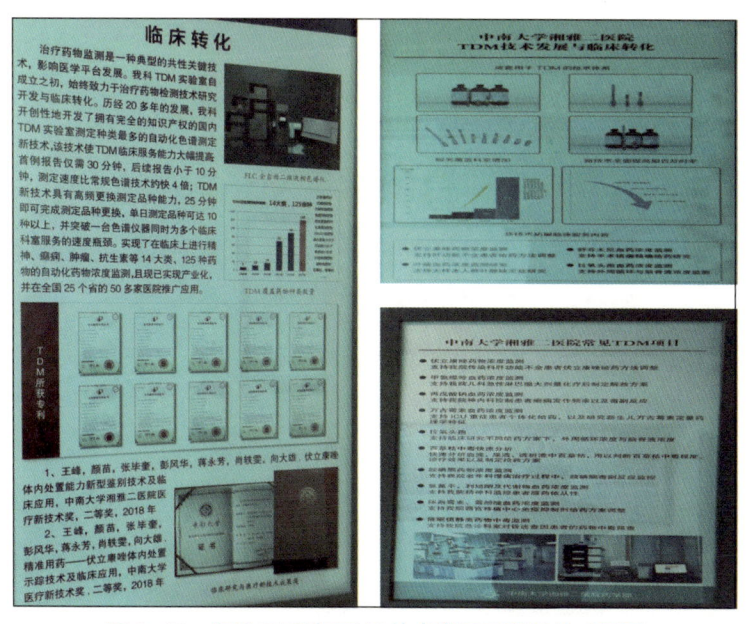

图 3-47 湘雅二医院 TDM 技术发展及取得的成果图

在湘雅二医院 TDM 技术及团队的带领和推动下,目前湖南省各大医院基本都建立了临床药学学科所属的 TDM 实验室,开展了治疗药物监测下的给药方案个体化工作；同时，体内药物浓度测定方法作为一项重要技术，在临床药理学的新药临床研究中也得了广泛应用，也推动了医院药学学科的整体提高和进步。

第七节　中药临床药学的始与成

早在20世纪80年代初中期，湖南省卫生厅就确定了湖南中医药大学第一附属医院、湖南中医药大学第二附属医院、湘潭市中医医院、株洲市中医院为开展中药临床药学工作试点单位，致力在院内拓展服务内容，如收集情报资料，成立药学资料室；开展用药咨询和处方用药调查；开展药物不良反应监测和报告；开设平价药房，优化调配发药程序；代煎中药和送药上门；推行药师进临床，参与查房、会诊、典型病例讨论、危重病抢救，进行处方点评；同时，参加义诊、用药教育，宣传识药、辨药、用药和药物科普、养生等方面的知识。明确中药药学服务的内容，不仅包括采购供应、中药材炮制与检验、仓贮保管和调配发药，更应包括中药品种的正确应用与质量控制管理、临床合理用药管理、中药毒副作用与不良反应监控、剂型改进与给药途径、择时服药、药物作用评价与品种更替、药物经济学研究，以及用药禁忌、复方配伍、联合用药、药物相互作用、质效、量效与剂量设定、预防用药、康复保健、药疗养生等方面的研究，使全体中药学人员不断坚定自己的科学服务理念。在新医改背景下，医院药学从以前简单的"物流服务模式"向"以患者为中心、以合理用药为核心的临床药学服务模式"转型。同时，国家正处于振兴中医药事业的大好时机，应以合理用药为核心不断深化和拓展中药临床药学工作。

一、正确认识中药临床药学

中药临床药学有其自身发展的特点和规律。中医、中药历来为一体，文化和理论渊源一致，有临床医疗活动，就有药物的治疗，即有用药经验的积累和合理用药问题。我国古代虽未提出中药临床药学，但安全合理用药的研究和技术总结一直是存在的。20世纪80年代初，为了与西医临床药学区别，有人提出了中药临床药学这一命题；2013年12月6号，在广东省中山市召开的"全国中药临床药学学术研讨会"上，来自全国各地的中药药学专家发出了发展中药临床药学倡议书；近几年，更是在中华中医药学会医院药学分会组织下，编写了16种全国高等学校中药临床药学创新教材，制定了《中药临床药师培训基地管理办法（试行）》。目前，全国有两批共43家中药临床药师培训基地获批并已开始招生，中药临床药学出现乘势而起的生机。

中药临床药学是指在中医药理论指导下，以患者为对象，研究中药及其制剂与人体相互作用和合理、有效、安全用药及应用规律的一门综合性学科；其核心是合理用药，需要中药临床药师和临床中医师一道，结合患者的病情，选择合适的治疗方案，达到用药安全、有效、经济、适当的目的。

在中药临床药学定名的过程中，有人也提出了临床中药学或中华临床中药学、现代实用临床中药学等名称。其中，中药临床药学、临床中药学提得比较多。虽然二者都涵盖临床和中药，均称是在中医药理论指导下，研究对象都是中药，但二者是有区别的。临床中药学是研究中药基本理论及其在中医理论指导下进行中药临床应用的一门学科，是在普通中药学学科的基础上更加注重中药临床的合理应用，其核心是要实现"老药新用，常药特用，优化量效"。临床中药学从中医学科中分化出来，曾属于中医学的二级学科，原名中药学，但随着中药学科的飞速发展，除了中药学，中药学科还分化出中药炮制学、中药鉴定学、中药化学、中药药剂学、中药药理学等一系列二级学科，中药学科上升为一级学科，原来意义上的中药学命名为临床中药学，它既是中医学理、法、方、药体系中一个重要的组成部分，又是中药学学科中的核心和基础。而中药临床药学是以中医药理论为指导，中药的临床应用和多种现代监测为手段，是研究中药的体内作用机制，以及如何发挥中药最大治疗作用的一门学科。其研究重点是中药临床合理用药的问题，故中药临床药学不等同于临床中药学。这些观点和具有特色的见解在20世纪80年代末和90年代，很多专家、学者均有论述，并已被写入相应教材，只是时至今日仍有一些争议，相信随着发展理应得到统一。

二、确立中药临床药学学科地位

在传承学习中，许多专家均指出：中药临床药学是中医学与中药学的交叉学科，是中医学与中药学的边缘学科，是涉及中医各科治疗学、药物治疗学、中药临床药动学、中药药效学、中药毒理学、药物经济学、社会关系学等学科的综合学科。

中药临床药学应姓"中"，应建立自己的研究框架，既要注重中医药理论的指导，重视"病""证""药"的结合，又要建立借助现代科学，开展必要的实验研究；同时，要开展中药药物不良反应监测、治疗药物监测、中西药物相互作用研究、临床药动学、临床药效学研究和给药方案合理设计上还需要多学科的相互渗透。

梅全喜教授致力于中药临床药学的研究，分析了中药临床药学的现状及发展。因中药临床药学内容远比西药临床药学丰富，工作难度更大，同时存在认识不够统一，缺乏技术支撑的理论体系，缺乏规范、指南及可供参考借鉴的系统资料，教育严重滞后，人才缺乏，研究和工作条件尚具备不全等诸多因素，故中药临床药学发展较为迟缓。近几年来，随着中药自身优势的凸显，加之我国医改政策对中医药的倾斜，中药应用越来越广。同时，中药的合理用药问题也相继日益突出，如何合理使用中药，保障患者用药安全，已成为社会各界关注的焦点，因而以中药合理用药为工作核心的中药临床药学也随之逐渐被关注和重视。自2015年1月初步确定16门中药临床药学创新教材，到16门教材陆续出版发行，两批共43家中药临床药师培训基地获批并开始招生，中药临床药学出现了乘势而起的生机。

但中药临床药学人才培养是中药临床药学学科不断发展的保障。中药临床药师是以系统中药学专业知识为基础，具有一定临床医学、药物治疗学等相关专业基础知识与技能，直接参与临床用药，发现、解决、预防潜在的或实际存在的用药问题，促进药品合理使用，保护患者安全用药的专门人才。希望有志于中药临床药学的同人，抓住机遇，参加中药临床药师培训基地的培训，提高业务水平，共同推动中药临床药学的发展。

三、中药临床药学研究与中药临床药学的内容

中药临床药学研究与中药临床药学工作的内容，在传承教学中，有的专家认定是有区别的，如刘绍贵教授说：所谓研究是为了研究分析机制，寻求规

律，取题多以深邃、长远、普遍、广大着眼。而工作之说，则多指面上的、大量的、日常的、需要较多人完成的，时效性相对较强。同时，应区分药学部门基本业务工作与中药临床药学工作。药品采购、验收、入库与库存管理、加工炮制、制剂、检验、中药煎煮，以及调配供应与质量管理，均为药学部门的基本业务技术工作，与中药临床药学工作的内容是有区别的，但在近期的报刊和著作中，常将此类业务工作放在临床药学内容中加以叙述。应该承认，调剂是临床药学的前沿阵地，调剂中的审方、发药交待及品质保证关系着用药安全有效，应列为临床药学的内容，但不宜笼统地把调剂工作列为临床药学工作内容，也不应是主要部分。

如中国中医科学院西苑医院基地的培训老师李培红主任则将科研纳入中药临床药学的工作内容，提出中药临床药学科研工作包括中药药源性疾病的研究、中成药上市后再评价、药物相互作用研究、中药体内过程研究等。笔者认同这一观点，认为中药临床药学的科研工作以中药合理用药相关研究为主，以中药实验研究为主。中药临床药学作为一门新兴学科，提高其科研水平，将不断提升学术地位、学科影响力。

陈卫红认为中药临床药学的工作内容主要包括用药咨询与药学信息服务、中药处方点评、中药不良反应监测与应对、中药临床药物治疗、中药临床药代动力学与治疗药物监测、中药经济学研究、循证中药学、中药实验研究等。

关于中药临床药学研究具体内容，刘绍贵教授在其所编著的《现代中医院药事管理学》中阐述为10方面：①中药包括中成药的品质保证研究，药物品质直接影响临床疗效和用药安全，中药品质的形成与保证更有其特殊性；②用药禁忌包括中成药的用药禁忌研究；③复方配伍及中西药联合用药与相互作用研究；④中药剂量与量效关系研究；⑤中药毒副作用与不良反应监测控制研究；⑥饮片形态变异与汤剂煎煮和服用方法研究；⑦剂型改进与给药途径研究；⑧中药药代动力学与生物利用度的研究；⑨药物临床试验、作用评价与品种更替研究；⑩药物经济学研究。

第四章

湖南省医院药学对中国医院药学学科的贡献

中华人民共和国成立后的中国医院药学发展历程,是一部几代医院药学工作者艰苦奋斗、创新发展、不断进取的奋斗史。湖南省医院药学学科的发展亦是如此,为我国医院药学事业取得丰硕成果贡献了湖南力量。从19世纪初开始,直至1949年之前,以雅礼医院为代表的教会医院在湖南各地市先后建立,湖南有了现代医院药学的萌芽和发展。到19世纪60年代,湖南省医院药学的主要业务也只是照方发药,保障药品供应。最初,药学工作者还称为"司药员",发药窗口称为药房。进入20世纪70年代,湖南省大力发展以中药为主的医院制剂,各大医院建立了制剂室,引入了制药技术,有了质量检测与检验能力;20世纪80年代后,制剂室引入了经济管理模式,实行了承包责任制,很多大医院制剂室还有了独立财务账号,药剂科和药师地位有所提高。随着医院药学的发展壮大,中国药学会顺应时代要求于1990年批准成立了中国药学会医院药学专业委员会,才有了真正的医院药学学科的概念。此后的30年,医院药学进入学科建设的快车道;20世纪90年代中期,药学服务的理念被医院药学工作者普遍接受,以此极大地促进了临床药学新兴学科的发展,也极大丰富了医院药学学科的内涵;2010年,卫生部正式提出建设临床药学重点专科,首批评出了5家重点学科建设单位;2012年,中华医学会批准成立中华医学会临床药学分会,此时才有了真正的临床药学学科。

第一节 学科发展的赓续传承

湖南省医院药学在中国医院药学学科发展过程中具有非常重要的分量和贡

献，从中华人民共和国成立初期的湘雅传承到20世纪60年代的医院制剂技术的快速发展，特别是在柯铭清教授的带领下紧急配制解毒药物救治大量中毒患者，取得了显著的社会效益，使药师的地位有大幅的提高。后来，湘雅二医院毒物咨询中心的成立到中毒与解毒的深入研究，都是一种很好的赓续传承，这在中国医院药学事业中是开创性的工作，为药师进入临床找到了很好的突破口。

早在1964年，柯铭清和许树梧药师就合作编写了《医院制剂规范》，为20世纪70~80年代大力发展医院制剂工作起到了奠基石的作用，也为全国医院制剂的发展作出了重要贡献。

从学科建设和学科带头人的培养方面看，湖南省医院药学以许树梧教授为首的湘雅二医院团队可算是各级医院的典范。从1990年中国药学会医院药学专业委员会成立至今，湘雅二医院始终有副主任委员、委员引领着学科发展的方向，这在全国也是不多的（图4-1）。

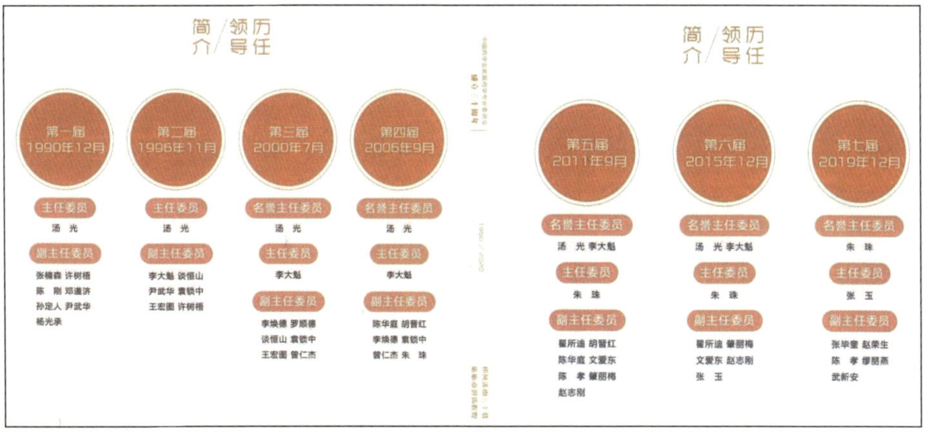

图4-1 湘雅二医院主任药师在中国药学会医院药学专业委员会中任职情况
（引自：中国药学会医院药学专业委员会编写《成立三十周年》）

第二节 开临床毒理学成药师进入临床的突破口

1991年，许树梧教授从美国学习归来，带来了美国中毒与急救的新理念，倡

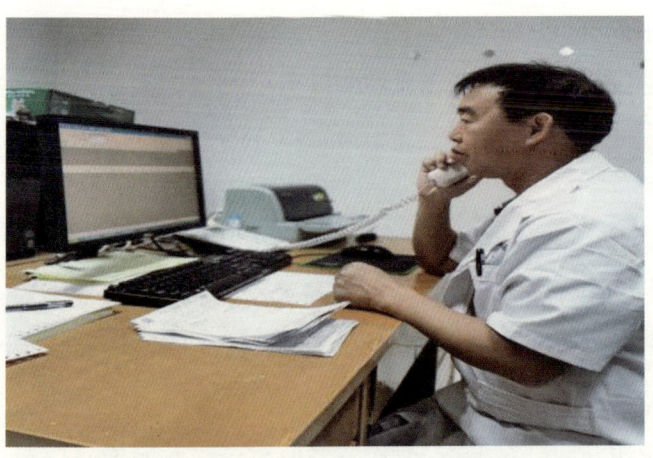

图 4-2　1992 年毒物咨询中心成立初期，中毒事件众多，咨询电话多是临床药师的日常工作状态

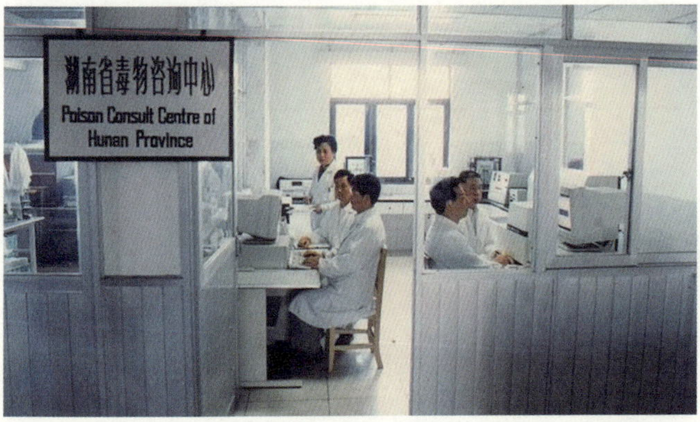

图 4-3　1992 年湖南省毒物咨询中心成立并挂靠湘雅二医院，李焕德教授任首任中心主任

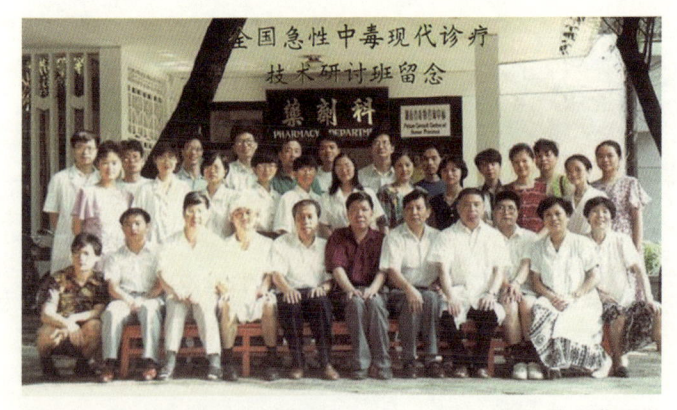

图 4-4　20 世纪 90 年代毒物咨询中心举办全国急性中毒现代诊疗技术培训班合影

导成立了国内第一家中毒咨询机构——湖南省毒物咨询中心。该机构设在湘雅二医院，由当时的临床药师负责，并很快就开展了卓有成效的工作（图4-2）。

毒物咨询中心成立之初，主要是收集毒物与中毒资料汇成数据库，向临床医师提供中毒患者的诊治参考，为社会公众提供咨询服务；后来，进行体内毒物分析为中毒的准确诊断提供依据，在临床急救医学中引起了极大的反响，也引起了当时的中国预防医学科学院中毒中心的高度关注，在1997年举办的全国疾控中心主任培训班上邀请李焕德主任去北京授课。该项工作的开展也为刚起步的临床药师切入临床找到了很好的突破口（图4-3至图4-6）。

此后近30年，该项工作为湘雅二院临床药学学科的建设与发展作出了巨大贡献，在全国医院药学领域形成了独具湘雅特

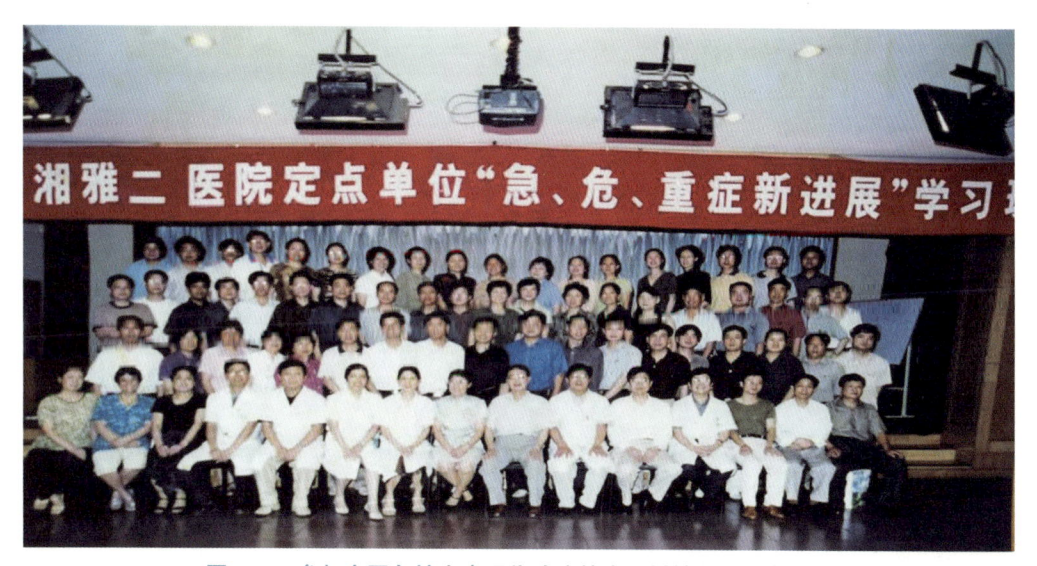

图 4-5　参加全国急性中毒现代诊疗技术研讨培训班代表合影

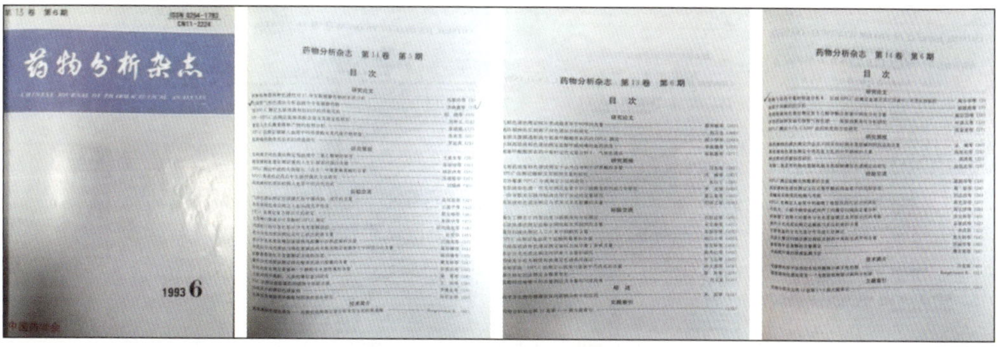

图 4-6　1993 年前后，湘雅二医院团队在著名《药物分析杂志》上连续发表体内毒物分析论文

色的临床药学服务方向，在这期间做了大量开创性的工作，并取得了巨大成绩。

此阶段，湘雅二医院启动体内快速毒物分析方法的研究与探索，在国内最权威的《药物分析杂志》上发表了大量方法学论文并被广泛引用，引起了国内同行的广泛关注（图 4-7 至图 4-11）。天津市、广东省、广西壮族自治区、江西省、湖北省等省（自治区、直辖市）的大医院都派药师前来进修学习，广西壮族自治区的钟小兵药师进修期间学习了湘雅二医院的方法后回到医院很快在临床推广应用，他所写的论文还获得了 1994 年中国青年药师优秀论文报告一等奖。

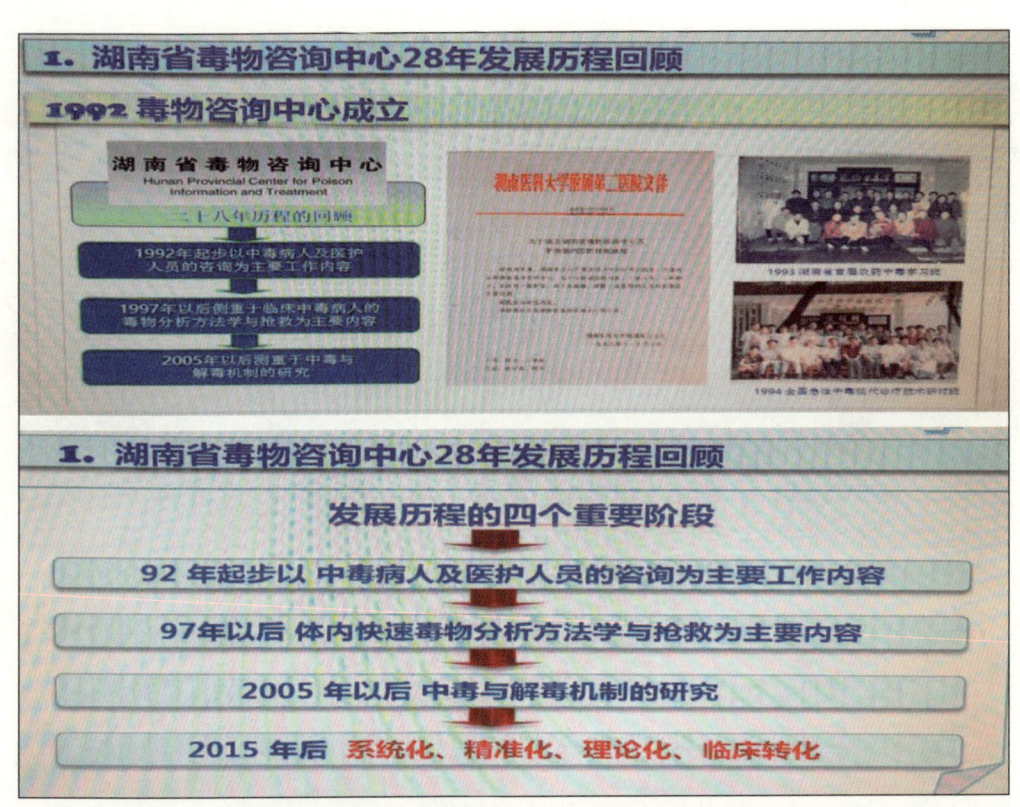

图4-7 2020年10月在第十届临床药学湘雅国际论坛上李焕德教授对湖南省毒物咨询中心28年的工作进行了回顾总结

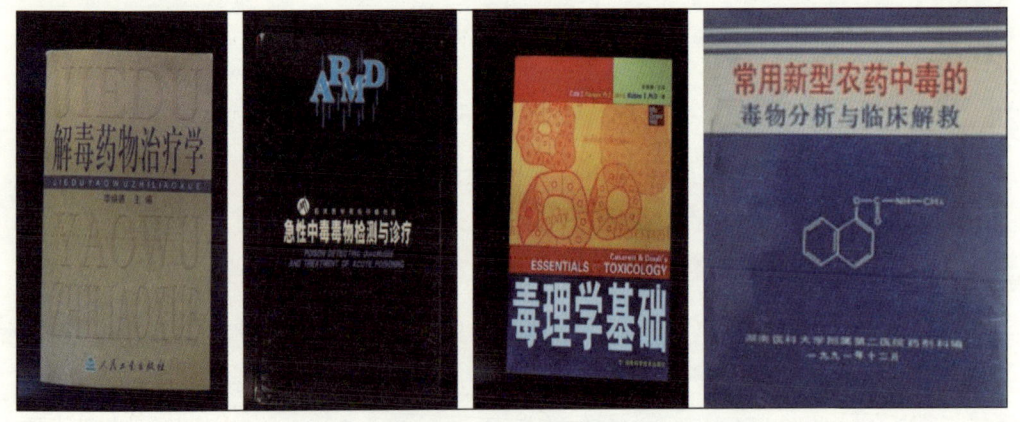

图4-8 湖南省毒物咨询中心编写出版的著作

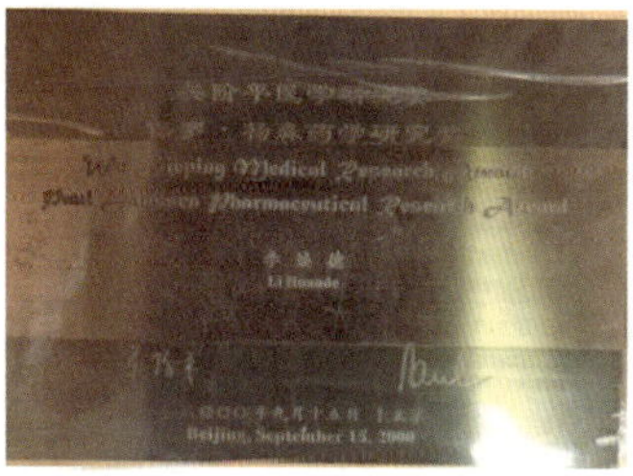

上篇　湖南省医院药学学科的形成与发展

图 4-9　李焕德教授荣获吴阶平医学研究奖、保罗·杨森药学研究奖

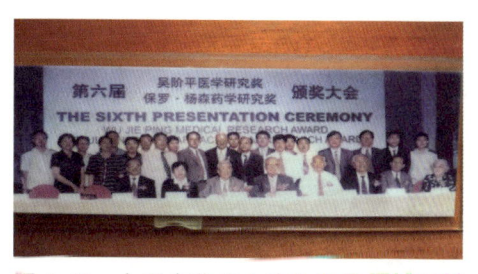

图 4-10　由于在临床中毒与解毒领域开创性的工作，2000 年李焕德教授荣获第六届吴阶平医学研究奖、保罗·杨森药学研究奖

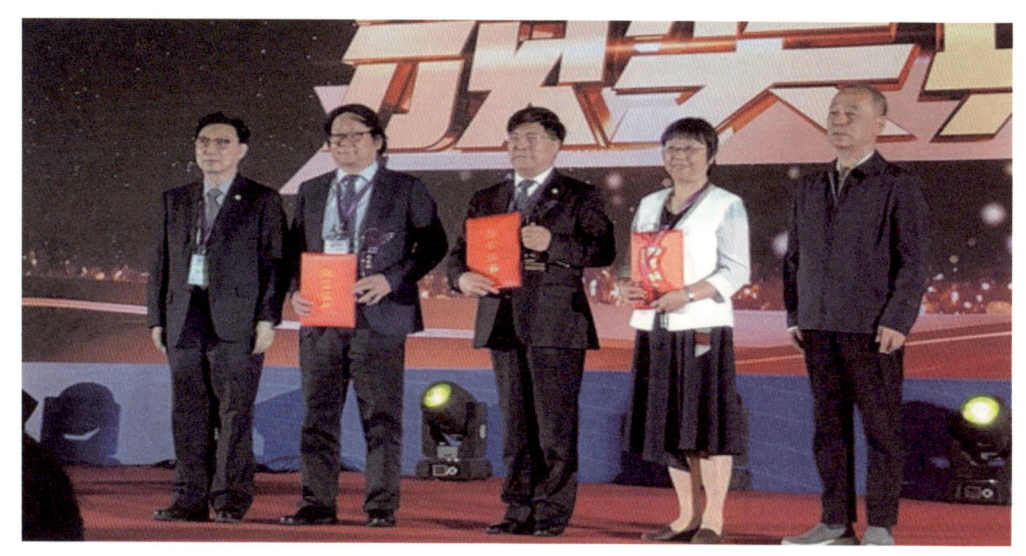

图 4-11　2019 年李焕德教授在紫禁城国际药师大会上获得紫晶奖，颁奖词为"40 年与'毒'为伴，德艺双馨"

第三节　重要节点的湖南省医院药学人物和事件

一、中国医院药学学科发展进程中的重要人物

在中国科学技术出版社 2016 年出版的《中国医院药学学科发展史》一书中，中华人民共和国成立后中国医院药学学科发展的 56 名重要人物中，湖南就有 3 名（图 4-12）。

075

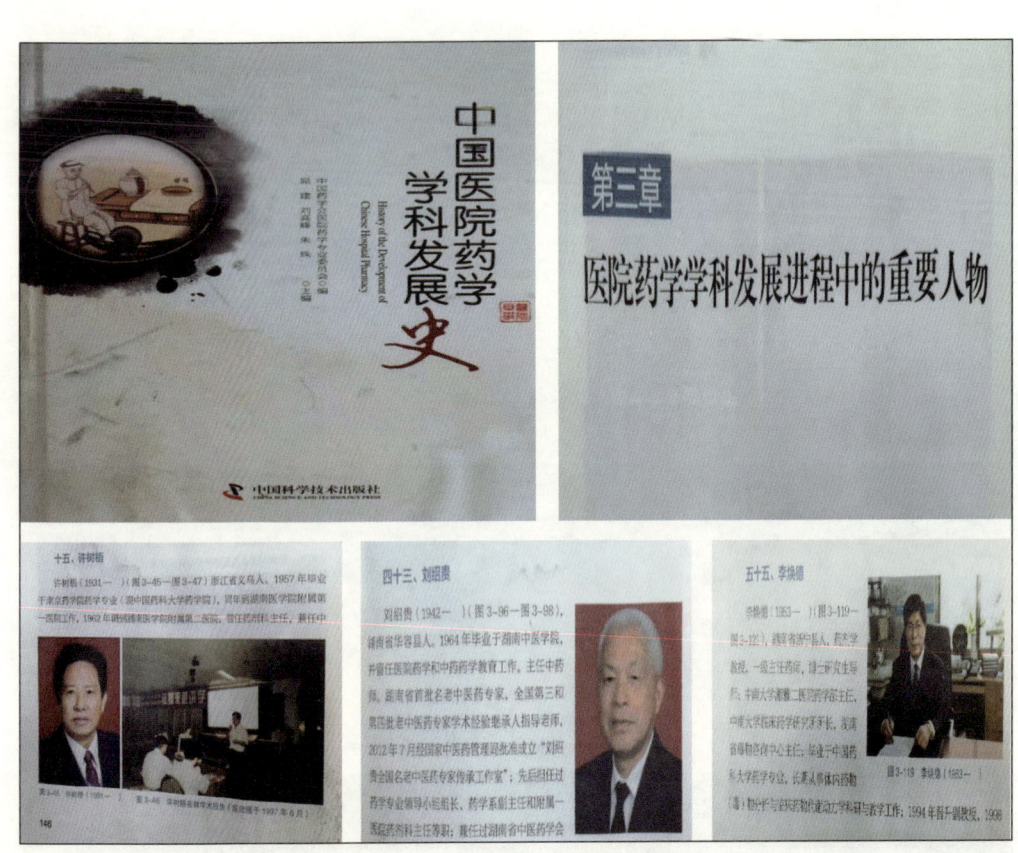

图 4-12 湖南省医院药学的许树梧、刘绍贵、李焕德入选《中国医院药学学科发展史》的重要贡献人物篇

（引自：屈建，刘高峰，朱珠．中国医院药学学科发展史，中国科学技术出版社，2016 年）

二、国家新药审评专家中的医院药师

2002 年，首批进入国家食品与药品监督管理局新药审评专家名单中的医院药师只有 4 人，北京协和医院李大魁、中国人民解放军东部战区总医院谭恒山、中国人民解放军南部战区总医院唐镜波、湘雅二医院李焕德。

国家新药审评专家绝大多数为药学院校及医药研究院所的专家，很少有医院药师进入该队伍的。

三、中国医院药学奖

中国药学会医院药学专业委员会于 20 世纪 90 年代末期与制药企业合作

创办了中国医院药学奖,共设 5 个奖项,优秀团队奖、领导力奖、创新奖、青年药师优秀奖、资深药师终身成就奖,采用每年自由申报,集中评审的方式评选,并在当年的年会上颁奖,湘雅二医院是唯一获得 5 个奖项的单位(图 4-13 至图 4-17)。

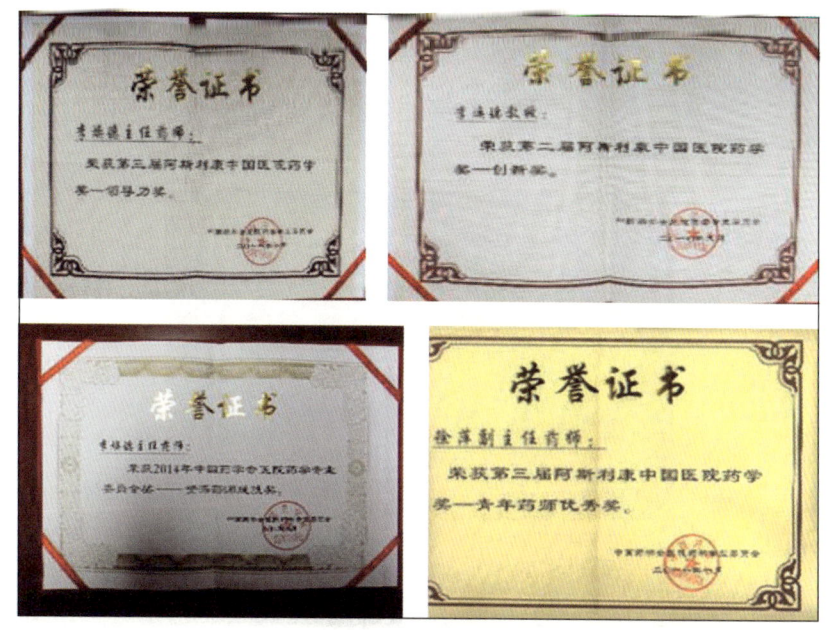

图 4-13 李焕德、徐萍教授在中国医院药学领域的获奖证书

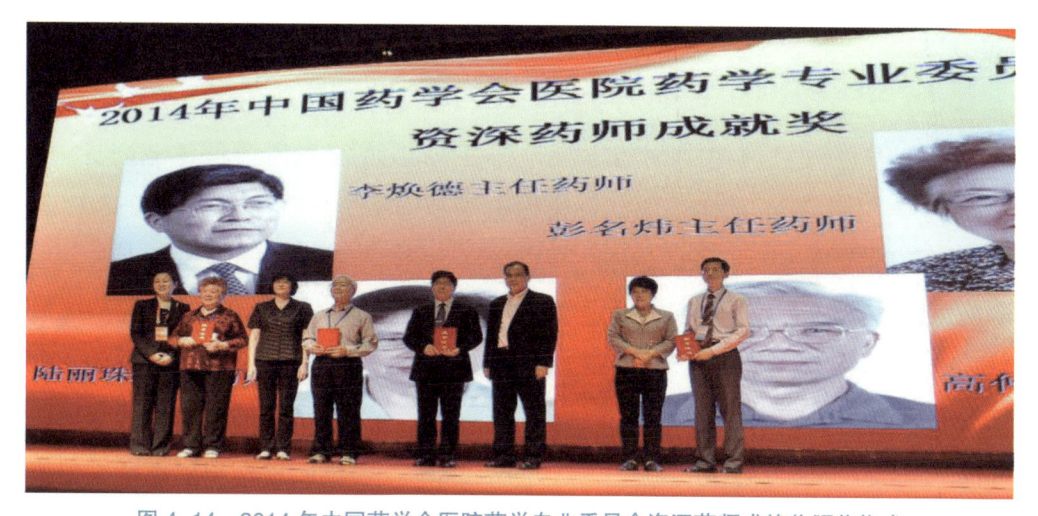

图 4-14 2014 年中国药学会医院药学专业委员会资深药师成就奖颁奖仪式

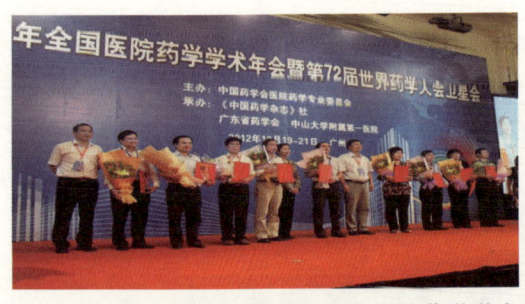

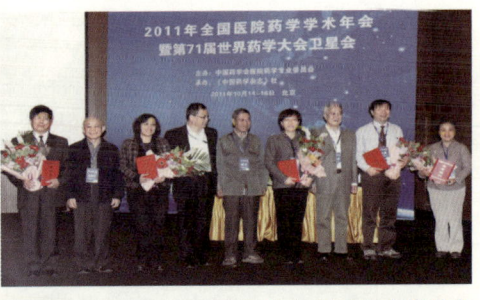

图 4-15 2012 年中国药学会全国医院药学学术年会暨第 72 届世界药学大会卫星会颁奖仪式

图 4-16 2011 年中国药学会全国医院药学学术年会暨第 71 届世界药学大会卫星会颁奖仪式

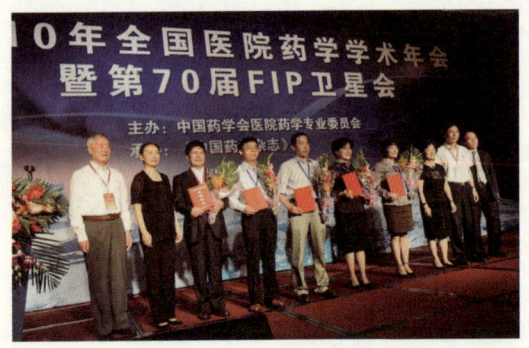

图 4-17 2010 年中国药学会全国医院药学学术年会暨第 70 届世界药学大会卫星会颁奖仪式

四、创建全国医药经济信息网湖南分网

湖南省是较早创建中国药学会全国医药经济信息网分网的省份之一。1993 年 12 月月初，湘雅二医院许树梧主任带领原长沙铁路医院谭晓安主任、湘雅医院的唐凌药师等 4 人参加了中国药学会在北京召开的创建全国医药经济信息网的筹备会议。回来之后，挑选了当时在药品信息化管理开展得比较早，有一定基础的湘雅医院、湘雅二医院、湘雅三医院、长沙铁路医院（现长沙市第七医院）、中国人民解放军第 163 医院（现中国人民解放军联勤保障部队第九二一医院）、株洲田心机车厂职工医院 6 家医院作为首批入网成员单位，具体工作由长沙铁路医院的谭晓安主任负责；当年 12 月月底，湖南省药

学会派湘雅医院唐凌、湘雅二医院朱南平和长沙铁路医院李献忠3位药师参加了中国药学会科技开发中心在北京组织的全国医药经济信息网信息上报工作培训班。

最初的药品采购信息上报工作比较原始，当时中国药学会科技开发中心建立了带有编码的药品基础数据库，编写了药品信息采集软件（单机版），每个月由信息员生成医院药品采购信息电子报表，用软盘汇总到长沙铁路医院药剂科后再统一邮寄到中国药学会科技开发中心。入网的成员单位每年可免费安排信息员参加中国药学会组织的全国药学大会进行交流学习，因此，当时医院药学的新理念、新知识、新技术、新方法都会在大会上进行交流，再由参会的人员带到各医院，极大地促进了医院药学的信息化建设，这个非常有意义的工作吸引了越来越多的医院参与进来。

在几届分网负责人和网员单位信息员的辛勤努力下，经过近30年的建设，目前湖南分网已经发展到47家样本医院，遍布省本级和13个地市州。他们的劳动成果为医院药学服务患者、服务医药科技、服务医药行业、服务政府做出了巨大的贡献，也得到了中国药学会的肯定，每年湖南分网都有多家医院获得信息工作先进单位和信息管理优秀单位，多人次获得信息管理优秀个人等荣誉（图4-18）。

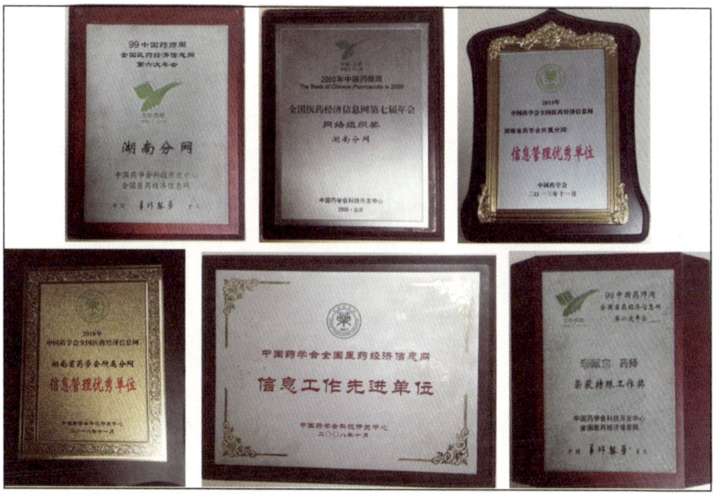

图4-18 1993年以来中国医药经济信息网湖南分网获得的荣誉

第四节 创造了多项业内第一

一、第一部医院药师编写的高等医药院校统编教材

2002年9月，湘雅药学院成立，临床药学系办公室设置在湘雅二医院，由李焕德教授兼任系主任，程泽能副教授任副主任。当时临床药学教研室采用的教材是2000年8月李焕德教授主编的《临床药学》，由从事临床药学研究的老师编写而成，共分为十一章，涉及的内容均是临床药学工作中常见内容。2003年1月，在此教材基础上进一步完善，增加了两章内容，由人民卫生出版社出版，作为临床药学教学的参考书。后又几经修改完善，于2006年经高等医药院校教材编委会评审，成为全国药学类统编教材（图4-19）。

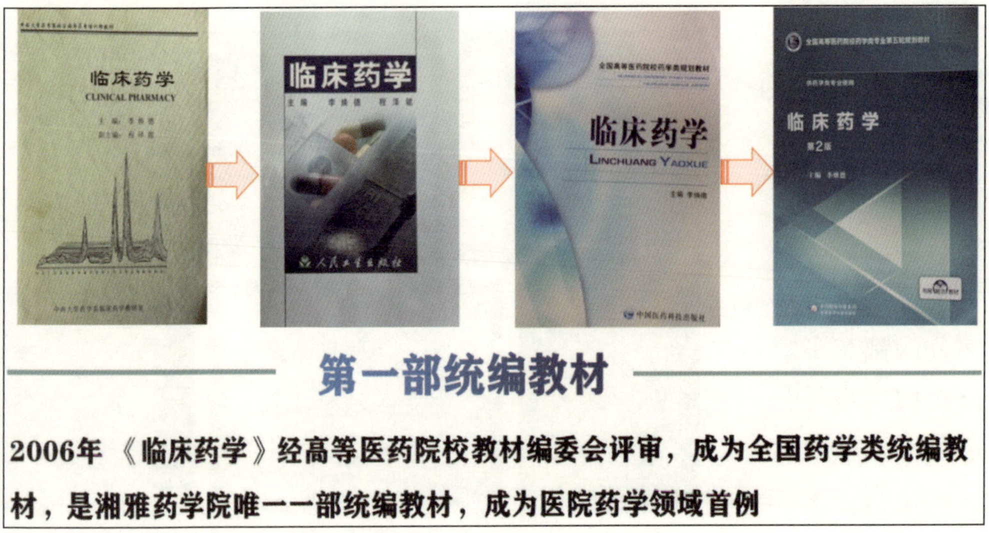

图4-19 第一部统编教材《临床药学》

二、第一个获得"国之名医"称号的医院药师

2018年，在第三届国之名医评选中李焕德教授光荣入选，这不仅仅是个人的荣誉更是全国医院药师地位得到肯定的表现（图4-20）。

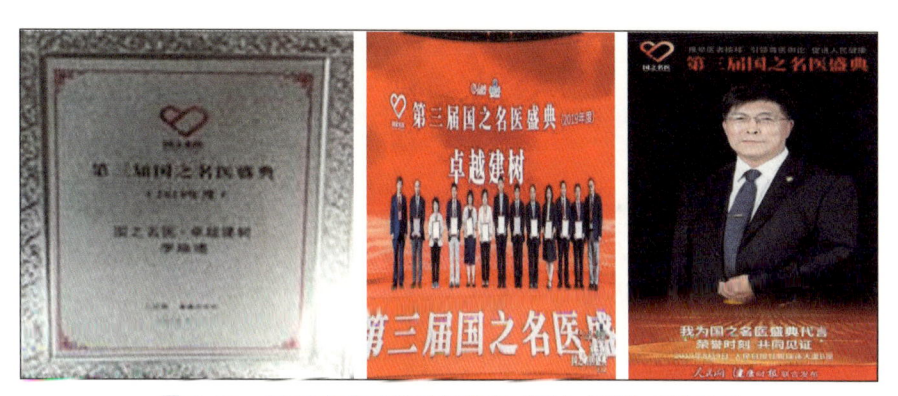

图 4-20　2018 年李焕德教授荣获"国之名医"光荣称号

三、第一本完全由医院药师创办的综合性药学期刊

2001 年，在许树梧老师任湖南省药学会理事长期间，在李焕德教授的提议和努力下创办了《湖南药学杂志》（内刊），经过多方努力于 2003 年获得正式刊号，后更名为《中南药学》。作为创刊人的李焕德教授一直担任主编并为杂志的发展付出了心血（图 4-21）。

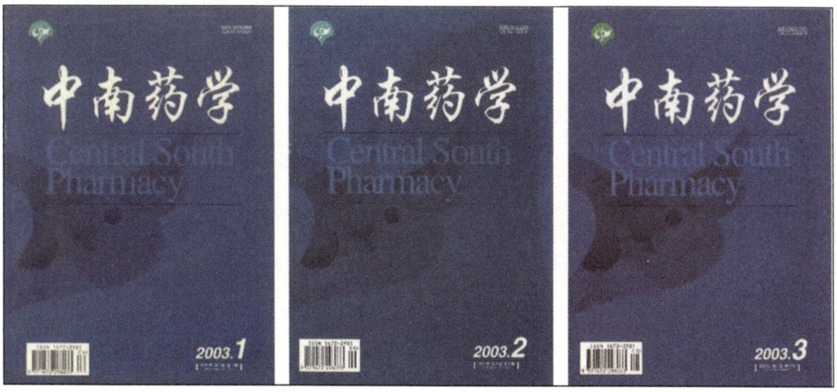

图 4-21　第一本完全由医院药师创办的综合性药学期刊《中南药学》

四、成功研制第一台全自动二维液相色谱仪

湘雅二医院临床药学研究室在多年血药浓度及毒物快速测定方法学研究的基础上，在李焕德教授的指导下，王峰药师经过 10 多年的艰苦努力，成功自主研发了一套基于二维液相色谱技术的全自动血药浓度测定仪并已成功进行产业化推广

应用，目前已在全国20多个省（自治区、直辖市）的200多家医院使用并受到好评（图4-22）。

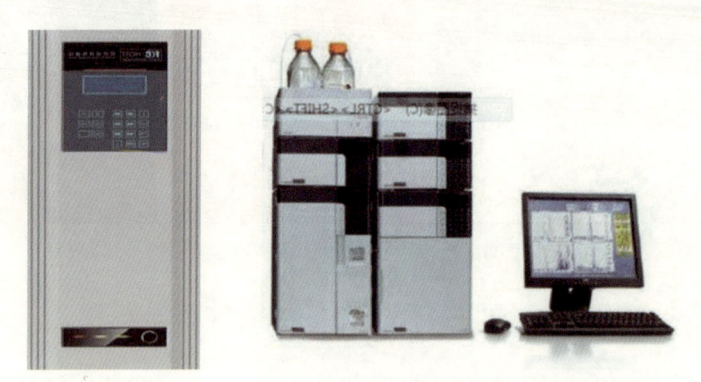

图4-22 基于二维液相色谱技术的全自动血药浓度测定仪

五、国内较早拥有一级主任药师及临床药学博士生导师的医院药学学科之一

早在2008年，湘雅二医院李焕德教授就被聘为中南大学药理学博士研究生导师，招收临床药学方向的博士研究生；2004年，被评为一级主任药师也是国内较早的一级主任药师之一；20多年来，他培养了近80名优秀的硕士及博士，是全国医院药学领域为数不多者之一，多名博士生已经成为全国各地的药学部主任、学科带头人、临床药学系主任或药物临床试验质量管理规范（GCP）研究中心主任等。2003年，他培养的研究生已经有3名成为医院领导。

六、第一批临床药学重点专科

2010年，卫生部启动国家临床药学重点专科建设单位评审。首批申报单位97家（湖南省4家医院申报），经评审专家对申报材料现场打分及学科带头人现场汇报，最后以总分排名评出首批5家单位，湘雅二医院以材料评分排名第二、现场汇报评分排名第二、总分排名第二的优异成绩进入重点学科建设单位行列，获得建设经费500万元；经3年建设后顺利通过验收，成为国家临床药学重点专科。这是湘雅二医院几代人为学科建设艰辛付出的结果与回报，也是湖南省医院药学学科对中国医院药学学科的贡献。可喜的是，3 年后中南大学湘雅三医院也进入了该行列，至今全国 17 家临床药学重点专科建设单位中，湖南湘雅系独占有两家（图 4-23）。

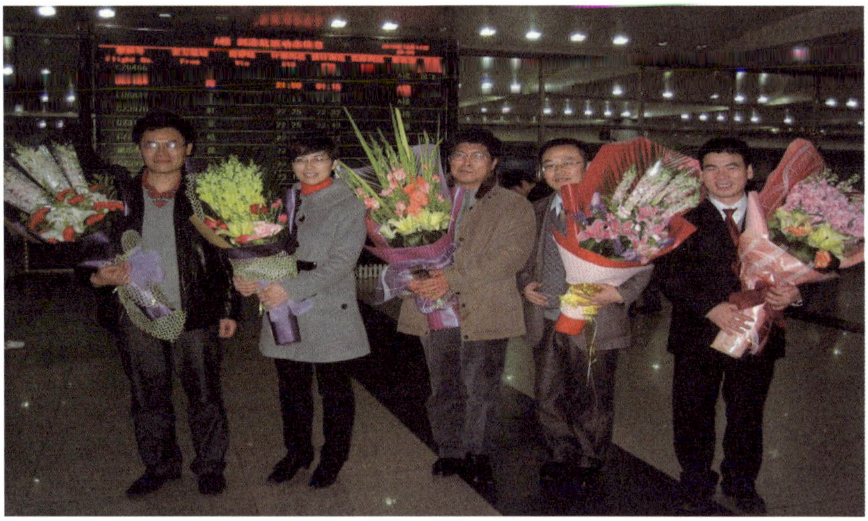

图 4-23 当年重点专科建设单位申报团队回到黄花机场受到热烈欢迎

七、连续 6 年进入复旦学科排行榜前五

在 2015 年复旦大学医院管理研究所将临床药学学科纳入学科排名榜以后，湘雅二医院临床药学学科基本上排在第三位（只有 2016 年名列第五），巩固了湖南省医院药学在全国的地位。

中 篇

湖南省医院药学学科建设成果

第五章

学术建制与成果

中华人民共和国成立前，湖南省没有独立的医院药学，药师主要的业务是在药房收药发药。从 20 世纪 50 年代开始，湖南省一些较大规模的医院建立处方检查和发药核对制度，并逐步建立了药物质量快速检验室；同时，院内制剂也开始起步，品种不断增多、规模逐步扩大。20 世纪 60 年代，中药的大发展；20 世纪 80 年代，临床药学的萌芽。到了 20 世纪 90 年代，随着中国药学会医院药学专业委员会的成立，医院药学逐步形成了一门相对独立的学科，顺应时代的发展要求，迫切需要成立一个专业学术组织来统筹专业和学科的发展规划并实施。

第一节 湖南省药学会医院药学专业委员会的发展

湖南省医院药学专业委员会是湖南省药学会较早成立的分支机构之一。20 世纪 50 年代，还是以湖南省药学会药剂分科学会的形式开展医院药学工作，省药学会中的医院药学人员最为活跃；从 20 世纪 70 年代开始，许树梧、柯铭清、陈孝治等同志多次组织医院药学人员进行学习交流及开展学术活动，为医院药学专业委员会的成立奠定了基础；1992 年，正式成立湖南省医院药学专业委员会；历届主任委员分别是许树梧、柯铭清、陈孝治、陈立新、李焕德、向大雄。

在 20 世纪 90 年代中后期，湖南省各市州药学会相继成立了医院药学专业委员会。其中，开展学术活动比较活跃的有长沙市、湘潭市、株洲市、衡阳市、常德市、岳阳市、郴州市、怀化市、邵阳市、娄底市、永州市、湘西土家族苗族自治州等医院药学分会。

在湖南省药学会的领导下，在各个历史时期始终坚持把团结和动员广大医院药学工作者，推进全省医院药学事业进步与发展作为中心任务，坚持繁荣学术、服务会员、培养人才的宗旨。60多年来，经过专业委员会几代人的不懈努力，湖南省医院药学从小到大，从弱到强，学科建设已有了长足的发展。目前是湖南省药学会会员人数最多、学术活动较频繁的专业委员会之一，为药学会和湖南省医药卫生事业的发展做出了较大的贡献，曾多次被湖南省药学会评为先进集体。

在20世纪50～70年代，湖南省医院药学事业相对落后，药事管理水平不高，医院药房设施陈旧；医院制剂尚处于起步阶段，设备简陋，制剂质量控制手段不多；专业委员会紧密结合湖南省实际，适时开展医院药事管理、制剂质量、医院创新制剂、新工艺等学术讲座、专题学术报告会，组织各医院相互学习、相互促进，短短的10年时间，湖南省医院药学有了较快的发展，即使在"文化大革命"时期，专业委员会也从未停止过学术活动；积极组织开展攻克老慢支等常见病的新药及中草药制剂的研发，取得了一批可喜的成果。

进入20世纪80年代，改革开放给医院药学的发展注入了新的活力。在临床药学在我国刚起步时，湖南省医院药学专业委员会派出多名学术骨干参加了全国临床药学学习班，他们后来成为湖南省临床药学的骨干人才。他们学成回湘后，在省内先后举办了4期临床药学学习班，培养学员近200人，还为其他省份培养了一批临床药师。在较短的时间内，湖南省临床药学蓬勃发展，进入了全国临床药学发展最好的省份之列，1984年在长沙成功地举办了全国临床药学学术交流大会，同时陆续接待数批其他省份临床药学工作者来参观学习。

1984年，我国第一部《中华人民共和国药品管理法》颁布实施，对医院制剂提出了高更的要求。湖南省医院制剂室面临着重建或改造。面对这一新课题，湖南省医院药学专业委员会及时配合药监部门举办了多期医院制剂室验收标准学习班，促进了全省医院制剂的标准化、规范化管理，使医院制剂上了一个新台阶。随着药品管理法的实施，对药品质量、药事管理也提出新的要求，20世纪80～90年代，湖南省医院药学专业委员会举办了多期药剂科主任学习班，还连续3年举办了医院药事管理学术交流会；同时，在张家界成功举办了第二届中南五省医院药学学术交流会议，并组团参加了历届中南地区医院药学学术交流会。

进入 21 世纪，湖南省医院药学专业委员会的学术活动目标更加明确，重点突出，更加规范化、常态化。

湖南省积极组织会员参加全国性学术会议，组织了全省 34 家医院加入了全国医药经济信息网，连续 11 年组团参加全国"药师周"暨药学大会。十几年来，我省数十名药剂科主任、信息员、先进网员单位受到中国药学会的表彰。

湖南省临床药学取得了持续的发展。湘雅二医院、湘雅医院、湘雅三医院及郴州市第一人民医院先后成为卫生部临床药师培训基地；2010 年，湘雅二医院成为全国 5 家临床药学重点专科建设单位之一，牵头创办的"临床药学湘雅论坛"，成为我国极具影响力的临床药学学术活动之一，目前已成功举办 12 届。2013 年，湘雅三医院再次成为全国临床药学重点专科建设单位，在全国 17 家临床药学重点专科建设单位中，湖南省独占 2 席。

为培养人才，促进医院青年药师队伍的成长，湖南省医院药学专业委员会于 1999 年、2001 年分别在郴州市、韶山市举办了两届青年药师学术论文交流会；2013 年 5 月，举办了全省青年药师辩论赛；2013 年开始，每年举办一次全省青年药师课件制作与演讲比赛，有效地激发了青年药师的敬业和创新精神。

近 10 年来，湖南省医院药学专业委员会每季度举办一次专题学术活动，主题突出，针对性强，已形成常态化。每两年一次的学术论文交流会是全省医院药学工作者的学术大餐，论文质量、学术水平逐年提高，一大批中青年药学工作中正在脱颖而出。

第二节　历届主任委员、副主任委员和秘书

湖南省药学会医院药学专业委员会成立于 1984 年，第一届和第二届的名称为湖南省药学分会药剂分科学会，1992 年换届时改名为湖南省药学会医院药学专业委员会，现在是第十届。历届的主要负责人详见表 5-1。

表 5-1　湖南省药学会药剂分科学会/医院药学专业委员会历届主任委员、副主任委员和秘书一览表*

届数　名称	时间	主任委员	副主任委员	秘书
第一届　湖南省药学会药剂分科学会	1984~1988年	许树梧	柯铭清	黄明秋
第二届　湖南省药学会药剂分科学会	1989~1992年	柯铭清	陈孝治	陈立新
第三届　湖南省药学会医院药学专业委员会	1992~1994年	陈孝治	陈立新、陈顺烈	陈立新（兼）
第四届　湖南省药学会医院药学专业委员会	1994~1998年	陈立新	李焕德、李新中	谭晓安
第五届　湖南省药学会医院药学专业委员会	1998~2002年	陈立新	李焕德、李新中、任华益	谭晓安
第六届　湖南省药学会医院药学专业委员会	2002~2008年	陈立新	李焕德、李新中、任华益	谭晓安
第七届　湖南省药学会医院药学专业委员会	2008~2012年	李焕德	李新中、任华益、邓楠、赵绪元、李湘斌、张毕奎	何周康
第八届　湖南省药学会医院药学专业委员会	2012~2016年	李焕德	尹桃、邓楠、杨立平、何周康、张毕奎、向大雄	方平飞
第九届　湖南省药学会医院药学专业委员会	2016~2020年	向大雄	龚志成、张毕奎、邓楠、杨立平、刘世坤、文晓柯	方平飞
第十届　湖南省药学会医院药学专业委员会	2021年~	向大雄	刘韶、刘世坤、姚敦武、文晓柯、赵昕、方平飞、刘文	鲁琼

＊1989年柯铭清主任委员因公赴美考察后，药剂分科学会的工作由副主任委员负责。

第三节　医院药学取得的成果

一、积极开展学术活动

湖南省药学会医院药学专业委员会每年组织一次全省医院药师参加的学术年会，并从2008年开始，医院药学专业委员会每2个月开展一次学术活动，时间半天，每次邀请一位医疗专家和一位药学专家授课，医学和药学专家经常一起交流学习，不仅互相提高了专业水平，而且通过沟通更加相互了解，非常有助于药师走入临床，融入医疗团队（图 5-1 至图 5-3）。

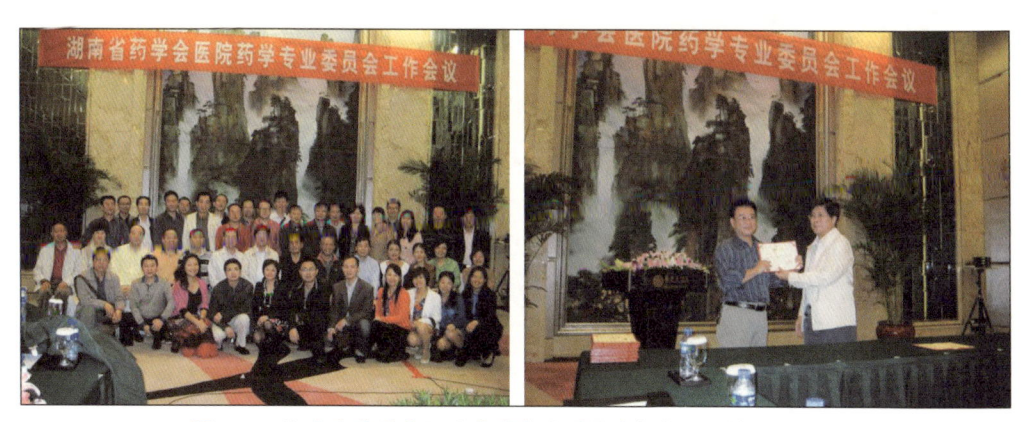

图 5-1 湖南省药学会医院药学专业委员会每年召开的工作会议

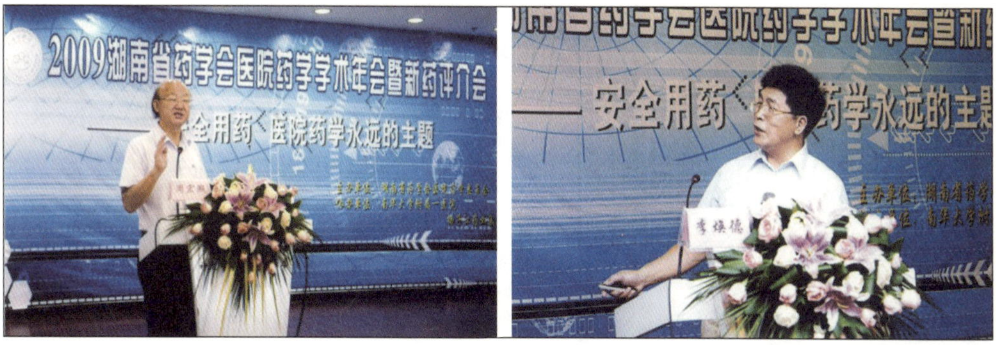

图 5-2 湖南省药学会医院药学学术会议（左图为周宏灏院士主持会议；右图为李焕德教授作学术报告）

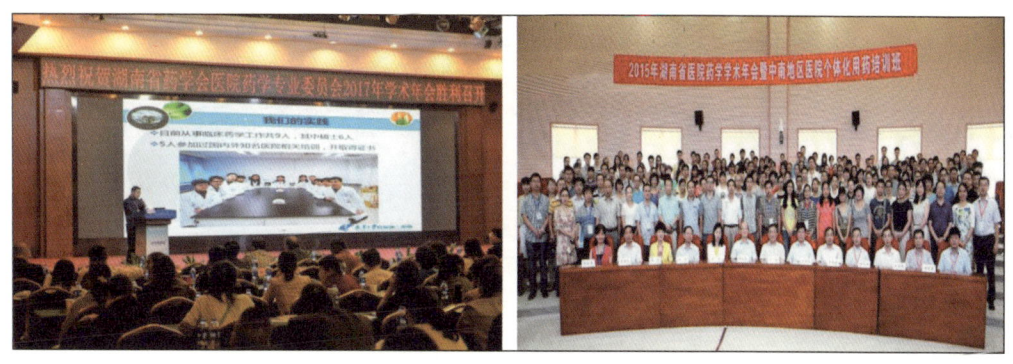

图 5-3 湖南省药学会医院药学专业委员会举办的学术年会

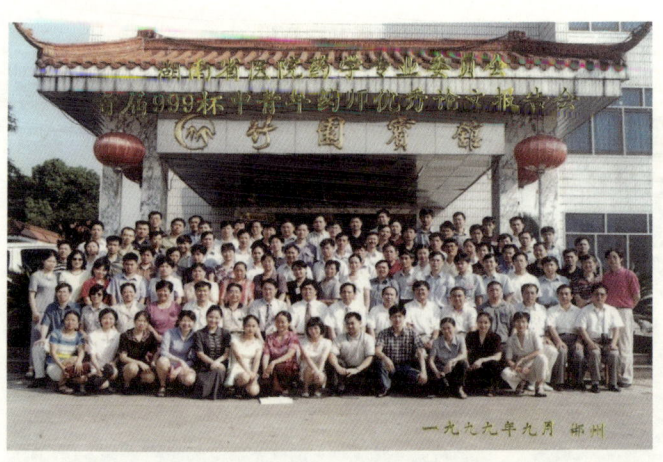

图 5-4 湖南省药学会医院药学专业委员会首届中青年药师优秀论文报告会代表合影

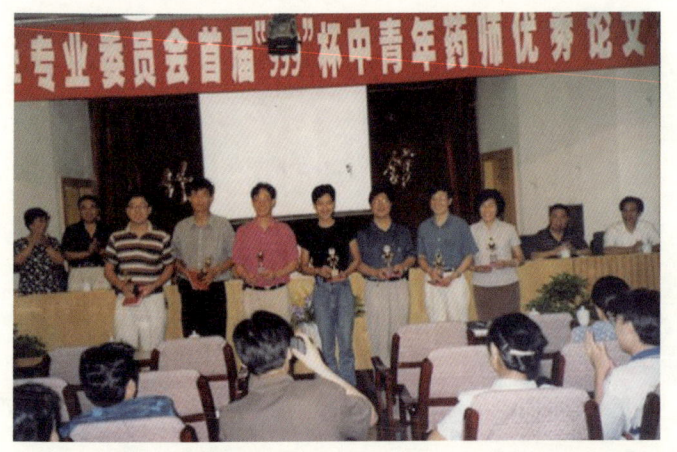

图 5-5 湖南省药学会医院药学专业委员会首届中青年药师优秀论文报告会获奖代表合影

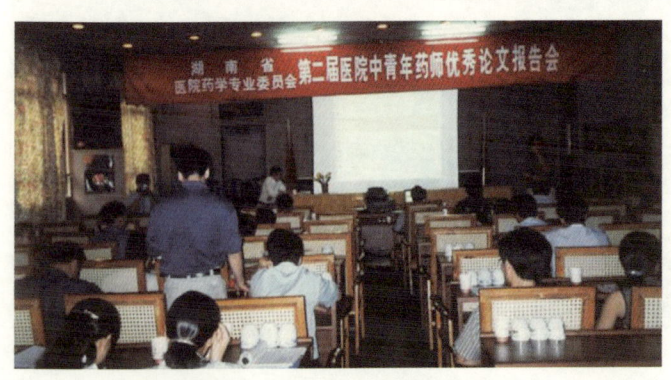

图 5-6 湖南省药学会医院药学专业委员会第二届中青年药师优秀论文报告会会场

从 1999 年开始，湖南省药学会医院药学专业委员会连续举办了多届医院中青年药师优秀论文报告会，激发了医院药师立足岗位，钻研科研的热情。很多优秀论文的获得者后来都成了药剂科的骨干力量，相当一部分还走上了科室管理的岗位（图 5-4 至图 5-7）。

湖南省药学会医院药学专业委员会在组织做好省内药师交流学习的同时，积极采取"走出去，请进来"的方式与全国的药学同人一起切磋学习，如参加每年一届的中国药学大会暨药师周活动。

从 1984 年开始，湖南省药学会医院药学专业委员会组织药师参加或承办中南地区医院药学学术交流会议［1984 年首届中南五省（区），1991 年改为中南六省（区），2012 年改为中南八省（区）］（图 5-8 至图 5-10）。

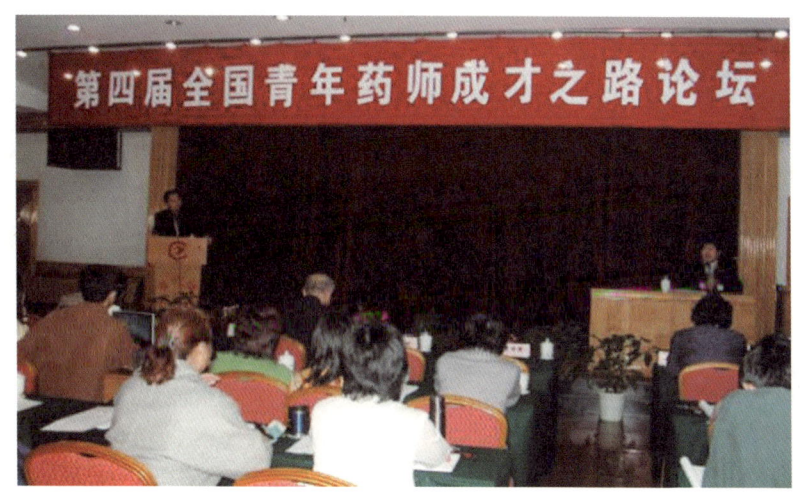

图 5-7　第四届全国青年药师成才之路论坛会场

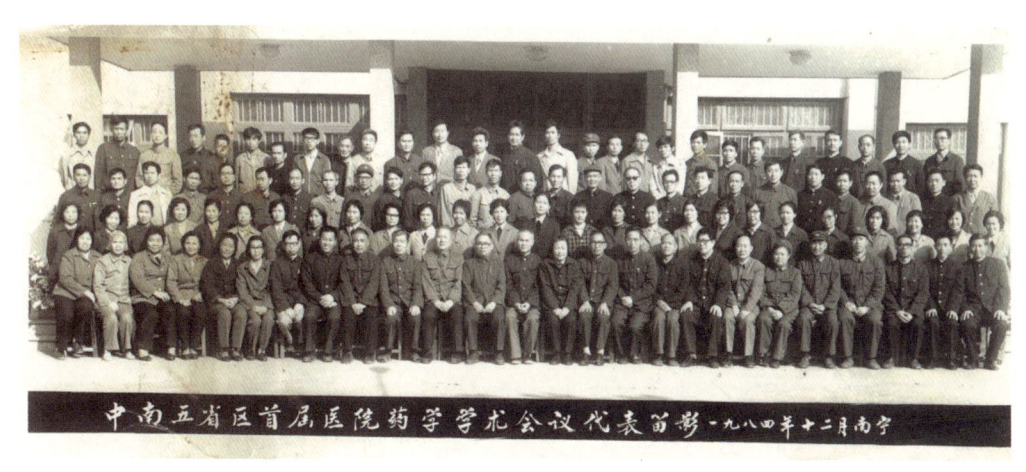

图 5-8　1984 年中南五省（区）首届医院药学学术会议代表合影（广西壮族自治区南宁市）

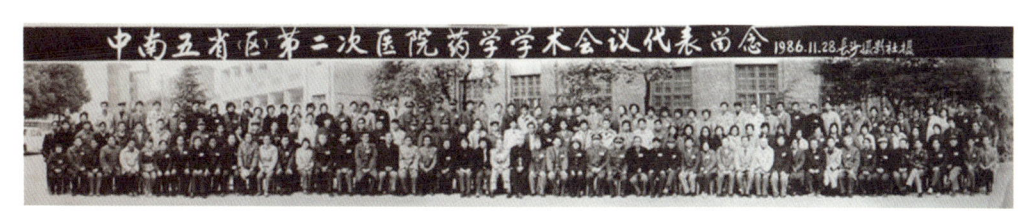

图 5-9　1986 年中南五省（区）医院药学学术会议代表合影（湖南省长沙市）

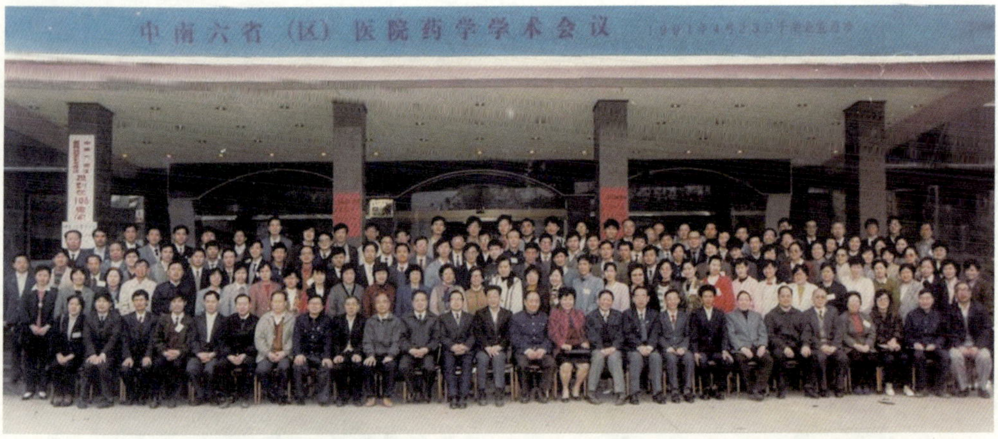

图 5-10　1991 年中南六省（区）医院药学学术会议代表合影（湖北省宜昌市）

二、获奖荣誉（省部级表彰奖励、先进集体、先进个人等）

1. 2000 年，中南大学湘雅二医院李焕德获得第六届吴阶平医学研究奖—保罗·杨森药学研究奖（简称吴杨奖）（医院药学）。

2. 2002 年，长沙正中药机厂王业洲获得第七届吴杨奖（制药工程）。

3. 2008 年，中南大学湘雅二医院和湖南省肿瘤医院李焕德、李坤艳、赵靖平、彭文兴、张毕奎、朱运贵、原海燕、左笑丛、秦群、朱荣华获得中国药学会科学技术奖二等奖（《新型抗精神病及抗抑郁症药物体内代谢、相互作用机理及其临床应用》）。

4. 2010 年，中南大学临床药理研究所张伟、刘洁、刘昭前、范岚、周淦、王连生、李智、刘英姿、李清、谭志荣、陈尧、郭栋、王果、王丹、胡东莉、黄远飞、周宏灏获得中国药学会科学技术奖三等奖（《药物反应和疾病易感性个体差异的非代谢酶途径遗传机制》）。

5. 2011 年，中南大学湘雅三医院郭韧获得中国药学会—赛诺菲安万特青年生物药物奖。

6. 2012 年，中南大学临床药理研究所刘昭前、张伟、尹继业、范岚、刘洁、李智、周宏灏获得中国药学会科学技术奖二等奖（《2 型糖尿病药物个体差异的遗传机制研究》）。

7. 2014 年，中南大学临床药理研究所张伟获得中国药学会—赛诺菲青年生物药物奖。

8. 2018年，中南大学湘雅医院张伟、陈尧、刘昭前、周宏灏、周淦、王连生、范岚、欧阳冬生、李曦、郭莹获得中国药学会科学技术奖三等奖（《中西药物相互作用的药物基因组学研究及其应用》）。

9. 2019年，广东省人民医院（广东省医学科学院）、中南大学湘雅医院、广州海思医疗科技有限公司、南方医科大学钟诗龙、陈小平、夏昊强、唐斓、杨敏、陈纪言、赖伟华、张斌、邓春玉、雷和平、刘菊娥、李汉平获得中国药学会科学技术奖三等奖（《冠心病个体化用药关键技术体系的研发与应用》）。

三、获得全国"优秀药师"称号

从中国药学会评选全国"优秀药师"以来，湖南省药学会医院药学专业委员会共有29位药师获评此荣誉（表5-2）。

表5-2 湖南省药学会医院药学专业委员会荣获全国"优秀药师"者名单

序号	时间	姓名	单位
1	2003年	李焕德	中南大学湘雅二医院
2	2008年	李新中	中南大学湘雅医院
3		张毕奎	中南大学湘雅二医院
4	2009年	李湘斌	南华大学附属第一医院
5		谭晓安	长沙市中医医院（长沙市第八医院）
6	2010年	张莉	长沙市第三医院
7		易爱纯	长沙市第一医院
8	2011年	任华益	湖南省肿瘤医院
9		邓楠	湖南省人民医院
10	2012年	雷艳青	湖南省脑科医院（湖南省第二人民医院）
11		尹桃	中南大学湘雅医院
12	2013年	朱运贵	中南大学湘雅二医院
13		刘世坤	中南大学湘雅三医院
14	2014年	刘莉萍	南华大学附属南华医院
15		左美玲	长沙市第四医院

续表

序 号	时 间	姓 名	单 位
16	2015年	刘芍群	长沙市中心医院
17		王科兵	中国人民解放军联勤保障部队第九二二医院（原中国人民解放军第一六九医院）
18	2016年	欧阳荣	湖南中医药大学第一附属医院
19		唐强	湖南医药学院第一附属医院
20	2017年	左笑丛	中南大学湘雅三医院
21		周玉生	南华大学附属第二医院
22	2018年	向大雄	中南大学湘雅二医院
23		范秀珍	邵阳市第一人民医院
24	2019年	李昕	长沙市第三医院
25		刘湘	湘潭市中心医院
26	2020年	徐萍	中南大学湘雅二医院
27		周伯庭	中南大学湘雅医院
28		张国庆	中国人民解放军联勤保障部队第九二二医院（原中国人民解放军第一六九医院）
29		宋英杰	衡阳市衡山县马迹镇卫生院

四、药学著作

20世纪60年代以来，医院药学人员主编了包括但不限于下表所列的多部药学著作（表5-3）。

表5-3　医院药学人员主编药学著作

著 作	出版社	主 编	时 间	备 注
《医院制剂规范》	湖南人民出版社	柯铭清、许树梧、施慧雯、陈瑞芬	1964年	
《中草药有效成分理化与药理特性》	湖南科学技术出版社	柯铭清	1979年	
《药物商品知识》	湖南科学技术出版社	柯铭清、周渝华	1982年	
《药物知识入门》	湖南科学技术出版社	柯铭清、周渝华	1982年	
《护师用药指南》	湖南科学技术出版社	柯铭清	1983年	译著

续表

著　作	出版社	主　编	时　间	备　注
《制剂规范》	湖南科学技术出版社	柯铭清、许树梧、仇有琛	1985年	
《小儿药物治疗问题》	湖南大学出版社	许树梧	1989年	译著
《静脉注射用药指南》	湖南科学技术出版社	许树梧、刘耀华	1991年	
《实用袖珍中成药手册》	湖南科学技术出版社	彭六保、赵绪元	1998年	
《临床新药手册》	湖南科学技术出版社	陈孝治、许树梧	1998年	
《基本药物手册》	湖南科学技术出版社	许树梧、刘绍贵	2000年	
《解毒药物治疗学》	人民卫生出版社	李焕德	2001年	
《临床用药精要》	人民卫生出版社	许树梧	2001年	
《临床实用新药》	人民卫生出版社	李焕德、赵绪元、张超	2002年	
《临床药学》	人民卫生出版社	李焕德、程泽能	2002年	教材
《老年高血压》	人民卫生出版社	袁洪	2002年	
《实用药物商品名、别名大全》	湖南科学技术出版社	彭六保	2003年	
《急性中毒毒物检测与诊疗》	湖南科学技术出版社	李焕德、许树梧	2004年	
《合理用药问答：专家谈用药安全、有效》	湖南科学技术出版社	许树梧、吴永佩	2004年	
《新特药评介手册》	中南大学出版社	陈孝治	2004年	
《抗菌药物临床应用指导手册》	湖南科学技术出版社	李焕德、周胜华	2005年	
《毒理学基础》	湖南科学技术出版社	李焕德	2005年	
《基本医疗保险用药指南》	湖南科学技术出版社	李焕德	2005年	
《新编实用药物手册》	湖南科学技术出版社	陈孝治、肖平田	2005年	
《骨质疏松防治200问》	中南大学出版社	王平芳、彭六保	2006年	
《药物处方手册》	湖南科学技术出版社	陈孝治、张超、朱运贵	2006年	
《医疗保险和工伤保险用药指南》	湖南科学技术出版社	李焕德、刘绍贵、朱运贵	2006年	
《全科医师处方手册》	湖南科学技术出版社	陈孝治、刘绍贵、朱运贵	2006年	
《药物治疗中的药师提示》	湖南科学技术出版社	赵绪元、李波、曾令贵	2006年	
《卫生部〈处方常用药品通用名目录〉通用名异名速查》	湖南科学技术出版社	彭六保、朱运贵	2007年	

续表

著　作	出版社	主　编	时　间	备　注
《临床实用新药》（第二版）	人民卫生出版社	李焕德、赵绪元、张超	2007年	
《解毒药物治疗学》（第二版）	人民卫生出版社	李焕德、张毕奎	2007年	
《临床药学》（全国高等医药院校药学类规划教材）	中国医药科技出版社	李焕德	2007年	教材
《实用社区高血压防治手册》	湖南科学技术出版社	袁洪	2007年	
《常用心血管药物相互作用评估速查图》	中南大学出版社	袁洪	2008年	
《临床抗菌药物实用指南》	湖南科学技术出版社	彭六保	2009年	
《住院医师实用药物手册》	科学技术文献出版社	李新中	2009年	
《高血压治疗的个体化——理论与实践》	人民卫生出版社	袁洪	2009年	
《常见亚临床疾病变诊断与干预手册》	中南大学出版社	袁洪	2009年	
《药物处方手册》（第二版）	湖南科学技术出版社	陈孝治、张超、朱运贵	2010年	
《社区基本用药》	湖南科学技术出版社	彭六保	2010年	
《处方药品集》	中南大学出版社	张毕奎	2010年	
《生药学》（全国高等医药院校规划教材）	科学出版社	李新中	2010年	教材
《临床检验与输血诊疗手册》	中南大学出版社	秦群	2010年	
《心血管疾病治疗药物学》	湖南科学技术出版社	袁洪	2010年	
《药物临床试验》	人民卫生出版社出版	袁洪	2011年	
《输液治疗用药的合理使用》	人民卫生出版社	张毕奎	2012年	
《药物不良反应与合理用药系列丛书——心血管疾病专辑》	人民卫生出版社	袁洪	2012年	
《药物不良反应与合理用药老年人用药须谨慎》	南方出版社	袁洪	2012年	
《临床基本药物手册》	湖南科学技术出版社	李焕德、刘绍贵、彭文兴	2014年	
《抗菌药物临床应用指导手册》（第二版）	湖南科学技术出版社	李焕德、周胜华	2014年	
《常见病处方速查》	人民卫生出版社	袁洪	2015年	
《药物早期临床研究》	湖南科学技术出版社	阳国平	2016年	译著

续表

著作	出版社	主编	时间	备注
《药物基因组学与个体化用药决策》	人民卫生出版社	袁洪	2016年	
《全国临床药师规范化培训系列教材 精神专业》	人民卫生出版社	胡敏、李焕德、刘景丰	2017年	教材
《药物基因组学与个体化治疗药物决策》	人民卫生出版社	阳国平	2017年	
《儿科专业》（全国临床药师规范化培训系列教材）	人民卫生出版社	袁洪	2017年	
《临床基本药物手册》（第二版）	湖南科学技术出版社	李焕德、刘绍贵、彭文兴	2018年	
《临床案例精选药师视角》	湖南科学技术出版社	向大雄、刘芝平	2018年	
《合理有效安全用药处方手册》	科学技术文献出版社	刘世坤（主审）	2018年	
《心血管疾病药物临床试验设计实施》	人民卫生出版社	袁洪	2019年	
《新型冠状病毒肺炎防控药学保障指导》	湖南科学技术出版社	龚志成、刘韶	2020年	
《临床药学》	中国医药科技出版社	李焕德	2020年	
《精神疾病用药的药学监护》	人民卫生出版社	张峻、张毕奎	2020年	

五、创办学术期刊

2003年以前，国内药学期刊很少，当时只有《中国药学杂志》《药学学报》《药物分析杂志》《中草药》，1981年创刊了《中国医院药学杂志》；20世纪90年代初期浙江省创刊了《中国现代应用药学杂志》；重庆市创刊了《中国药房》。尽管这些杂志的创刊为药师们发表研究论文提供了平台，但与全国药学人员数量相比，还远远满足不了需求。为了解决这一问题，2000年湖南省药学会换届后，在新任副理事长李焕德教授的发起下，创办了《湖南药学杂志》（内部刊物），由理事长许树梧教授任主编。当时，《湖南药学杂志》为季刊，是反映当时湖南省药学各学科进展和动态的专业性学术期刊，既解决基层药师发表论文的需求，也为了更广泛深入地加强湖南省药学学术交流。经过努力和办刊经验积累，《湖南药学杂志》（内部刊物）于2003年更名为《中南药学》，在近3年的多方努力下获得了正式批文号,成为公开出版发行的正式学术期刊。经学会常务理事会批准由李焕德教授任主编,最初为双月刊,主要以介绍国内外药学进展、科研成果。办刊方针以提高为主,注重普及与提高相结合;以实践为主,理论与实践相结合。既面向全国高中层药学工作者,也适应基层医药工作者,对医院药学学科的发展起到极大的促进作用(图5-11)。

应该说,《中南药学》为湖南省药学学科及医药事业的发展做出了巨大的贡献。在湖南省卫生系统药师系列的晋升论文中,《中南药学》的论文达到了70%。经过20年的艰苦努力,目前该杂志已成为月刊,由于质量的不断提高和影响力的扩大,每期页数从90页增加到了目前的150页;国家每年发布的关于杂志各项评价指标也在不断提高。更可喜的是,杂志开辟的专题栏目吸引了沈阳药科大学、中国药科大学、中国医学科学院药物研究所、北京中医药大学等众多著名专家的好评并提供了优质的专题稿源,对杂志影响力的提升起到了重要的促进作用。

沈阳药科大学孙国祥教授在期刊"中药指纹图谱的专栏"连续10年刊发高质量论文100多篇,他本人也从博士成长为博士研究生导师,最后建立了自己的理论体系,并出版专著《中药指纹学》。这也是杂志创刊以来通过专栏论文推举人才最成功的案例(图5-12至图5-16)。

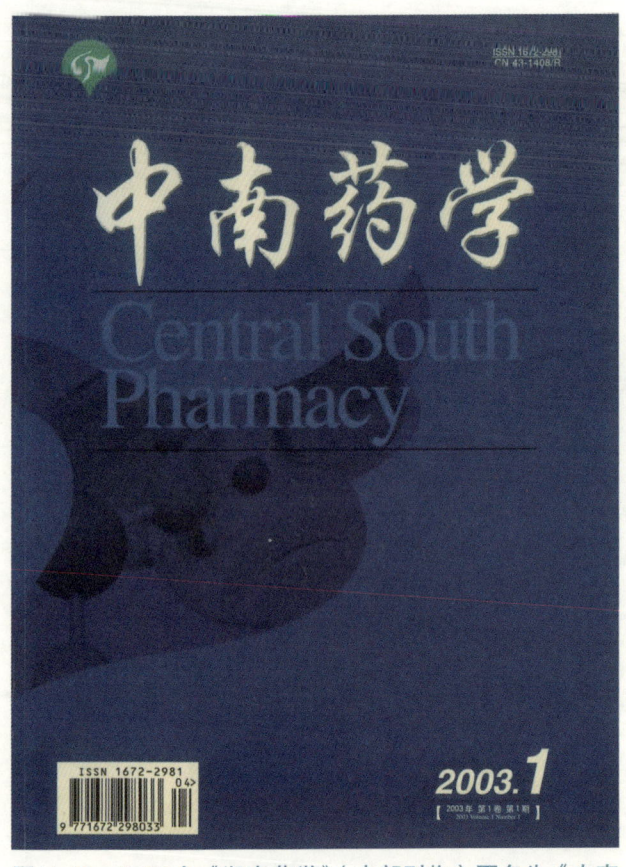

图5-11 2003年《湖南药学》(内部刊物)更名为《中南药学》(第1卷第1期)

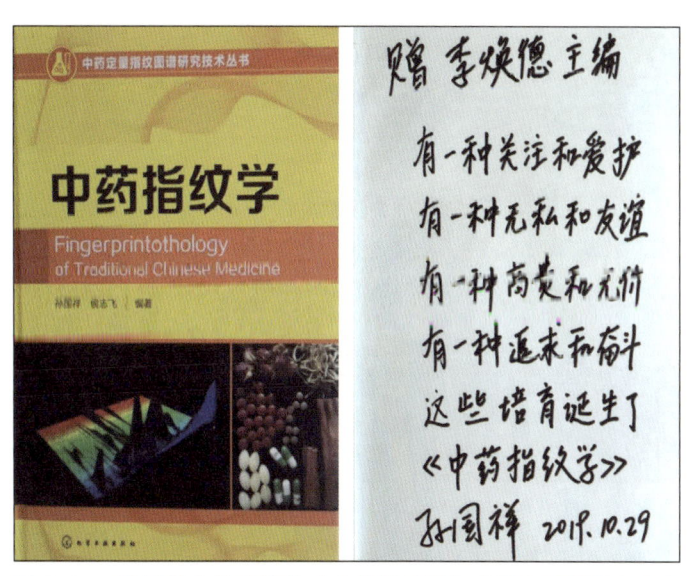

图 5-12　孙国祥在他的著作《中药指纹学》出版之后写给杂志主编李焕德的赠言

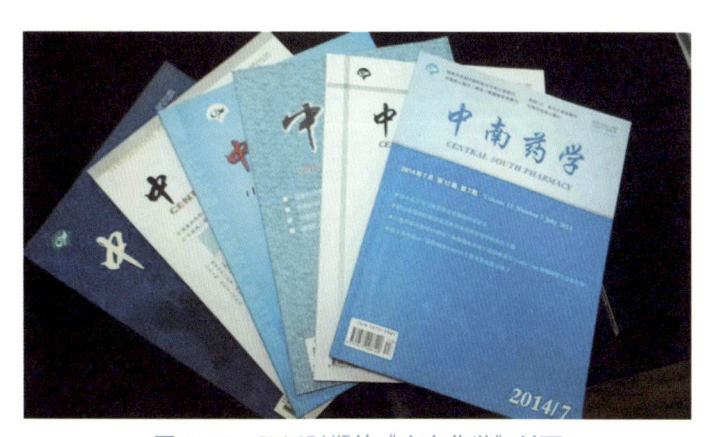

图 5-13　不同时期的《中南药学》封面

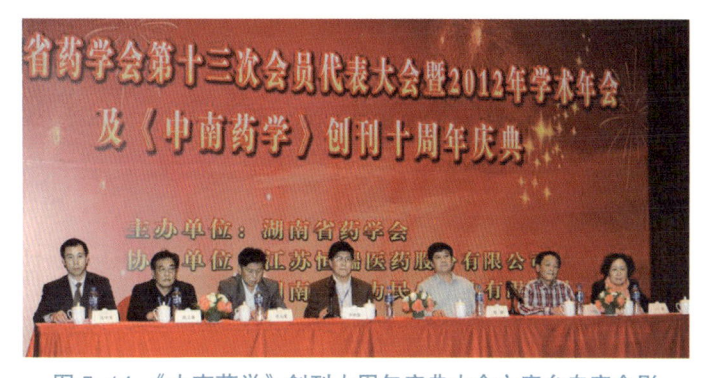

图 5-14　《中南药学》创刊十周年庆典大会主席台专家合影

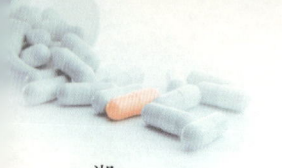

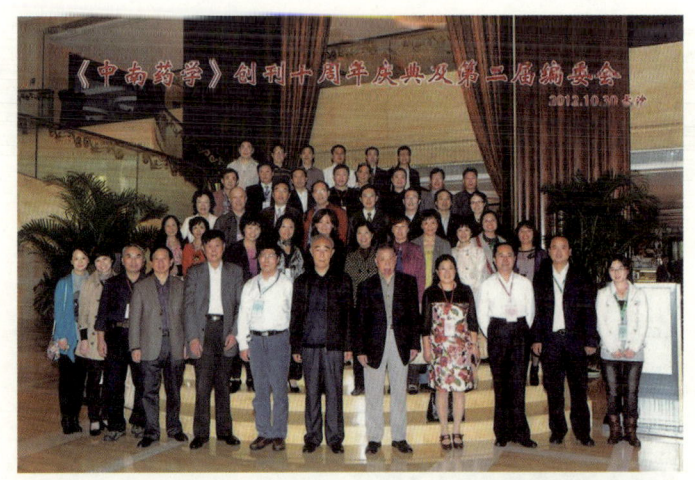

图 5-15 《中南药学》创刊十周年庆典大会编委会专家合影

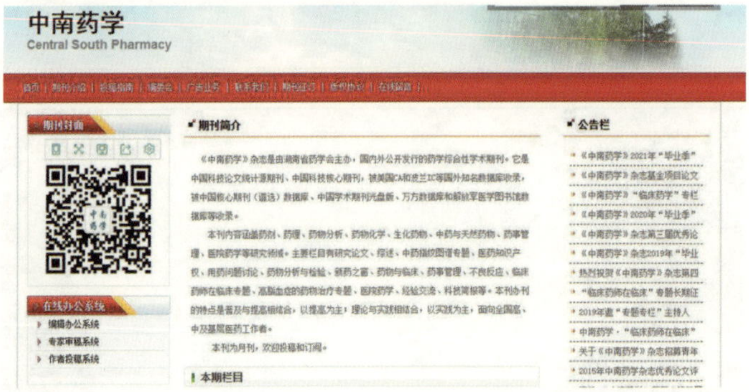

图 5-16 2012 年《中南药学》官网正式上线

第六章

湖南省医院药学学科发展进程中的重要人物

（按姓氏笔画排序）

一、王奇成

王奇成（1925～2005，图6-1），男，中共党员，主任药师。1939年从师学药，毕业后，先后在长沙市中华药号等私营企业从事中药加工炮制、制剂等专业工作；1952年，调入湖南省省立中医院（现湖南中医药大学附属第二医院前身）工作；历任中药师、主管药师、药剂科主任、医教科科长兼支部书记、工会主席、湖南中医学院药学系第一副主任、湖南中医学院第一附属医院副院长，并兼任中华中医药学会理事、湖南省科学技术委员会专家顾问委员会顾问、湖南省新药评审委员、湖南省卫生系统高级职称评委委员、湖南省中医药学会副会长、湖南省中药专业委员会主任委员、湖南省卫生系统科技成果奖评委会委员、湖南省第五届政协委员、光明函授学院湖南分院院长，以及第一批、第二批《全国老中医药专家学术经验继承工作》指导老师。

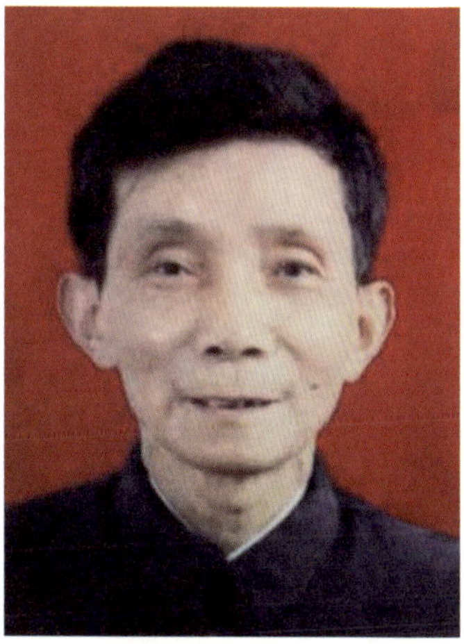

图6-1 王奇成

出版了《湖南省中药材炮制规范》《中药基本问题》《湖南省民间中草药单验

方选集》《实用中草药宝典》《中药鉴别大全》等著作。发表学术论文20多篇。

他从事中医药工作60多年，在中药的加工炮制、制剂、鉴定、药剂管理等方面经验丰富；1985年，在卫生部组织全国中医院校专家对医院药品质量的检查评比中，他主管的湖南中医学院第一附属医院药品质量及药剂管理工作荣获全国第一名，后又曾多次荣获"湖南省药品质量优胜单位"的称号；曾完成"益寿康颗粒剂"（三类新药）、"荷花牌药物卫生纸"等研制，先后获市、厅级"科技进步二等奖"3次。

他曾担任第一批、第二批《全国老中医药专家学术经验继承工作》指导老师，将毕生的经验毫不保留地传给继承人，期满后，经人事部、卫生部、中医药管理局组织有关专家对继承人3年跟师学习的学术、论文等资料的考核评审，均名列前茅；他组建了光明中药函授湖南分院；自费组织有关专家参与对平江县、怀化市等边远山区的指导实践；为湖南培养了年轻的中专、大专水平中药专业人才近500人；对湖南省中药的技能传授，以及药品质量的提高均产生了良好的社会和经济效益，因而荣获湖南省人事厅记二等功一次；1999年，获"湖南省名中医药"的称号；获湖南省卫生厅"文明建设先进工作者"称号2次；1992年，荣获国务院特殊津贴。

二、仇有琛

仇有琛（1937～2018，图6-2），男，1959年9月南京药学院（现中国药科大学）本科毕业；同年10月到湖南省怀化市人民医院任药剂师，先后担任药剂科副主任、主任、药械科长等职；1990年，调任湖南省人民医院任药剂科主任等职；1995年，获得执业药师资格；1999年，退休并返聘5年。

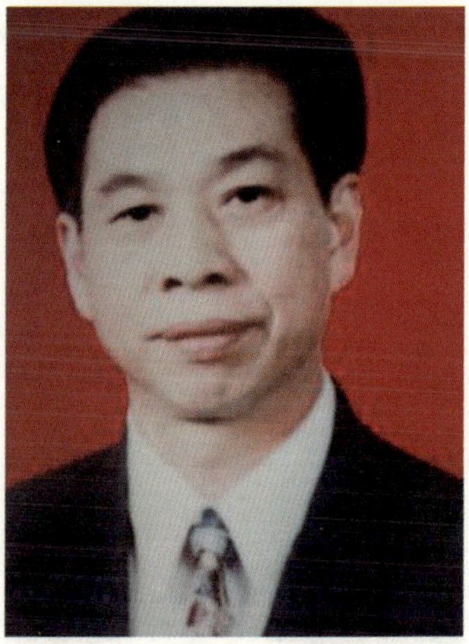

在繁重的工作之余，仇有琛同志还兼任了一些社会职务：1984～1999年，任怀化市药学会理事长；1999～2006年，任湖南省药学会副秘书长、秘书长；2007年后，任湖南省药学会副理事长，湖南省医院协会、医

图6-2 仇有琛

院药事专业委员会常务副主任委员兼秘书长，湖南省药学类高级技术职称评委；1996年，任《中国药房》编委；1999年，任《湖南药学》《武汉医药情报通讯》编委；1999年，荣聘为湖南省人民医院"医疗质量、医疗安全"专家督导员。

在药学学术领域，仇有琛同志也取得了较大的成绩：1984年和1997年，以第一作者身份在《中国医院药学杂志》先后发表《对输液器具的热源污染情况调查》《对三级医院分级管理标准评审细则药学部分的几点意见》论文；1996年，撰写的《血管紧张素转化酶抑制剂（ACEI）进展近况》被评为怀化地区第五届优秀学术论文三等奖；1997年，撰写的《药物经济学简介》被湖南省药学会第十届会员代表大会暨学术年会评为优秀论文在大会交流；2000年，撰写的论文《改革观念适应新形势的发展》在1999年湖南医院管理学术年会上被评为优秀论文。

2000年，仇有琛同志荣获湖南省省直1999年度"优秀党员"，湖南省科学技术协会1999年度学会工作先进个人。

三、文晓柯

文晓柯（1963～ ，图6-3），男，一级主任药师（二级专业技术岗位）。

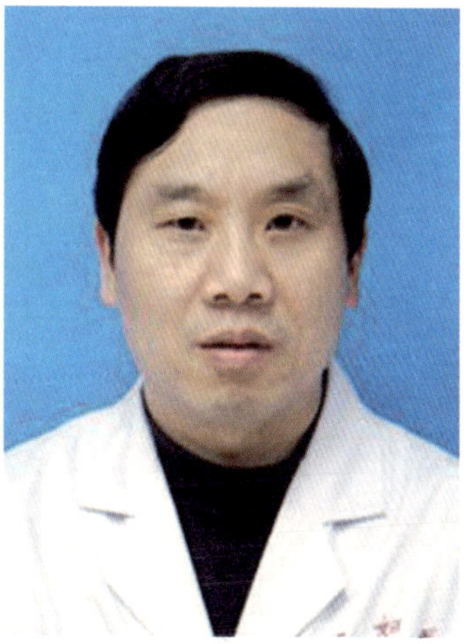

文晓柯毕业于中国药科大学，湖南省妇幼保健院知名专家。曾担任的社会职务有：中国妇幼保健协会药事管理专业委员会副主任委员；中国药学会医院药学专业委员会妇产科药学学组委员；湖南省药学会副理事长；湖南省医院协会药事管理专业委员会副主任委员；湖南省医学会临床药学专业委员会副主任委员；湖南省药学会医院药学专业委员会副主任委员；国家科技项目评审专家；湖南省妇产科中医药综合治疗研究室主任；湖南省特殊人群个体化用药医学中心副主任；湖南省药物制剂优化与早期临床实验工程技术中心副主任。1996年4月至2005年4月担任衡阳市中心医院药学部主任；2005年6月至2019年4月担任湖南省妇幼保健院药学部主任。

图6-3 文晓柯

从事的主要工作：参与药学科研、专家门诊、临床查房、会诊、多学科联合门诊、危重患者抢救、合理用药咨询、血药浓度监测、抗菌药物合理使用与评价，以及静脉用药调配指导、药学科普等工作。

担任《中南药学》编委，主编《妊娠期合理用药》；在专业期刊发表论文10多篇，其中，科学引文索引（SCI）收录论文9篇；主持湖南省出生缺陷协同防治科技重大专项"孕期药物与出生缺陷相关性研究与预防"；主持科技部"十一五"重大科技支撑项目子课题1项，以及湖南省自然科学基金、湖南省中医药管理局重点项目、湖南省科技厅、湖南省卫生健康委员会（以下简称湖南省卫健委）等科研项目18项。

人才教育培养：建立了一支比较成熟的药学技术队伍，实现了药学技术从基础研究、制剂质量控制到临床药学的全方位突破，培育了严谨、诚信、合作、超越的科室文化。

荣获湖南省药学会"优秀药师"称号，4次荣获湖南省卫生厅三等功；2012年获医院科技工作先进个人奖；3次荣获"优秀共产党员"称号。

四、尹桃

尹桃（1965～　，图6-4），女，主任药师。1986年7月毕业于中南大学湘雅医学院临床医学系，获医学学士学位；1991年7月毕业于中南大学湘雅医学院基础医学院，获药理学硕士学位；2009年12月毕业于中南大学湘雅公共卫生学院，获社会医学与卫生事业管理学博士学位；1986年7月至1993年12月，在中南大学湘雅医学院药理研究室学习和工作；1994年1月起，在中南大学湘雅医院药学部从事药事管理、临床药学工作，历任药学部副主任、药学部主任。

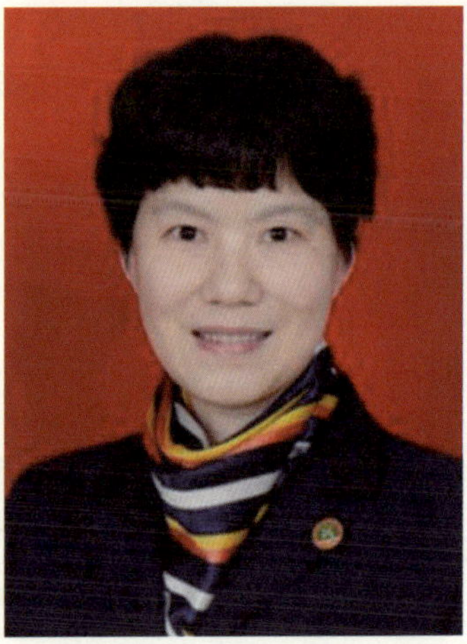

图6-4　尹桃

尹桃兼任过湖南省药学会常务理事；湖南省药学会医院药学专业委员会副主任委员；湖南省医学会临床药学专业委员会副主任委员；湖南省临床用药质量控制中心副主任；湖南省健康管理协会安全合理用药专业委员会主任委员；

湖南省抗癌协会肿瘤药学专业委员会副主任委员；海峡两岸医药卫生交流协会医院药学专业委员会副主任委员；中国药学会循证药学专业委员会委员；中国药理学会药源性疾病学专业委员会委员；兼任过《中南药学》副主编，《中国药房》《中国医院药学杂志》《药物不良反应杂志》编委。

尹桃先后从事心血管药理学、临床药学、临床药师培养、药物流行病学、药事管理的工作和研究；在药物临床应用监测与评价、药品不良事件的分析与处理、药物流行病学研究的设计与应用、临床药师技术服务能力的培养与提高等方面积累了丰富的经验；主持和参加了苯甲醇注射液导致不良反应的流行病学研究、参麦注射液安全性监测与评价、长沙市城区普通人群抗菌药物自我药疗行为的社会流行病学研究、丹参多酚酸盐对裸鼠皮下移植性肺腺癌生长的影响及作用机制的研究、糖皮质激素的临床应用与评价、质子泵抑制剂的临床应用与评价等多项研究课题；主编和参编了《住院医师实用药物手册》（科学技术文献出版社，北京，2009年2月，副主编），《临床基本药物手册》（湖南科学技术出版社，长沙，2018年1月，副主编），《常用非处方药物速查手册》（湖南科学技术出版社，2015年4月，主编）；发表专业论文80多篇；2011年，被国家食品药品监督管理总局评为"药品不良反应报告与监测先进个人"；2012年，被中国药学会评为"优秀药师"。

五、邓楠

邓楠（1962～ ，图6-5），男，中共党员，主任药师，毕业于华中科技大学同济医学院药学院，获硕士学位。现在湖南省人民医院药学部工作，任医院学科顾问，湖南师范大学医学院教授，硕士研究生导师。

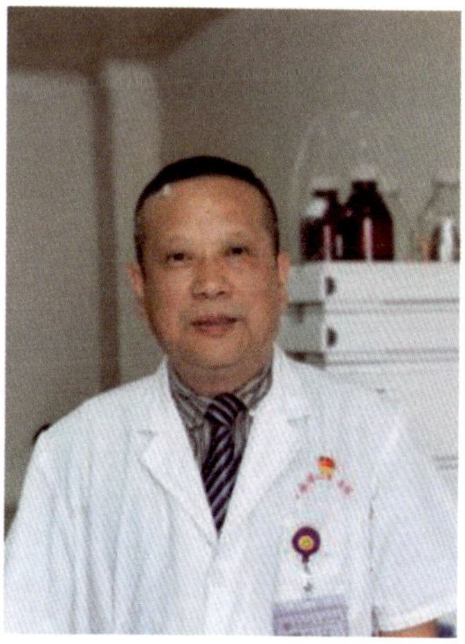

1982年9月参加工作，就职于南华大学附属第二医院，曾从事西药调剂、医院制剂、药物检验、临床药学等方面工作，先后担任制剂室负责人、临床药学负责人、药剂科副主任、药剂科主任等职务；发表学术论文20多篇，带教实习学生

图6-5 邓楠

200多人，开展了新技术、新项目10多项。

2002年7月，按人才引进调入湖南省人民医院；2003年3月任医院药学部副主任；2004年3月任医院药学部主任；2006年成立湖南师范大学附属第一医院后，兼任药剂学教研室主任，同年被湖南师范大学医学院聘为药剂学教授、硕士研究生导师，先后带教11名硕士研究生。在主持药学部工作期间，带领全科人员共同努力，成立了临床药学实验室、司法部毒物分析室，学科先后被评为医院重点学科、湖南省卫健委临床药学重点专科、中华医学会临床药学学员培训基地；先后担任中国医院协会药事管理专业委员会委员、湖南省临床用药质量控制中心副主任、湖南省医学会临床药学专业委员会副主任委员、湖南省药学会副理事长、湖南省药学会医院药学专业委员会副主任委员、湖南省医院协会药事管理专业委员会副主任委员；担任《中国药房》《湖南师范大学学报》（医学版）、《中南药学》《今日药学》等杂志副主编及编委；还先后担任卫生部"医院管理年""医疗质量万里行""抗菌药物专项整治"专家组成员，湖南省卫健委高级职称评委、医疗事故鉴定专家组成员、医院等级评审专家组成员；其间发表学术论文60多篇，承担省级或以上科研项目立项10项。

2012年被中国药学会评为全国"优秀药师"，多次荣立湖南省卫健委"三等功"和"优秀共产党员"称号。

六、左笑丛

左笑丛（1973～ ，图6-6），女，主任药师。1994年7月，分配到湖南医科大学附属第三医院（现中南大学湘雅三医院）从事医院药学工作；2008年被评为硕士研究生导师；2017年被评为博士研究生导师；2013年晋升主任药师；2013年任药学部副主任；2016年12月任药学部主任。

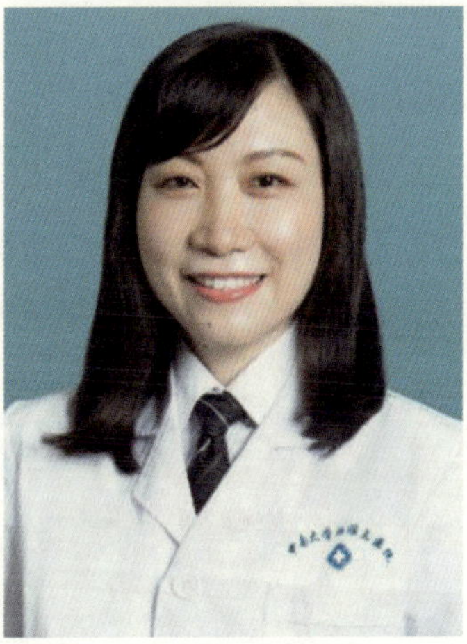

现任中华医学会临床药学分会委员、中国药学会医院药学专业委员会委员、中国药学会药物流行病学专业委员会委员、中国药理学会治疗药

图6-6 左笑丛

物监测研究专业委员会常务委员、中国智慧药学联盟副主席、国家卫生健康委员会脑卒中防治工程专家委员会合理用药专业委员会常务委员、中国药理学会定量药理学专业委员会委员、海峡两岸医药卫生交流协会医院药学专委会委员、湖南省药学会常务理事、湖南省药学会药物临床评价与研究专业委员会主任委员、湖南省医院协会药事管理专业委员会主任委员、湖南省医学会临床药学分会副主任委员等；担任《中南药学》《药物流行病学》等期刊编委，《药学学报》《中南大学学报》(医学版)和《中国医院药学杂志》等期刊审稿人。

主持国家自然科学基金课题3项；主持教育部博士点基金课题、湖南省自然科学基金课题，以及湘雅合理用药临床大数据库建设项目等课题20多项；发表SCI论文27篇；作为副主编、参编著作10多部，其中参编第七轮卫生部"十二五"和第八轮国家卫生和计划生育委员会"十三五"规划教材《临床药物治疗学》和数字教材《临床药理学》；主持的项目"他克莫司在肾移植患者中的个体化用药"荣获中南大学医疗新技术成果一等奖；软件著作权5项；省级成果奖励3项；承担中南大学湘雅医学院药学院药学本科生和研究生的临床药物治疗学、药事管理学等课程的教学工作。

2017年，成功申报首批"中华医学会临床药学分会全国临床药师师资培训中心和学员培训中心"；顺利通过国家临床药学重点专科的评估和验收；开展药物制剂室的项目建设和屏障申报工作；引入全医嘱处方审核平台；建成全国领先的"药学服务信息系统"和"合理用药大数据库"；以"药师—医护"定期交流沙龙为切入点，临床药师深入病区开展工作，主动宣传药学部开展的临床服务项目和药师能解决的问题，使合理用药和用药疑难问题找药师在临床医师中形成共识……。组织凝练科室文化：核心价值观为"修厚德，精药事，笃行进取，追求卓越"，使命为"为患者提供优质的药学服务"，愿景为"打造国内一流的药学服务品牌"。

七、皮介臣

皮介臣（1937～ ，图6-7），男，主任药师。1955年，毕业于湖南省第一卫生学校药学专业，同年分配到邵阳市第一人民医院工作；1984年，任邵阳市第一人民医院药剂科主任；历任邵阳市第四届、第五届、第六届政协委

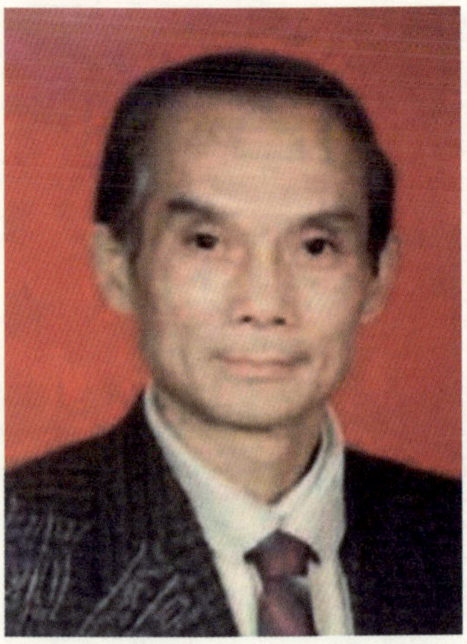

员。1956年，荣获邵阳市团市委"向科学进军积极分子奖"；1980年，荣获邵阳市新产品试制奖三等奖。

皮介臣长期从事医院药学工作，在医院制剂研发、生产、新技术引进取方面得了丰硕的成果，创造发明和技术革新项目包括：1959年对大蒜进行了研究，将其提制成静脉注射液，以及1963～1965年研制的"抗癣灵"都用于临床；1970～1977年，设计的PM-2型不锈钢压滤泵、电子自动灌装仪、膜透析—离子交换技术、中草药中心

图6-7 皮介臣

管循环抽提器等技术设备在医院制剂中得到广泛应用。20世纪80年代初引进了超滤技术、葡聚糖凝胶制备层析和分析层析技术，以及紫外分析技术、薄层分析技术，薄层荧光扫描定量分析技术等。

在药物制备工艺改革方面也取得很多成就，例如1972～1977年对"胎盘血丙种球蛋白注射剂""胎盘血白蛋白注射剂""中草药提制方法"等工艺的改革。

1975～1980年，在一些科研项目上也取得一定的成果：例如"电渗析法制备注射用水"和"电渗析法纯化注射用葡萄糖"的研究；特别是1977年成功提制"转移因子注射液""胸腺素注射液""血活素注射液"，荣获1980年邵阳市新产品试制奖三等奖；并获得蒸汽净化式制水机、新型翻塞机等多项国家实用新型专利证书。

发表论文和翻译文章10多篇，20世纪80年代初撰写的《大型输液制剂生产》等学术资料多次在湖南省医学会邵阳分会药学组学术活动中宣讲和交流。

八、朱兆新

朱兆新（1941～ ，图6-8），女，主任药师。1963年，南京药学院（现中国药科大学）药学专业本科毕业，长沙市第一医院原药剂科主任；曾任长沙市药学会副会长、长沙市卫生局专家组成员、长沙市局职称评委，曾任多届湖

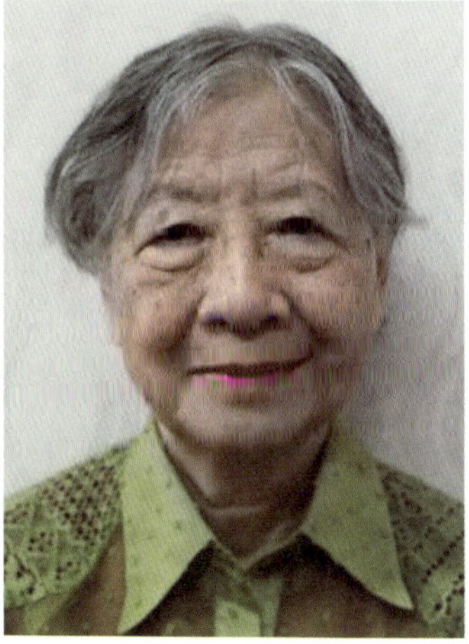

南省药学会理事。

20世纪60年代初，国内缺医少药，她率先在市内与工厂合作，建立输液流水线，提高了药品产量，降低了劳动强度。同时，率先采用超滤等先进技术，保证了药品质量；建立了小针剂室，配制市场缺乏的品种，同时还开展科研，如免疫用的胎盘脂多糖针剂。配制市场不供应的各种剂型制剂。其中，利福平滴眼剂被湖南省卫生防疫站选为全省防沙眼首选药，为全省学生防治沙眼做出了贡献。

图6-8 朱兆新

1981年，参加了卫生部在上海举办的"全国首届临床药学班"，一年后回到长沙，在湖南省药学会的领导下，协助许树梧主任，办了5期"湖南省临床药学班"，培训了全省及外省的优秀药学骨干，这批人均成为各地临床药学的主力军。

朱兆新还担任"药代动力学""合理用药"等课程的授课老师，特别是"药代动力学"课程讲义在无任何教材的情况下，自行编写，深入浅出，很受欢迎，是湖南省内第一个教授"药代动力学"的老师，并多次受邀到其他地区讲课，并为广州军区讲课均受好评，为湖南省的临床药学领先全国出力。

她获得过省级以上科技奖2个，市级十几个；主要著作有《护帅用药手册》《市处方用药手册》《临床用药精要》《胃宝—治疗胃十二指肠溃疡及胃炎新药》《利福平滴眼剂处方筛选》等。

退休后，应湖南省发改委属国际工程咨询公司邀聘为专家，曾参加省内几十家医院和传染病医院新、改、扩建中软件咨询、把关和评审，并参加发改委系统主办的新药（如青蒿素、葛根素、新治菌等）评审。

从事药学工作几十年，在平凡的岗位尽力尽责，前阶段努力开拓医院制剂，后阶段积极推动临床药学；退休后，仍为全省医院建设发挥余力，做到清清白白做人，认认真真做事。

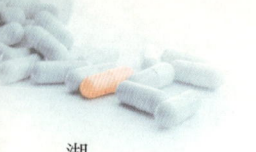

九、朱运贵

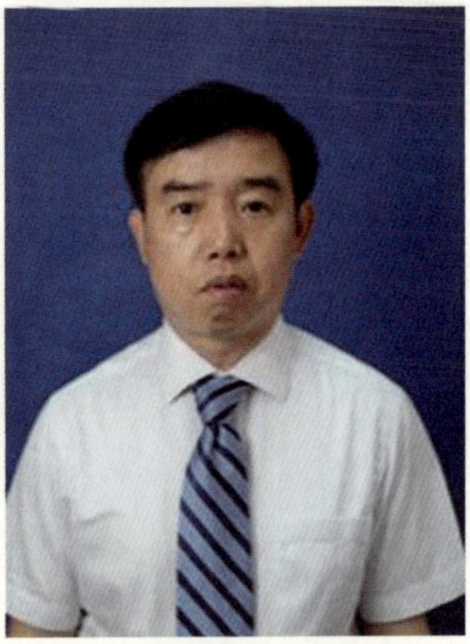

朱运贵（1963～　，图6-9），男，副主任药师。1983年，从湖南师范大学医学院毕业，同年分配到中南大学湘雅二医院从事医院药学工作。

现任中南大学临床药学研究所副所长，中南大学湘雅二医院制剂中心主任。曾任中南大学湘雅二医院药学部副主任、中南大学湘雅二医院临床药学教研室副主任、中国药学会医院药学专业委员会调剂学组委员、中国医学装备协会药房装备与技术专业委员会委员、中国医疗保健国际交流促进会药学信息化分会委员、湖南省药学会常务理事、湖南省药学会副秘书长、湖南省药房装备与技术专业委员会副主任委员、湖南医院协会药事管理专业委员会委员、《中南药学》杂志常务编委、湖南省物价局药品价格评审专家库成员等。

图6-9　朱运贵

2010年任药学部副主任至今，先后主持开发了湖南省首个临床药学咨询系统、药库管理信息系统、药物中毒信息咨询系统；在全省范围内以智慧药房的理念率先实行门诊药房自动化调配系统，有效推动了全省医院药房调配的自动化。应用物联网、互联网技术，优化了院内药品的配送流程，受到了业内好评，在全国多家医院推广应用；主持建立的医院药学safe-care体系，以患者为中心的全方位药学服务实践，对药学服务系统化起到了有益的作用。担任湖南省药学会药房装备与信息技术专业委员会副主任委员以来，抓住处方前置审核的关键节点，借助湖南省药师技能培训中心平台，开办了处方审核实践培训班，组织编写了《处方审核实践教程》，推动了处方审核实践工作在各级医院的开展。任湖南省药学会党支部书记时，积极推进学会的党建工作，以党建促会建，多次组织学会的党员专家赴湖南省的边远县区进行帮扶支教，受到了当地政府的好评，在抗击新冠肺炎的关键时期组织专家编写药学人员的防控建议及诊疗方案药物信息汇编分别在《中南药学》杂志公开发表，湖南省药学会党支部连续两年评为优秀党支部。

工作期间，朱运贵被评为"全国优秀药师"，湖南省科学技术协会、中南大学、中南大学湘雅二医院优秀共产党员；先后主持了科研课题10多项，发表论文40多篇（SCI收录6篇），主编专著4部，参编著作12部，获省部级科技成果三等奖10项。

十、任志强

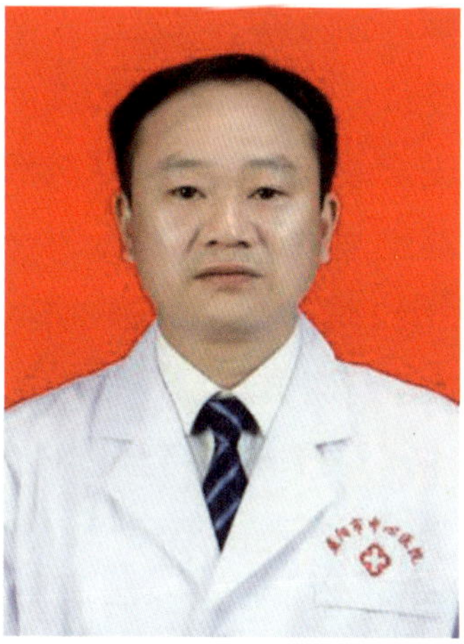

任志强（1972～ ，图6-10），男，中共党员，主任药师。1990年7月，从衡阳卫校药剂专业毕业后进入益阳地区医院（现益阳市中心医院）药剂科工作至今。

1996年起从事临床药学工作，2010年晋升为主任药师，2012年起担任药剂科副主任。从事药学工作30年，爱岗敬业数十年如一日，时刻保持开拓进取，乐于奉献，获院内院外广泛好评；目前为湖南省卫生健康委员会临床重点专科临床药学学科带头人，益阳市第二届自然科学学科学术带头人，益阳市临床用药和药事管理质量控制中心主任，益阳市药品不良反应（ADR）中心技术部负责人，益阳市科技领域专家库专家，益阳医学高等专科学校药学系兼职教授，湖南省药学会理事，湖南省药学会医院药学专业委员会委员、基层药学专业委员会副主任委员、药物临床评价与研究专业委员会委员，湖南省医学会临床药学专业委员会委员，湖南省医院协会药事管理委员会常务委员，湖南省药理学会TDM专业委员会委员，中国药理学会治疗药物监测研究专业委员会基层医院委员会常务委员，益阳市医学会临床药学专业委员会主任委员，湖南省卫生厅高级职称评委库专家等。发表论文80多篇，其中以第一作者或通信作者发表50多篇。主持湖南省科技厅技术创新引导项目（2018SK52201）1项，主持并完成湖南省科技厅课题（2015SK20404）1项，湖南省卫计委课题（B2013-150）1项，湖南省药学会课题1项。以第一完成人获得益阳市科学技术进步奖一等奖3项；第三完成人获得益阳市科学技术进步奖一等奖2项、二等奖1项；获得湖南省自然科学优秀论文奖三等奖1

图6-10 任志强

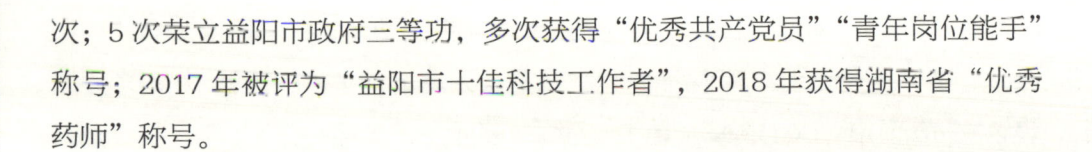

次；5次荣立益阳市政府三等功，多次获得"优秀共产党员""青年岗位能手"称号；2017年被评为"益阳市十佳科技工作者"，2018年获得湖南省"优秀药师"称号。

十一、向大雄

向大雄（1969～　，图6-11），男，主任药师。1991年，毕业于湖南中医学院，获理学学士学位；2002年，获湖南中医药大学中药药剂学硕士学位；2005年，获成都中医药大学中药药剂学博士学位；2007年，中南大学药学博士后出站；2012年11月至2013年10月，加拿大阿尔伯塔大学访问学者。

1991年7月至2002年9月，任中南大学湘雅二医院药学部药师、主管药师，2002年10月至2013年9月晋升副主任药师，2013年10月

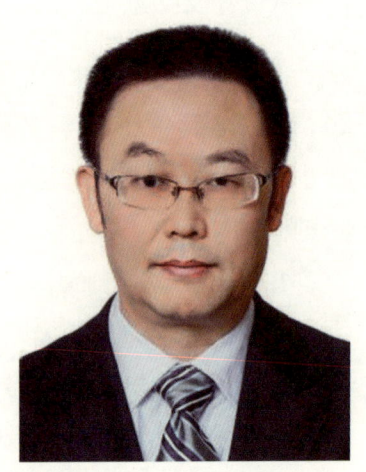

图6-11　向大雄

晋升主任药师，2010年10月至2013年12月任药学部副主任，2014年1月至2015年9月，任药学部副主任（主持科务）。2015年10月至2020年1月，任中南大学临床药学研究所所长、湘雅二医院药学部主任、湖南省转化医学与创新药物工程技术研究中心主任、湖南省中药制剂新技术重点研究室主任、临床药学教研室主任、中南大学临床药学系副主任；2020年1月至今，任中南大学临床药学研究所所长、中南大学临床药学系副主任、湖南省转化医学与创新药物工程技术研究中心主任、湖南省中药制剂新技术重点研究室主任；湖南省高层次卫生人才225工程医学学科带头人；中南大学"531"人才队伍工程第三层次人才。

他兼任湖南省药学会医院药学专业委员会主任委员、中华中医药学会制剂分会副会长、中国医药教育协会临床合理用药专业委员会副主任委员、中国医院管理协会药事专业委员会委员、中国药学会循证药学专业委员会委员、世界中医药学会联合会中药制剂专业委员会常务理事、国家药典委员会药品质量标准与临床应用工作委员会委员、湖南省药学会常务理事、湖南省药师协会副会

长、湖南省药学会药剂专业委员会副主任委员、湖南省肿瘤协会肿瘤药物专业委员会副主任委员、湖南省中医药学会中药专业委员会常务副主任委员、《中南药学》副主编。

长期从事创新药物与新制剂、中药与民族药物研究开发及医院药学管理。主持国家新药创制重大专项课题、国家科技支撑计划项目、国家自然科学基金项目等课题12项，新药及临床研究30多项，获得新药证书4项，授权专利8项，发表相关论文190多篇，其中SCI收录论文40多篇；主编专著2部；研制了世界上第一个肠溶控释制剂——盐酸青藤碱肠溶控释片；研制并成功上市国内第一个阴道给药中药凝胶剂——千金椿乳凝胶；研制的中药六类抗病毒新药疏风解毒胶囊入选国家基本药物目录。获湖南省科技进步奖三等奖1项（主持），湖南省医学科技进步奖一等奖1项，湖南省中医药科技奖一等奖1项（主持）。

十二、刘世坤

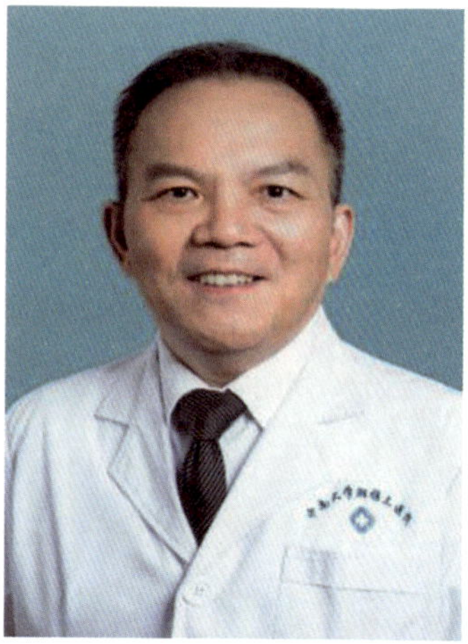

刘世坤（1963～　，图6-12），男，主任药师。1986年，湖南医科大学临床医学专业毕业后留校工作；1999年到湘雅三医院药学部工作；2000年5月，于中南大学获博士学位。自2001年起先后担任湘雅三医院药学部副主任、主任、药学教研室主任。现任国家卫生健康委药事管理质量控制中心专家组成员，湖南省卫生健康委临床用药质量控制中心主任，中国医药教育协会临床合理用药专业委员会常委、中国医院协会药事管理专业委员会委员、中国医院协会抗菌药物应用工作委员会

图6-12　刘世坤

委员、MKM专家委员会委员、中国医师协会内科学治疗委员会委员、湖南省药理学会药源性疾病专业委员会主任委员、湖南省药学会副理事长、湖南省药师协会副理事长、湖南省药学会医院药学专业委员会副主任委员、湖南省医院协会药事管理专业委员会副主任委员、湖南省医学会临床药学专业委员会委员。2013年被中国药学会授予"优秀药师"称号。

刘世坤在医院药学辛勤耕耘20多载，将其丰富的临床医学与临床药学知识紧密结合，始终坚持将医院药学服务于患者、服务于医护人员、服务于政府为宗旨，结合国家医改和药学发展前缘，开展规范化、同质化和标准化的医院药事管理、临床药师培训、注射药物集中调配管理，在湖南省抗菌药物、质子泵抑制剂等重点监控药品和特殊管理药品标准化管理、药师规范化培训等工作上做出了重要贡献。组织制定了《湖南省预防用质子泵抑制剂临床应用指导原则》和《湖南省麻醉药品和第一类精神药品管理规定》，主持了国家卫生健康委药事管理质控中心关于围手术期注射用质子泵抑制剂调研及标准的制定工作。参加国家级课题4项，省部级课题5项；发表专业论文90多篇，其中SCI30多篇；主编专著4部，参编专著10多部，参编《药事管理学》全国高等学校统编教材；历任《中南药学》《肿瘤药学》杂志副主编，《中国药房》等杂志编委。在学会任职期间，积极组织专业会议及培训，多次承办或举办湖南省药学会医院药学专业委员会学术会议；搭建医院药学学术交流平台，为湖南省医院药学学科发展和专业人才培养作出了积极的贡献。

十三、刘芳群

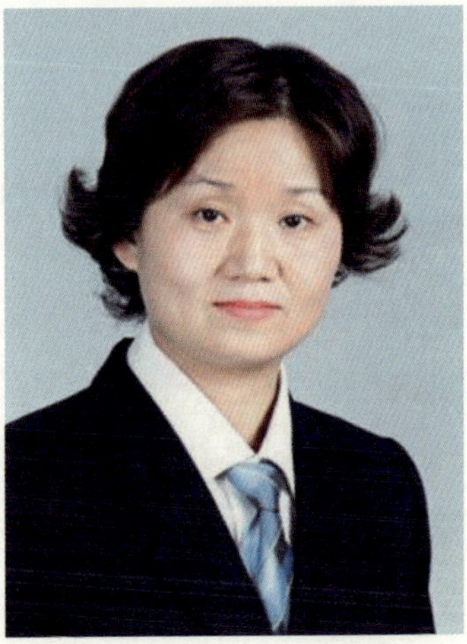

刘芳群（1962～　，图6-13），女，中共党员，主任药师。1984年7月，毕业于新疆医科大学（原新疆中医学院药学系）；2004年7月，在中南大学药学院硕士研究生课程班研修药剂学结业；现任长沙市中心医院药学部主任、国家药物临床试验机构办公室副主任、药事管理与药物治疗学委员会副主任。

兼任湖南省医学会临床药学专业委员会副主任委员、湖南省医院协会药事管理专业委员会委员、湖南省医院协会药事管理专业委员会临床药学及

图6-13　刘芳群

药物经济学与评价指导委员会副主任委员、湖南省药学会常务理事、湖南省医院协会临床研究管理专业委员会委员、湖南省卫生经济与信息学会卫生技术经济评估专业委员会副主任委员、湖南省药学会医院药学专业委员会委员、湖南省药学

会医院药学专业委员会静脉用药调配专业学组副组长、湖南省药理学会治疗药物监测研究专家委员会委员、湖南省临床用药质量控制中心委员、长沙市临床药学专业委员会副主任委员、长沙市食品药品行业专家库成员、《中南药学》副主编、《肿瘤药学》编委等。

从事医院药学工作36年，对医院药学中的药事管理、处方调剂、制剂、临床药学、药品检验与质量管理、药物信息管理、药学的科研与教学、药学人才的培养和药学人员的职业道德建设等工作具有较丰富的经验。主要研究方向是临床药学与药事管理，发表了多篇学术论文，完成合理用药课题研究"左氧氟沙星在中国肺结核患者中的群体药物代谢动力学研究"，完成临床药学课题研究"小儿应用阿奇霉素注射剂的安全性评价""缺血性脑卒中患者药学监护研究与临床药师绩效考核模式探索"，完成药事管理课题研究"喹诺酮类药物处方点评技术规范研究"。

2015年，获得中国药学会"优秀药师"称号。

十四、刘绍贵

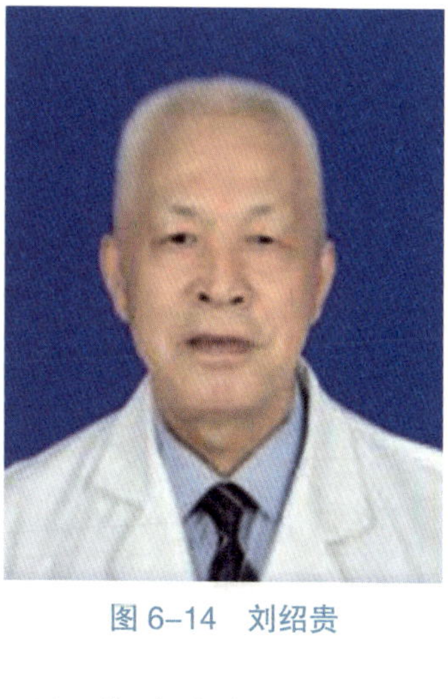

刘绍贵（1942～2022，图6-14），男，主任药师。1964年，毕业于湖南中医学院，并留任医院药学和中药教育工作。湖南省首批名老中医药专家，全国第三批和第四批老中医药专家学术经验继承人指导老师。2012年，经国家中医药管理局批准成立"刘绍贵全国名老中医药专家传承工作室"。担任湖南中医药学院药学专业领导小组组长，药学系副主任和附属第一医院药剂科主任及学科学术带头人等职；兼任湖南省中医药学会理事、常务理事以及中华中医药学会第三届、第四届理事，任湖南

图6-14 刘绍贵

省中药专业委员会常务副主任委员和主任委员25年，以及湖南省中医医院管理协会常务理事、湖南省医院管理协会药学专家组副组长。曾任《中国药房》《湖南中医杂志》《中南药学》等11种期刊的副主编、常务编委、编委，以及省部级多个专家评审委员会委员。担任中药学、中药炮制学、药事管理学等6个学科的

教学，进行70多次专题讲学和报告，培养多名硕士和博士。

20世纪70年代，刘绍贵负责筹建并主持过学院药学专业的工作；20世纪80年代，参加创办光明中药函授学院湖南分院并任常务副院长，率先在附属医院开展中药临床药学，实行医院药学二级分科，强化中药质量和合理用药管理，在全国省级中医院对口检查评比中获"中药工作第一"殊誉，并在全国中西医结合工作会上介绍经验，随后多次在省市药品质量检查评比中获第一。20世纪90年代，在医院分级建设评审和放心药房建设中更起到典型和示范作用，促进了中医院药学学科发展。数十年如一日，坚持修身为人、严谨治学、敬业奉献，对本草、方药的传承发展、中药品种引用与质量控制、中药饮片形态变异与煎煮服用方法、中药临床药学与药学服务、现代中医院药事管理等方面有深入研究，共发表学术文章170多篇、科普养生文章400多篇；主编著作31部，主审专著11部，参编著作15部。主持完成"中医医疗机构药事管理现代化研究"等多项课题；40多次被医院、大学、省主管厅局、省级及国家级学会和国家中医药局评为先进个人与优秀指导老师，被誉为湖湘首席中药药学专家。

十五、刘昭前

刘昭前（1963～ ，图6-15），男，主任药师，中共党员，医学博士，二级教授，博士研究生导师，享受国务院特殊津贴专家，国家卫生健康委突出贡献中青年专家，药理学国家重点学科和湖南省特色重点学科带头人。

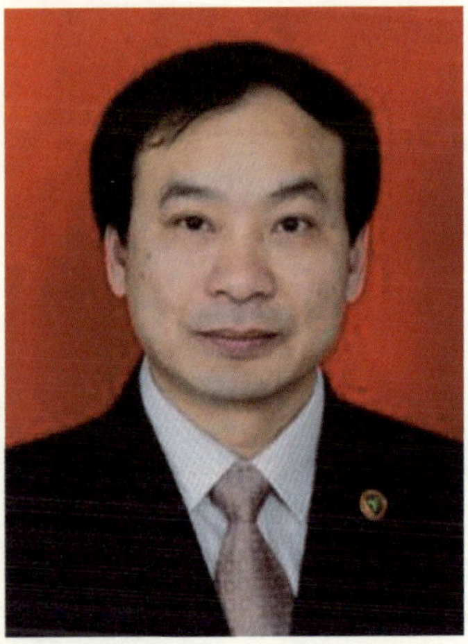

2001年，毕业于中南大学湘雅医学院，任中南大学湘雅医院党委委员、副院长，国家老年疾病临床医学研究中心副主任，药物临床试验机构主任，遗传药理学湖南省重点实验室主任，遗传药理学湖南省普通高等学校重点实验室主任；

图6-15 刘昭前

1996～1998年，在德国慕尼黑大学作高级访问学者；2002～2004年，在美国印第安纳大学医学院从事博士后研究，获印第安纳大学优秀博士后研究者。

刘昭前还兼任中国药理学会常务理事、中国药理学会临床药理专业委员会副主任委员、湖南省药理学会理事长、湖南省药学会副理事长、湖南省医学会和湖南省医师协会常务理事、湖南省医学会临床药理专业委员会主任。担任《中国生化药物》杂志副主编，以及多家国外杂志的编委。

多次获教育部突出贡献中青年专家、新世纪优秀人才、高等学校"优秀青年教师"等荣誉称号；湖南省"芙蓉学者计划"特聘教授、湖南省首批跨世纪121人才、湖南省普通高等学校青年骨干教师培养对象等称号。

主持 2 项国家高技术研究发展计划项目、2 项国家"重大新药创制"科技重大专项、7 项国家自然科学基金项目和教育部"长江学者"创新团队资助计划项目，以及国家级和省部级多项重点项目和科研课题；获国家和省部级科技成果奖 18 项；主编和参编教材、专著 23 部；在国内外核心期刊上发表研究论文 351 篇，其中 SCI 收录论文 260 篇；获国家授权发明专利 5 项。

主要从事糖尿病和恶性肿瘤等重大疾病的遗传药理学和药物基因组学基础与临床应用研究；针对铂类药物开展了系列研究，阐明了翻译调控影响铂类反应个体差异的全新分子机制，推动了"DNA 修复通路是铂类药物基因组研究的核心"这一传统观点的改变，为解释铂类疗效个体差异产生机制提供了新思路。

已指导硕士、博士和博士后共 87 名。

十六、刘莉萍

刘莉萍（1963～ ，图 6-16），女，主任药师，中共党员。1984 年 7 月，毕业于中国药科大学，并分配到南华大学附属南华医院工作 36 年，2001 年 12 月聘任为主任药师，坚守在医院药学、药事管理和药学教育一线从事药学专业工作。

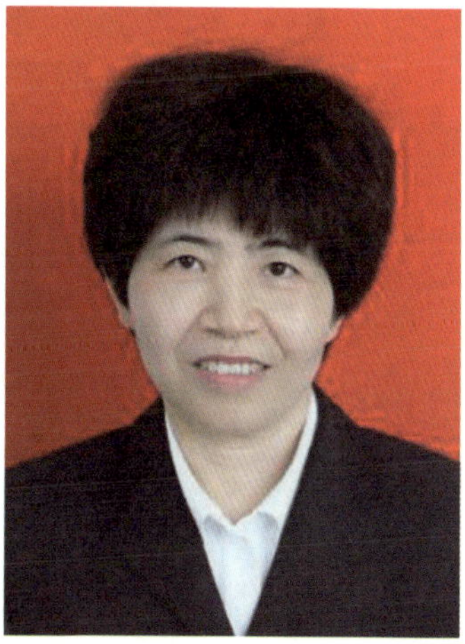

主要工作经历：1984 年 7 月至 1993 年 5 月，任核工业卫生学校药理学教师、校办副主任，参与创办药学专业工作；1993 年 5 月至 2020 年 1 月，先后任南华大学附属南华医院药学部正、副主任和药学教研室主任 26 年，担任南华大学生物

图 6-16 刘莉萍

药剂学与药物动力学课主讲教师，参与国家、省、市合理用药督导等工作。目前，主要从事临床药学和药学教育工作。

主要论著有《Melperone对结扎大鼠冠状动脉引起心律失常的预防作用及与氨酰心胺的协同作用》《国产罗红霉素胶囊剂和颗粒剂药物动力学》；论文《衡阳市6家医院门急诊抗消化性溃疡药处方分析》荣获1998年"健安杯"第二届全国医院用药现状分析及趋势预测研讨会优秀论文二等奖；《开展临床药学，提高药剂科工作质量》《药学会诊模式初探》；《儿科药物手册》编委、《基础ICU医师合理用药200问》副主编；全国高等医药院校规范教材案例版《生物药剂学与药物动力学》教材第一版、第二版编委；主持国家继续教育项目"临床安全用药学习班"、湖南省卫生厅课题"清洁切口皮肤细菌培养药敏及抗菌药物应用干预"等。

学术团体任职：湖南省药学会理事、湖南省药学会医院药学专业委员会委员、湖南省医学会临床药学专业委员会常委、湖南省健康管理协会安全合理用药专业委员会委员、湖南省经济与信息学会卫生技术经济评估专业委员会委员、湖南省药理学会药源性疾病专业委员会委员、衡阳市药学会副理事长等。首届《中南药学》杂志编委。2005年12月至2016年12月，任衡阳市医学会临床药学专业委员会主任委员。2000～2002年，任核工业总公司卫生系统高级职称评委会委员。2009～2019年，任湖南省卫生健康委高级职称评审委员会委员。2009年，被评为南华大学优秀教育工作者；2014年，被评为中国药学会"优秀药师"。

十七、刘湘

刘湘（1968～　，图6-17），女，中共党员，主任药师，毕业于中南大学湘雅医学院，本科学历，医学学士学位，目前任湖南省湘潭市中心医院药学部主任。

自1990年从事医院药学工作，全面负责医院药事管理与临床药学工作，在全省率先推行门诊处方前置审核和静脉用药集中配置；2014年，成立国家药物临床试验机构；2015年，药学部临床药学被确定为湖南省重点专科建设项目和湘潭市重点专科。自主开发药学信息平台，为临床提供药物信息、TDM 监测数据、药品不良反应、在线用药咨询、药学专业互动、视频教学等现代药学服务，不断提高患者用药的合理性与依从性。2016 年，药学部前置审方和重点药物管控在全省进行推介。同年，医院开展抗菌药物 AMS 管理，在推进医院抗菌药物科学化精细化管理方面发挥了重要作用。2017 年，药学部获批首批临床药师学员培训中心，同年被湖南省卫生健康委指定为湖南省健康扶贫临床药师同质化培训基地；2019 年，成立全省县级医院临床药师专科专病审方培训班，带领药学团队开展各级各类培训及科研教学工作，积极探索药学转型。

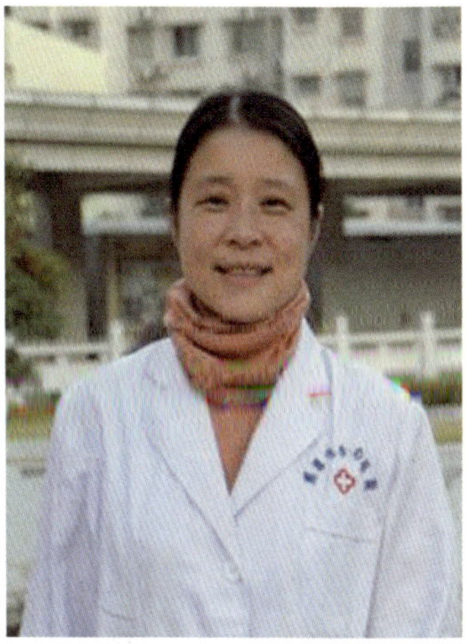

图 6-17　刘湘

2014 年，科研项目"医院门、急诊电子处方实时审核的规范化研究"获湘潭市科学技术进步奖三等奖；2015 年，科研项目"静脉药物配置中心有效运行的探索与实践"获湘潭市医学科技奖二等奖；2019 年，科研项目"抗菌药物科学化管理（AMS）中促进合理用药临床药学运行模式的探讨"获湘潭市医学科技奖一等奖；2018 年，获评湖南省药学会"优秀药师"；2019 年，获评中国药学会"优秀药师"；2020 年，作为第一主编编写了《县级综合医院临床药学骨干药师同质化培训手册》。

刘湘还兼任中国药理学会治疗药物监测研究专业委员会委员、中国老年学和老年医学学会肿瘤康复分会用药安全工作委员会常务委员、湖南省医院协会药事管理专业委员会副主任委员、湖南省药师协会理事、湖南省药物评价产业技术创新战略联盟理事、湖南省药学会基层药学专业委员会副主任委员、湖南省药学会药房装备与信息技术专业委员会副主任委员、湖南省卫生技术经济评估专业委员会副主任委员、湘潭市医学会常务理事、湘潭医卫职业技术学院特聘教授、湖南省医院协会药事管理专业委员会临床药学及药物经济学研究与评价专家指导委员会副主任委员、湖南省健康管理协会安全合理用药专业委员会常务委员、湘潭市药学会副理事长、湘潭市医学会临床药学专业委员会主任委员，湘潭市质量控制中心主任。

十八、刘韶

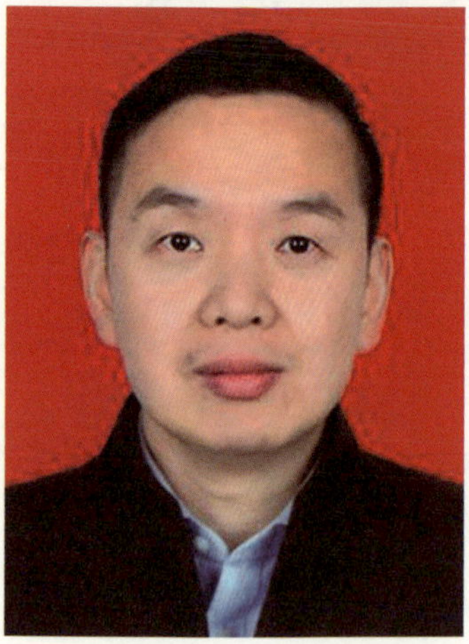

图 6-18 刘韶

刘韶（1974～ ，图 6-18），男，主任药师。现任中南大学湘雅医院药学教研室主任、药学部主任兼临床药物血液浓度检测室主任；兼任湖南省健康管理协会安全合理用药专业委员会副主任委员兼秘书长、湖南省药学会中药及天然药物专业委员会委员并兼任秘书长、湖南省药学会药学教育专业委员会委员、湖南省康复医学会骨质疏松专业委员会委员、中国生物医药技术协会药物分析技术分会委员、世界中医药学会联合会中药制剂专业委员会理事、湖南省医院协会药事管理专业委员会常委，湖南省高层次卫生人才"225"工程培养对象（临床药学），湖南省科普专家。《中国药房》编委、《中南药学》编委、Clinical Pharmacology & Therapeutics（CPT，《临床药理学与治疗学》）中文版编委，主持各级课题30多项，专利7项，以第一作者或通信作者发表论文100多篇，其中收录SCI收录40篇。

十九、许树梧

许树梧（1931～2020，图6-19），男，主任药师。1957年，毕业于南京药学院药学专业（现中国药科大学药学院），同年到湖南医学院附属第一医院工作；1962年调到湖南医学院附属第二医院，曾任药剂科主任，兼任中国药学会医院药学专业委员会第一届、第二届副主任委员，湖南省药学会理事长，《中国医院药学杂志》《药物流行病杂志》及《中草药》编委等；享受国务院政府特殊津贴。

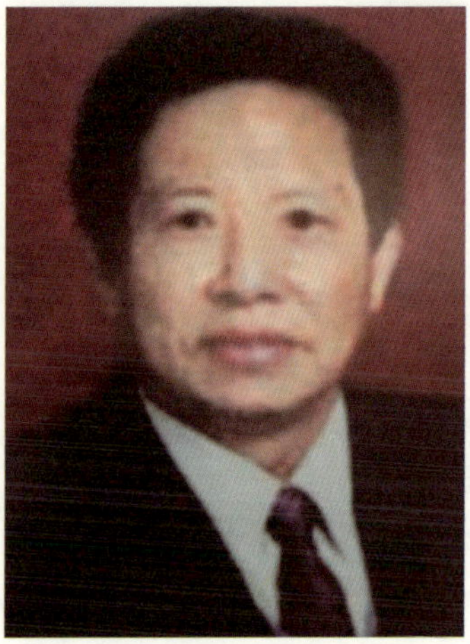

图 6-19 许树梧

20世纪60年代以来，许树梧主要从事中草药制剂研究，曾获1978年全国科学大会奖；1983年湖南省中医药科技进步奖二等奖等。

20世纪80年代，他创建湖南省最早的临床药学实验室；1989年，受卫生部派遣赴美国华盛顿大学药学院进修临床药学；1992年，招收湖南省医院临床药学的第一位研究生；1992年创建国内第一家毒物咨询中心——湖南省毒物咨询中心，向社会普及毒物中毒与解救知识，开展毒物中毒咨询服务，进行毒物分析、制备与供给特殊解毒药物等；共主编、主译、主审专著12部，参与编译著作10部，发表研究论文近40篇，其中主编的《医院制剂》一书，荣获长沙市1986年科技成果奖三等奖。

二十、任华益

任华益（1949～　，图6-20），男，中共党员，主任药师，二级教授，享受国务院特殊津贴专家；2011年"中国优秀药师奖"获得者；2002～2010年，任湖南省肿瘤医院大医技科室主任；2005年创办《肿瘤药学》杂志，并担任主编。

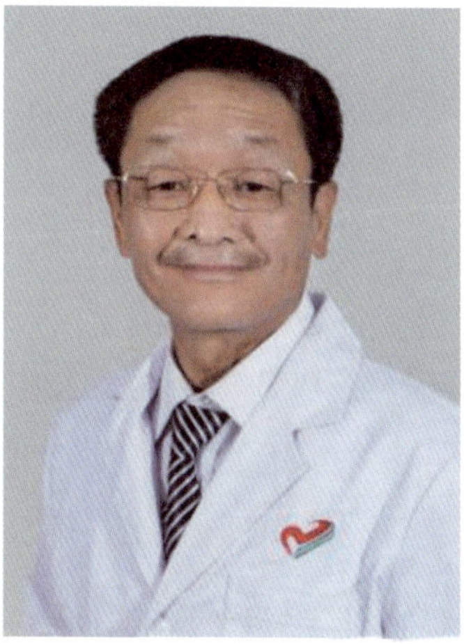

任华益曾担任湖南省药学会副理事长、湖南省医院管理协会药事管理专业委员会副主任委员、中国药理学会药物基因组学专业委员、中国药学会医院药学专业委员会肿瘤药学学组委员、中国药学会应用药理学专业委员会肿瘤应用药理学组委员、湖南省中西医结合学会肿瘤学专业委员会委员。

图6-20　任华益

2005年，任华益教授提出并负责组织了湖南省肿瘤医院申报卫生部临床药理基地（现为SFDA药品临床研究机构）的工作，担任基地办公室副主任，使该院成为卫生部第二批临床药理基地之一。2007年，牵头成功申报湖南省卫生厅临床重点专科建设项目，湖南省肿瘤医院药学部成为第二批入选单位。

主持或参与国家级与省级项目20多项，包括国家自然科学基金项目"薯蓣皂苷抗乳腺癌作用的细胞分子机制研究"、湖南省科技项目"BRCA1基因表达与调控在卵巢癌细胞顺铂耐药中的作用机制研究"等项目；课题"扶正克癌冲剂的研制"获湖南省中医药科学技术进步奖三等奖。

主编《实用药物名称》《药学三基训练》（上、下册），以及《实用抗肿瘤药物手册》《实用药品名称用途用法用量速查手册》（上、下册），担任副主编及参编《老干部实用手册》等专著10部；发表论文60多篇，其中SCI收录3篇，核心期刊论文39篇。

他组织实施并完成临床抗肿瘤药物血药浓度监测及肿瘤药敏实验数千人次，其中肿瘤药敏试验填补了同期湖南省内本领域的空白；参与危重患者会诊并指导合理用药1000多人次，指导建立规范的肿瘤患者药历；带教学生600多人，1998～2009年被湖南省卫生厅记二等功1次，三等功4次；1991～2011年，多次被湘西土家族苗族自治州人民医院和湖南省肿瘤医院评为优秀党员，3次被评为优秀带教老师。

退休后，受湖南省肿瘤医院返聘，继续担任《肿瘤药学》主编，为药学事业发展贡献余热。

二十一、汤芳萍

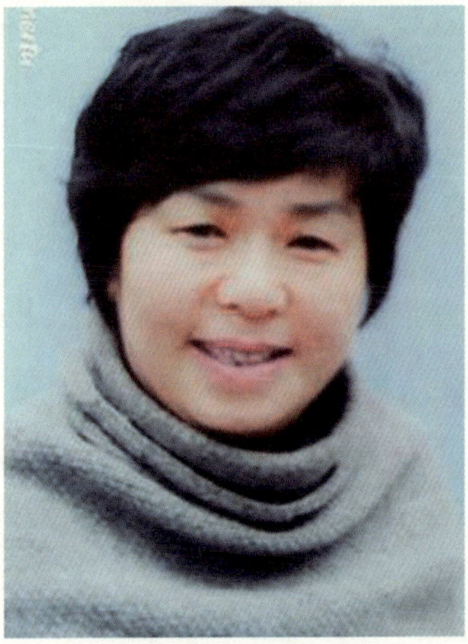

汤芳萍（1963～ ，图6-21），女，副主任药师。1988年，湖南医学专科学校药学专业毕业，研究生学历，2001～2011年担任邵阳市中心医院药剂科主任；2011年3月，任邵阳市食品药品监督管理局总工程师，现任邵阳市市场监督管理局总工程师、邵阳市药学会常务副理事长。

汤芳萍担任邵阳市中心医院药剂科主任时，面临药房工作散乱繁杂、设施陈旧简陋、药事管理低下、药学人员思想僵化等难题。为此，她勇挑药剂科工作的重担，尽职尽责，带领药剂科全

图6-21 汤芳萍

体员工转变观念、改革创新、走进临床，树立了药剂科的良好形象。一是转变观念促提高。带领药师们从专业着手，采取"走出去开阔眼界，请进来现场指导"的方式，开展药事管理、学术专业提升的行动。同时，她挑起了学科带头人的重任，通过开展学术讲座、成立医院药学质控小组，以及组织一系列活

动,来改变邵阳市医院药学的落后状况。如会同衡阳市、湘潭市、郴州市等地的同行,组织了"湘南药学"学术活动;承办了湖南省药学会医院专业委员会2005年、2006年学术年会,有效地推动了邵阳市药学的学术能力提升。二是改革创新树形象。在2006～2007年,以保障药品质量、方便患者为目标,对药房进行改革改造,使全市医院药房面貌焕然一新。同时,让药师走出小窗口,为患者面对面提供服务,提升药师服务质量,展示了药师形象。三是走进临床最前手,带领和引进高学历人才走进临床,开展药学服务,加大药学知识普及、推行合理给药,让药师与医师、护士一道构建临床治疗三驾马车。药师们不断进取,努力拼搏,终于能昂首站在医疗管理队伍中。正是在她的带领下,邵阳市医院药学工作发生了巨大的变化,迎来了人们(特别是职能部门)对医院药剂科看法的改变,这对邵阳市医院药学具有划时代的意义。

汤芳萍作为药师的领头人,既钻研专业又提升管理水平,不仅学习了药学专业研究生课程,还在清华大学药事管理研究生班学习,撰写了12篇论文发表在国家、省级刊物上。她以药学人员的学识及卓越的管理,带领药师们将邵阳的医院药学推到了湖南地方药学的第一方阵,得到了医护人员、患者及同行的认可,本人也得到了组织的肯定。

二十二、李绍裘

李绍裘(1931～ ,图6-22),男。1952年招入湘雅医院药局工作,不仅亲身经历和见证了"湘雅药局——湘雅药剂科——湘雅药学部"历史车轮的循次而进,更以渊博的知识、理性的思考、精益求精的专研推动着湘雅药学事业的稳步前行。

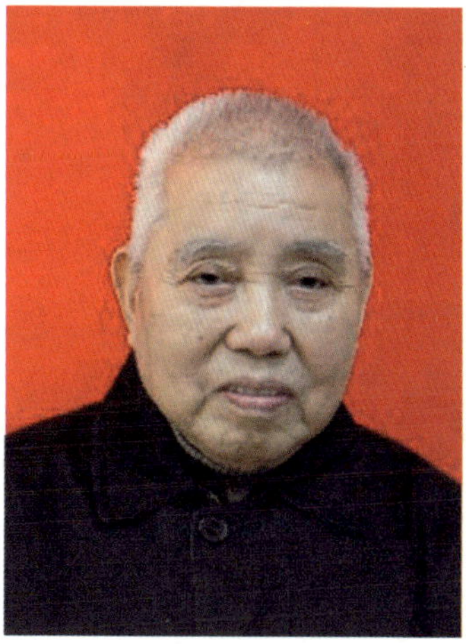

进入药局工作之后,在百业待兴的那个年代,从调剂开始到制剂,先后建立了普通制剂室、压片制剂室、灭菌制剂室,使湘雅药局成为整个湘雅医院提高医疗质量、保证患者用药安全有效最重要的环节。

图6-22 李绍裘

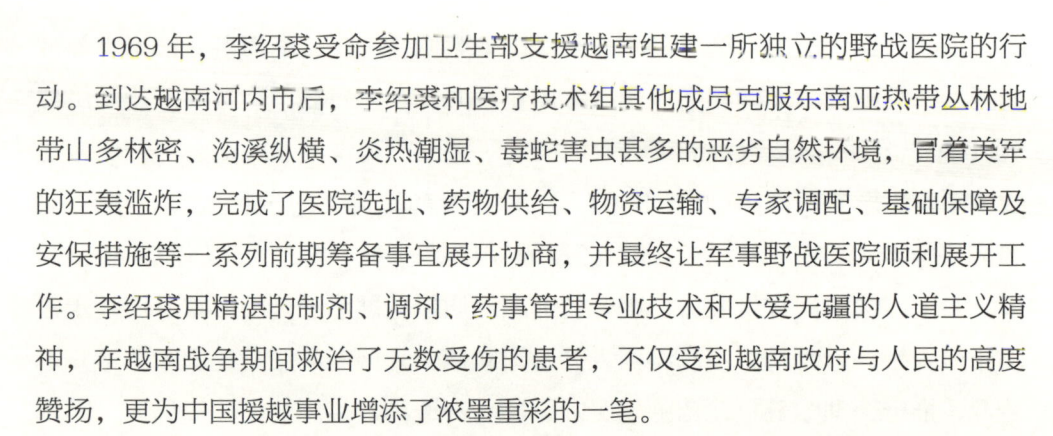

1969年，李绍裘受命参加卫生部支援越南组建一所独立的野战医院的行动。到达越南河内市后，李绍裘和医疗技术组其他成员克服东南亚热带丛林地带山多林密、沟溪纵横、炎热潮湿、毒蛇害虫甚多的恶劣自然环境，冒着美军的狂轰滥炸，完成了医院选址、药物供给、物资运输、专家调配、基础保障及安保措施等一系列前期筹备事宜展开协商，并最终让军事野战医院顺利展开工作。李绍裘用精湛的制剂、调剂、药事管理专业技术和大爱无疆的人道主义精神，在越南战争期间救治了无数受伤的患者，不仅受到越南政府与人民的高度赞扬，更为中国援越事业增添了浓墨重彩的一笔。

1980年，湘雅药局改名为湘雅药剂科，李绍裘成为湘雅药剂科支部书记；同年，参加了在上海锦江饭店召开的全国医院药学学术会议，会议结束之后，李绍裘结合湘雅医院实际情况，带领药剂科全体人员开始筹备摸索，逐步开展临床药学的前期研究工作。通过制剂提成，专利转化资本等多种方式为湘雅临床药学研究筹集资金；成立临床药学研究室，收集全国各级药学刊物，购置有关药学书籍，完善相关资料的收集与整理工作；建立健全药剂科室管理制度，要求药师进入病房了解患者病情与用药情况；鼓励将计算机等先进科学技术运用到临床药学的研究领域等，这些均为后期临床药学研究工作顺利展开奠定了坚实的基础。

二十三、李湘斌

李湘斌（1963～　，图6-23），男，2009年5月于中南大学获得博士学位。1982年，进入衡阳市人民医院（现南华大学附一医院）工作，1997年12月，任药剂科主任、药剂学教研室主任、药物临床经验机构办公室主任；2011年，被湖南省国资委借调到国药控股湖南有限公司任副总经理、党委副书记；2018年2月，返回南华大学附属第一医院。现任湖南省药学会副理事长、湖南省药理学会副理事长、湖南省药师协会常务理事。历任湖南省药学会医院药学专业委员会副

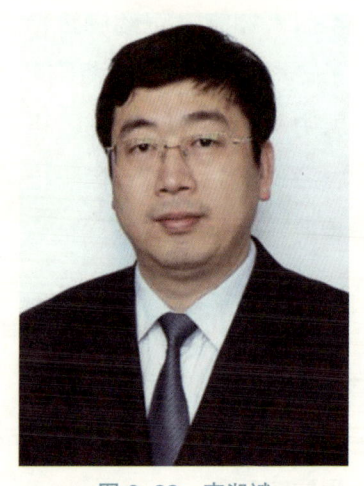

图6-23　李湘斌

主任委员、湖南省医院协会药事专业委员会副主任委员、衡阳市药学会副理事长、衡阳市临床用药质量控制中心主任。2009年，被中国药学会授予"优秀药师"称号，被湖南省药学会评为"优秀学会工作者"；2011年5月，被湖南省医院协会评为"优秀临床科室主任"。

李湘斌在医院药学、药品批发企业辛勤耕耘38年，熟悉药剂专业、制剂配制、药品检验各种技术，具有药品批发企业管理经验。发表专业论文20多篇，副主编或参编专业书籍10多本，其中参编《药剂学》等全国高等学校教材3本，历任《中南药学》《中国药房》等4种杂志编委。在学会任职期间积极组织专业会议及培训，多次承办或举办湖南省药学会医院药学专业委员会学术会议、湘南地区药学学术会议、衡阳市药学学术会议。搭建医院药学学术交流平台，为湖南省医院药学学科发展和专业人才培养做出了积极的贡献。

二十四、李焕德

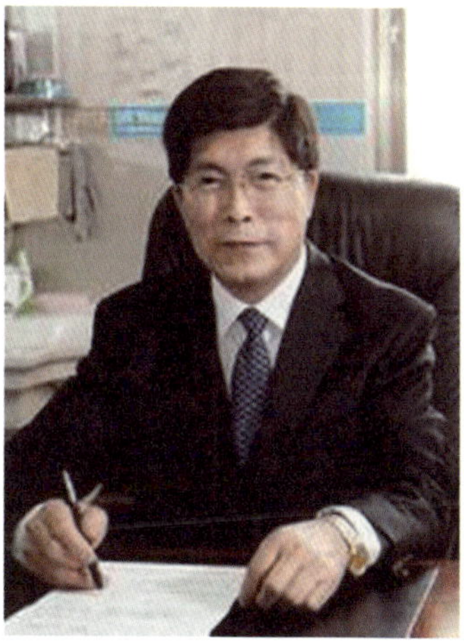

李焕德（1953～　，图6-24），男，教授，一级主任药师，博士研究生导师。毕业于中国药科大学药学专业，长期从事体内药物（毒物）分析与临床药物代谢动力学科研与教学工作；1994年晋升副教授，1998年破格晋升教授、主任药师，2004年聘为博士研究生导师，2007年聘为一级主任药师。曾任中南大学湘雅二医院药学部主任，中南大学临床药学研究所所长，湖南省毒物咨询中心主任，中南大学湘雅药学院副院长。

多年来，李焕德主任在抗精神病药物合理与

图6-24　李焕德

安全使用的基础与临床和中毒与解毒两个领域进行系列深入研究，发表相关论文400多篇，其中SCI收录论文80多篇；主编《临床药学》《解毒药物治疗学》等专著20部，2007年《临床药学》列入教育部药学类规划教材，《解毒药物治疗学》《急性中毒毒物检测与诊疗》两本专著填补了国内空白；获得中国药学科技成果二等奖、中华医学奖、吴杨奖药学研究二等奖；承担了国家自然科学基金、湖南省中医药科研计划项目及湖南省自然科学基金等课题研究。

50年来，培养了硕士、博士80多名。作为我国医院药学学科带头人之一，带领的湘雅二医院药学团队获得首批临床药学国家重点专科建设单位；并发起创立全国性学术交流平台"临床药学湘雅论坛"，提出教学·科研·临床实践全面发展，围绕合理用药，站在学科发展前沿，引导产学研结合发展，把最新研究成果用于临床。

现任中国药学会理事、湖南省药学会理事长。曾任中国药学会医院药学专业委员会（第三、第四届）副主任委员、中国药理学会治疗药物监测研究专业委员会副主任委员、国家食品药品监督管理总局新药审评专家、卫生部专业技术考试专家委员会专家、国家自然科学基金同行评议专家、湖南省药学会医院药学专业委员会主任委员、湖南省中西医结合学会常务理事、湖南省医学会临床药学专业委员会主任委员、湖南省新药审评专家，以及湘雅二医院教授委员会委员、学位委员会委员及学术委员会委员等；《中南药学》杂志创刊人之一，并任主编；担任《中国药学杂志》编委、《中国医院药学杂志》常务编委及《中国现代应用药学》副主编等；2019年，被授予"国之名医，卓越建树"名誉称号。

二十五、何周康

何周康（1961～　，图6-25），男，主任药师。毕业于湖南师范大学医学院，毕业后到湖南省儿童医院从事医院药学工作，主要研究方向为儿科临床药学。

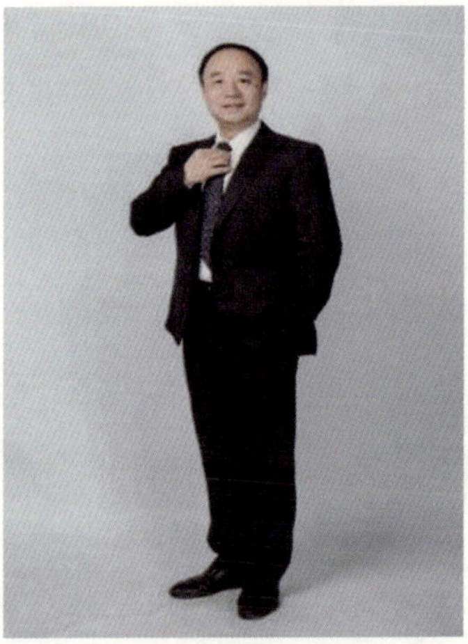

何周康曾兼任中国药学会医院药学专业委员会儿科药学专业组委员、中国妇女儿童药学工作者联谊会常务理事、湖南省药学会常务理事、湖南省药学会医院药学专业委员会副主任委员、湖南省医院管理协会医院药学专业委员会委员、湖南省医学会临床药理学专业委员会委员、湖南省医药行业协会专家委员会委员，《中国药房》《儿科药学》等杂志编委。

图6-25　何周康

主持湖南省卫生厅课题一项、湖南省发改委科研课题一项及湖南省中医药管理局科研课题一项，发表专业论文近 20 篇。

主要论文：《140 例癫痫患儿卡马西平血药浓度结果分析》《托吡酯单药或添加治疗儿童各型癫痫的临床观察》《儿童患者鲍曼不动杆菌临床分布及耐药性分析》《乌司他丁对重症手足口病患儿的肺保护作用》。译著《JCI 之药物管理与信息交流标准》。

二十六、张毕奎

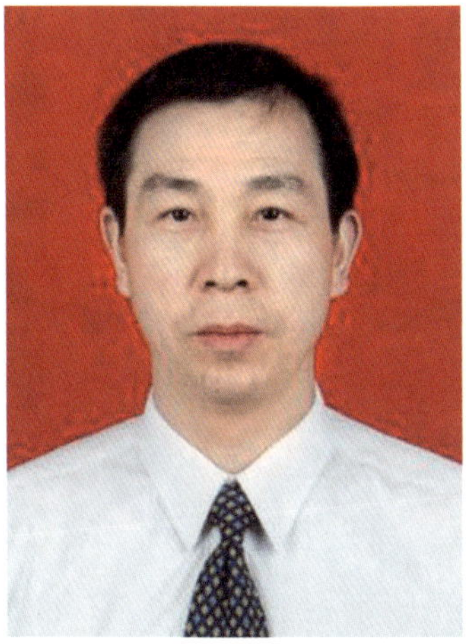

张毕奎（1968～ ，图 6-26），男，主任药师，药理学博士，博士研究生导师。1992 年，毕业于华西医科大学，获理学学士学位；2003 年，获中南大学湘雅药学院药剂学硕士学位；2013 年，获中南大学药理学博士学位，香港中文大学临床药理学部访问学者。

1992 年 7 月至 2007 年 4 月，任湘雅二医院药学部药师、主管药师、副主任药师；2007 年 5 月至 2013 年 12 月，任湘雅三医院副主任药师、主任药师、药学部主任、临床药学教研室主任；

图 6-26　张毕奎

2014 年 1 月至 2019 年 12 月，任中南大学临床药学研究所副所长、湘雅二医院药学部副主任；2020 年 1 月至今，任中南大学湘雅二医院药学部主任、临床药学教研室主任。兼任中国药学会理事、中国药学会医院药学专业委员会副主任委员、中国药理学会治疗药物监测（TDM）研究专业委员会副主任委员、第二届全国高等学校临床药学专业教材评审委员会委员、湖南省药学会副理事长兼秘书长、湖南省医学会临床药学专业委员会主任委员，以及《中南药学》副主编，《中国医院药学杂志》《中国药房》等杂志编委。

主要从事新药、新制剂体内药物分析及药动学研究、治疗药物监测（TDM）研究及医院药事管理工作。在神经精神疾病的治疗药物监测、抗感染治疗药物的合理使用、妊娠期安全用药、器官移植后免疫抑制剂精准用药等方面积累了较多经验，擅长药物中毒、药物相互作用、药物不良反应的处理等。

主持或参与国家自然科学基金课题 4 项，国家"十一五""十二五"科技支撑计划子课题 2 项；已发表学术论文 100 多篇，其中 SCI 收录论文 30 多篇；主编《解毒药物治疗学》《输液治疗用药的合理使用》专著 2 部，副主编全国临床药师规范化培训系列教材《急救专业》（人民军医出版社，2019 年）、全国高等医药院校药学类规划教材《临床药学》（中国医药科技出版社，2020 年）5 种；获湖南省科技进步三等奖 5 项（其中主持 1 项），湖南省医学科技进步奖一等奖 1 项、二等奖 1 项。

二十七、张莉

张莉（1956～ ，图 6-27），女，主任药师。1982 年，毕业于南京药学院（现中国药科大学），获理学学士学位。1982 年 2 月至 1985 年 4 月，任湘潭制药厂药师；1985 年 5 月至 2016 年 6 月，在长沙市第三医院任主管药师、副主任药师、主任药师。其中，1996 年 2 月至 1998 年 12 月，任药剂科副主任，1999 年 2 月至 2000 年，任药剂科主任，2002 年 1 月至 2014 年 3 月，任长沙市第三医院药剂科主任。兼任湖南省药学会医院药学专业委员会委员，湖南省药学会第十二届、第十三届理事会常务理事，湖南省医学会临床药理专业委员会委员，湖南省临床用药质量控制中心委员，长沙市医学会临床药学专业委员会第一届主任委员，长沙市药学会常务理事，《中南药学》编委，湖南省和长沙市医疗事故鉴定专家库成员。

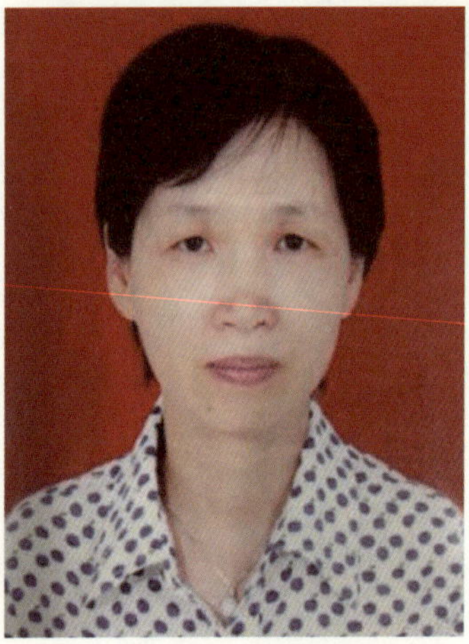

图 6-27　张莉

主要从事医院调剂、制剂、治疗药物监测（TDM）研究、临床药学及医院药事管理工作。

在《中国医院药学杂志》《中南药学》和《中国药师》等杂志发表论文 20 多篇，作为副主编和编委分别参加了《临床实用新药》《实用外科医师处方手册》《老年药物治疗学》等图书的编写工作。主持和参加省市科研课题 5 项；长沙市科技局科技计划项目成果"MRS 肺炎患者万古霉素持续静脉滴注的 PK/PD 研究"，获 2009 年度长沙市医学科技二等奖；2010 年，被中国药学会评为全国"优秀药师"。

二十八、陈立新

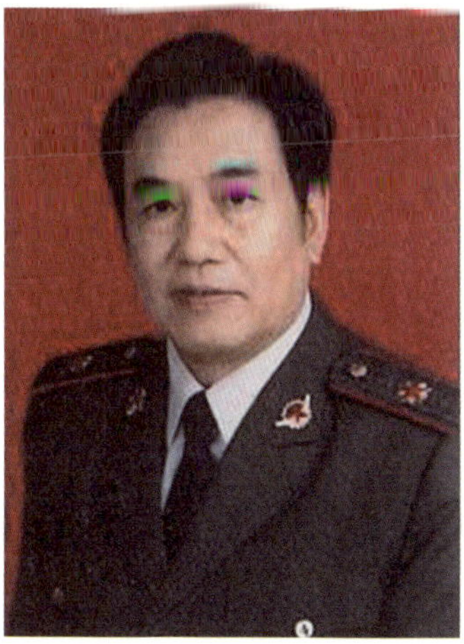

陈立新（1944～　，图6-28），男，主任药师。曾任中国人民解放军第一六三医院（现中国人民解放军联勤保障部队第九二四医院）药剂科主任。1960年，毕业于湖南黔阳卫生学校药剂专业（现湖南医药学院），同年被部队特招入伍，分配到中国人民解放军第一六三医院药剂科工作至2004年退休。

陈立新曾担任湖南省药学会理事会副理事长、常务理事、秘书长，湖南省药学会医院药学专业委员会主任委员，湖南省医院管理协会医院药事管理专业委员会副主任委员，广州军区药学专业委员会副主任委员；省级、市级医疗事故鉴定委员会专家，湖南省、广州军区卫生系列高级技术职称评定委员会评委；《中国医院药学杂志》编委。

图6-28　陈立新

陈立新长期从事医院药学工作，在药物研究方面：开展了矮地茶治疗老慢支、女贞叶治疗冠心病的药理药化、大输液生产自动化、机械化等研究项目10多项，获军队科技进步奖三等奖5项、四等奖3项，广州军区科技创新奖2项；发表论文80多篇，主参编专著5部。在医院制剂方面：20世纪70年代初，成功研制出第一台输液生产机械化、自动化的联动线，解决了医院输液生产手工操作，劳动强度大、产品质量不稳定的问题；创办了洪山制药厂，兼任厂长；开发了复方矮地茶片、女贞叶注射液、双氯灭痛栓等一批医院制剂。在临床药学方面：20世纪80年代初，在广州军区率先开展临床药学血药浓度监测、用药咨询；参与临床查房、会诊、处方审评等临床药学业务活动，研发的药物相互作用微机管理系统，获得军队科技进步奖三等奖；承办了广州军区第一期临床药师学习班，为临床药学的发展做出了贡献。

陈立新在担任药剂科主任近20年中，科室的人才队伍建设、学术水平、药材保障能力都上了一个新台阶，在药物科研、制剂生产、临床药学等领域取得了丰硕成果；科室全面建设达到历史鼎盛期，跨入全军先进集体行列，先后被评为广州军区药材工作先进单位、基层建设先进单位、全军药材工作先进单位，科室3次荣立集体三等功。

陈立新从事医院药学事业50多年，不断进取，勇于创新，为湖南省医院药学及军队药学事业的发展做出了贡献，曾多次被湖南省药学会评为学会工作先进个人、湖南省药学会特别贡献奖、广州军区药材工作先进个人、全军药材工作先进个人、全军贯彻《药品管理法》先进个人，3次荣立三等功。

二十九、陈孝治

陈孝治（1935～ ，图6-29），男，主任药师，中共党员，临床药学专家。1957年毕业于南京药学院药学系（现中国药科大学药学院），同年分配到湖南医学院附属第二医院（现中南大学湘雅二医院）工作，历60年之久，历任药师、主管药师、副主任药师、主任药师；1984年，任药剂科副主任；1993～1996年，任药剂科主任。曾任湖南省药学会副理事长，湖南省药学会药剂专业委员会主任委员；担任了《中国医院药学杂志》编委30多年。

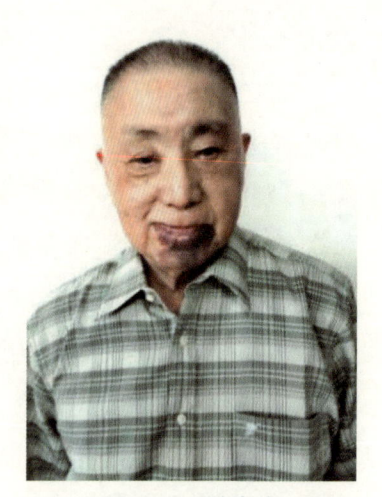

图6-29 陈孝治

陈孝治毕生从事医院药学事业，早在20世纪50年代末期，先后筹建了药物分析室和中药房；1961年，因工作需要调到湖南医学院红专药厂从事新药开发与生产；1964年，调回湘雅二医院，主要从事制剂生产。20世纪70年代，全国大搞中草药的发掘工作，转而研究中草药制剂的制备和活性成分的分离，参加由本院内科教研组牵头的"枳实抗休克专题"的研究工作，主要负责枳实注射液的研制，该项研究成果获1978年全国科学大会奖；与湖南医药工业研究所合作，进行枳实升压有效成分的研究工作，全国首次从枳实中分离得到升压成分——对羟福林与N-甲基酪胺，该项研究获得1978年全国科学大会奖；与外科胆道组合作"茵陈胆道排石针"的研究获1981年湖南省科技成果奖四等奖；20世纪80年代转向临床药学，着重于药物相互作用，药物配伍后的稳定性和药物分析方法的研究。在全省举办了多期培训班,担任药物相互作用的授课教师。自1992年担任药剂科主任以来,在医疗、教学、科研、管理工作中取得了较大的成绩,药剂科多次被评为全院先进科室;1994年,药剂科被评为卫生部先进单位。

他发表了论文70余篇,著作有主编9本、副主编5本、参编22本。其中,《新编实用药物手册》从1981年出版以来颇受读者好评。

退休后,受湖南省药学会之聘负责《湖南药学》的编辑部工作;2003年,《湖南药学》获得了国家正式刊号并更名为《中南药学》,2006年该杂志进入国家科技部中国科技论文统计源期刊(中国科技核心期刊)。

三十、欧阳荣

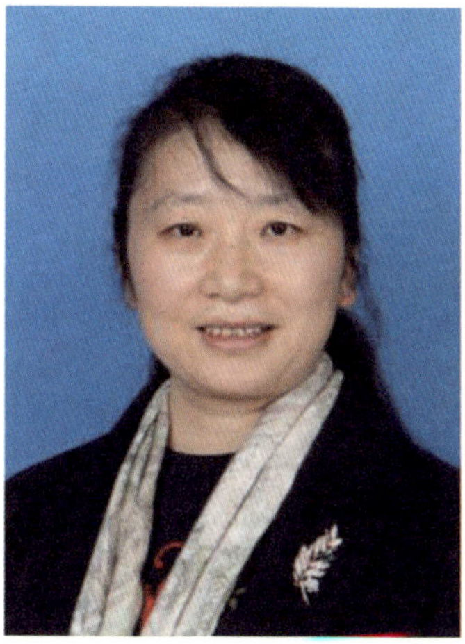

欧阳荣(1964～ ,图6-30),女,主任药师、教授,硕士生导师。先后于1985年和1991年,就读湖南省卫生学校药学专业和湖南中医药大学中药学专业;1985～1988年,在益阳市药品检验所工作;1988年至今,在湖南中医药大学第一附属医院药学部工作,历任医院药检室班长、中心药库主任、药学部主任等职务,现为湖南省中药药事管理质量控制中心主任,医院药学学科带头人。社会兼职有中华中医药学会药房管理分会副主任委员、中药炮制分会常务委员,中国中

图6-30 欧阳荣

医药信息学会中药材和中药饮片质量分会副会长,世界中医药联合会中药标准分会常委,湖南省药学会与湖南省中医药和中西医结合学会常务委员,湖南省中医药和中西医结合学会中药专业委员会主任委员;湖南省卫生系列高级职称、中华医学会医疗事故鉴定等多个专家库成员;担任《中国药房》等多个杂志编委。

欧阳荣勤奋好学,勇于探索,博采众长,逐步在中药质量控制、中药临床应用、中药调剂和药事管理等学科领域形成了独特的学术理念;在质量控制方面主编出版了《常用中药饮片质量检验》等多部专著;在调剂方面,主持制定

了《湖南省中药饮片调剂规范》，参与了《中药饮片汤剂煎煮技术规范》的制订，主编了《中药调剂指南》；在中药炮制和传统制剂方面，被聘为《湖南省中药饮片炮制规范》修订专家组总组长；在临床合理用药方面，参与《中药饮片临床应用规范》的制订；在药事管理方面，主编《现代中医院药事管理学》，并主持国家中医药信息标准项目《中药煎药管理与质量控制系统建设指南》（T/CIATCM 025—2019）已作为团体标准颁发实施；带领团队成功申报国家中医药优势特色教育培训基地、国家中药临床药师培训基地、湖南省中医药管理局临床药学重点专科。作为湖南省中医药和中西医结合学会中药专业委员会主任委员，连续多年评为学会先进集体和先进个人，2016年被中国药学会评为"优秀药师"，2019年当选为湖南省第十届科协委员。

欧阳荣先后主持和参加省厅级课题29项；获中华中医药学会科学技术奖三等奖1项；湖南省科学技术进步奖一等奖和三等奖各1项；湖南省中医药科学技术进步奖一等奖、二等奖和三等奖各2项；发表论文100多篇；主编和参编学术专著28部，其中12部任主编、8部任副主编；3部作品获湖南省优秀科普作品奖。

三十一、易爱纯

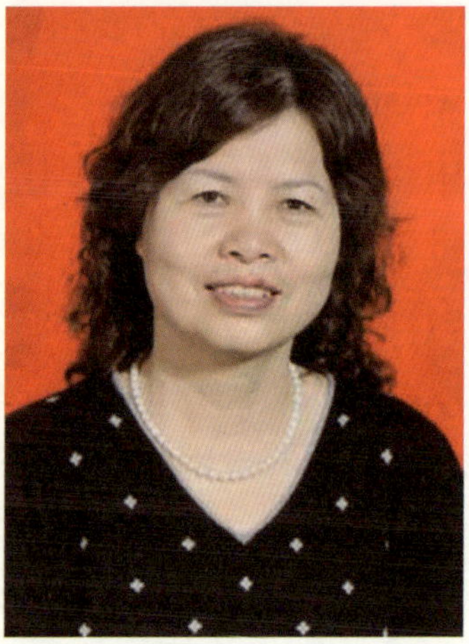

易爱纯（1953～　，图6-31），女，主任药师，毕业于湖南省中医学院药学系，曾就职于长沙市第一医院，任药剂科主任、荣誉主任、执业药师。

易爱纯曾任湖南省医院管理协会专业委员会委员、湖南省医院药事管理专业委员会副主任委员、湖南省药学会医院药学专业委员会委员、湖南省临床药理专业委员会委员、湖南省临床用药质量控制中心委员、湖南省中药学会中药专业委员会委员、湖南省卫生系统高级职称评审委员会委员、湖南省医院评审专家库成员、湖南省医疗机构药品采购评标专家；担任《中华临床医学杂志》编委、《中国药房》编委、《中南药学》常务编委及编委。

图6-31　易爱纯

工作期间，于1996年主持的"胃镜下喷药强化与口服药物巩固治疗消化性溃疡的临床研究"项目成果获湖南省科学技术研究成果奖；1998 年，主持的"妥布霉素滴眼液的制备及临床应用研究"项目成果获长沙市科学技术成果奖。

主编或参编了《基本医疗保险用药指南》《临床实用新药》《药品商品名别名大全》《合理用药问答》《新特药评价手册》《现代中医院药事管理学》《新特药评价手册Ⅱ》《临床实用新药（第 2 版）》《选药用药问答》《临床基本药物手册》等多部专著。发表论文 40 篇，其中 12 届荣获长沙市优秀学术论文、长沙市自然科学优秀学术论文及长沙市药学会优秀论文一等奖、二等奖、三等奖。

2000 年、2002 年、2004 年、2007 年度荣获长沙市卫生局三等功；1999 年、2003 年、2006 年、2010 年度荣获长沙市卫生局嘉奖；1997 年、2000 年度荣获湖南省医学高等专科学校优秀带教老师；2010 年度荣获湖南省临床用药监测先进个人；2010 年被中国药学会评为"优秀药师"。

三十二、周玉生

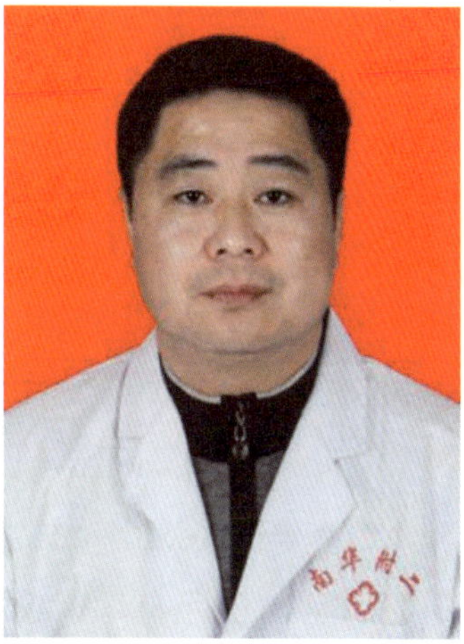

周玉生（1965 ～ ，图 6-32），男，主任药师。1989 年 6 月，毕业于湖南中医学院，现任南华大学附属南华医院党委书记，教授，南华大学硕士研究生导师，衡阳市蒸湘区人大常委会委员。

学术兼职：中国医药教育协会中药与民族药评价分会副主任委员，中国药学会医院药学专业委员会委员，中华中医药学会医院药学分会委员，湖南省药学会副理事长，湖南省医院协会卫生技术经济评估专业委员会副主任委员、医院评价管理专业委员会常务委员，湖南省医学会临床药学

图 6-32 周玉生

专业委员会副主任委员，湖南省中医药与中西医结合学会中药专业委员会副主任委员，湖南省药理学会药源性疾病专业委员会委员，衡阳市药学会理事长，衡阳市医学会健康管理专业委员会主任委员。

从事医院药学工作 30 多年，先后从事中药调剂与采购、临床药学与医院药事管理、行政管理及教学工作，专业理论知识扎实、行政管理作风创新，在医院药学服务与药事管理方面具有较高造诣；作为学科带头人，一直重视医院

药学学科建设，提倡在完成日常药品供应、临床用药监管等日常工作的基础上开展药学科研工作，近10年主要从事医院药学服务转型发展与临床药师工作量化考核、中药化学成分药用活性探索及基因多态性用于精准用药领域的研究。主持及参与国家与省市级课题10多项；以第一或通信作者发表SCI收录及中文期刊论文30多篇；主编《生药学》（案例版）本科教材与《基层ICU医生合理用药200问》等药学专著3部、参编专著与教材4部；近10年培养药学专业硕士研究生近20名。

2002～2008年，带领南华大学附属第二医院药剂科团队先后荣获湖南省"芙蓉标兵岗"与衡阳市"诚信药房"称号。2010年至今，先后荣获衡阳市科协学会工作先进个人、蒸湘区维稳先进个人、南华大学附属第二医院优秀党员等称号。2013～2019年，3篇论文分别获得衡阳市自然科学优秀论文奖；2017年，被中国药学会评为"优秀药师"，多次被评为湖南省药学会先进个人。

三十三、周仪容

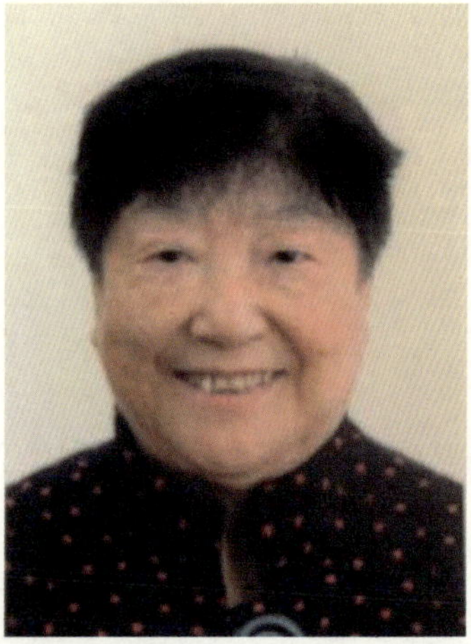

周仪容（1941～ ，图6-33），女，主任药师。1964年8月，毕业于浙江大学医学院药学系，任原株洲市一医院（现株洲市中心医院）主任药师；曾赴塞拉利昂援外医疗队工作，受到了塞拉利昂总统接见；历任湖南省药学会理事，株洲市药学会理事长，株州市一医院药剂科主任等职位。

曾参与医院制剂大楼的工艺设计，对净化和蒸馏水制备工艺有超前意识，配合手术需要，制备"洋金花注射液——中麻1号"；撰写并发表了《双重气钡造影颗粒剂的制备》《心血管病房药物不良反应监察》《注射用水的制备与临床》《我院门诊处方抗菌药物的使用分析》《79例十二指肠球部溃疡用药分析》《改良紫外分光光度法测定人血清和唾流液氨茶碱的含量》《体液中药物浓度分析》等40多篇论文；主持编写了《株洲市一医院药物手册》等。

图6-33 周仪容

45年，筚路蓝缕，沐风栉雨。周仪容在医院药学岗位上为医院制剂、药学调剂、临床药学、医院药事管理，以及各项教学和科研工作，开创了医药结合，提高医疗质量的新局面。

三十四、周伯庭

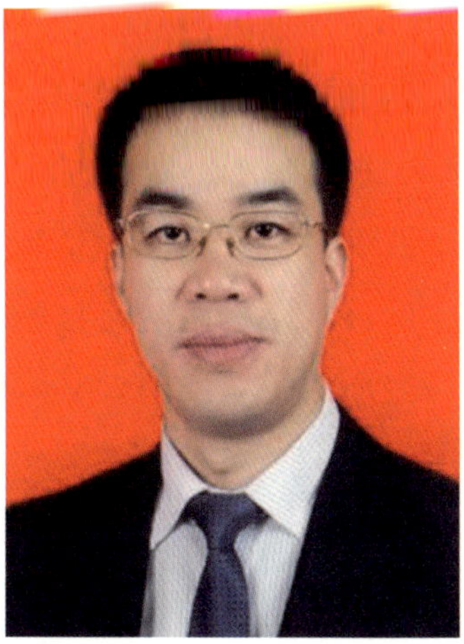

周伯庭（1969～，图6-34），男，主任药师，博士生导师。1996年，毕业于中国药科大学药学院，在中南大学湘雅医院工作；2010年2月至2011年3月，赴美国克瑞顿大学医学中心作访问学者；2014年7月至2015年10月，赴清华大学医院药事管理高级培训班学习医院药事管理；2019年4月至2020年3月，赴中南大学湘雅三医院进修抗凝专业临床药师；同时还于2016～2018年，多次赴美国、英国、日本及中国台湾地区多家高校和医院短期进修学习；2012年8月起，任湘雅医院药学部副主任；2016年7月起，兼任药学教研室副主任。

图6-34　周伯庭

兼任中国药理学会治疗药物监测专业委员会常务委员、湖南省药理学会治疗药物监测专业委员会主任委员、湖南省药学会药物临床评价与研究专业委员会副主任委员、湖南省药房装备与信息技术专业委员会副主任委员、湖南省卫生经济与信息学会卫生技术经济评估专业委员会副主任委员、湖南省妇幼保健与优生优育协会药事管理与临床药学专业委员会副主任委员、湖南省医院协会药事管理专业委员会副主任委员、湖南省药理学会副秘书长等职；担任《中国医院药学杂志》《实用药物与临床》《解放军药学学报》《中南药学》《湖南师范大学学报》等杂志编委/审稿专家；于2000～2006年，在中南大学湘雅药学院承担全日制本科生的药物化学、天然药物化学和有机光谱解析等课程教学；自2018年起，承担研究生的药学前沿、临床药学研究进展等课程教学。

主持国家自然科学基金面上项目、国家高技术研究发展计划（863计划）子课题、湖南省科技计划重点项目、湖南省自然科学基金面上项目等10多项研究；参与国家自然科学基金项目、湖南省自然科学基金重点项目等课题10多项；在国内外各种期刊发表论文50多篇，其中以通信作者或第一作者发表

SCI 收录论文 20 多篇；主编专著 1 部，参与专著编写 8 部；获湖南省自然科学一等奖 1 项，专利 2 项。

三十五、周宏灏

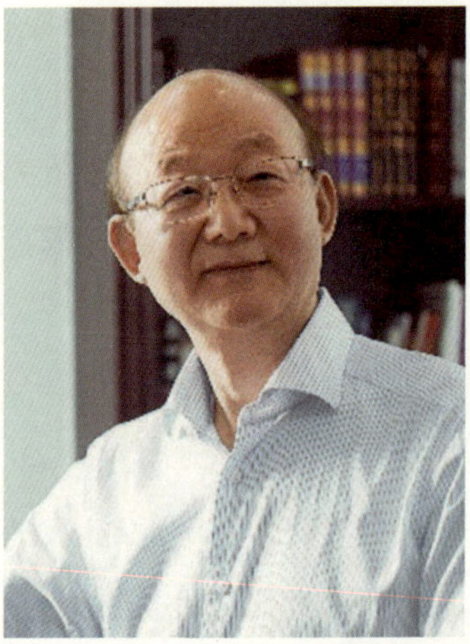

周宏灏（1939～　，图 6-35），男，中国工程院院士，中国医学科学院学部委员，遗传药理学、药物基因组学和临床药理学家。1962 年毕业于武汉医学院医疗系（现武汉大学医学部）。现任中南大学湘雅医院终身教授、中南大学临床药理研究所所长、中南大学湘雅医院临床药理研究所所长、中南大学湘雅医学检验所所长、国家卫生健康委个体化医学检测培训基地主任和试点单位负责人。

图 6-35　周宏灏

1978 年，周宏灏调入湖南医科大学从事药理学和临床药理学教学和研究；1983～1991 年，先后获得美国中华医学基金会和默沙东（Merck）国际临床药理学奖学金，在中国香港大学和美国范德堡大学进行临床药理学研究；1991 年，回国后获得 2 项国家自然科学基金重点项目和 3 项美国医学研究基金项目，创建了我国第一所遗传药理学研究所；在国内首次为研究生开设遗传药理学课程，出版《药理学》和《遗传药理学》中文、英文专著和教材 10 多部；在《新英格兰医学杂志》等 SCI 收录英文期刊上发表论文 440 多篇；培养硕士、博士和博士后 210 多名，造就了一支遗传药理学和药物基因组学研究和服务的专业人才。

在国际上首次发现和证实药物反应种族差异，推动全球临床用药、新药研发和药政管理重视种族因素；深入系统研究药物反应个体差异遗传基础，率先提出个体化医疗理念，并在全国推广应用；创建我国首个个体化用药咨询中心，开发世界首张个体化用药基因芯片并实现产业化；推动我国个体化医学分子检测的规范化和标准化国家管理；获得国家科学技术进步奖二等奖、湖南省科学技术杰出贡献奖、中华医学科技奖和省部级一等奖 8 项。周宏灏是我国遗传药理和药物基因组学学科的开拓者和带头人，也是国际同行认可和熟知的遗传药理学和药物基因组学家，多年来被评为药理学国际高被引学者。他是国际遗传药理学和药物基因组学学会创始人之一，曾任国际药物代谢学会执行委员、泛太平洋临床遗传药理学会执行委员；中国药理学会副理事长、湖南省药学会第十一届、第十二届、第十三届理事长，中国药理学会药物代谢专业委员会主任委员，创建中国药理学会药物基因组学专业委员会并任首届主任委员。

三十六、周明炯

周明炯（1934～ ，图6-36），男，副主任药师，中共党员。1953年8月，从湖南省卫生学校药剂专业毕业后，分配到湘潭市中心医院（原湘潭人民医院）；1979年，晋升主管药师；1987年，晋升副主任药师。工作41年，先后从事调剂、制剂、药检、临床药学科研等专业技术工作，担任过制剂室、临床药学室负责人，药剂科主任等职务；还同时担任医院工会委员、医院工会副主席等，学科方面曾担任湖南省药学会理事、湘潭市药学会委员、药剂学组组长。

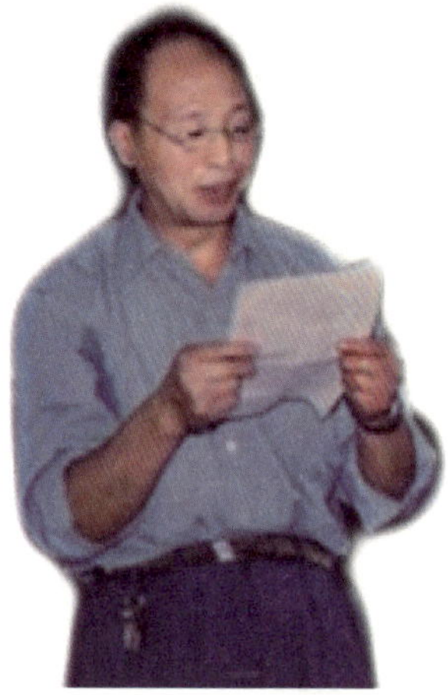

图6-36 周明炯

在本专业教学科研中，积极发挥自己的特长，熟练掌握调剂制剂操作技能，大胆开发新剂型，改革生产工艺，如设计大输液自动流水生产线，先后引进开发中西药制剂70多个品种，获得过地区及医院内的科技奖；同时还担任一些带教培训工作，结合工作实际，撰写学术论文5篇，其中2篇在全国性专业期刊上发表。

在医院工作40多年中，先后被省、地、市、院多次评为先进工作者、优秀党员、工会积极分子。

三十七、柯铭清

柯铭清（1931～ ，图6-37），男，1957年毕业于南京药学院（现中国药科大学），同年分配到中南大学湘雅医院药剂科工作，历任药剂科副主任、主任。历任湖南省药学会医院药剂分科学会主任委员、湖南省新药评审委员会

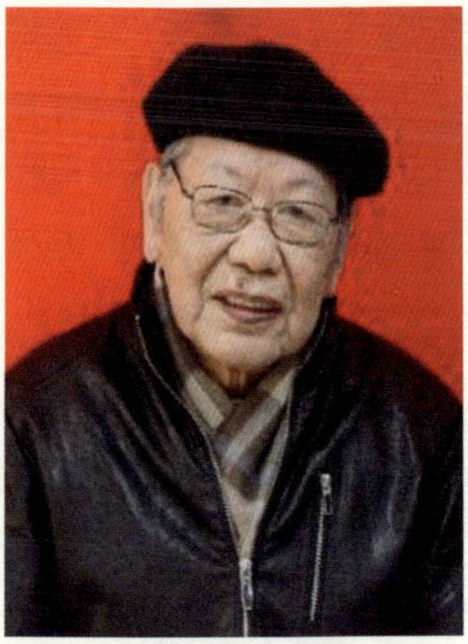

委员、湖南省卫生厅医疗事故鉴定委员会委员、《世界专利文献通报》（医疗卫生分册）编辑部常务副主编、中国医学科学院情报研究所《医药情况》（内参）特约通讯员、《中国药房》首届编委、中国微量元素科学研究会第一届理事。

柯铭清主任为医院制剂的规范发展做出了突出贡献，是《医院制剂规范》和《中国医院制剂规范》主编之一。工作中勇于担当，如1966年临危受命，紧急创制氯化钡特效解毒剂，解救了株洲农药厂166名中毒工人，与湘雅医院临床急救医生一同创造了医学史上罕见的大范围中毒事件零死亡纪录。另外，他创新了医院制剂科研成果转化路径，如以医药专家身份参与珠海经济特区生物化学制药厂建设，并于1992年受到邓小平接见合影；以访问学者身份赴美国合作交流。

图6-37 柯铭清

在职期间主持、参与了多项新产品开发研究并获奖，如1984年，内给氧治疗剂（注射用过氧化碳酰胺）获湖南省人民政府重大科技成果奖三等奖，湖南省卫生厅医药卫生科技成果奖二等奖；胎儿窘迫症治疗剂获湖南省卫生厅科技成果推广应用奖二等奖；速溶减肥茶获外贸部重大科研成果奖三等奖、湖南省外贸局重大科技成果奖二等奖；特种白甘薯研究与利用获湖南省科学技术委员会1992年科学技术研究成果奖和湖南省农业厅农业科学技术进步奖；复方聚乙二醇电解质散获江西省人民政府重大科技成果奖三等奖；灭菌香纸巾超声声学造影剂和天然咖啡因电解质功能性运动饮料获得国家发明专利。

主编或主译了《中草药有效成分与药理特性》《医药商品知识》《药品知识入门》《临床药学研究进展》《护师用药指南》等多部著作。此外，1983年接受国家专利局委托承办《世界专利文献通报》（医疗卫生分册）第1～12期，担任常务副主编。

三十八、秦后生

秦后生（1956～ ，图6-38），男，副主任药师。1978年毕业于湖南中医学院药学系。1989～1993年，任核工业415医院（现南华大学附属南华医

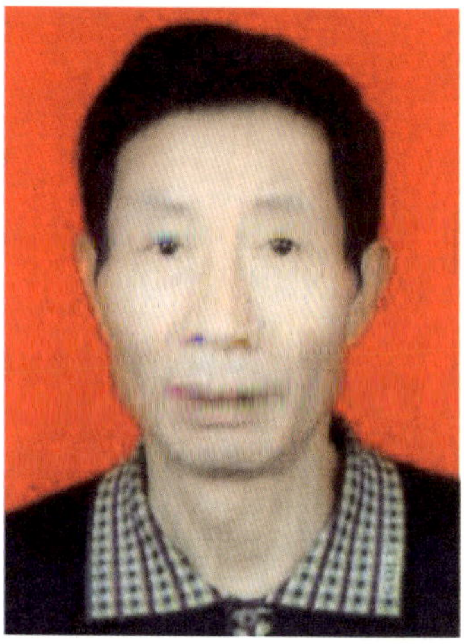

院）药剂科副主任；1994～1999年，任药剂科主任；2000～2001年，任燕恒制药厂厂长、总工程师；1995～2002年，担任衡阳市药学会理事长。

担任药剂科正副主任期间，执行国家政策，参照药厂GMP标准对制剂室进行了移址改建，建成面积逾1400平方米的制剂楼，引进最新型大输液生产联动线；重新组建制剂检验室。一切为临床服务、为患者服务的意识，凡是临床需要的药品，无论是外购的，还是自制产品，不管盈利与否，只要对患者有利的，尽力满足，如配制胰岛素、利多卡因小针、青霉素皮试液等。

图6-38 秦后生

1995年7月，核工业415医院药剂科成立临床药学研究室并创办《临床药学通讯》内刊，为该院首份专业性杂志。杂志栏目丰富，包括新药介绍、药物与临床、老药新用、临床实践、药物不良反应、药事管理等，积极鼓励本院医务人员投稿，利用《临床药学通讯》平台与临床交流，架起了药学与医学的桥梁，活跃了医院的学术气氛。1994年，科室购买了第一台486微型电脑和一套临床药学电脑咨询专家系统。1995～1998年，先后委派药师到南京军区南京总院和上海华山医院进修临床药学，组织编著《医院基本药物目录》和《医院处方药物手册》，积极开展临床药学工作，提高药剂科工作质量。

担任衡阳市药学会理事长期间，注重衡阳市各单位专业合作、学习交流，召开各类学术活动，鼓励药师撰写论文并进行论文评奖。

三十九、钱康年

钱康年（1936～2018，图6-39），男，教授，主任药师。1959年，毕业于南京药学院（现中国药科大学），分配到湖南医学院（现湘雅医学院）药理教研组工作；1961年8月，调入湘雅医学院附属医院药剂科工作，历任药剂科副主任、主任。

在医院临床药学领域耕耘50多年，把毕生精力都奉献给了我国的医院药

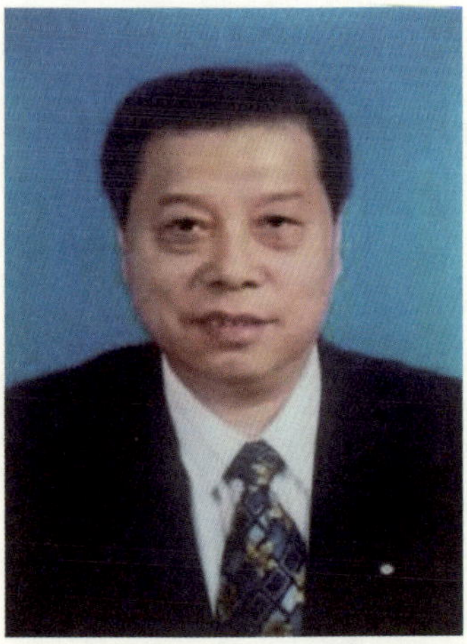

学事业。他主持了新制剂楼建设工作，使药剂室可以全面开展临床药学研究，为临床用药个体化起到了重要作用。1985年，参与"内给氧剂晶体过氧化氢碳酸酰胺"项目，成功解决了当时双氧水用药安全问题，荣获湖南省医药卫生科技奖二等奖；1992年，他的论文《特种甘薯研究与利用》荣获湖南省农业科技进步奖二等奖。

在教学工作中，钱康年教授呕心沥血、诲人不倦。他学高为师，身正为范，深受学生爱戴。他在严格要求自己的同时，也非常重视人才引进和研究生的培养工作。他亲自编制药师晋级指南和编制晋级试卷，培养了一批又一批的研究生和药学骨干，为药剂科优秀人才的不断充实、科室建设和湘雅医院药学学科的发展做出了重要贡献。

图6-39 钱康年

在科研工作中，钱康年教授追求真理、潜心专研。他多次参加新药与项目研究，为国家与湘雅医院的发展提供了一份助力，解决了当时社会上的部分用药问题。1982年，钱康年参与制作"速溶减肥茶"项目，荣获国家对外经济贸易三等奖；1988年，钱康年主要负责的"注射用脲生产工艺探讨及高浓度脲局部注射治疗血管瘤及淋巴管瘤研究"项目成果，荣获湖南省医药卫生科技成果奖四等奖；1989年"醋酸去炎舒松——尿素软膏"项目成果，荣获湖南省科学技术研究成果奖。

钱康年曾任中国药学会理事、湖南省药学会副理事长兼秘书长；2008年12月，荣获湖南省药学会"特别贡献奖"。

四十、徐雨佳

徐雨佳（1973～ ，图6-40），男，主任药师。1995年毕业于新疆医学院药学系，同年到郴州市第一人民医院药剂科从事医院药学工作。2002年12月，任郴州市第一人民医院药剂科副主任；2009年任药剂科主任；2013年12月，评聘为主任药师。历任湖南省医院协会药事专业委员会副主任委员,《肿瘤药学》第一届编委，湖南省郴州市医学会临床药学委员会主任委员。现任湖南省药学会基层药学专业委员会副主任委员、湖南省医院协会临床药学及药物经济学研究与评价专家指导委员会副主任委员、湖南省药学会医院药学专业委员会委员、湖南省药师协会理事、郴州市临床合理用药质量控制中心主任等职。

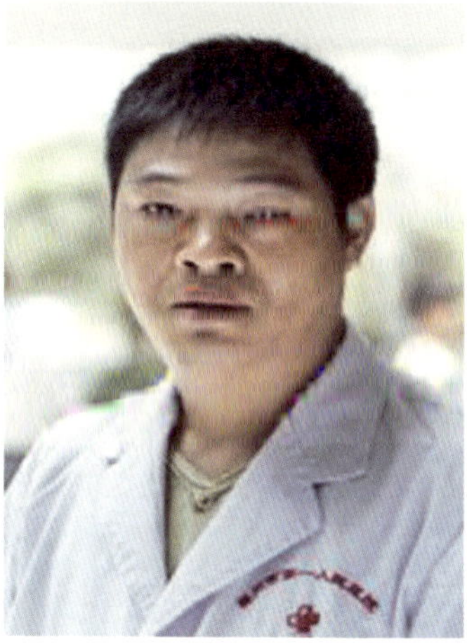

徐雨佳坚守基层医院药学岗位25年，多年来自致力于解决郴州地区基层医院药学实际工作困难；加强郴州地区基层药师能力培养、培训工作；创新开拓、管理基层医院药品供应保障渠道；探索地区中心医院临床药师参与慢病管理模式等。

图 6-40 徐雨佳

25年来，发表药学核心期刊论文10多篇，主持或主要参与2项湖南省卫生健康委中标课题；经过努力使郴州市第一人民医院成为国家药物临床试验机构并成功建立了Ⅰ期临床研究室、国家临床药师培训基地。

在郴州市第一人民医院工作期间为医院引进了一些医院药学相关的重点项目，为医院乃至整个郴州地区合理安全用药水平的提升尽了一份力，如2012年，自动化药房及静脉输液配置中心项目；尝试与DTP药房大病保险特药服务专区合作，并承担相关处方的审核工作；2018年，合理用药智能管理——郴州市第一人民医院处方医嘱前置审核全面推行；2016～2018年，配合郴州市卫生健康委在全市医院推动抗菌药物、辅助性药物使用管理工作等。

四十一、高浩挺

高浩挺（1935～2007，图6-41），男，主任药师。原南华医院支部主任委员，退休前任核工业415医院（现南华大学附属南华医院）药剂科副主任。

1959年，高浩挺毕业于上海第一医学院药学专业（现复旦大学药学院），分配到核工业415医院，参加医院药剂科筹建和药学工作；1970年，设计安装了一种丙种球蛋白测定装置，能可靠地应用于丙种球蛋白的产品质量控制；1976年设计了本院的大输液生产线，并主持安装、生产与质量管理，参与指导了衡阳市中心医院（原衡阳市第二医院）大输液生产线的设计、安装与质量管理；主持的"夜关门植化成分咳宁醇的分离鉴定与药理研究"在1978年获全国医药科学大会成果奖；主持的"桎木叶植化成分分离与药理研究"在1980年获湖南省科技大会成果奖；1978年任副主任药师，1995年任主任药师；1985～1994年，担任衡阳市药学会理事长；1988年，任中国蛇伤防治和蛇类医用资源研究协会衡阳分会常务理事；1974～1990年，兼任核工业卫生学校（415医院卫校）药剂学教师。

主要论著：《夜关门植化成分咳宁醇的分离鉴定和药理研究》发表于《新医药学杂志》1974年第11期；《桎木叶植化成分分离鉴定和药理研究》发表于《新医药学杂志》1976年第6期；《螺内酯片及胶囊剂溶出速率实验观察》发表于《中国医院药学杂志》1990年第6期；《药源性致死原因追溯及其对策》发表于《湖南药学》1999年第2期，并获三等奖；《抗菌药物在临床应用中存在的若干问题》发表于《湖南药学》2000年第3期。

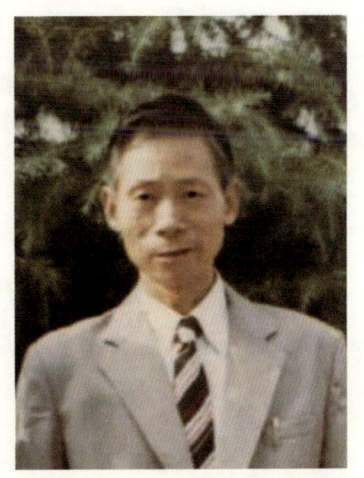

图6-41 高浩挺

四十二、郭爱枝

郭爱枝（1965～ ，图6-42），女，主任药师。毕业于湖南中医药大学，毕业后到常德市第一人民医院从事医院药学工作；2011年8月至2014年3月，代药剂科主任；2014年4月至2019年6月，任药剂科主任、药物临床试验办公室主任。

郭爱枝曾任湖南省医院协会临床研究管理专业委员会常务委员、湖南省医院协会药事管理专业委员会常务委员、湖南省医学会临床药学专业委员会委员、湖南省中医药和中西医结合学会中药专业委员会副主任委员、湖南省药学会医院药学专业委员会委员、湖南省药学会药房装备与信息化专业委员会副主任委员、湖南省药学会药物临床评价与研究专业委员会委员、湖南省药师协会第三届理事、湖南省药物评价产业技术

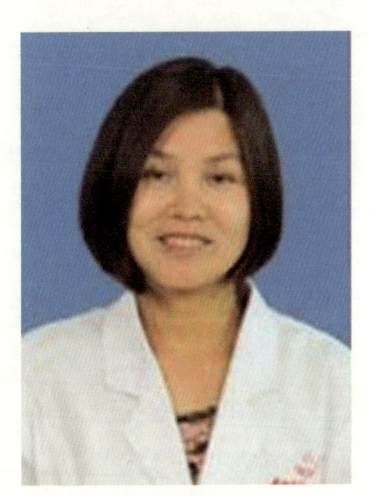

图6-42 郭爱枝

创新战略联盟理事、中国CRC之家湖南分会常务理事，湖南省卫生经济与信息学会卫生技术经济专业委员会委员、湖南省抗癌协会肿瘤药学专业委员会副主任委员，湖南省健康管理学会肿瘤康复专业委员会常务委员、常德市药学会副理事长兼医院药学专业委员会主任委员、常德市临床用药质量控制中心主任等。

1998～1999年，郭爱枝主持开展了皮疾灵口服液、妇炎洗液、口腔乳膏、洁阴栓、肝康口服液等多种新制剂研制，分别获常德市科技进步奖三等奖，湖南省科技博览会金奖；2012年"替考拉宁治疗MRSA肺部感染患者的群体药动学/药效学研究"获湖南省科技厅、常德市科技局基金资助项目。

发表《皮疾灵口服液治疗细菌性、病毒性皮肤病临床疗效观察》《皮疾灵口服液质量标准研究》《白斑乳膏的制备及临床应用》等多篇论文。

为培养医院药学人才，先后举办了药动学/药效学模型的应用和临床药学实践学习班、医院PIVAS的质量管理与药学服务实践培训班，以及各种学术会议；举办了常德市第一届、第二届青年药师PPT制作与演讲比赛，为培养本地区及周边地区特别是基层药师产生了积极作用。

四十三、黄明秋

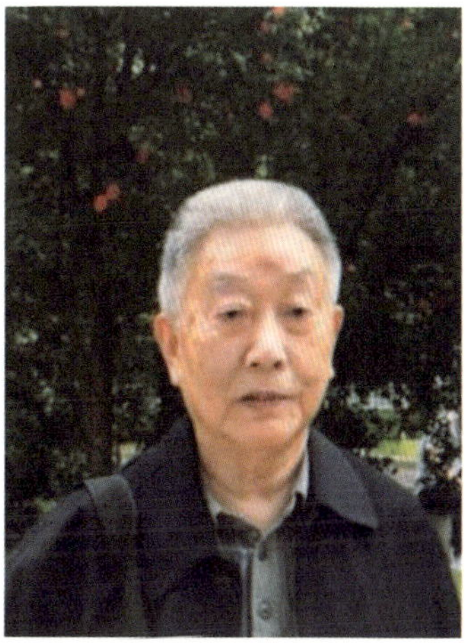

黄明秋（1939～　，图6-43），男，副主任药师。1963年毕业于北京医科大学药学院（现北京大学药学院），分配至长沙市第一医院工作；1983年，调至长沙市中心医院任药剂科主任。工作期间曾任湖南省药学会理事兼秘书，湖南省药学会药剂分科学会委员兼秘书，长沙市药学会常务理事，长沙市科协委员，长沙市科普创作协会理事，第五届、第六届长沙市政协委员，中国农工民主党长沙市委第七届、第八届常务委员。在医院工作期间，于1965年在《药学通报》第2期

图6-43　黄明秋

发表了第一篇论文《果百雅溶液配伍的不合理性》，论文《5%葡萄糖生理盐水注射液的渗透压及其临时配制》发表在《辽宁中级医刊》1979年12期，《评〈临

床药物手册〉一文的意见》发表于《中国医院药学杂志》1984年第6期；与陈孝治教授共同书写整理的《处方用药中存在的问题》发表在《中国医院药学杂志》1985年第3期；与陈孝治等教授合作编著《临床用药问题解答》一书，1980年5月由湖南科技出版社出版发行，1981年发行第2版。湖南省药学会药剂分科学会受中国药学会委托，将1983年5月在安徽黄山召开的"全国首届临床药学专题学术讨论会"和国家卫生部在四川成都召开的"全国临床药学经验交流会"两次全国会议的论文，由柯铭清、陈孝治、钱康年、黄明秋整理，汇编成册，即《临床药学进展》一书，由湖南科技出版社出版发行；1981年，湖南省卫生厅、长沙市卫生局组织柯铭清、许树梧、陈孝治、肖达、黄明秋编著《医院制剂》一书，由湖南科技出版社出版发行，并荣获长沙市科技成果奖三等奖；1982年，由黄明秋、陈孝治、龚明直编著的《药理学》一书，由湖南科技出版社出版发行。

黄明秋于1989年退休，退休后在医药专科学校从事药理学、无机化学的教学工作，并在长沙职工大学教授药理学，在长沙医学院曾担任药剂教研室主任，讲授药剂学与生物药剂学两门课程教学，在该院校任教10年。

四十四、彭六保

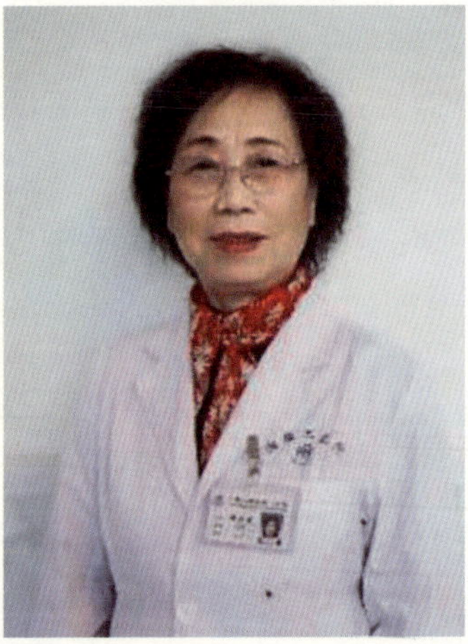

彭六保（1949～ ，图6-44），女，一级主任药师。毕业于中国药科大学，博士研究生导师，国家临床药学重点专科学术带头人。

1992～2012年，任中南大学湘雅二医院药剂部副主任、主任及临床教研室主任；卫生部临床药师培训基地主任，湖南省中药制剂新技术重点研究室主任。

1997年以来，兼任中华医院管理学会药事管理专业委员会常委及顾问，国际药物经济学与结果研究协会（ISPOR）华西分会委员，全国临床

图6-44 彭六保

药师制试点专家指导委员会委员，全国药物性损害与安全组成员，湖南省卫生经济与信息学会卫生技术经济评估专业委员会主任委员，湖南省医院协会药事

管理专业委员会主任委员,湖南省医院协会、湖南省中医药学会、湖南省执业药师协会、湖南省药学会等常务理事10多项职务。

受聘中国政策科学研究卫生政策分会,国家中医药现代化研究重点专项核心专家,卫生部临床药师制试点工作专家组成员,教育部科学技术研究重点项目、国家科技奖励、国家基本药物目录、国家发改委药品价格等评审专家;湖南省自然科学基金、新药、医保目录、卫生系列高级职务等评审专家;医疗事故鉴定、抗菌药物临床应用、药物不良反应咨询专家等20多项社会职务。

被《中国医院药学杂志》《中国临床药学杂志》等14家核心期刊聘任为常务编委、编委。

主要从事医院临床药学,临床药物经济学,药事管理及药物制剂研究开发。

主持参与国家自然科学基金等课题4项,省部级科研课题20多项;开发研究解氟灵注射液、甘草甜素等新药新制剂14个。

主编和参编《抗菌药物临床应用指南》等专著36部;发表学术专业论文近300篇,SCI收录论文20多篇;培养硕士、博士24人。

多次获省部级科技进步和医疗科技新技术奖,获国家专利1项,多次获湖南省优秀硕士论文指导老师奖1项,以及"全国药品质量最佳质控人"等荣誉称号。

近50年来,一直致力于医院药学实践工作,为湖南省医院药学学科发展奠定了良好的基础。

四十五、覃遵注

覃遵注(1940～ ,图6-45),男,1962年,毕业于湖南卫生学校药剂学专业。

1963年,到湖南省辰溪县人民医院药剂科工作,在此工作期间,工作勤奋,勇于创新,为解决山区用药短缺问题,创办了该院灭菌制剂室和药品检验室;充分利用当地的中草药资源,开创服务当地人民群众的中草药制剂,其中"一枝黄花注射液"被收载于《全国中草药制剂汇编》。

1973年,调到怀化市卫生学校药剂学教研室从事教学工作。在此期间,谨

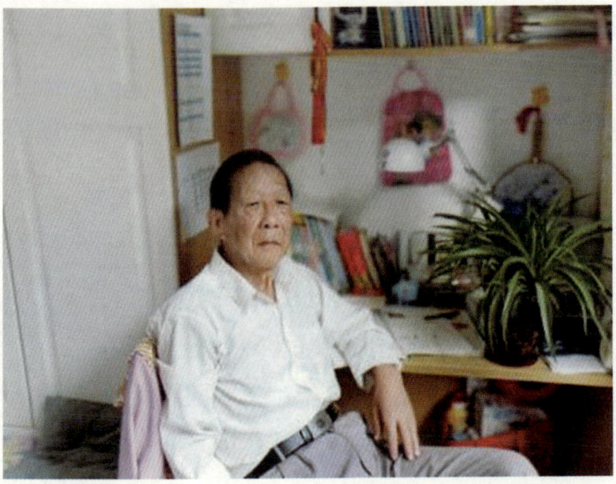

图 6-45 覃遵注

遵：师者！传道，授业，解惑也！不敢怠慢。20 世纪 70 年代，卫生学校教材匮乏，急学生之所急，主编《药剂学》教科书，并得到卫生学校认可，被多所卫生学校征订为药剂学教科书。除完成教学任务，还帮助校办药厂规划、设计、建设注射剂车间并投产。其间积极参与生产企业培训制药专业技术人员、拟定生产工艺、制定管理制度，保证了制剂生产质量。

1978 年，调到怀化市第一人民医院药剂科工作；1982 被任命为药剂科副主任，主管医院制剂工作；1988 年，增设中药制剂室和药检室。

1992 年，被任命为药剂科主任，全面主持药剂科工作。工作期间注重学科发展，注重药学专业人才培养与引进；完善组织机构，设有调剂部门（门急诊西药房、门诊中药房、住院药房、药库）、制剂部门（中药制剂室、西药制剂室、药品检验室）和临床药学室。按照《药品管理法》编印《药物手册》，健全采购、药品管理、制剂管理等制度，科室管理规范化，工作质量进一步提高。注重加强人才培养，截至 2000 年，药剂科有主任药师 2 人、副主任药师 3 人、副主任中药师 3 人。对药库、药房均实行计算机网络化管理，中药、西药制剂室有注册制剂品种 90 多种，其中自己研制开发的二类制剂 10 多种；临床药学设有血药浓度监测实验室，为制定合理的药物治疗方案提供帮助，保障临床用药安全、有效。1999 年，新建西药制剂室和改造中药制剂室，新建西药制剂室于 2001 年落成，3 层共 2500 平方米，净化面积 700 多平方米。

社会任职：1991 年创办怀化市药学会，并兼任多届理事长职务。

四十六、曾志敏

曾志敏（1945～ ，图 6-46），男，主管药师，中共党员。1965 年就读

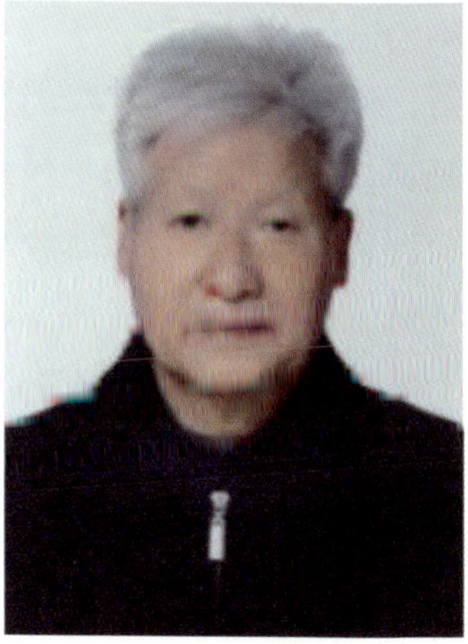

于湖南怀化黔阳卫校药学专业；1968年分配在湘西土家族苗族自治州人民医院药剂科工作，一直从事药剂工作。

1974年，被湘西土家族苗族自治州委宣传部任命为药剂科负责人（1974～1993年；1992～1993年）。在担任负责人期间，领导主持药剂科工作，建设了中西药制剂研发和生产设备，生产了包括大输液、骨质增生丸、清介膏等200多种制剂品种，一定程度缓解了湘鄂渝黔四省边区患者求医用药的困难。在生产过程中逐步更新完善了生产设备，完善了生产方法，实现了从手工化到机械化逐步过渡到现代化生产，从事医药事业工作30多年，集药剂临床、教学、科研于一身，勤奋学习，刻苦专研，为少数民族地区各族人民群众的身体健康，做出了自己的贡献。先后出席了湖南省、湘西土家族苗族自治州先进代表大会，被评为省先进工作者、州先进工作者，立功一次，并发立功证书，获湖南省嘉奖一次。2005年退休。

图6-46 曾志敏

四十七、谢冰玲

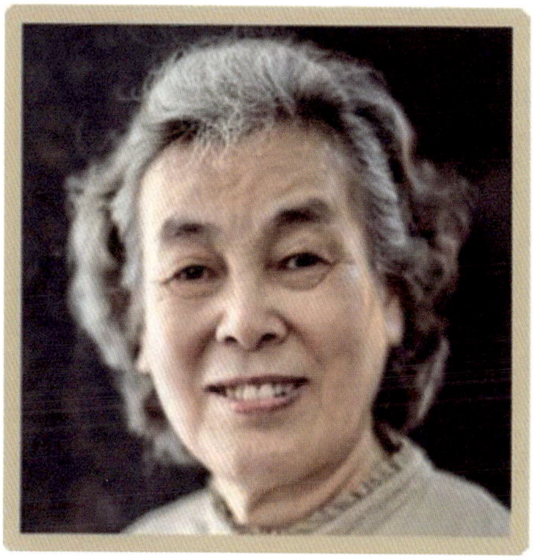

谢冰玲（1943～ ，图6-47），女，副主任药师。1992年，怀着对药学的赤诚之心，谢冰玲受命奔赴湘雅三医院拓荒创业。万事开头难。她牢记"公勇勤慎"的湘雅精神，为湘雅三医院努力争取到院内制备制剂的资格，筹备成立制剂室和药物分析室，想方设法满足医院运行的基本药品供应。

谢冰玲超前意识到临床药学的重要性，在科室创建不久便开始带领年轻药师深入病房，会诊疑难病症，提供专业全面的药物信息，得到临床医生和患者

图6-47 谢冰玲

的认可和信赖。

在院内,谢冰玲是严谨务实、不断突破的大家长,她带领团队组建临床药学室,鼓励科室成员积极参加各种学术活动,使湘雅三医院药师的专业地位日益提升。在院外,谢冰玲是一位铁面无私的政策执行者,作为医院等级管理评审者中医技科室的代表,她严肃认真地对待每次医院检查,将"求真求确"的湘雅精神远播到脚步所及的每家医院。

谢冰玲从不拘泥于一隅,而是在科研和教学方面全面发展。1997年,她发表了第一篇以湖南医科大学附属第三医院药剂科署名的文章。因前期在抗感染药物合理使用方面的贡献,作为全国仅有的5位药学专家之一被中国药学会推荐参加在加拿大举办的第57届世界药学大会并进行交流,将湘雅三医院药学的声音远扬国际。组建成立了湘雅三医院药事管理教研室,为药剂科后期的快速发展奠定了坚实的基础。

谢冰玲既是医院建设的功勋者,也是医学誓言的践行者。她用智慧和责任心为医生和患者提供专业的药学服务,成为临床科室的坚实后盾。面对新科室筹建的困境,她不忘初心,甘于奉献,用实际行动诠释"务实能干,锐意进取"的优秀品格。面对医院创三甲的空前压力,她牢记使命,积极进取,克服了缺资金、缺骨干、缺技术的重重困难,将不可能变为现实。面对患者日益增多和提升药学服务的新挑战,她敬业爱岗,四处取经,组织科内同事积极参与省内外学术活动,指导撰写的论文数次在国家级、省级药学学术会上做交流报告并获奖。

目前,湘雅三医院临床药学学科已成为集全程药学服务、药学教学和药学科研于一体的国家临床重点专科,人员也从最初的10人增加到目前的160多人。谢冰玲期望科室传承"求真求确,必遂必专"的湘雅精神,继续做与医生并肩的好战友,做患者安全用药的守门人。

四十八、詹兴瑞

詹兴瑞(1922~2010,图6–48),男,主任药师。1950年,詹兴瑞毕业于四川成都华西大学理学院药学系(现四川大学华西药学院)。毕业后在湘潭市中心医院(原湘潭惠景医院)工作。1951年,任药剂科主任;曾先后任广

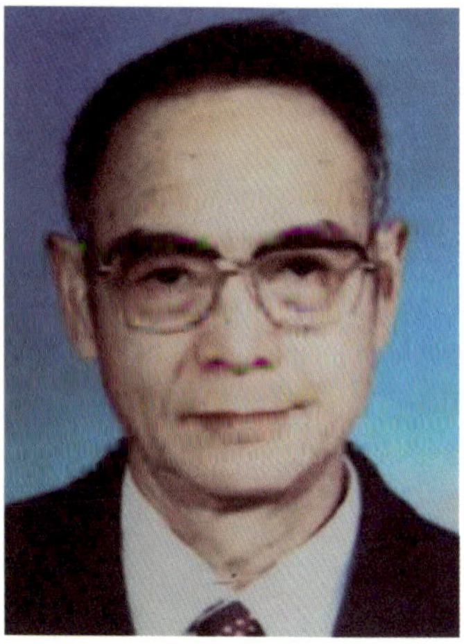

德护理学校、湖南省第三卫生学校、湘潭医学专科学校药理学、有机化学、生物化学教师。1969年，下放茶陵县，先后在枣市医院、药材公司、茶陵县人民医院任药师、出纳等职务。1973年，调回湘潭市中心医院工作。1983年，被聘为副主任药师。1987年，被聘为主任药师。

詹兴瑞具有较全面系统的药学理论专业知识、丰富的工作经验和较强的管理能力，对药剂科的发展做出了重要贡献。1951年，为了解决药源不足，他研制了各科所需制剂与大输液；1956年，开展输液热源检查；1973年，自制中草药制剂，广泛用于临床；1976年，组织并完成的大输液生产流水线、不锈钢中药煎煮罐等技术革新项目在湘潭市科技大会上获奖；1982年，在湖南省卫生厅对全省64个大中医院药剂科工作质量评比中被评为5个"红旗单位"之一；1983年以来，詹兴瑞领导的临床药学成绩显著，得到湖南省卫生厅与国内药学专家的肯定；撰写的《分娩前使用杜冷丁致新生儿窒息的情况分析》《我们是怎样深入临床与医师一道查房的》等多篇论文先后在全国、湖南省和部队药学刊物上发表，在全国学术会议上作大会发言，并为《中国药学年鉴（1983～1984年）》摘录。1999年，詹兴瑞获中国药师周——跨世纪的中国药学大会颁发的荣誉贡献奖。

图6-48 詹兴瑞

詹兴瑞曾任民盟湘潭市副主任委员、民盟湘潭医院支部主任委员、湘潭市政协委员、中国药学会湖南分会理事、湘潭市药学会会长。

四十九、谭晓安

谭晓安（1955～ ，图6-49），男，副主任药师，毕业于广州铁路卫生学校，1985～1988年在湖南省医药高等专科学校药学系（现湖南师范大学医学院药学系）夜大学习。

1977年，毕业后分配到长沙铁路医院药剂科工作；1985～2013年，先后任长沙铁路医院药剂科和长沙市八医院药剂科（长沙市中医医院药剂科）主任。曾任湖南省药学会理事、常务理事，湖南省药学会医院药学专业委员会秘

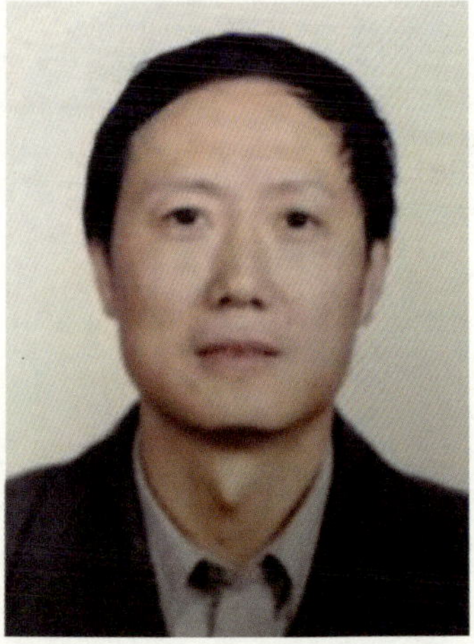

书，湖南省医院药学管理学会理事，现任湖南省药学会监事会监事。1994～2008年，担任湖南省药学会医院药学专业委员会秘书，为委员会发展壮大做了大量卓有成效的工作。

20世纪80年代，开始探索药剂科如何开展临床药学工作，参与湖南省临床药学培训班学习，在药剂科建立药学信息情报资料室，收集药学信息编写药讯，指导临床合理用药。20世纪90年代初，在药剂科建立了临床药学室，与湘雅二医院药剂科合作开展血药浓度监测，为临床患者开展个体化用药方案提供支持。同时与广州铁路局中心医院一起举办铁路系统的临床药学培训班，推进了长沙铁路分局所属医院的临床药学工作的开展。为培养药学人才，药剂科承担了铁路系统院校和湖南省医药院校药学专业学生的实习任务，实习期间严格要求，许多人都成了工作单位的骨干和学科带头人。

图6-49　谭晓安

1993年，参与筹建全国医药经济信息网湖南分网并负责日常工作，每年组织湖南分网成员单位的药师参加全国药学大会，为湖南省药师提供了与其他省市药师的交流学习机会，开阔了眼界，学到了新理念、新技术、新经验，提高了药学专业水平，极大地促进了湖南省医院药学信息化和现代化管理水平，湖南分网也从最初6家成员单位发展到现在的47家，几乎每年都受到中国药学会的奖励表彰。

在医院药剂科工作近40年，主要从事医院药学的中西药制剂、药品制剂检验、临床药学、医院药品及药剂科管理工作，积累了丰富的医院药学工作经验和管理能力。曾参与湖南中医药大学、长沙市卫生职业技术学院药学系的教学工作；2009年，被中国药学会评为全国"优秀药师"。

五十、戴岩

戴岩（1930～2021，图6-50），男，主任药师。1946年，入读东北药科专门学校（现沈阳药学院）；1947年初，开始在东北野战军卫生部药材科工作。中华人民共和国成立后，到湖南省军区卫生部工作，后调到中国人民解放

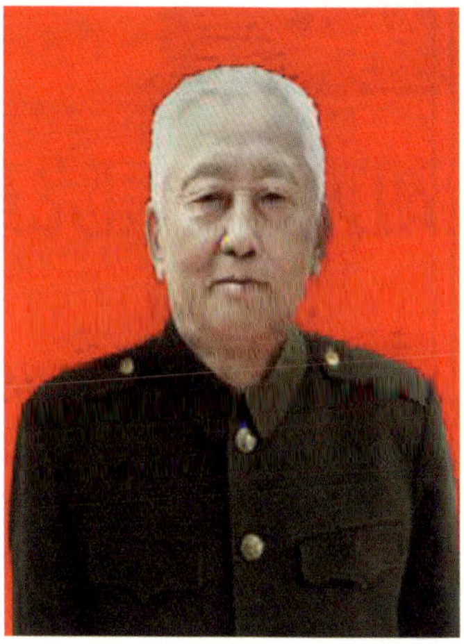

军第163医院（现解放军第921医院）工作。在163医院，戴岩曾长期担任药剂科主任。在职期间，于1959年考入南京药学院（现中国药科大学）本科学习深造4年。

在40多年医院药学实践中，在将药学基础理论知识深入结合到医院药学的实际工作中，不断充实和更新自己的专业知识和专业素养，了解和掌握药学界的学术动向，利用药学专业知识指导药剂科室的管理工作。他还注重科室人才的培养，以院内培训和送出深造的方式，培养出了一批优秀的医院药学专业人才。40多年的工作实践积累了医院药学、科室管理的丰富经验，他所在的药剂科，一直是军队和所在省区的先进管理专业科室。

图6-50 戴岩

同时，戴岩还积极开展科研工作，20世纪50年代对高浓度溶液过滤采用赛施氏过滤装置，有效解决了高浓度溶液过滤困难的问题。20世纪60年代，从矮地茶中成功提取虎耳草素，被列为全国8个治疗老年慢性气管炎用药的重点项目。20世纪70年代，对草药汤剂煎煮方法及器具设备的创新应用进行了科研总结（被沈阳药学院编入药剂学教科书）；中药药剂的提取、冲剂生产工艺的质量提高等研究成果在《中国药学杂志》《中国医院药学杂志》公开发表。进入20世纪80年代，主要研究方向有口服内服药剂防霉，烧伤喷涂剂，药物相互作用的微机管理系统，制备软膏、乳剂、擦剂等药剂小型生产设备，等等。其成果获得解放军科技进步奖三等奖3次、四等奖2次，还有多项全国和地方的专业奖项。

1990年退休后，仍在湘雅医学院教授医学拉丁语；担任洪山药厂的技术厂长和顾问；被聘为《中国药学杂志》的编委和编审，继续关心和支持着药学事业。在40多年的医院药学生涯中，不管战争时期还是和平年代，他都勇于实践，不断进取，为医院药学事业做出了突出的贡献。20世纪80年代末，中国人民解放军出版社出版的《军中名医》收录了戴岩的条目。1998年9月，中国药学会授予戴岩"荣誉贡献奖"。

第七章

湖南省医院药学学科发展概况

第一节　中南大学湘雅医院

一、药学部简介

湘雅医院药学部创建于 1907 年，历经百余年发展，现已发展为集医疗、教学、科研和管理为一体的综合性科室。药学部现有技术人员 149 人，包括主任药师 9 人、副主任药师 15 人、主管药师 97 人。其中，博士学位 25 人、硕士学位 54 人。另有 1 名讲座教授（美国西新英格兰大学），2 名客座教授。

一入药学深似海，湘雅院训指薪传。百余年来，药学部人秉承"求真求确，必邃必专"的湘雅精神，通过数代人的勤劳和智慧传承精进，不断探索，为保障临床安全用药砥砺前行。

1932 年，湘雅医院设制药室，是现在的制剂室前身。20 世纪 40 年代，湘雅医院制药室自制的生理盐水、葡萄糖注射液，挽救了许多因患霍乱吐泻脱水患者的生命。湘雅医院因此被誉为"济世救民"的医院。自主研发的注射用尿素、无水乙醇注射液、复方氢醌霜、硼酸软膏、尿素霜、复方龙血竭搽剂等特色制剂深受广大患者和临床医生的欢迎，解决了临床科室市售药品供应不足的问题。20 世纪 80 年代初期，原药剂科主任柯铭清教授曾作为湖南省唯一的代表入选参与起草制订《中国医院制剂规范》（第一版），将医院历年积累的数十种优秀制剂，纳入法定医院制剂规范，成为社会共享的医院制剂资源，转让了结晶氨、复方仙灵颗粒、妇炎克颗粒、西蒙胶囊、拮新抗胶囊等品种，践行了科研成果的转化。

20世纪80年代初，药学部在国内率先建立了临床药学情报室，开展临床药学工作探索。1995年成立湖南省药品不良反应（ADR）监测中心，是全国首批成立的省级ADR监测中心之一。同期开展了抗癫痫药物、抗肿瘤药物、抗菌药物、抗精神病药物等治疗药物监测，为临床诊治提供了强有力的技术支持。2007年，药学部成为全国最早的50家国家卫计委临床药师培训试点基地，现已培养来自广西壮族自治区、广东省、新疆维吾尔自治区、甘肃省、福建省、吉林省、青海省、河南省、湖南省等地的临床药师学员172名。2019年，临床药学学科被评为中南大学湘雅医院优势学科，同年，进入复旦版中国医院排行榜全国第9名。

岁去弦吐箭，药学部现今已是国家老年疾病临床医学研究中心、国家卫生健康委临床药师培训基地、湖南省临床药学研究中心、湖南省输液安全评价中心、湖南省短缺药品监测预警中心、药品不良反应监测中心、湖南省药理学会TDM和湖南省健康管理协会安全合理用药专业委员会主委单位、中南大学医院药学研究所等多个中心。

近年来，药学部获省级以上科研成果奖10多项，国家发明专利6项，科研成果技术转让10多项；获得国家中医药管理局新药基金项目2项，"863"计划子课题1项，国家自然科学基金项目19项，国家卫计委科研项目基金1项，省厅级项目基金30多项；新药研制开发项目9项，其中2项中药新药已成功转让，正在申请临床批件。近年主编、参编药学专著30多种。每年在国内外学术期刊上发表论文40多篇（SCI收录20多篇）。每年培养博士研究生1~2名，硕士研究生10名左右。

时代在发展，药学在前进，全体湘雅药学人将一如既往坚持高标准、严要求，不断探索，传承精进，努力拼搏，争取在医疗、教学、科研和管理等方面全面快速、高质量的发展，为推动医院药学事业做出更大的贡献！

二、药学部历届主要负责人

表7-1列述了药学部各届主任和任职时间。部分任职年限由于时间久远无

法考究而未列出。

表7-1 湘雅医院历届药学部主要负责人一览表

序号	主要负责人	任职时间
1	何监清	1920～? 年
2	刘泽永	?～1953 年
3	张定洲	1953～? 年
4	李绍裘	1954～1983 年
5	柯铭清	1983～1991 年
6	钱康年	1992～1996 年
7	李新中	1996～2010 年
8	尹 桃	2010～2020 年
9	刘 韶	2020～

三、药学部学科发展史

2003年，湖南省药品不良反应与药物滥用监测中心技术部成立。2005年12月，湘雅医院国家药物临床试验机构成立。2007年，湘雅医院获批卫生部临床药师培训试点基地。现有抗感染、内分泌系统、通科、免疫系统等12个临床药师培训专业，并在呼吸内科、肾病内科、内分泌科等多个科室配备了专科临床药师，至今获得培训结业资质的临床药师有180多名。

中南大学湘雅医院国家药物临床试验机构，于2005年12月进行了资格认定；2007年11月，获得国家食品和药品监督管理局的资格认定证书，并于2012年10月通过了SFDA的复核检查。目前，共有心血管、感染、消化等23个临床试验专业和Ⅰ期临床试验研究室；机构下设药物临床试验办公室及Ⅰ期临床研究室，前者行使全院药物临床试验的日常管理工作职能，Ⅰ期临床研究室开展相应的药物临床试验研究工作，包括Ⅰ期病房和Ⅰ期实验室；药物临床试验机构办公室于2012年正式建科成为医院二级机构；药物临床试验办公室承担全院药物临床试验专业的项目审查立项、项目承接和管理、质量保证等工作；GCP办公室自成立以来，共承接临床试验项目384项，其中新药Ⅱ期、Ⅲ期临床试验169项，国际多中心研究50项，组长单位项目18项；2012年，医院对Ⅰ期临床研究病房进行了改造，按要求对场地、设施设备进行了配备和添置，配备了完善的病房及抢救设施，现有病床80张，其中开设了创新药物Ⅰ期临床研究的监护病房，配备了专职医师和护师。近几年，Ⅰ期临床研究室共完成Ⅰ期临床试验40多项，发表相关研究论文80多篇。

2008年3月，药剂科搬迁至湘雅医学院北院老图书馆6楼，大输液随之停产；2010年4月，药学楼建成并投入使用，总面积约7000平方米，与此同时，病室药房引入3台单剂量分包机、2台整盒药品自动发药机，药品调剂实现自动化；2014年，门诊药房引进快速发药系统、高速发药机取系统、智能存取系统、毒麻药品管理机等设备，实现调剂自动化。

2011年4月，湘雅医院积极响应卫生部号召，在全国率先制定了符合要求的50个抗菌药物品种目录，随即被省内外多家医院参考借鉴；同时，医务部联合药学部制定了一系列抗菌药物相关管理、用药规范，并对临床医务人员进行培训、督导，使抗菌药物临床应用管理指标控制在合理范围内。

2013年4~9月，药学部完成的"药事和药物使用管理与持续改进"项目成果获得湖南省卫计委、国家卫计委"三级综合医院评审"专家好评。

2016年1月，药学部招聘新员工27人，2017年、2018年共招聘新员工14名，为启动PIVAS、合理用药监管、用药成本控制做了准备。

20世纪30年代，医院成立了制剂室，自制制剂从最初的硼酸水、手术洗手液等初级药品发展至1933年对皮肤科、眼科常用药的配制；1936年，开始自制雪花膏、散剂、酊剂；20世纪50年代，自主生产基础输液，满足了临床需要；1964年，由湖南省药政局组织省药品检验所、湘雅医院、省地区医院药剂科等单位主编了《医院制剂规范》；1966年，在周恩来总理的亲自关怀下，制剂室药师连夜奋战10小时，研发生产出特效解毒药，成功救活166名因误食含氯化钡的油条中毒的患者；到20世纪70~80年代，陆续创新出许多特色制剂，提高了临床危病、危重病、难治病治疗水平，为医院医疗水平的提高做出了重大贡献。

1985～2010年，湖南省、长沙市开启了医院制剂注册工作，截至2007年，为保证民众用药安全，医院只保留了洗剂、糊剂、乳膏剂等80个品种的制剂；2010年，制剂室面积扩至1200多平方米；2012年5月，药学部制剂室获得新版医疗机构制剂许可证，可生产滴眼剂、糖浆剂、洗剂等多个品种，至2014年，累计又获得61个批件；2015年，经药学部讨论，取消了13个品种的再注册；截至2017年，制剂室共拥有46个品种的批件。

2017年7月17日，取消滴眼剂、眼膏等制剂的配制许可；可生产甘油口服溶液、水合氯醛口服溶液、硫酸镁口服溶液等多个品种；2018年，制剂室各部门工作人员在药学部领导的带领下，在中药制剂开发的大时代中，继续开发新的中药制剂，使制剂室、药学部得到新的腾飞。

湘雅医院药剂科是我国较早开展临床药学工作的单位之一。1982年，湖南省临床药学情报中心挂靠在湘雅医院药剂科；20年间，药学情报室和药剂科编辑发行的《临床药学选编》为院内外、省内外开展临床药学起到了宣传、推广及指导作用。

早期药物分析室是唯一的药学实验室。随着科学技术的发展，现在药剂科临床药学任务之一是配合临床诊断，对药物进行血药浓度监测。20世纪50年代，药品分析室开始进行临床药品中毒诊断治疗服务；20世纪70～80年代，开始协助公安机关侦破药品中毒案件。通过建立药师参加临床大会诊制度，为药师走入临床创造了机会，也对提高医院医疗水平起到了促进作用。

1983年，临床药学实验室成立，并配备了一系列高端检测设备。至今，治疗药物浓度检测项目包括甲氨蝶呤、万古霉素等近20个药物种类，年检测量有6000多例。临床药学实验室为药师参与临床治疗搭建了桥梁，为临床医师制订个体化给药方案提供了参考指标。2012年，开展了基于药物基因组学的个体化临床用药指导。目前，可开展叶酸、华法林等50多种药物代谢酶的基因检测技术。

自1988年起，湘雅医院药剂科就开始了医药品不良反应监测工作；1994

年，湘雅医院成为湖南省唯一的、被卫生部确立为第一批药品不良反应重点监测医院；1995 年，成为湖南省药品不良反应监测中心挂靠单位；2000～2002 年，举办了湖南省 13 次药品不良反应监测培训班；2002～2004 年，湘雅医院连续 3 年被湖南省药监局评为"药品不良反应监测先进单位"。

2016 年 6 月 20 日，在湘雅医院药学部二楼会议室隆重召开了湘雅药学院临床药学系成立暨临床药学专业申报工作启动会，正式宣布成立"中南大学药学院临床药学系"。

2016 年，中南大学医院药学研究所授牌。2017 年，湖南省输液安全评价中心在湘雅医院成立，由湘雅医院牵头，10 家综合医院开展了医、药、护三位一体的静脉输液监控预警工作，使静脉输液的合理用药水平有了明显提高，大大保障了患者的合理用药。同年，国家老年疾病临床医学研究中心老年合理用药与安全用药研究室授牌。2018 年，湖南省短缺药品监测预警中心授牌。

2019 年，实现门诊处方前置审方。为患者合理用药提供了更严格的保障，也为降低、减少药源性疾病做出了重要贡献。

四、药学部学科成果

1. 省市级奖励与荣誉

（1）"首届创新展现价值勃林格杯"临床药师技能大赛冠军。

（2）邓晟荣获第五届中国药学会—施维雅青年医院药学奖。

（3）2011 年、2012 年长沙市药品不良反应监测工作先进单位。

（4）第五届中国创新创业大赛（湖南赛区）暨第三届湖南省创新创业大赛团队优秀奖。

（5）肖坚获得 2015 年湖南省医院药学学术年会优秀论文奖一等奖。

（6）肖坚、尹桃等荣获湖南省医院协会药事管理专业委员会 2016 年学术大会优秀论文奖一等奖。

2. 省部级及以上科研项目

2010～2019 年，药学部总中标课题数及国家级课题情况、部分中标省部级自然科学基金项目等情况详见图 7-1、表 7-2。

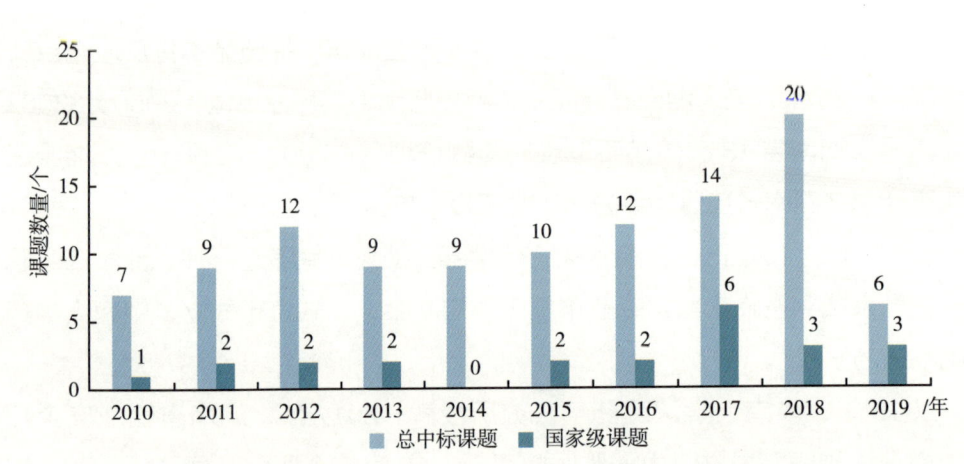

图 7-1　2010～2019 年药学部总中标课题数及国家级课题情况

表 7-2　2010～2019 年药学部部分中标项目情况

负责人姓名	中标年份与项目名称	课题级别
周星辰	2019 年，D-甘露糖通过调控 TSC2/mTOR 信号通路抑制角质形成细胞增殖对抗银屑病发生发展的作用及机制研究	国家自然科学基金项目
杜　洁	2017 年，sRNA 调控毒力蛋白在幽门螺杆菌所致胃黏膜损伤及替硝唑治疗中的作用机制	国家自然科学基金项目
刘　斌	2019 年，Cbln2 在低氧性肺动脉高压内皮间质转化中的作用及机制	湖南省自然科学基金青年项目
肖　迪	2018 年，以候选基因策略筛选影响 2 型糖尿病患者二甲双胍群体药代动力学 / 药效学的遗传变异及机制研究	湖南省自然科学基金青年项目
颜元良	2018 年，TanⅠ通过 NDRG1-EGFR 信号轴上调自噬增强脑胶质瘤 TMZ 敏感性的机制研究	国家自然科学基金项目
唐密密	2018 年，N-3 PUFAs 缓解内质网应激在抑郁症发病与治疗中的作用	国家自然科学基金项目
陈　娟	2018 年，ADCY1 及其多态调控非小细胞肺癌铂类化疗敏感性的机制研究及临床意义	国家自然科学基金项目
马虹英	2018 年，科普作品《认识身边的药用植物（长沙地区）》	湖南省科技厅
屈　强	2018 年，应用"NRF2 基因剂量模型"研究穿心莲内酯及其类似物保护酒精性肝病的机制	湖南省自然科学基金青年项目
彭　美	2017 年，二甲双胍靶向 Clusterin 抑制膀胱癌生长的作用及机制研究	湖南省自然科学基金青年项目

3. 专利

药学部获得部分专利情况详见表 7-3。

表 7-3 药学部获得部分专利情况

专利负责人	专利名称	专利编号
龚志成	苦豆碱制备肺癌放疗增敏剂的应用	ZL201710127018.1
龚志成	香草木素制备肺癌放疗增敏剂的应用	ZL201710127026.8
肖 坚	一种用药提醒方法及客户端	ZL201710018402.2
龚志成	lnc RNA/LNC_000230 及其检测试剂在制备脑胶质瘤预后试剂中的应用	201910060757.X
龚志成	抑制长链非编码 RNA TRAF3 制剂的应用	ZL201810320320.3
徐平声	一种阿普斯特中间体的合成工艺	201610858876.9

4. 继续教育项目（简要列举）

（1）2018～2022年每年举办湘雅药学学术大会。

（2）湖南省药理学会治疗药物监测培训会议（2018年8月30日）

（3）湖南省药理学会TDM专委会成立大会暨治疗药物监测培训会议（2018年11月17日）

（4）湖南省药理学会暨治疗药物监测研究专业委员会2019年年会（2019年10月）

5. 发表论文（简要列举）

2010～2019年，药学部发表论文数及SCI收录数见图7-2，简要列举见表7-4。

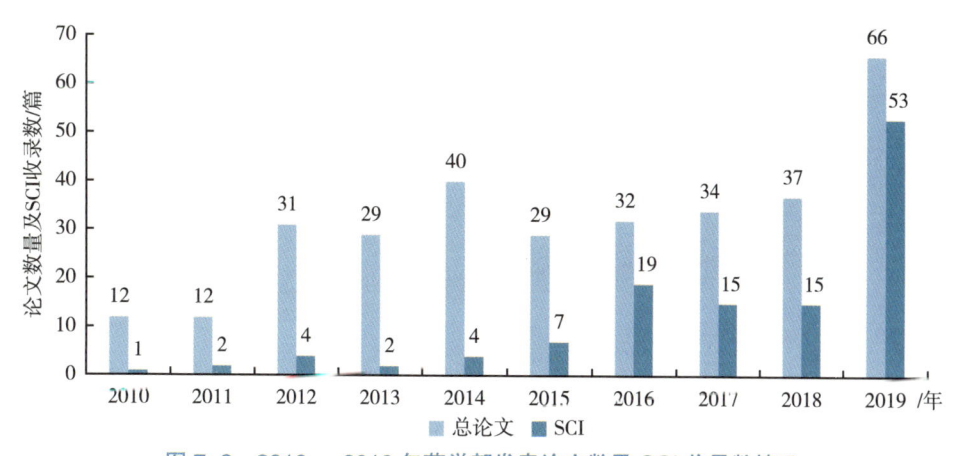

图 7-2 2010～2019年药学部发表论文数及SCI收录数情况

表 7-4　2018—2019 年药学部发表的部分 SCI 收录论文

第一作者	论文题目
黄　琼	Huang Q，Du J，Merriman C，et al. Genetic, Functional, and Immunological Study of ZnT8 in Diabetes[J]. International Journal of Endocrinology, 2019（2019）:1-11.
魏　洁	Wei J，Yan Y，Chen X，et al. The Roles of Plant-Derived Triptolide on Non-Small Cell Lung Cancer[J]. Oncology Research Featuring Preclinical and Clinical Cancer Therapeutics, 2019.
扈晓芳	Hu X，Liu W，Yan Y，et al. Vitamin D protects against diabetic nephropathy: Evidence-based effectiveness and mechanism[J]. European Journal of Pharmacology, 2018: 845.
刘丹琦	Liu D，Zhou B，Liu R．A transcriptional co-expression network-based approach to identify prognostic biomarkers in gastric carcinoma[J]. Peer J, 2020, 8:e8504.
杜　洁	Du J，Li M，Huang Q，et al. The critical role of microRNAs in stress response: Therapeutic prospect and limitation[J]. Pharmacological Research, 2018.
王翔、颜元良	Wang X,Yan Y，Chen X，et al. The Antitumor Activities of Marsdenia tenacissima. Front Oncol. 2018;8:473.
王阳洋	Yangyang W，Fangfei L，Manhua L，et al. Rapid and Nondestructive Analysis of Bacillus Calmette-Guerin Polysaccharide Nucleic Acid Injection by near-Infrared Spectroscopy with Chemometrics[J]. Analytical Letters, 2018, 51(15):2375-2389.
蒋跃平	Jiang Y，Zi W，Pei Z，et al. Characterization of polysaccharides and their antioxidant properties from Plumula nelumbinis[J]. Saudi Pharmaceutical Journal Spj the Official Publication of the Saudi Pharmaceutical Society, 2018:656.
蒋跃平	Jiang L．An integrated strategy to rapidly characterize non-targeted benzylisoquinoline alkaloids from Plumula nelumbinis ethanol extract using UHPLC/Q-orbitrap HRMS[J]. International journal of mass spectrometry, 2018, 432.

附：各阶段重要事件照片（图 7-3 至图 7-14）。

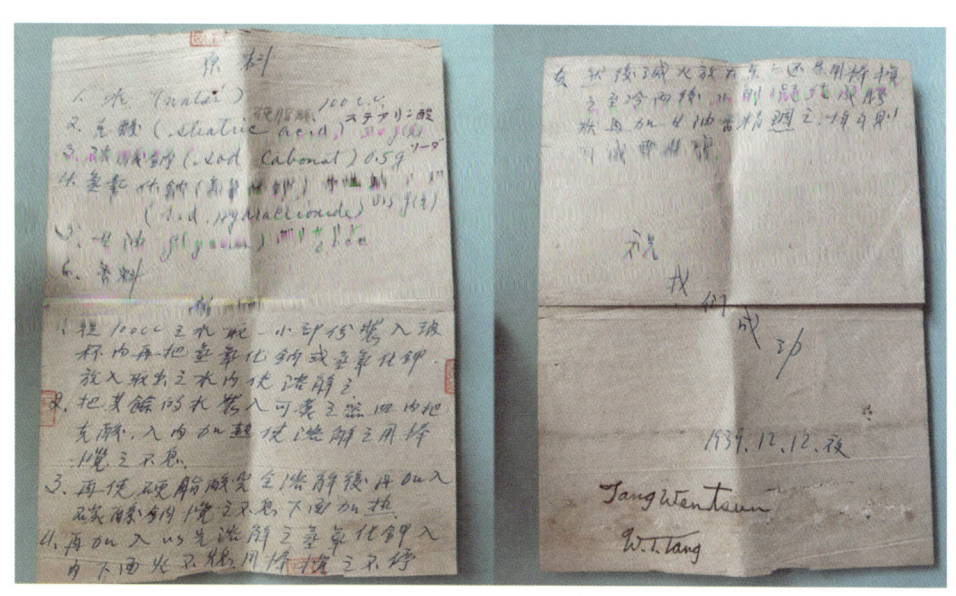

图 7-3　20 世纪 30 年代湘雅医院雪花膏处方及制作工艺

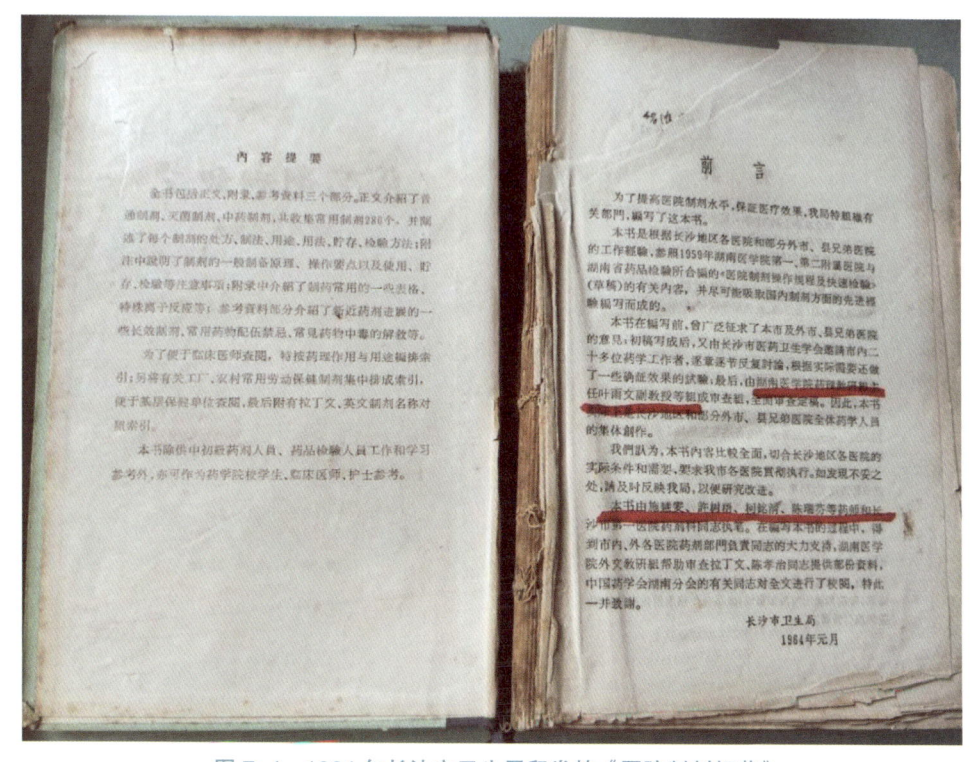

图 7-4　1964 年长沙市卫生局印发的《医院制剂规范》

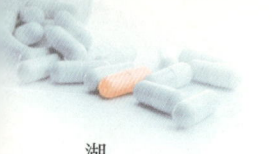

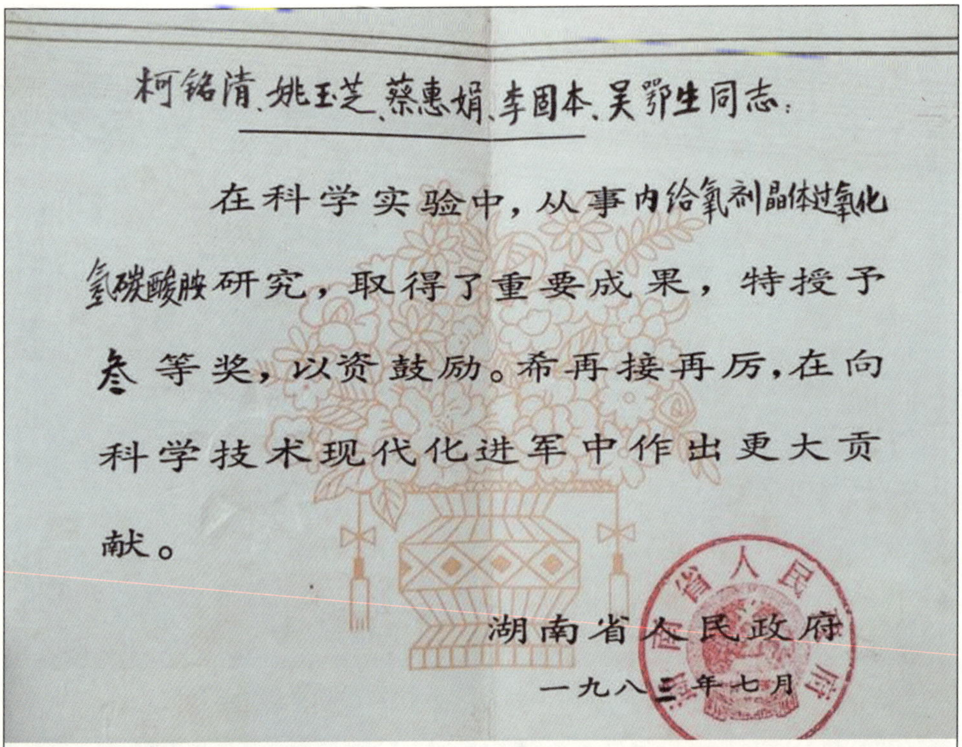

柯铭清、姚玉芝、蔡惠娟、李固本、吴鄂生同志：

在科学实验中，从事内给氧剂晶体过氧化氢碳酸胺研究，取得了重要成果，特授予叁等奖，以资鼓励。希再接再厉，在向科学技术现代化进军中作出更大贡献。

湖南省人民政府

一九八三年七月

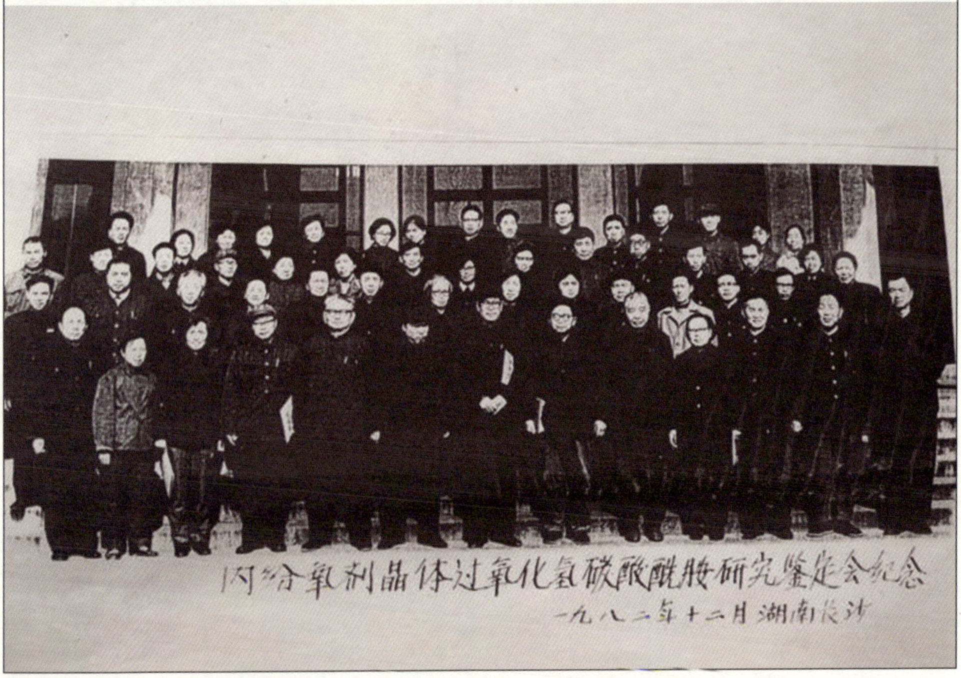

图 7–5　20 世纪 90 年代后，药剂科积极与临床合作开发新的制剂获奖（上图）与鉴定会专家合影（下图）

中篇　湖南省医院药学学科建设成果

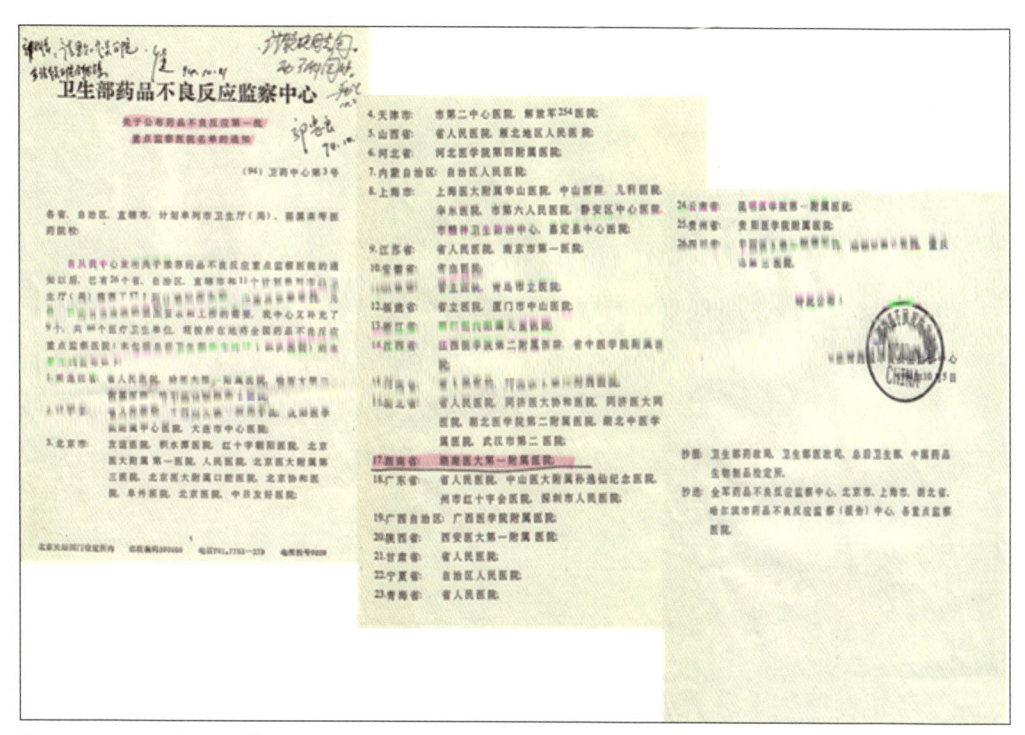

图 7-6　1995 年 3 月药剂科被湖南省卫生厅确认为"湖南省药品不良反应监测中心"的挂靠单位

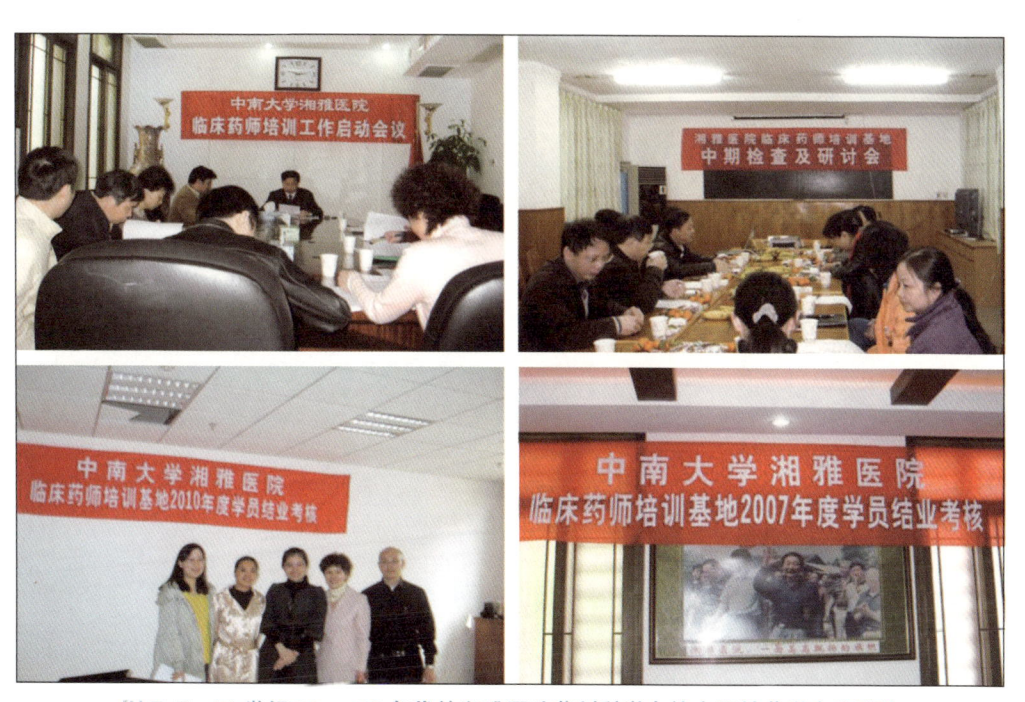

图 7-7　20 世纪 80～90 年代的湘雅医院药剂科举办的全国性药学会议照片

165

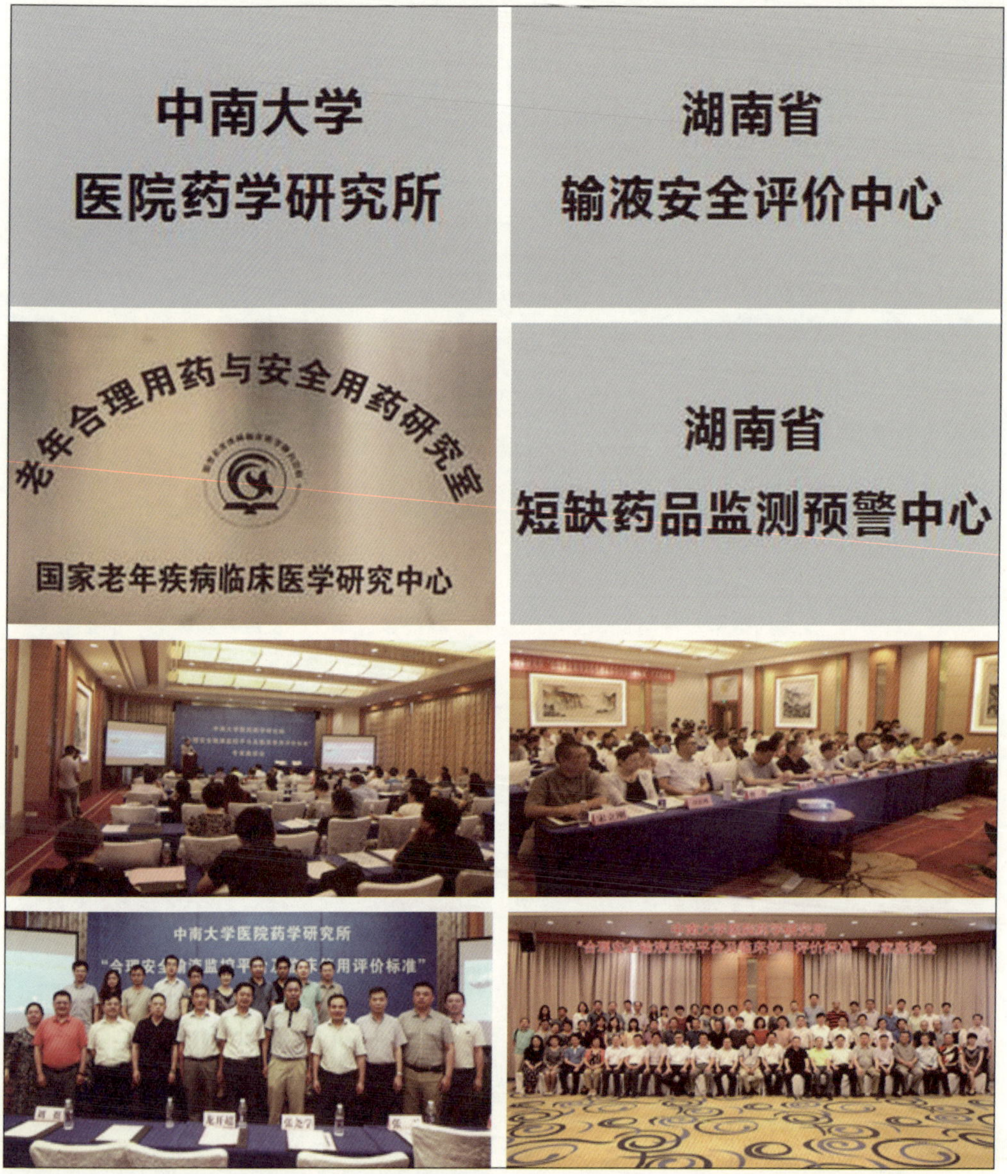

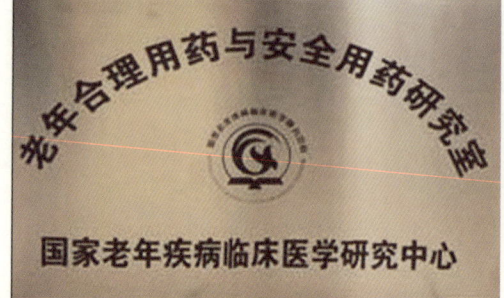

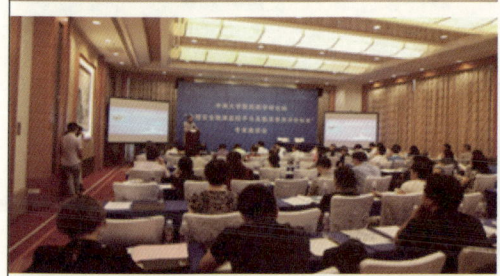

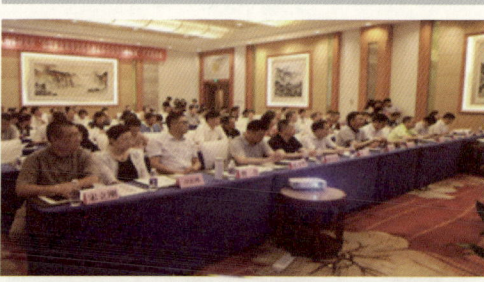

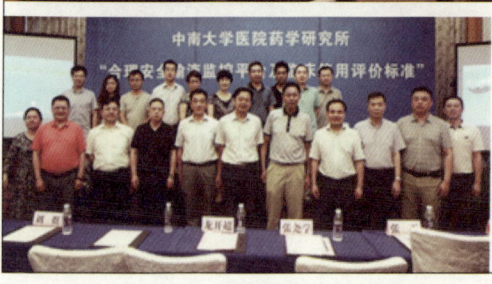

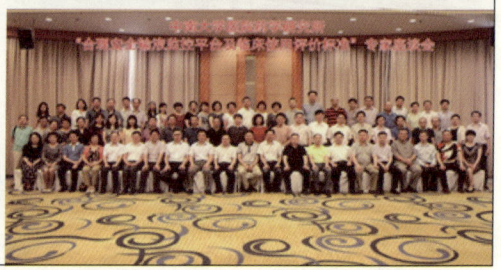

图 7-8 湘雅医院获得部分授牌及评定会议

[中南大学医院药学研究所（2016年授牌）；湖南省输液安全评价中心（2017年授牌）；国家老年疾病临床医学研究中心老年合理用药与安全用药研究室（2017年授牌）；湖南省短缺药品监测预警中心（2018年授牌）]

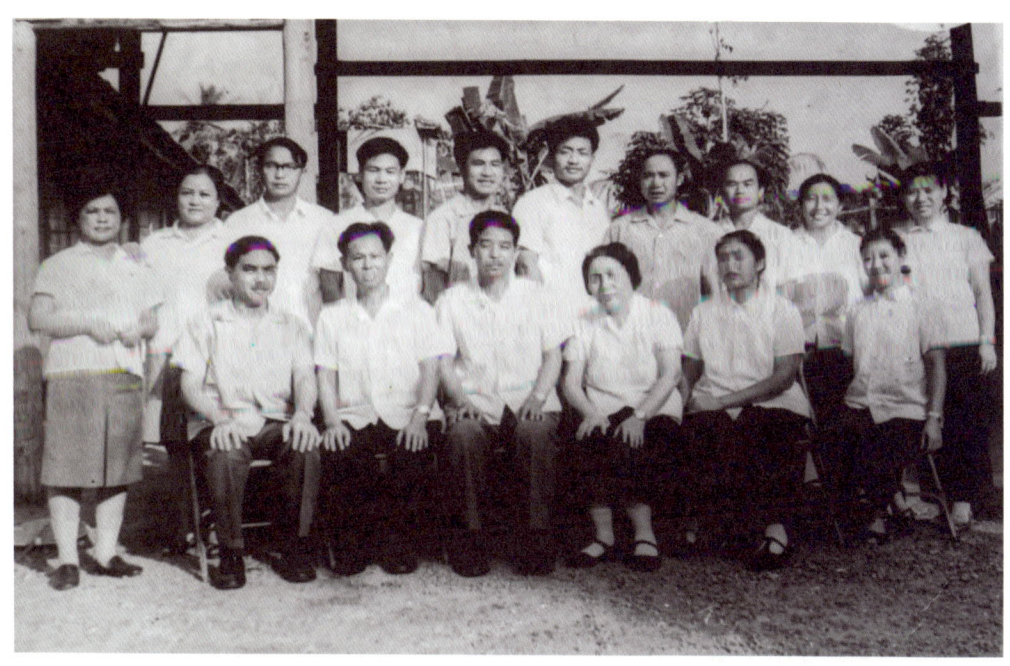

图 7-9　1978 年下旬，湘雅医院派出第三批赴非洲塞拉利昂医疗队全体人员（后排左 4 为药学专家曹洪斌）

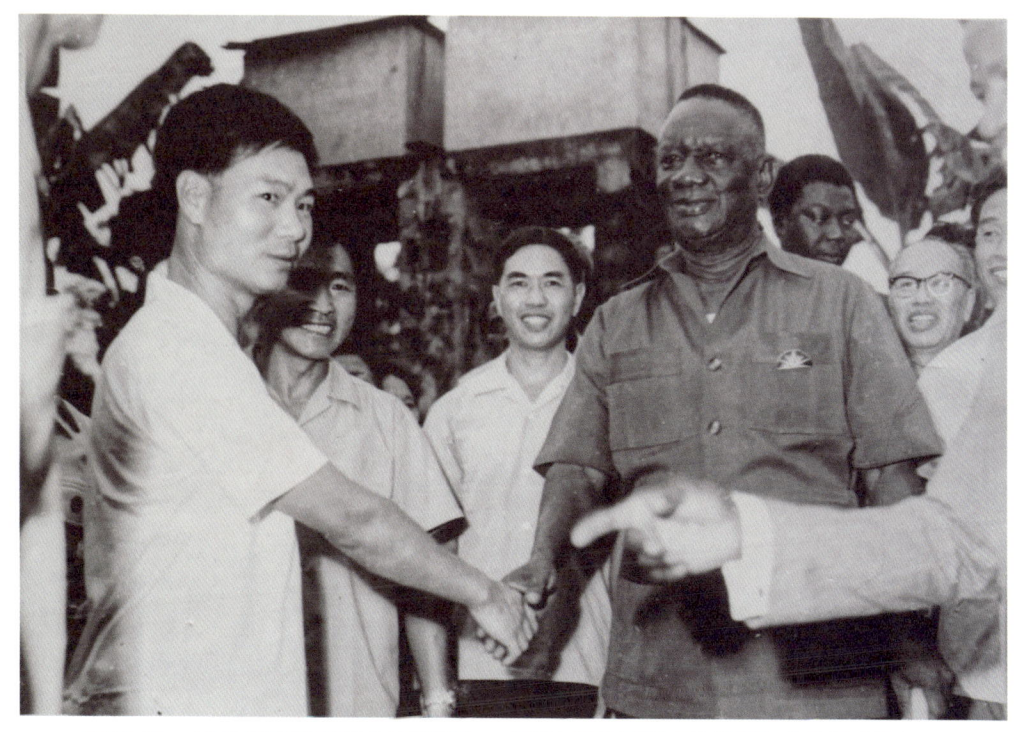

图 7-10　1980 年塞拉利昂总统西亚卡·史蒂文斯接见医疗队员并与曹洪斌亲切握手

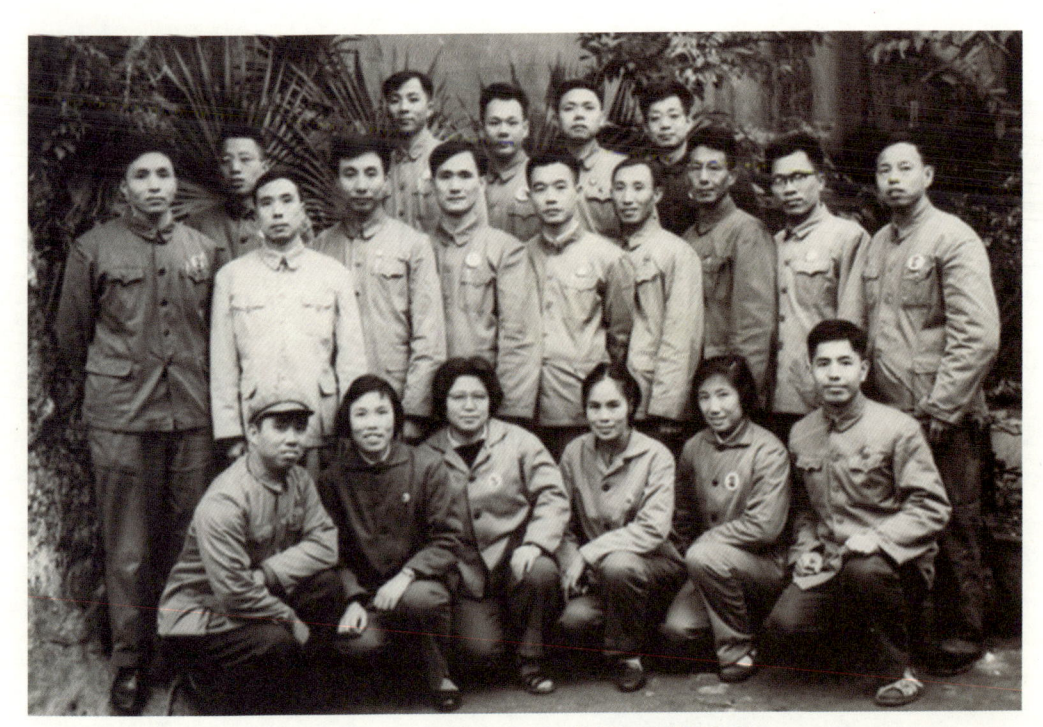

图 7-11 中国援助越南医疗技术组成员合影

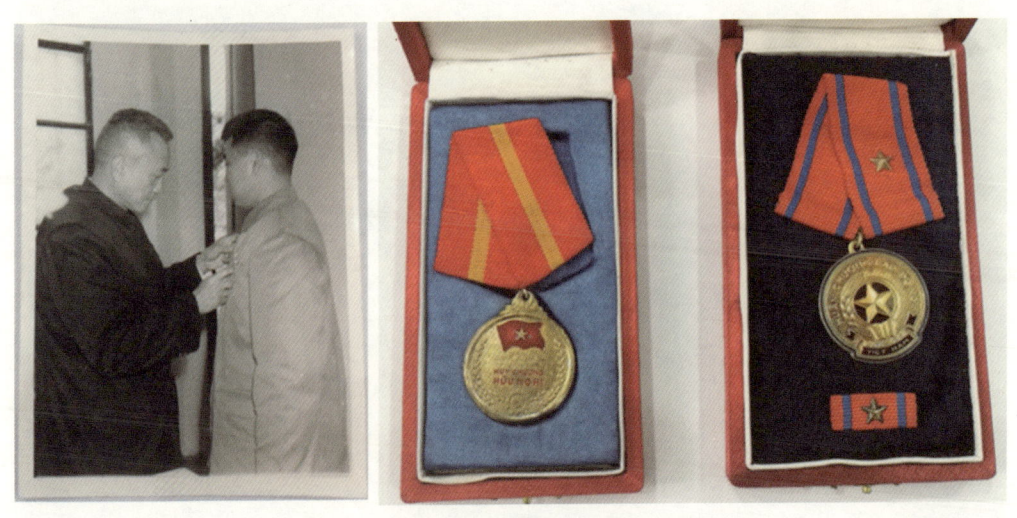

图 7-12 时任越南卫生部部长为李绍裘颁发奖章

（1969年12月初，药学专家李绍裘接到参与援助越南医疗技术组的通知，与北京协和医院内科专家刘放民教授等4人组成中国援越医疗技术组，负责独立军事野战医院的筹备工作）

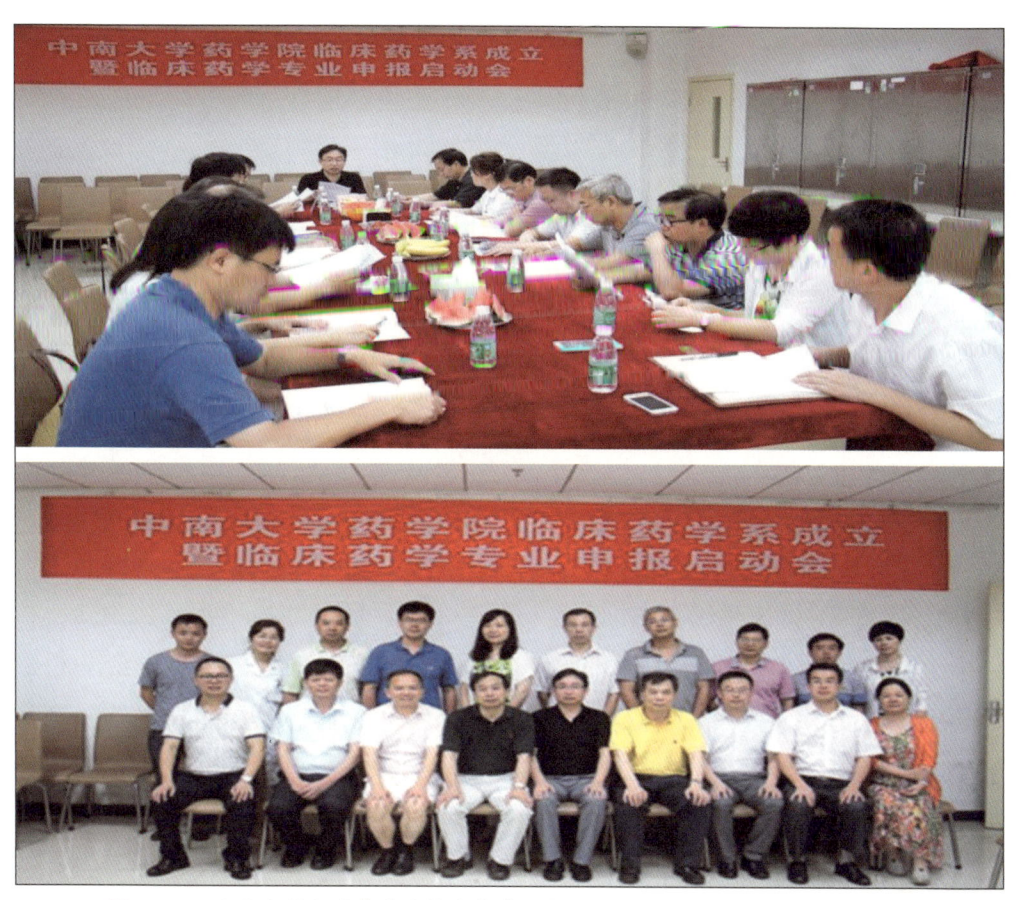

图 7-13 中南大学湘雅药学院临床药学系成立暨临床药学专业申报启动会组图

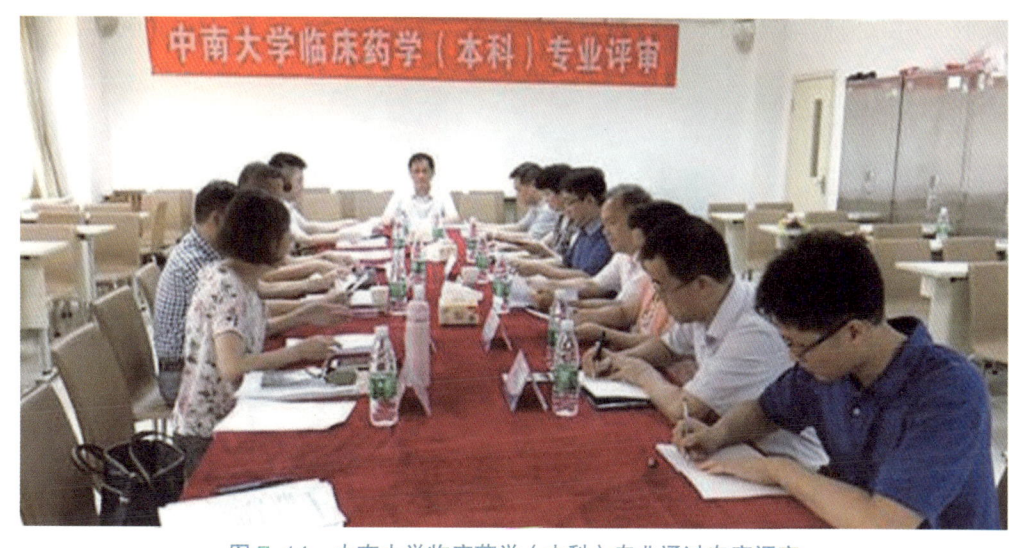

图 7-14 中南大学临床药学（本科）专业通过专家评审

第二节　中南大学湘雅二医院

一、药学部简介

中南大学湘雅二医院药剂科成立于1958年（2009年成立药学部），是一个集药学服务、科研、教学为一体的综合性医院药学科室。药学部现有主任药师8人、副主任药师21人，博士生导师9人，硕士生导师16人，具有博士学位者30人、硕士学位者33人，国家优秀青年科学基金1人，湖南省高层次人才"225"工程医学学科人才4人，"国之名医"称号1人，初步形成了老中青结合、高中初搭配的人才梯度（图7-15）。目前，科室担任国家1～2级学会副主任委员、常委、委员等有4人、10个职务；担任省级学会主任委员、副主任委员等有8人，担任省级以上10多种杂志的主编、副主编、常务编委、编委15人；有5人担任省级以上各类评审监督机构的评审专家。湘雅二医院是国内较早开展临床药学教学、研究和实践的单位之一；承担国家卫生健康委临床药师和师资培训、研究生教育、进修生培养、实习生培养，为祖国培养了大批药学人才；2010年药学部临床药学被评为首批国家临床重点专科。2015～2020年度复旦医院排行榜临床药学学科排名为5个第三，1个第五。

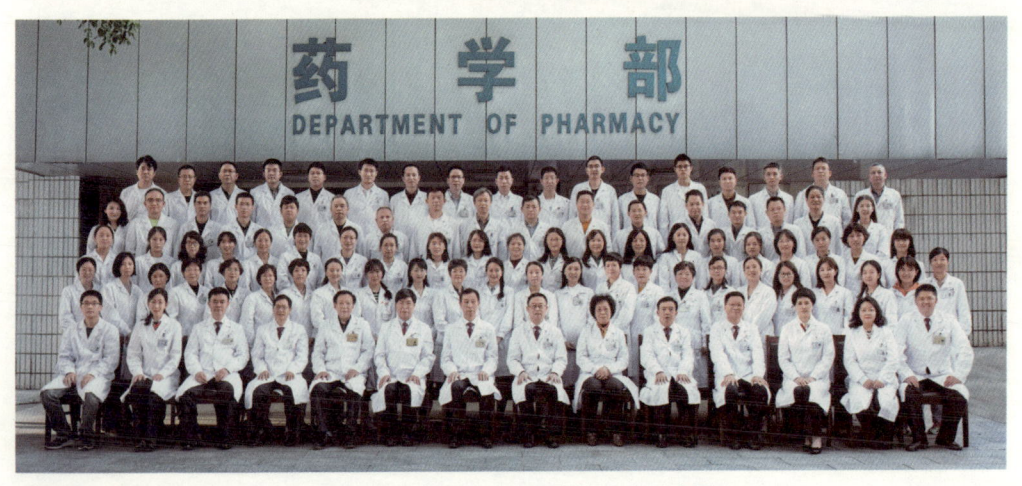

图 7-15　药学部主要业务技术人员合影

二、药学部历届主要负责人

优秀的管理者是学科发展的催化剂,是重要的推动力量,湘雅二医院药学部的发展亦是离不开优秀的领航人物,从建院筹备到 2020 年,药学部在 10 位负责人的带领下逐渐发展壮大(表 7-5)。

表 7-5 药学部历届主要负责人

序号	主要负责人	任职时间
1	成利钧	1957~1958 年
2	季蓉芬	1958~1959 年
3	齐诚才	1973 年 5 月至 1976 年 2 月
4	唐玉梅	1972 年 1 月至 1984 年主持工作
5	许树梧	1984~1992 年
6	陈孝治	1992~1996 年
7	李焕德	1996~2005 年 2010~2013 年
8	彭六保	2005~2010 年
9	向大雄	2014~2019 年
10	张毕奎	2020~

三、药学部学科发展史

1906 年,继承了中美两国优质医学基因的湘雅"破茧而出",成为中国现代医学的策源地。1957 年 10 月,在党和政府的亲切关怀下,湖南医学院第二附属医院应运而生(现湘雅二医院)(图 7-16)。

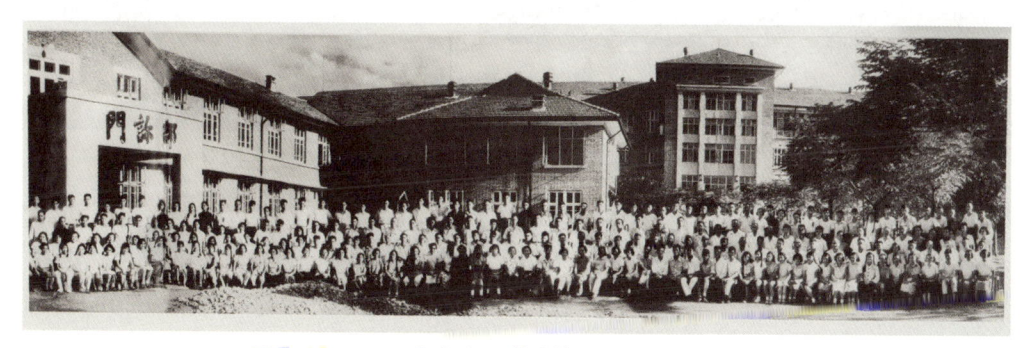

图 7-16 1958 年湖南医学院第二附属医院开院留影

湘雅二医院药剂科（2009年成立药学部）历经半个多世纪的发展，已经由简单的以药品供应、制剂生产为特色，发展成以患者为中心、合理用药为目标、临床药学研究为手段、解决临床用药问题为核心，具有湘雅特色的临床、教学、科研协同发展的医院药学学科。迄今为止，湘雅二医院药学部凭借雄厚的临床、教学和科研力量，在全国医院药学领域获得多个"第一"的荣誉：较早开展临床药学研究和实践的单位之一；首个临床药学方向硕士、博士研究生招收点；首批临床药师培训基地；首批国家临床药学重点专科建设单位之一；省内率先安装使用合理用药监测（PASS）系统；研发并装备全球首台自动化二维色谱系统等（图7-17）。

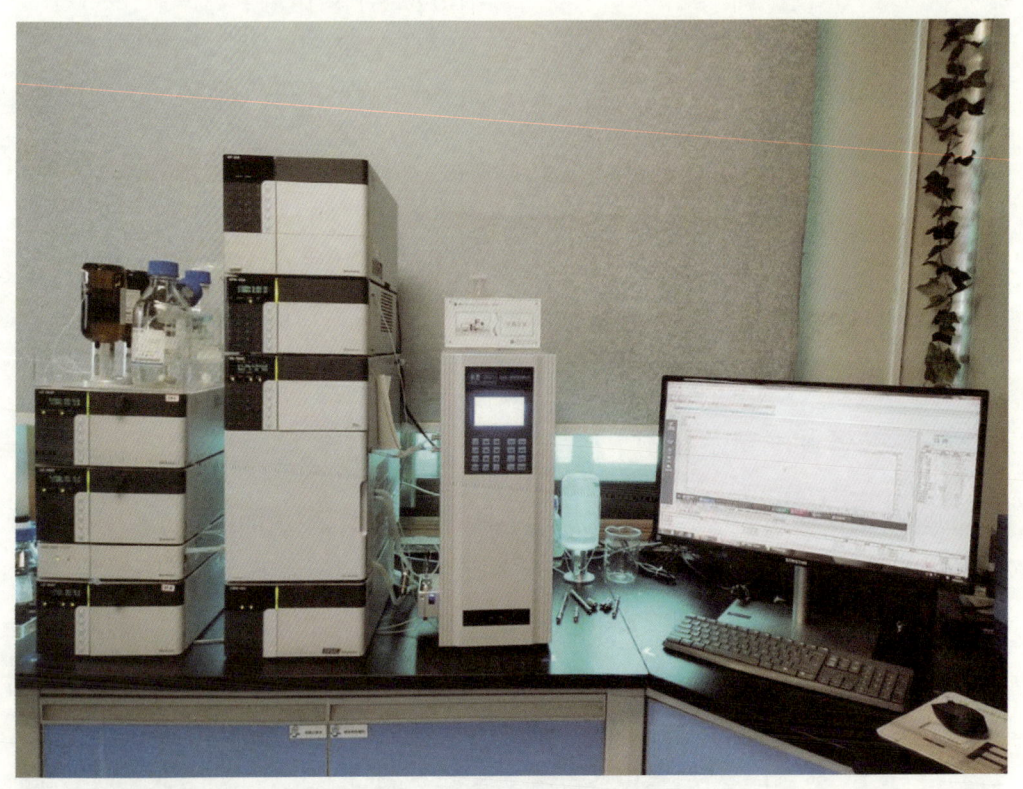

图7-17 药学实验室的全自动二维液相色谱仪

1974年之前，学科发展重点在于解决临床需求；1974~1982年，从中草药制剂、活性成分研究等方向突破，开拓了医院自制制剂发展的新局面，赢得了国内同行的赞誉（图7-18、图7-19）。

中篇　湖南省医院药学学科建设成果

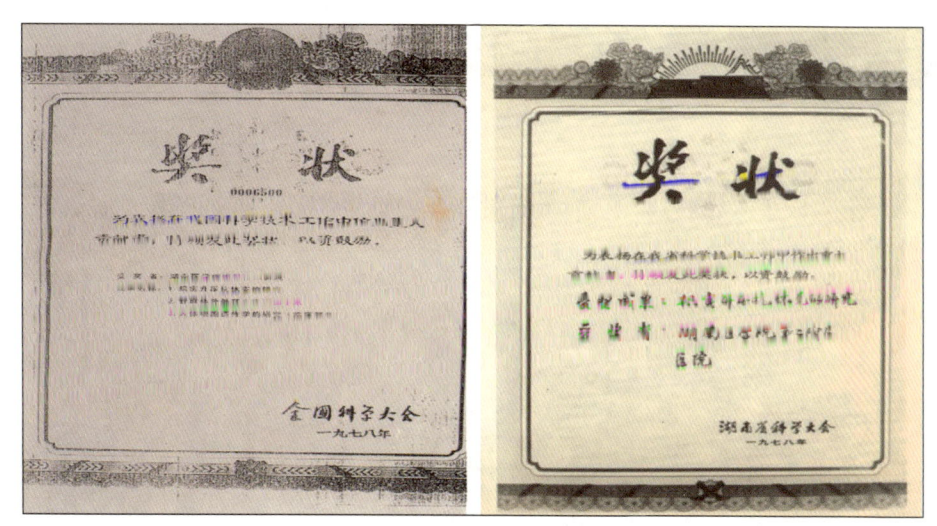

图 7-18　1978 年分别荣获全国科学大会奖和湖南省科学大会奖

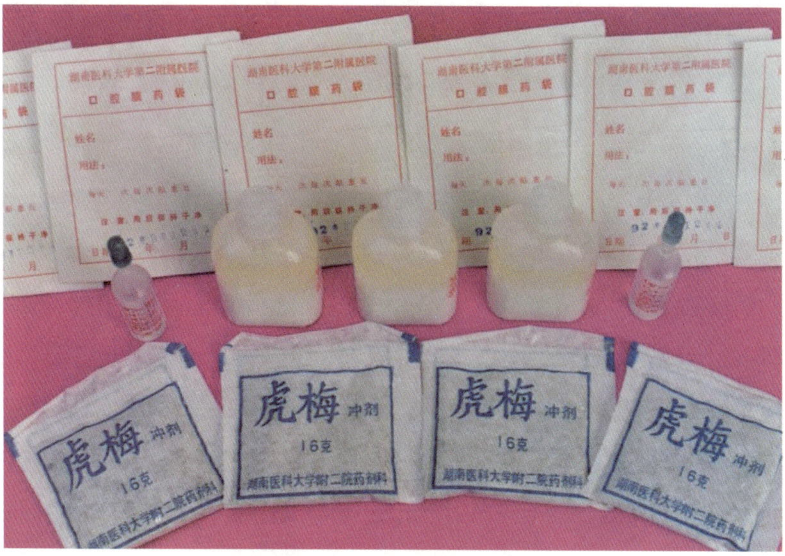

图 7-19　20 世纪 80～90 年代生产的医院自制制剂

20 世纪 80 年代初，药学部开始发展药学服务。1980 年，医院成立临床药学专业组，临床药学的率先发展，使药学部成为全省乃至中南地区医院药学的教学和培训基地（图 7-20）。1989 年，许树梧受卫生部派遣，赴美国进修临床药学。1991 年，许树梧回国后为推动国内临床药学的发展做出了积极贡献。

173

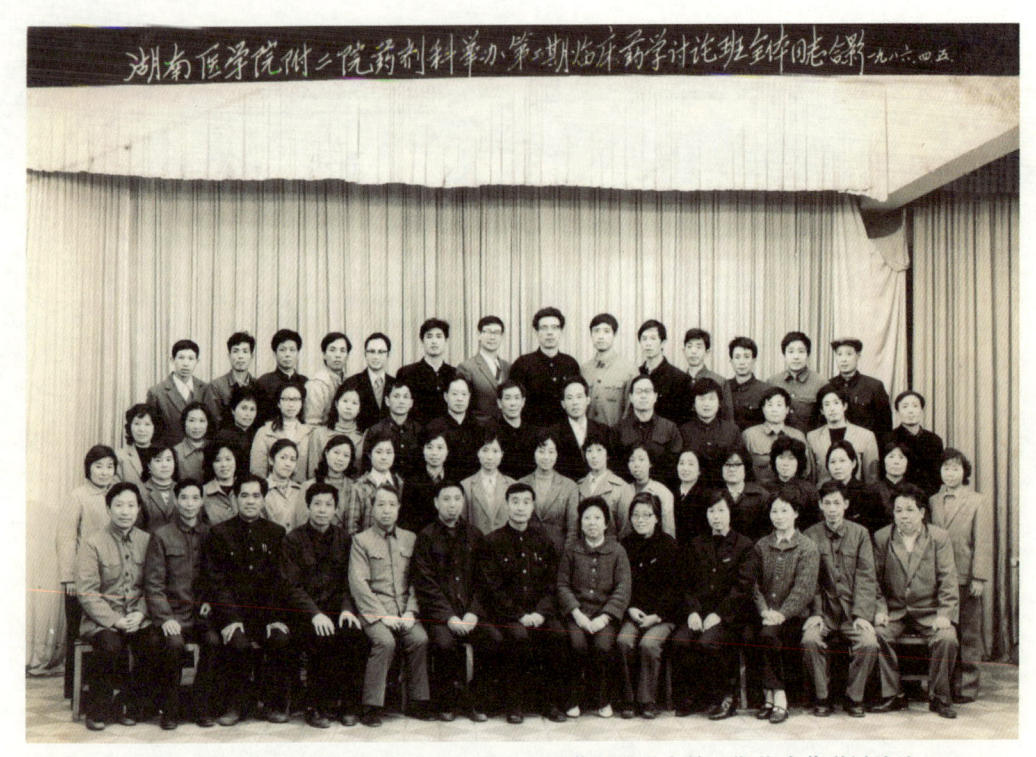

图 7-20　1986 年湖南医学院第二附属医院药剂科举办第二期临床药学讨论班

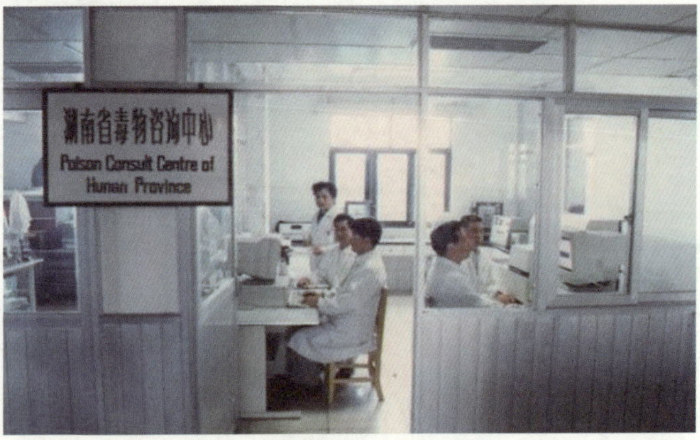

20 世纪 90 年代，是医院临床药学稳步发展阶段，科室通过人才培养与硬件建设为发展奠定了基础。科室率先开展体内药物分析研究，并扩展到治疗药物监测、临床药物代谢与药物动力学、药物 I 期临床研究等领域，并一直保持领先水平。1992 年，创建了湖南省最早的临床药学实验室，并开始招收研究生，开启了湖南省内临床药学研究生教育的先河；同年，成立国内第一家毒物咨询中心——湖南省毒物咨询中心（图 7-21 至图 7-23）；1995 年，成立了临床药学研究室；1997 年，成为全国首个招收临床药学硕士研究生（研究方向）的药学部。

图 7-21　湖南省毒物咨询中心

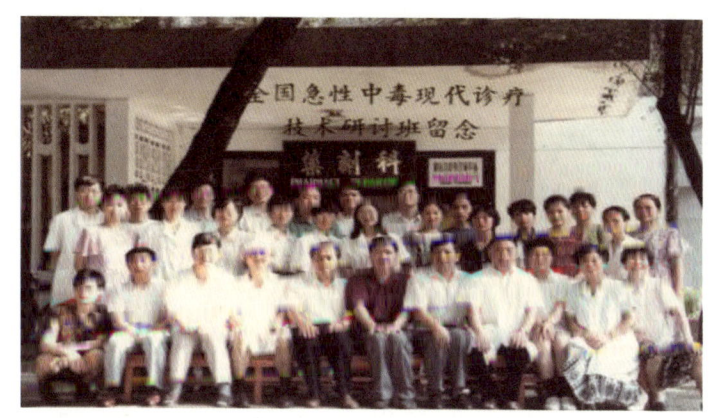

图 7-22 全国急性中毒现代诊疗技术全国研讨班留影

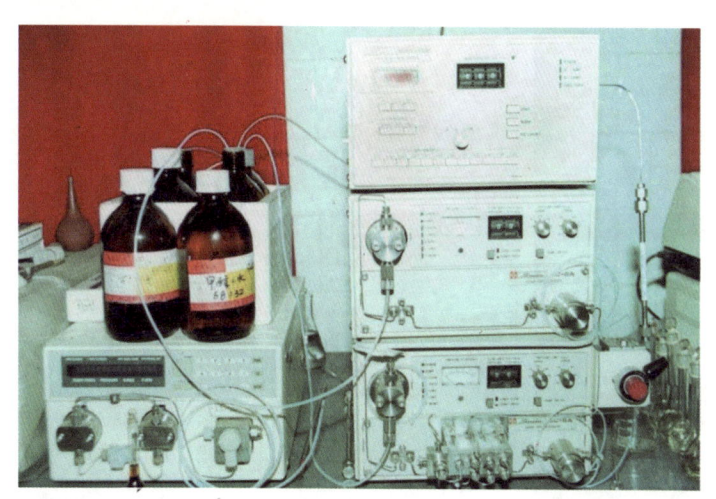

图 7-23 早期的毒物分析仪器

21世纪初，药学部加快了学科建设，以"科研和临床并举"为发展思路，形成了药学部独特的学科结构体系；2004年，成立专职的临床药师组，由3位专职临床药师深入病房开展临床药学实践与服务；2006年，被遴选为卫生部第一批临床药师培训基地；2007年，被遴选为卫生部临床药师制试点单位之一；2006年，李焕德主编的《临床药学》成为高等医药院校规划教材（图7-24）；2008年，成为全国首批招收临床药学博士研究生的药学部；2010年，以排名第二的成绩，成为首

图 7-24 主编高等医药院校规划教材《临床药学》

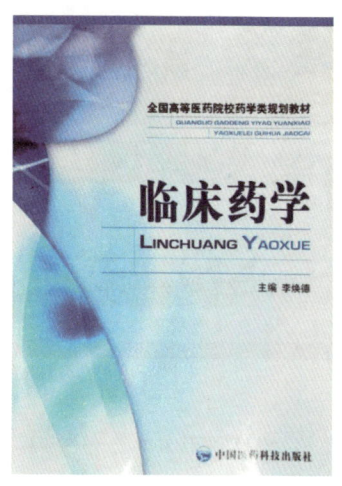

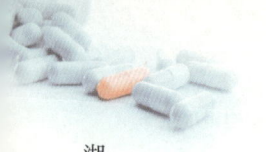

批卫生部临床药学重点专科建设单位；2013年起，在医学一级学科下开展临床药学硕士、博士点招生。

为了拓展对外交流，与国际药学接轨，药学部先后派出数批人员到美国、加拿大等国家进修、考察及学术交流，1人参加援外医疗队工作。从2011年起，已连续举办12届临床药学湘雅国际论坛，成为临床药学领域有重要影响力的论坛（图7-25）。2011年，聘请美国伊利诺伊大学芝加哥分校国际临床药学教育中心主任艾伦·刘为中南大学客座教授；2017年，聘请加拿大阿尔伯塔大学彭欢玲为医院特聘教授。

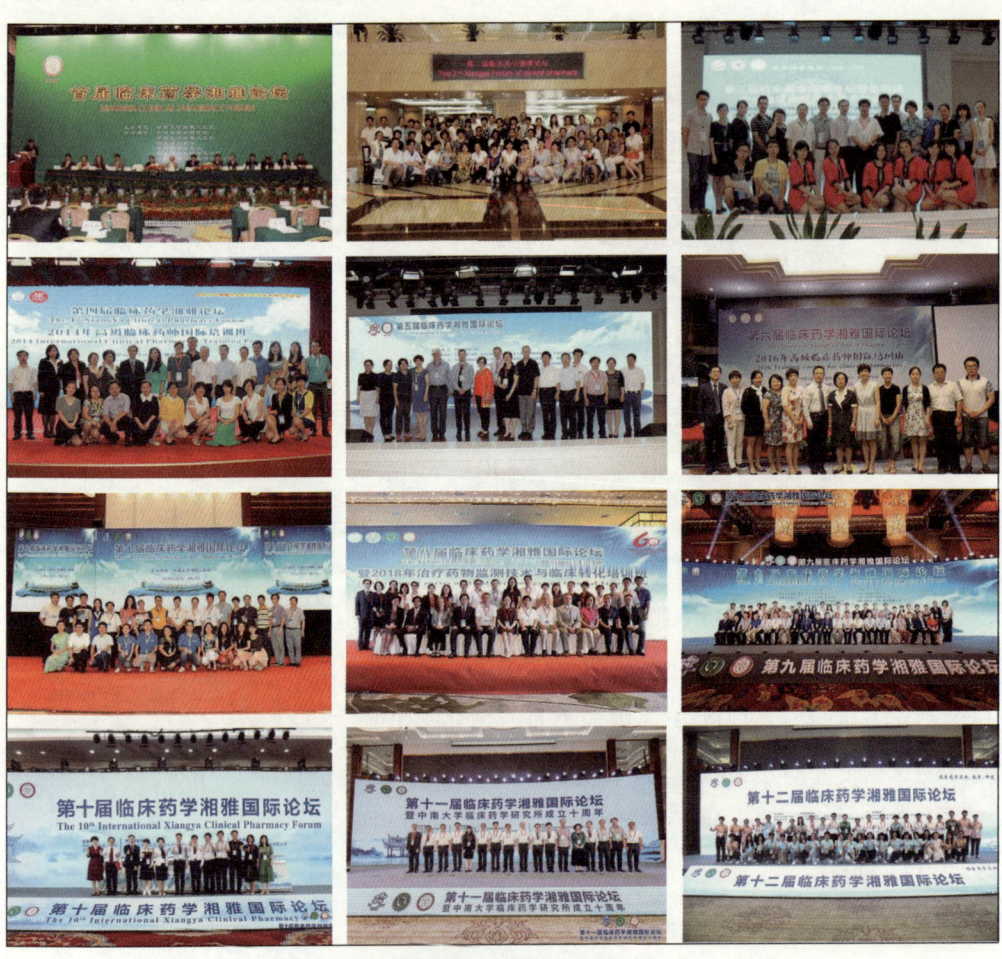

图7-25 历届临床药学湘雅国际论坛合影

2012年8月，开放中南地区首家挂号收费的药物咨询门诊；2014年7月，与胸外科合作开设了湖南省首家医药联合抗凝抗栓门诊。

2011年，医院加大投入力度改造药学大楼及配备仪器设备，同时充分发挥药学服务职能来促发展；2014年，向大雄主任带领药学部着力部署临床能力建设、创新能力建设及核心能力支撑体系的构建，探索实施与国外大学联合培养住院药师模式，搭建临床药学、临床药理、药事管理、创新药物与新制剂4个方向的研究团队，率先探索"转化药学"概念、范围、路径及转化实践，并大力发展信息化管理和科室文化建设。

2018年1月，药学部牵头成立了国内首家临床药学专科医联体（图7-26）。在党支部带领下，充分利用临床药学优质资源，持续开展药学服务进社区，以及互联网＋线下的药学健康帮扶活动，产生了良好的社会反响（图7-27）。截至2019年年底，已与102家医疗机构签订了医联体协议，遍布全国14个省（市、区）（外省28家，省内74家），并实现了湖南省全覆盖。

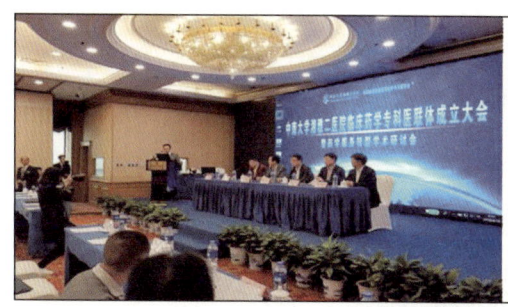

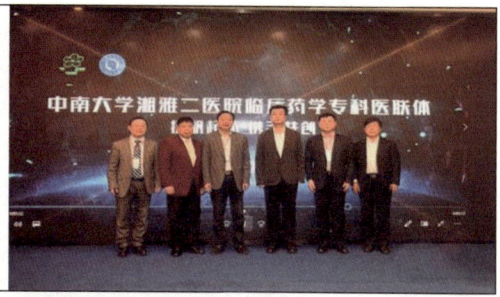

图 7-26 中南大学湘雅二医院临床药学专科医联体成立大会

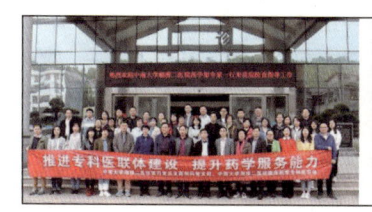

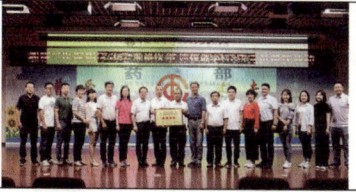

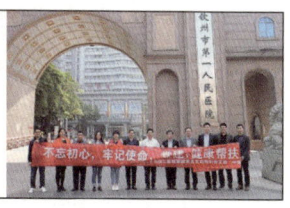

图 7-27 2019年，湘雅二医院临床药学专科医联体先后前往湖南省桑植县和平江县及广西壮族自治区钦州市开展党建和健康帮扶工作留影

2018年，湖南省临床药师技能培训中心落户湘雅二医院。依托湖南省药学会开展审方药师培训，迄今已完成了14期共1500人的培训工作，并采用多种培训模式持续开展，为促进湖南省药学服务水平的发展提供了人才保障。

2020年，张毕奎教授接任药学部主任，药物经济学研究室等新的机构成立，科室的求索创新意识日益增强（表 7-6）。

表 7-6 对医院药学学科发展具有重要历史意义的事件

序号	事 件
1	1960 年建立灭菌制剂室，1978 年新盖了 2000 平方米的制剂楼，1998 年成为湖南省第一家通过验收符合 GMP 标准的医院制剂室。目前拥有业务用房面积 5000 平方米，具有功能强大的药学楼，以贺建泽等为代表的老一辈药学工作者为药学发展的硬件建设付出了大量精力
2	1982 年，设立临床药学室，为 12 家全国临床药学试点单位之一
3	1992 年，成立湖南省毒物咨询中心
4	1995 年，建立临床药学研究室
5	1997 年，建立硕士学位授权点，许树梧教授招收第一名临床药学硕士研究生
6	2003 年，创立《中南药学》杂志并获得国家新闻总署刊号，李焕德教授连续三届任杂志主编
7	2004 年，获得博士学位授予权，李焕德教授成为首位博士生导师并招收博士研究生
8	2004 年，李焕德教授被评为湘雅二医院首位一级主任药师，也是国内最早的一位
9	2005 年，李坤艳博士首篇 SCI 论文发表，实现零的突破
10	2006 年，李焕德教授任主编的首本临床药学统编教材出版
11	2007 年，临床药学课程获得中南大学精品课程
12	2009 年，李焕德教授为课题负责人的国家自然科学基金面上项目获批，实现了零的突破
13	2010 年，获得首批国家临床药学重点专科建设单位，获得建设经费 500 万元
14	2011 年，成立中南大学临床药学研究所
15	2012 年，设立在临床医学一级学科下的临床药学硕士与博士点申报成功
16	2015～2020 年，复旦排行榜临床药学学科排名分别为第三名、第五名、第三名、第三名、第三名、第三名
17	2016 年，许树梧、李焕德教授载入中国医院药学学科发展史中 66 位作出重要贡献的历史人物
18	2016 年，湖南省转化医学与创新药物工程中心成立
19	2019 年，李焕德教授荣获"国之名医—卓越建树"称号
20	2022 年，湖南省精准医疗技术转化与软件服务国际联合研究中心成立

四、药学部学科成果

药学部坚持医疗、教学、科研协同发展，培养了一支临床能力很强的临床药师队伍,率先开展了药学门诊、抗凝医药联合门诊,就诊量突破2000人次/年,临床药师参与疑难病例会诊达4000人次/年;科研上坚持药物中毒与药物损伤肿瘤精准用药、创新药物与新制剂及药品临床综合评价4个重点研究方向。

1 省部级获奖荣誉

历年来药学部获得省部级的奖励(表7-7)。

表7-7 药学部获得省部级奖励

获奖项目	时间	奖励内容与级别	获奖人
致死剂量药物中毒病人的体内药物分析方法及其毒代动力学研究	1996年	湖南省科技成果奖三等奖	李焕德
中毒应急救援系统研究	2004年	中华医学科技奖三等奖,湖南省科学技术进步奖三等奖	李焕德、彭文兴、朱运贵、向大雄、徐 萍
高纯度葛根总黄酮及其生物粘附性缓释片的研究	2007年	湖南省中医药科技奖一等奖	向大雄、张 杰、李焕德、朱运贵、张毕奎、王 峰、龚 莉
药物与农药中毒时快速定性定量分析及临床应用	2007年	湖南省医药卫生科技进步奖二等奖 湖南省科学技术委员会奖三等奖	李焕德
新型抗精神病及抗抑郁症药物体内代谢、相互作用机理及其临床应用研究	2008年	中国药学会科学技术奖二等奖 湖南省医学科学技术成果奖二等奖 湖南省科学技术进步奖三等奖	李焕德、李坤艳、赵靖平、彭文兴、张毕奎、朱运贵、原海燕、左笑丛、朱荣华
胆石症手术患者生活质量药物经济学量表的创编与临床应用	2008年	湖南省科学技术进步奖三等奖	彭六保、陈干农、李健和、钟德玎、谭重庆
高纯度葛根总黄酮及其生物粘附缓释片研究	2009年	湖南省科学技术进步奖三等奖	向大雄、张 杰、李焕德、朱运贵、张毕奎、王 峰、龚 莉
阿立哌唑在中国精神病分裂症患者中的药动学及临床疗效评价	2010年	湖南省科学技术进步奖三等奖	张毕奎、左笑丛、李焕德、朱运贵、原海燕、李坤艳、刘世坤
中药通过P450酶、P-糖蛋白所致药物相互作用的研究及临床应用	2013年	湖南省医学科技奖三等奖	彭文兴、颜 苗、李焕德、徐 萍、朱运贵、方平飞、向大雄
药物过量中毒快速诊断关键技术与解毒新机制研究及临床转化	2018年	湖南省医学科技奖一等奖	李焕德、方平飞、颜 苗、张毕奎、朱运贵、向大雄、蔡骅琳、刘 健、王 峰、徐 萍

2. 药学部近年已授权专利

历年来药学部获得授权专利情况（表7-8）。

表7-8 药学部获得授权专利情况

授权公告日	发明名称	发明人	专利号
1992.9.17	一种缓释外用散剂及其制备工艺	黄波、李健和、许树梧	CN 1084060A
2000	集装箱式发药柜	彭六保	ZL00324722.8
2004	玉竹多糖的提职方法，药物制剂制备方法及其用途	向大雄、刘韶、李焕德	ZL200410022863.5
2005.9.21	含解酒因子的酒	向大雄、李焕德、凌天牖、张毕奎、王峰	ZL1114526.9
2005.10.03	复方莪术油凝胶剂及其制备方法	向大雄、刘韶、朱运贵、李新中、李焕德、雷鹏、龚莉、康勇	200510031138.9
2005.10.10	复方盐酸地芬尼多分散片及其制备方法	向大雄、李焕德	2005101035210
2007.8.8	玉竹多糖的提取方法，药物制剂制备方法及其用途	向大雄、刘韶、李焕德、李新中、朱运贵、张毕奎	ZL200410022863.5
2007.10.03	白藜芦醇的衍生物在制备治疗与免疫相关疾病药物中的应用	向大雄、高洁生、蒋新宇	200710034534.6
2007.10.12	一种青藤碱及其盐酸盐的药物新剂型及其制备工艺	向大雄、李焕德	20071012084.6
2010.1.27	无机碳酸盐的用途	肖平、方平飞	ZL200710035003.8
2012.5.30	一种用于治疗类风湿性关节炎的提取物	李焕德、向大雄、刘芝平、方平飞、唐芳	ZL201110007023.1
2012.5.30	一种用于促进烧伤快速恢复的中药组合物	方平飞、刘冉、刘兴明	ZL201010257122.0
2014.8.27	一种基因工程乳酸杆菌及其应用	蒋云生、王芳、向大雄	ZL201110186793.7
2015.1.7	一种色谱柱或保护柱超声清洗装置	彭风华、肖轶雯、颜苗、王峰	ZL201420619136.6
2015.1.21	一种用于液相色谱的固体粉末进样装置	王峰、肖轶文、颜苗、李焕德	ZL20142 0618898.4
2015.3.4	一种瓶盖式紫外灭菌装置	肖轶雯、彭风华、王峰、颜苗	ZL201420621980.2

续表

授权公告日	发明名称	发明人	专利号
2015.6.17	一种二维液相色谱仪	王峰、朱运贵、方平飞、张国尔、郁凯	ZL201320098062.0
2016.3.2	一种阳离子型鸦胆子油纳米乳口服制剂及其制备方法	向大雄、戴伟、刘新义、李新中、朱运贵、李建和、李焕德、刘韶	ZL201410064055.9
2017.08.25	一种抑菌性义齿软衬材料及其应用	冯云枝、罗恒、赵荣、苏宁波、龙慧、孔祥宇、朱骏飞、向大雄	ZL201410682604.9
2017.09.22	一种杜仲胶复合义齿软衬材料及其制备方法	冯云枝、罗恒、赵荣、苏宁波、龙慧、孔祥宇、朱骏飞、向大雄	ZL201410682665.5
2020.05.19	一种构建序级靶向缺血心肌细胞线粒体载药纳米胶束的方法	刘新义、向大雄、李文群、罗世林、杨永玉、李健和、胡雄彬	ZL201810204359.9
2021.07.06	一种双黄降脂颗粒的质量检测方法	向大雄、罗世林、刘新义、李文群、李健和、朱运贵、胡雄彬、杨永玉	ZL201910715873.3
2021.07.20	一种中药降脂组合及其制备方法和用途	向大雄、罗世林、刘新义、李文群、李健和、朱运贵、胡雄彬、杨永玉	ZL20191071581.0
2021.12.03	一种具有降血糖作用的中药组合物及其制备方法和应用	向大雄	ZL201910887652.4
2021.08.13	E 药智库管理系统 V1.0.	华润湖南医药有限公司、刘文辉、罗芝英、孙宝	2021SR1204170
2021.04.20	CDA 基因 SNP 位点的用途	罗建权、任欢、张伟	ZL202110012036.1
2022.06.03	一种消减全血环孢素测定的基质效应的分析方法	朱荣华、李焕德、方平飞、张毕奎、滕婧、颜苗、蔡骅琳、彭文兴、方春华	ZL202010705109.0

3. 药学部主编著作

主编著作 34 种，主要代表作品如下所述。

①《全方位药学服务实践》，湖南科学技术出版社，主编：向大雄，朱运贵，2019 年。

②《临床案例精选药师视角》，湖南科学技术出版社，主编：向大雄，刘艺平，2018 年。

③《临床基本药物手册（第二版）》，湖南科学技术出版社，主编：李焕德，刘绍贵，彭文兴，2018年。

④《临床药学（第二版）》，中国医药科技出版社出版，主编：李焕德，2020年1月。

⑤《急救专业》，全国临床药师规范化培训教材，人民卫生出版社，主编：李焕德，2019年9月。

⑥《精神障碍疾病药物治疗的药学监护》，人民卫生出版社，主编：张峻，张毕奎，2020年。

⑦《临床药学概论》，全国普通高等医学院校药学类专业"十四五"规划教材，中国医药科技出版社，主编：唐富山，张毕奎，2021年7月。

⑧《药之道——常见慢病用药指导》，中南大学出版社，主编：谭胜蓝，张毕奎，2021年9月。

⑨《临床药学实践教程》（中英文版），湖南科技出版社，主编：向大雄，徐萍等，2022年。

⑩《抗肿瘤药物治疗一本通》，湖南科学技术出版社，主编：刘艺平，刘文辉，罗芝英，2022年。

4. 国家级科研项目

共获国家级科研项目38项，国家科技重大专项课题1项，国家科技支撑计划子课题2项，国家自然科学基金项目（面上项目）15项，国家自然科学基金项目（青年项目）18项，其他2项，累计科研经费超过1千万（表7-9）。

表7-9 药学部获得国家级科研项目

年份	项目类别	负责人	课题名称
2008年	国家自然科学基金项目（面上项目）	李焕德	上调MDRI基因，诱导P-gp外向转运解除中枢抑制药物中毒的机制研究
2010年	国家科技重大专项项目课题	向大雄	多靶点治疗骨关节炎一类新药－反式－3, 4, 5－三甲氧基二苯乙烯（BTM）的研究
2011年	国家自然科学基金项目（面上项目）	彭六保	基于数学模型建立适合于中国国情的肿瘤类疾病药物经济学评价模型
	国家自然科学基金项目（青年项目）	徐 萍	帕利哌酮个体反应差异的遗传机制研究

续表

年份	项目类别	负责人	课题名称
2011年	国家科技支撑计划项目子课题	向大雄	杜仲资源的综合开发与利用
	国家科技支撑计划项目子课题	李焕德	基层医疗机构主要基本药物合理使用评价和研究—非基本药物（艾司唑仑、阿米替林、氯雷他定）合理使用评价研究
2012年	国家自然科学基金项目（青年项目）	颜 苗	基于Nrf2/ARE信号通路调控MRP2及UGT2B7研究甘草与有毒中药配伍减毒的机制
	国家自然科学基金项目	颜 苗	基于Nrf2/ARE信号通路调控UGT和MRP2探讨甘草的配伍减毒机制
2013年	教育部博士点基金新教师基金	蔡骅琳	基于代谢组学和INSIG-SCAP-SREBP通路研究利培酮致脂质代谢紊乱的机制
	国家自然科学基金项目（青年项目）	蔡骅琳	探寻非典型抗精神病药物经INSIG/SCAP/SREBP通路致脂质代谢紊乱的生物标志物
2014年	国家自然科学基金项目（青年项目）	陈 磊	miR-455-5p介导的ADMA代谢和转运网络调控在内皮损伤中的作用
	国家自然科学基金项目（面上项目）	方平飞	通过ΣPK-ΣPD结合模型构建甘草多靶器官"解毒指数"探讨其解毒机理
2015年	国家自然科学基金项目（面上项目）	向大雄	基于腺苷信号转导通路的芳香开窍类中药"开窍于脑"机制研究
	国家自然科学基金项目（面上项目）	颜 苗	甘草诱导Nrf2调控肝脏Ⅱ相代谢酶、Ⅲ相转运体抵御雷公藤化学应激的"配伍减毒"机制
	国家自然科学基金项目（青年项目）	罗世林	基于骨代谢"三元调控理论"探讨土家族药血三七防治股骨头坏死的物质基础及作用机制研究
2016年	国家自然科学基金项目（面上项目）	刘新义	基于MMPs肽与TPP阳离子介导的缺血心肌细胞线粒体序级靶向葛根素纳米胶束的构建及评价
	国家自然科学基金项目（青年项目）	鲁 琼	基于适配体捕获骨髓间充质干细胞归巢至骨表面成骨的策略研究
	国家自然科学基金项目（青年项目）	谭重庆	基于MPA构建PGx干预胃癌诊治的药物经济学评价模型
	国家自然科学基金项目（青年项目）	杨永玉	LOX-1/Cullin/介导的泛素化修饰在脂肪细胞胰岛素抵抗中的作用及机制研究

续表

年份	项目类别	负责人	课题名称
2016年	国家自然科学基金项目（青年项目）	屈 健	LncRNA PVT1-miRNA-186 调控 ABC 转运体介导颞叶癫痫耐药机制研究
2017年	国家自然科学基金项目（青年项目）	李文群	心肌成纤维细胞自分泌 CGRP 对心室重构的抑制性调节作用及机制研究
	国家自然科学基金项目（青年项目）	罗建权	CDA 基因及其遗传变异在血压变化和 CCB 治疗中的作用
	国家自然科学基金项目（青年项目）	谭胜蓝	基于 miRNA-21 网络调控 ADMA 水平探讨藤茶二氢杨梅素对内皮损伤的保护机制研究
2018年	国家自然科学基金项目（面上项目）	万小敏	基于微观模拟的类风湿关节炎动态决策分析模型的构建及卫生经济学评价研究
	国家自然科学基金项目（青年项目）	颜 晗	S100A11 介导脑胶质瘤替莫唑胺耐药的机制研究
	国家自然科学基金项目（青年项目）	龚 慧	基于 Nrf2-MRP 通路探讨甘草对胆汁淤积型肝损伤的保护作用机制
2019年	国家自然科学基金项目（面上项目）	张毕奎	阿霉素诱导的心肌成纤维细胞衰老在心脏毒性中的作用及机制研究
	国家自然科学基金项目（面上项目）	程 岩	eEF2K 对三阴性乳腺癌肿瘤免疫的调节作用及机制研究
	国家自然科学基金项目（面上项目）	方平飞	基于 HMGB1-TLR-4/RAGE 通路探究甘草缓解马钱子中枢毒性的生化基础及机制
	国家自然科学基金项目（面上项目）	颜 苗	基于 Nrf2/NF-κB 交互平衡体系研究雷公藤"有故无殒"机制与"量-效/毒"关系
2020	国家自然科学基金项目（面上项目）	屈 健	替莫唑胺重编程超级增强子调控 SOX2/SOX9 介导 GBM 耐药机制研究
	国家自然科学基金项目（面上项目）	谭重庆	基于 RWD 构建抗肿瘤 PD-1/PD-L1 抑制剂的药物经济学拓扑评价体系
	国家自然科学基金项目（青年项目）	罗芝英	肠道乳酸杆菌通过抑制 NPC1L1-VK1 通路影响 HVR 患者华法林抗凝疗效个体差异的机制研究
	国家自然科学基金项目（青年项目）	李三望	基于高效液相色谱与电感耦合等离子体质谱联用技术的药物中有关物质的定量分析研究

续表

年份	项目类别	负责人	课题名称
2021	国家自然科学基金项目（面上项目）	李文群	氧化三甲胺（TMAO）促进曲妥珠单抗心脏毒性的作用及机制研究
2021	国家自然科学基金项目（青年项目）	孙宝	FAF1及其遗传变异对2型糖尿病糖脂代谢的影响及机制研究
2022	国家自然科学基金项目（面上项目）	顾苗	基于Sirt1/Nrf2信号通路介导肝细胞铁死亡探讨克唑替尼肝毒性的机制研究
2022	国家自然科学基金项目（青年项目）	刘文辉	D.formicigenerans菌通过调控FoxP3-Treg影响PD-1抑制剂所致免疫相关不良反应的机制研究

5. 发表论文

从2011年起，药学部发表的SCI收录论文数量逐年增加（图7-28）。

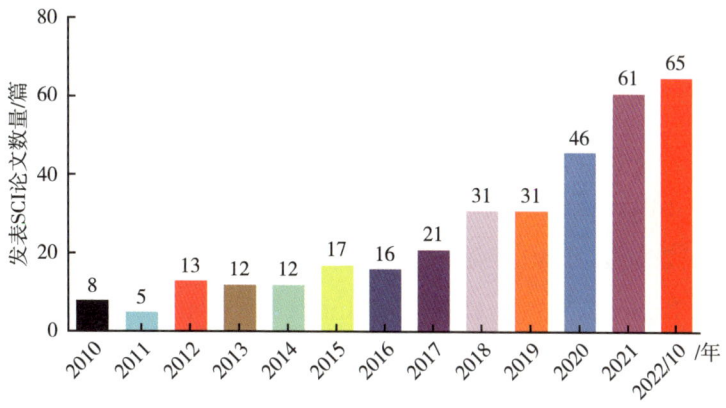

图7-28 2010～2022年药学部发表的SCI收录论文数

近5年共发表SCI收录论文116篇，部分代表性论文如下所述。

① Hualin Cai[#], Cuirong Zeng, Xiangyang Zhang, et al. Diminished treatment response in relapsed versus first-episode schizophrenia as revealed by a panel of blood-based biomarkers: A combined cross-sectional and longitudinal study [J]. Psychiatry Res. 2022 (10); 316: 114762.（见刊当年IF值：11.225）

② Xisha Chen, Kuansong Wang, Shilong Jiang, et al. eEF2K

promotes PD-L1 stabilization through inactivating GSK3β in melanoma [J]. Immunother Cancer. 2022（3）;10（3）: e004026.（见刊当年 IF 值：12.469）

③ Huai Rong Xiang, Bei He, Yun Li, et al. Bamlanivimab plus etesevimab treatment have a better outcome against COVID-19: A meta-analysis [J]. Med Virol. 2022（5）;94（5）: 1893-1905.（见刊当年 IF 值：20.693）

④ Min Zhou, Yong Jiang Li, Yu Cheng Tang, et al. Apoptotic bodies for advanced drug delivery and therapy [J]. Control Release. 2022（9）27;351: 394-406.（见刊当年 IF 值：11.467）

⑤ Yongjiang Li, Junyong Wu, Xiaohan Qiu, et al. Bacterial outer membrane vesicles-based therapeutic platform eradicates triple-negative breast tumor by combinational photodynamic/chemo-/immunotherapy [J]. Bioact Mater. 2022（6）29;20: 548-560.（见刊当年 IF 值：16.874）

⑥ Si Huang, Xin Yan Hao, Yong Jiang Li, et al. Nonviral delivery systems for antisense oligonucleotide therapeutics [J]. Biomater Res. 2022（9）30;26（1）: 49.（见刊当年 IF 值：15.863）

⑦ Ting Jiang[*], Xisha Chen[*], Xingcong Ren, et al. Emerging role of autophagy in anti-tumor immunity: Implications for the modulation of immunotherapy resistance [J]. Drug Resist Updat. 2021（5）; 56: 100752.（见刊当年 IF 值：18.5）

⑧ Jun-Yong Wu[*], Yong-Jiang Li[*], Jiemin Wang, et al. Multifunctional exosome-mimetics for targeted anti-glioblastoma therapy by manipulating protein corona [J]. Nanobiotechnology. 2021;19（1）: 405.（见刊当年 IF 值：10.435）

⑨ Yong-Jiang Li[*], Jun-Yong Wu[*], Jihua Liu, et al. Artificial exosomes for translational nanomedicine [J]. Nanobiotechnology. 2021（8）12;19（1）: 242.（见刊当年 IF 值：10.435）

⑩ Guo-Hua Li, Qiang Qu, Ting-Ting Qi, et al. Super-enhancers: a new frontier for epigenetic modifiers in cancer chemoresistance [J]. Exp Clin Cancer Res. 2021（5）19;40（1）: 174.（见刊当年 IF 值: 11.161）

⑪ Wenqun Li, Zheng Zhang, Xiaohui Li#, et al. CCR5 derived from cardiac fibroblasts is an endogenous suppressor of cardiac fibrosis [J]. Cardiovasc Res. 2020（6）1;116（7）: 1335-1348.（见刊当年 IF 值: 10.787）

⑫ XiaoMin Wan, YuCong Zhang, ChongQing Tan, et al. First-line Nivolumab Plus Ipilimumab vs Sunitinib for Metastatic Renal Cell Carcinoma: A Cost-effectiveness Analysis [J]. 2019（4）1;5（4）: 491-496.（见刊当年 IF 值: 22.416）

⑬ 邱晓涵, 李泳江, 吴军勇, 等. 细菌外膜囊泡: 疾病治疗的新途径 [J]. 药学学报, 2021, 56（12）: 3441-3450.

⑭ 张颖, 曾小慧, 万小敏, 等. 阿替利珠单抗治疗转移性非小细胞肺癌的成本效用分析 [J]. 中国医院药学杂志, 2021, 41（8）: 828-832.

⑮ 阳喜定, 朱荣华, 燕强勇, 等. 普萘洛尔对精神分裂症患者体内氯氮平药动学的影响研究 [J]. 中国医院药学杂志, 2021, 41（19）: 1950-1954.

⑯ 鲁琼, 朱海宏, 戚昕昕, 等. OCTN2 基因多态性影响结直肠癌奥沙利铂化疗敏感性 [J]. 中国临床药理学与治疗学, 2021, 26（4）: 401-407.

⑰ 王鹭, 方平飞#. 神经递质紊乱与甘草神经保护作用的相关研究现状 [J]. 中国临床药理学杂志, 2021, 37（17）: 2364-2368.

⑱ 邢开, 龚金玉, 罗建权#. 噻嗪类利尿剂相关不良反应的药物基因组学研究进展 [J]. 中国临床药理学与治疗学, 2021, 26（2）: 204-212.

⑲ 罗霞, 刘俏, 易利丹, 等. 雷莫芦单抗单药二线治疗晚期胃或胃食管交界腺癌的药物经济学评价 [J]. 中国新药与临床杂志, 2021, 40（8）: 582-587.

第三节　中南大学湘雅三医院

一、药学部简介

湘雅三医院药学部创建于1992年，历经30多年的发展，由最初的10个人组成的单一药房，发展成全国17家国家临床药学重点专科之一。同时也是卫生部临床药师培训基地、中华医学会临床药学分会临床药师师资培训中心、药物临床评价技术国家地方联合工程实验室、国家药物临床试验机构、中国药理学会药物临床试验专业委员会候任主任委员单位、湖南省基因导向型个体化用药咨询指导中心、湖南省卫生厅临床用药质量控制中心挂靠单位、湖南省医院协会药事管理专业委员会和湖南省药学会药物临床评价与研究专业委员会主任委员单位等。科室下设有门诊药房、急诊药房、临床药学室、药物临床试验机构等多个部门。截止到2019年年底，有正式职工164人，拥有硕士及以上学历人员比例达30.5%，教育部新世纪优秀人才1名，湖南省"225"人才工程5名，中南大学"531"人才2名，湘雅三医院"125"人才和湘雅新人才6名，出国访学人员20名，完成临床药师规范化培训的临床药师16名，4人担任10个国家级学术团体常委理事，17人次担任省级以上学术团体主任委员、副主任委员、学术期刊主编、副主编等职务。

二、药学部历届主要负责人

学科的领导者是科室掌门人，运筹帷幄，指引学科前进的方向，勾勒发展的蓝图，构建融洽、齐心协力、积极向上的团队，带领科室飞速发展，共创辉煌。湘雅三医院药学部正是在历届负责人的带领下，凝心聚力、砥砺前行，形成了集党建、医疗、教学、科研、管理和对外交流为一体的国家级临床重点专科。药学部历届主要负责人任职情况见表7–10。

表 7-10　药学部历届主要负责人任职情况

序号	主要负责人	任职时间
1	谢冰玲	1992～2001 年
2	欧阳纯	2001～2002 年
3	刘世坤	2003～2006 年
4	张毕奎	2007～2012 年
5	刘世坤	2013～2016 年
6	左笑丛	2017～

三、药学部学科发展史

1989 年，医院开始筹建药剂科，从开院时仅有药库、门急诊药房等部门，到 1995 年，陆续增设了病室药房、制剂室、分析室。20 世纪 90 年代，药剂科主要以传统药品调剂为主。随着时代的变迁、信息技术的发展、人才引进等一系列举措，药剂科的规模逐步扩大，在 2010 年成立了药学部。目前，已形成具有临床药学、临床药理中心、相关调剂部门、制剂科、静脉用药调配中心、药学信息中心等 6 个部门的综合性技术服务科室，形成了核心价值观为"修厚德，精药事，笃行进取，追求卓越"，使命为"为患者提供优质的药学服务"，愿景为"打造国内一流的药学服务品牌"的科室文化（图 7-29）。

中南大学湘雅三医院制剂室始建于 1995 年，占地约 80 平方米，条件简陋，只有一台紫外分光光度计，先后生产了氢醌酸、硼锌糊软膏、33% 硫酸镁溶液等制剂，为医疗需要及医院的社会效益做出了相应的贡献。2003 年，制剂室暂时停产。2006 年，重建制剂室，占地约 100 平方米，并安装了层流净化设备、中药提取浓缩设备，药品质量检查室占地约 50 平方米，添置了药品检验仪器设备，包括液相色谱仪、气相色谱仪、液质联用仪，制剂室于 2007 年重新获得医疗机构制剂生产许可证。2013 年，制剂室停止生产，现已重新立项建立了新的制剂室。

1992 年，组建临床药学室，组建初期仅有 3 人，历经 30 多年的发展，现已成为国家临床药学重点专科、卫生部临床药师培训基地、中华医学会临床药学分会临床药师师资培训中心。2011 年，临床药学室成为卫生部临床药师

药剂科建立时合影

建院之初

1997 年药剂科大家庭

2019 年药学部大家庭

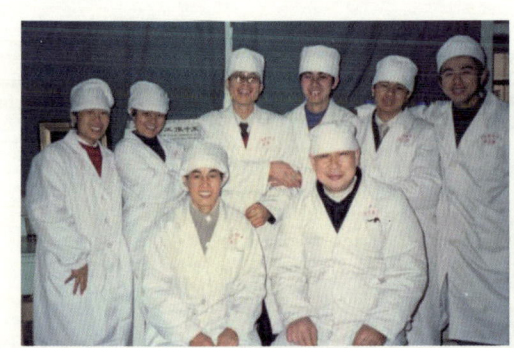

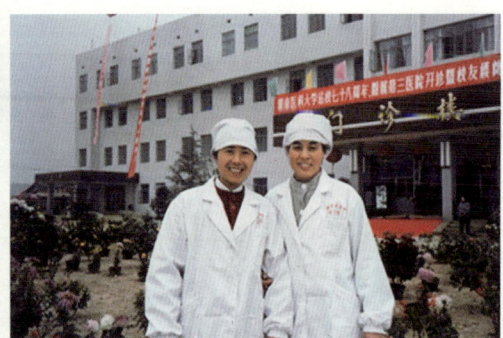

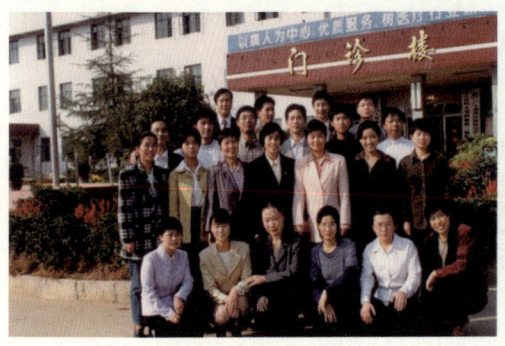

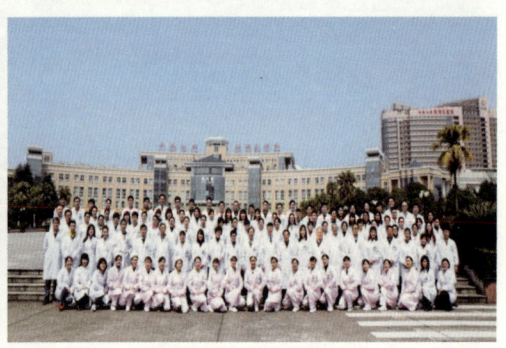

图 7-29　不同时期药学部大家庭组图

培训基地，目前有专职临床药师 17 人，拥有抗感染、肿瘤科、神经内科、肾内科、ICU 等 12 个专业方向，覆盖全院患者；先后与美国匹兹堡等地区的 4 所大学建立合作关系，科室 30 多人受邀作国际学术报告，累计已培训全国各地临床药师 115 人（图 7-30），同质化培训和专科专病审方培训 154 人，举办了湖南省 113 个市县乡村医师的合理用药培训，湖南省紧缺人才的培训等。TDM 品种数达 21 种，年监测量超过 1 万人次，基因检测开展的药品有 8 种，21 个位点，年监测量约 1000 位次。在临床医师中合理用药和用药疑难问题找药师已成为共识，疑难病例会诊已达 2500 多例次 / 年。通过开展全院合理用药评价和监测工作，将全院抗菌药物的使用控制在合理水平。2005 年，医院开放湖南省首家收费制药学咨询门诊。2014 年，建立了国内领先的《药学服务信息平台》，临床药师依托该平台可为患者提供全方位、全程药学服务，使药师成为医疗团队中重要的一员。

医院牵头制定“湖南省质子泵抑制剂的临床应用指导原则”“国家围手术

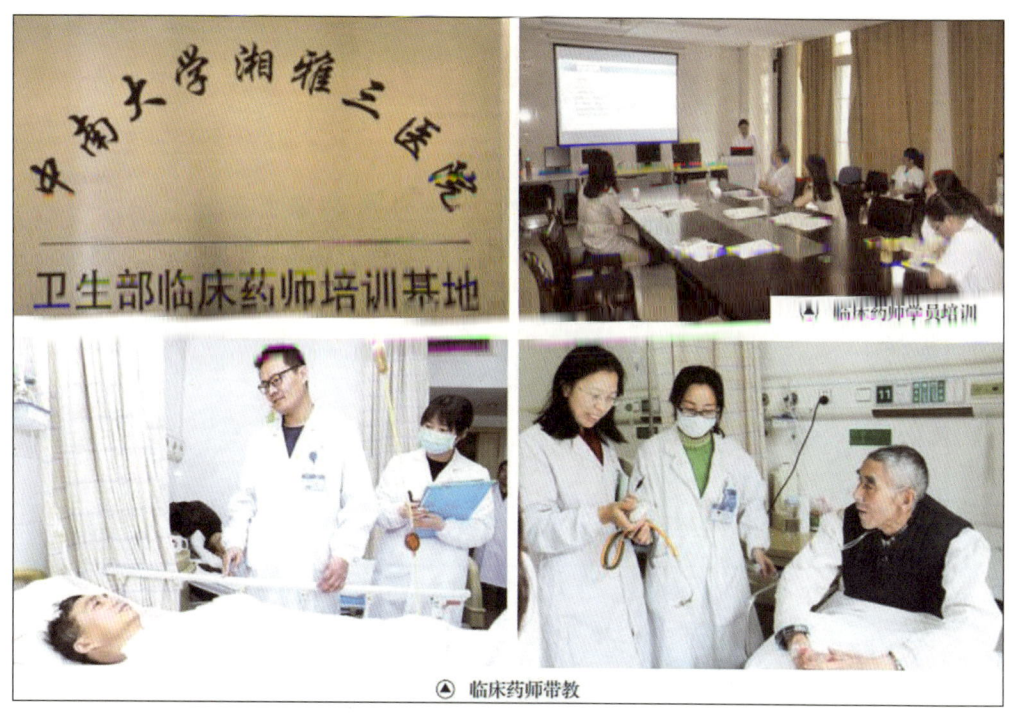

图7-30 2011年成功申报卫生部临床药师培训基地，已累计培训来自全国13个省份99家医院的115名临床药师

期合理使用静脉用质子泵抑制剂"等4个规范；研发了首个"他克莫司在中国肾移植患者中的精准用药服务平台"、国际首个"造影剂肾病风险预测平台"，成立了湖南省内第一家基于大数据和移动医疗的慢病家庭用药管理和药品配送平台，并可为患者提供远程药学教育等服务。主编、副主编或参编《临床药理学》《临床药物治疗学》《药事管理学》等9种教材。药学部共有博士生导师4人、硕士生导师11人，培养硕士192人、博士34人，主讲本科生和研究生课程6门，主持国家自然科学基金项目、973基础研究项目等纵向课题165项，发表论文600多篇，专著87部，获多项专利。

2008年，建成湖南省内首家静脉用药调配中心。2009年，引进湖南省内首台口服药品单剂量分包设备，随后逐步实现信息自动化。目前，静脉用药集中调配涵盖全院患者的长期和临时医嘱，口服单剂量摆药覆盖52个护理单元，既保障患者用药安全，也提高了药师的工作效率（图7-31、图7-32）。

目前，药物临床试验机构累计承担超400项药物临床试验（其中国际多中心60多项，1类新药70多项，重大新药项目15项），获得CFDA基因检

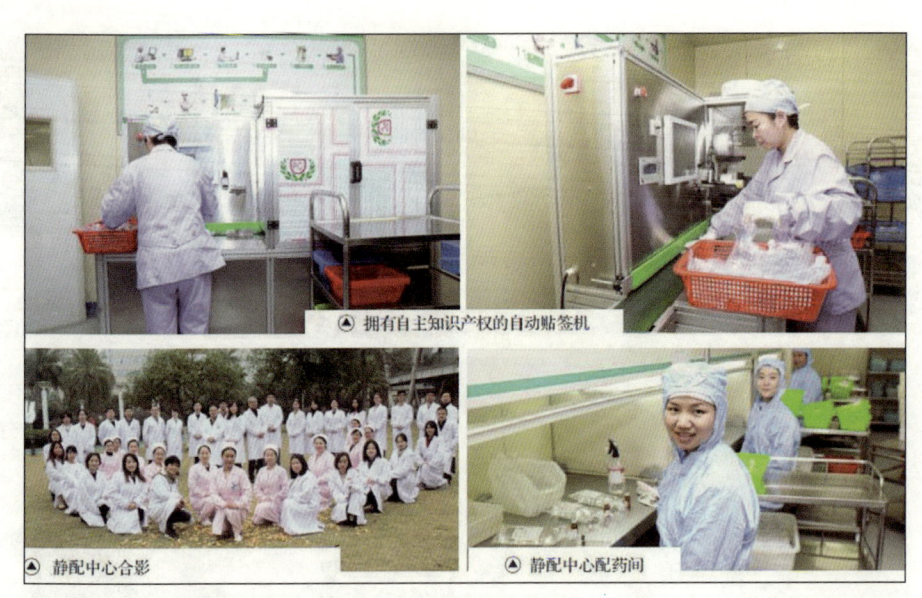

图 7-31 2008 年，建立湖南省首家获认证的静脉用药集中调配中心（PIVAS），涵盖全院患者的长期和临时医嘱

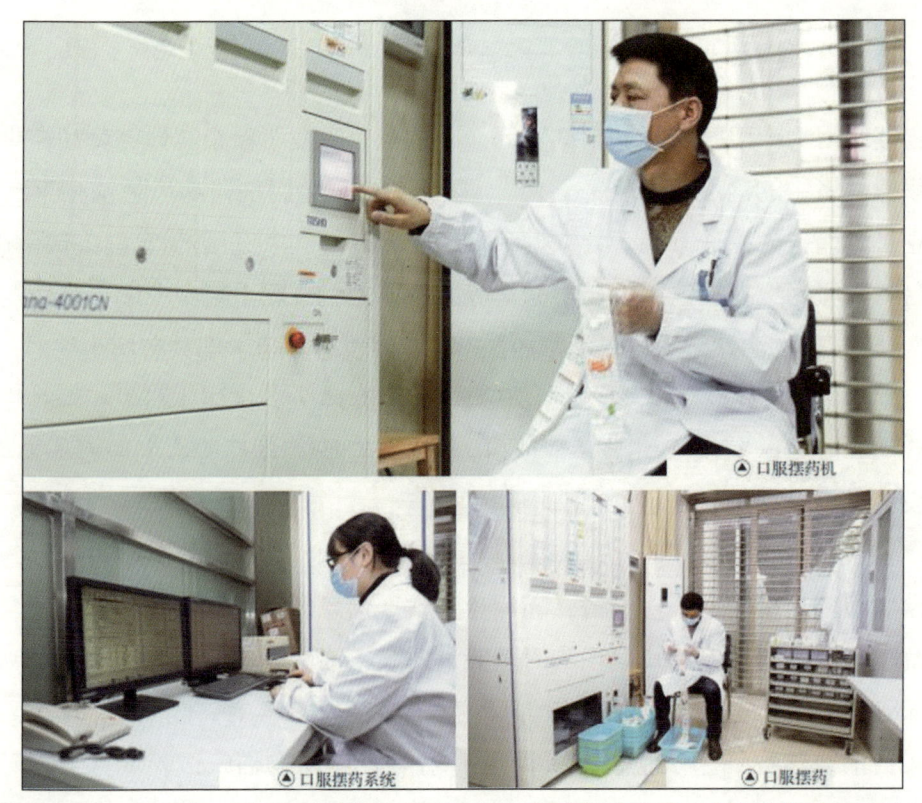

图 7-32 2009 年，引进湖南省第一台口服药品单剂量分包设备，每年分包 120 万袋

测试剂盒批件 3 项。伦理和药物分析室分别通过了 AAHRPP 和 ISO17025 认证，制定临床试验技能或规范 8 项，组织编写《药物临床试验设计与实施丛书》（国家"十三五"重点出版图书），并合作编著、翻译了多部教材或专著；牵头开展基于药物基因组学示范性临床研究，新药临床试验能力已处于国内领先水平。

一代代湘雅三医院药学人通过 20 多年的临床药学、中心、用体化、药学服务的探索与学科特色，特殊人群用药安全评价体系，慢病患者用药管理、药学服务全程信息化管理和国内领先的药物临床评价研究。

四、药学部学科成果

1. 省部级及其他荣誉

药学部获湖南省科技进步奖一等奖 1 项、二等奖 3 项，其他奖项共 36 项，代表性奖项见表 7-11。

表 7-11　药学部获得省部级荣誉代表性奖项

序号	成果名称	成果类型	级别	时间	完成人
1	药物早期临床试验技术及质量体系研究与建设	湖南省科学技术进步奖	二等奖	2016	阳国平（第一完成人）
2	药物早期临床试验技术及质量体系研究与建设	湖南省医学科技奖	一等奖	2016	阳国平、黄志军、裴奇等
3	利用定量药理学方法开展免疫抑制剂在肾移植患者中的个体化用药新技术	中南大学医疗新技术成果奖	一等奖	2015	左笑丛、袁洪、刘世坤等
4	高血压降压疗效个体化差异机制研究	湖南省科学技术进步奖	二等奖	2013	袁洪（第一完成人）
5	阿立哌唑在中国精神分裂症患者中的药动学研究及临床疗效评价	湖南省科学技术进步奖	三等奖	2010	张毕奎（第一完成人）

2. 授权专利

药学部获发明专利 16 项，实用新型专利 6 项，代表性专利见表 7-12。

表 7-12　药学部获得授权专利

序号	发明名称	专利号	时间
1	一种激酶抑制剂对结肠癌细胞活性的检测方法	2013100558121	2013
2	辅助治疗难治性高血压的复方降压胶囊及其制备和应用	2014100831397	2014
3	一种治疗代谢性高血压病的复方降压胶囊及其制备与应用	2014100830943	2014
4	华法林个体化治疗基因检测试剂盒	2015100292540	2015
5	超高效液相色谱串联质谱检测血清 25 羟基维生素 D 的方法	2015105303700	2015
6	一种打签贴签机	2016206263838	2016
7	基于文献数据的药物推荐方法、装置及服务器	201610031693X	2016
8	一种用于辅助降血脂的组合物及其制备方法和应用	2016101723384	2016
9	用于增强免疫力和抗疲劳的组合物及其制备方法和应用	2016101714544	2016
10	用于抗氧化和延缓衰老的组合物及其制备方法和应用	2016101720850	2016
11	用于改善记忆力的组合物及其制备方法和应用	2016101722381	2016
12	基于基因多态性指导儿童患者精准用药的试剂盒、应用和方法	2016106511461	2016
13	预测儿童患者特异质性肝损伤的生物标志物及应用	2016103072655	2016
14	预测儿童患者严重药物性皮肤不良反应的生物标志物及应用	2016108406578	2016
15	预测儿童患者药物性耳聋的生物标志物及应用	2016106495115	2016
16	耳道喷雾装置	2018220019540	2018
17	基于文献数据的药物推荐方法、装置及服务器	2018100234892	2019

3. 主编著作

主编、副主编或参编《临床药理学》《临床药物治疗学》《药事管理学》等教材 9 部，其他各类专著 87 部，近几年代表著作如下所述。

①《药物临床试验设计与实施丛书》，人民卫生出版社，2019 年。

②《常见病处方速查》，人民卫生出版社，2016 年。

③《药物基因组学与个体化治疗用药决策》，人民卫生出版社，2016 年。

④《药物早期临床研究》，湖南科学技术出版社，2016 年。

⑤《临床药理学》规划数字教材（中国首套国家级医学数字教材——全国高等学校五年制本科临床医学专业国家卫生计生委"十二五"规划数字教材），人民卫生出版社，2015 年。

⑥《心血管内科学》（第2版），人民卫生出版社，2014。

4. 省部级科研项目

主持973基础研究项目、科技部国际科技合作专项、国家自然科学基金项目、湖南省自然科学基金项目等纵向课题105项。

（1）国家重大专项

从2013年以来，药学部主持国家级的重大项目有6项，详见表7-13。

表7-13 药学部主持国家级的重大项目

序号	科研项目名称	类别	时间	项目负责人
1	重大疾病新药临床评价研究综合技术平台建设	国家重大新药创制专项	2013	袁洪
2	基于内皮细胞应激的糖尿病继发血管病变的早期关键机理与干预策略的研究	973基础研究项目	2014	陈丰原
3	MicroRNA调控衰老血管新生及血管修复的机制研究	国家自然科学基金委重大研究计划	2014	陈丰原
4	特殊人群抗凝药物个体化治疗的模型研究及应用	科技部国际科技合作专项	2014	阳国平
5	国家地方联合工程实验室"药物临床评价技术国家地方联合工程实验室"	国家发展和改革委员会	2016	袁洪
6	血管局部炎症免疫调控网络及干预靶点	国家自然科学基金委重大研究计划	2016	陈丰原

（2）国家自然科学基金项目

从2010年以来，药学部获得19项国家自然科学基金项目，详见表7-14。

表7-14 药学部获得国家自然科学基金项目

序号	科研项目名称	类别	时间	项目负责人
1	肾功能损害合并高血压患者优化降压方案的研究	面上	2013	袁洪
2	表观遗传调控TLR4信号诱导动脉粥样硬化单核细胞异常活化的机制研究	面上	2013	贾素洁
3	内源性GTPCH I/BH4通路在高血压血管再狭窄中的作用及机制研究	面上	2014	陈丰原
4	心肌β_1肾上腺素受体表达异质性及其影响血压的机制研究	面上	2015	袁洪

续表

序号	科研项目名称	类别	时间	项目负责人
5	慢性肾脏疾病状态下 PTH 下调 CYP3A4 活性的量效关系及机制研究	面上	2016	阳国平
6	PM2.5 诱导 miRNA 参与调控非酒精性脂肪肝代谢酶 CYP3A4 功能的机制研究	面上	2016	黄志军
7	碘造影剂引起急性肾损伤的机制研究和实验性治疗	面上	2017	左笑丛
8	RSG6 调控心脏重构的作用及机制研究	面上	2017	袁 洪
9	碘造影剂引起急性肾损伤的机制研究和实验性治疗	面上	2019	左笑丛
10	TRDH 对鼻咽癌放疗联合免疫检查点抑制剂治疗的影响及机制研究	面上	2019	郭成贤
11	DDAH2 启动子 DNA 甲基化对内皮祖细胞功能的影响及其在动脉粥样硬化发生中的作用	青年	2010	贾素洁
12	4-HNE 促动脉粥样硬化作用及与 ALDH2 基因多态性的关系	青年	2011	郭 韧
13	运用模型与仿真研究基于 CYP3A4/3A5/MDR1 基因多态性的氨氯地平对肾移植患者他克莫司的定量影响及作用机制	青年	2012	左笑丛
14	基于生理药动学模型研究厄贝沙坦对瑞格列奈药动/药效的定量影响	青年	2013	裴 奇
15	eIF3a 及其遗传多态对鼻咽癌放疗反应的影响与分子机制研究	青年	2013	郭成贤
16	维生素 D 缺乏通过 VDR/miRNA 通路下调药物转运体 OATP1B1 表达的机制研究	青年	2016	彭金富
17	RGS6 调控 ApoE-/- 小鼠动脉粥样硬化的作用及机制研究	青年	2018	陆 瑶
18	慢性肾脏疾病状态下 1,25（OH）2D3 水平降低介导 P2Y12 受体抑制剂治疗后血小板高反应性的量效关系及机制研究	青年	2018	向玉霞
19	ASMase 调控线粒体损伤依赖性铁死亡诱发糖尿病心肌病的机制研究	青年	2019	方伟进

5. 发表论文

共发表论文 199 篇，代表性论文如下所述。

① Yin SH, Xu P, Wang B, et al. Duration of dual antiplatelet therapy after percutaneous coronary intervention with drug-eluting stent: systematic review and network meta-analysis［J］. BMJ. 2019, 365: l2222.（IF: 27.604）

② Dai-Yang Li, Wen-Jun Yin, Yi-Hu Yi, et al. Development and Validation of a More Accurate Estimating Equation for Glomerular

Filtration Rate in a Chinese Population [J]. Kidney Int 2019, 95 (3), 636–646. (IF: 8.306)

③ Du P, Gao K, Cao Y, et al. RFX1 downregulation contributes to TLR4 overexpression in CD14+ monocytes via epigenetic mechanisms in coronary artery disease [J]. Clin Epigenetics, 2019, 11 (1): 44. (IF: 5.496)

④ Gong L, Tu J, Yang Q. Letter by Gong et al Regarding Article, "Platelets Express Activated P2Y Receptor in Patients With Diabetes Mellitus" [J]. Circulation, 2018, 137 (17): 875–1876. (IF: 18.88)

⑤ Lu Y, Jiang Z, Dai H, et al. Hepatic Leukocyte immunoglobulin-like receptor B4 (LILRB4) attenuates nonalcoholic fatty liver disease via SHP1-TRAF6 pathway [J]. Hepatology, 2018, 67 (4), 1303–1319. (IF: 14.097)

⑥ Lu Y, Thavarajah T, Gu W, et al. Impact of miRNA in Atherosclerosis [J]. Arterioscler Thromb Vasc Biol, 2018, 38 (9): e159–e170. (IF: 6.618)

⑦ He Y, Zhou L, Fan Z, et al. Palmitic acid, but not high-glucose, induced myocardial apoptosis is alleviated by N-acetylcysteine due to attenuated mitochondrial-derived ROS accumulation-induced endoplasmic reticulum stress [J]. Cell Death Dis, 2018, 9 (5): 568. (IF: 5.959)

⑧ Li Y, Tang XH, Li XH, et al. Regulator of G protein signalling 14 attenuates cardiac remodelling through the MEK‐ERK1/2 signalling pathway [J]. Basic Res Cardiol, 2016, 111 (4), 47. (IF: 6.47)

⑨ Miao R, Lu Y, Xing X, et al. Regulator of G-Protein Signaling 10 Negatively Regulates Cardiac Remodeling by Blocking Mitogen-Activated Protein Kinase-Extracellular Signal-Regulated Protein Kinase 1/2 Signaling [J]. Hypertension, 2016, 67 (1), 86–98 (IF: 7.017)

⑩ Yin WJ, Yi YH, Guan XF, et al. Preprocedural Prediction Model for Contrast-Induced Nephropathy Patients [J]. J Am Heart

Assoc, 2016, 6（2）: e004498.（IF: 4.66）

⑪ Guo X, Yu LJ, Chen M, et al.miR-145 mediated the role of aspirin in resisting VSMCs proliferation and anti-inflammation through CD40［J］. J Transl Med, 2016, 14（1）, 211.（IF: 4.098）

⑫ Pei Q, Huang L, Huang J, et al. Influences of CYP2D6*10 polymorphisms on the pharmacokinetics of iloperidone and its metabolites in Chinese patients with schizophrenia: a population pharmacokinetic analysis［J］. Acta Pharmacol Sin, 2016, 37（11）, 1499-1508.（IF: 4.01）

第四节　湖南省人民医院

一、药学部简介

湖南省人民医院药学部是一个集临床药学实践与教育、药品供应与调配、制剂生产与检验及药学科研与教学为一体的综合性科室。在院领导、药学部主任的领导下，已由传统的药品调剂、制剂部门发展为以"患者为中心"的药学技术服务部门，包括天心阁院区、马王堆院区和岳麓山院区（星沙院区在建），涵盖临床药学办公室、制剂中心、药品采购办公室和药品调剂部门。药学部现有工作人员101人，其中主任药师6人、副主任药师32人，拥有博士学历3人、硕士学历28人，硕士生导师3人，承担了湖南师范大学医学院《临床药学》等课程的教学任务，已培养硕士研究生12人。药学部设有临床药学实验室和毒物检测分析中心实验室，开展药物分析、血药浓度监测、毒物分析等工作。在循证药学、医院药学、用药评价、药代动力学、药物经济学、药物代谢组学等多领域的研究，取得了丰硕的成果。从2017年至今，先后承担湖南省自然科学基金项目、湖南省科技厅科技项目、湖南省发改委课题12项；参编学术专著9本，发表SCI论文12篇，核心期刊学术论文200多篇；多人担任国家级、省级学会主（副）委和杂志主（副）编/编委。

二、药学部历届主要负责人

湖南省人民医院药学部在历届负责人的领导下，经过60多年的发展，已由传统的药品保障部门发展成为"以患者为中心"的药学技术服务部门，目前有0个院区，主要负责人详见表7-15。

表7-15 药学部历届主要负责人

序号	主要负责人	任职时间
1	张荣俊	1962～1969年
2	贺曼萍	1982年5月至1987年
3	唐石山	1987年至1991年3月
4	王德惠	1991年4月至1991年10月
5	崔 薇	1991年11月至1996年6月
6	仇有琛	1996年7月至1998年3月
7	唐石山	1998年4月至2001年3月
8	贺淑元	2001年4月至2003年3月
9	邓 楠	2003年4月至2018年7月
10	黄艾平	2018年8月至2022年3月
11	杨志玲	2022年3月至今

三、药学部学科发展史

1. 药事管理

1912年，医院成立时即设有药房。20世纪50～60年代，药房设有中西药品门诊配方室、住院配方室、灭菌制剂室、普通制剂室、药品检验室、中西药库、器械库等8个工作室；20世纪50年代，开展了快速安全配药方法、协定处方制度，还在全国推广过2000张处方安全一条龙服务，《健康报》曾予以报道；1958年，成立中药房，后增设了中药片（饮片）配方室、煎药室及中药库等；1960年，建立了病室药房，同年开展了群众性的药品质量监督运动，建立了整套保证药品质量的操作规程和检查制度，召开了湖南省药品质量工作现场会议，并获好评；1962年，药房更名为药剂科；从2005年起，采用HIS信息系统，大大提高了工作效率和准确性；2008年，药剂科成为医院重点学科；2009年4月，药剂科更名为药学部；2012年，新增静脉用药调配中心和单剂量调剂药房；2016年，湖南省人民医院与马王堆疗养院合并，两院区药学部融合；2019年12月，岳麓山院区药学部成立；2022年3月，三院区药学部打破地域的划分格局，医院药学部按功能划分为临床药学部、药品供应部和制剂部，保障全院的药品供应和药学服务的开展。

2. 医院制剂

20世纪50年代，医院即有中草药厂；20世纪50～60年代，设立有普通制剂室，可生产原料药品11种、西药制剂如去甲肾上腺素注射剂等25种、中药提炼如益母膏等82种；20世纪60年代后期，普通制剂已达300多个品种规格；1978年，使用大输液联动线生产大输液工作；2003年，新建符合GMP标准的制剂室，自制制剂43种；2015年以来，医院制剂品种数有所缩减，现仍有23种。

3. 临床药学

20世纪80年代初期，设立兼职临床药师；2005年，正式成立临床药学办公室；现有12名专职临床药师，深入呼吸内科、心血管内科等多个临床科室和病区，开展临床药学服务，参与临床药物治疗方案设计、监测药物不良反应等工作；对危重患者和疑难病症提供全程药学服务，同时开展了抗菌药物合理应用、质子泵抑制剂、Ⅰ类切口手术围手术期预防用抗菌药物、辅助用药等系列药物的临床应用专项点评工作，并建立常态化机制。

2004年，设立临床药学实验室，配备高效液相色谱仪、CN121410气质联用仪等仪器设备；实验室常规开展万古霉素、美罗培南、伏立康唑等20多个药物的血清药物浓度测定，为患者实施个体化给药；实验室设有医院司法鉴定中心国家级毒物监测中心，开展乙醇含量检测、有机磷农药等毒物分析，现有检测人员2人，其中硕士研究生导师1人，长期开展治疗药物检测、代谢组学相关研究，不断促进业务学术水平稳步提升。

医院临床药师积极参与各类学术交流活动，受邀进行学术讲座、授课讲学

300多人次，受邀学术会议主持数百余人次；组织召开多次院内、院外学术会议，获得了院内外医生及药师的一致好评；逐步形成了以抗感染专业、心血管专业、肾病专业、呼吸疾病专业、内分泌专业为特色的专科临床药师培养模式。

2016年，医院临床药学专业被评为湖南省卫计委首批重点专科建设项目；2017年，临床药学办公室正式成为中华医学会临床药学分会首批临床药师学员培训中心。

4. 静脉用药调配中心

静脉用药调配中心于2012年12月投入使用，总面积1400多平方米，净化区面积160多平方米，配备9台生物安全柜，12台百级洁净工作台，设备全负荷运转每日可为临床调配12000袋输液；中心全面实现药品信息化智能管理，引入了智能存储机、智能盘点机、PDA扫描仪等设备，全程引入标签条码技术，建立输液溯源、配置工作考核机制。

在国内率先研发了"自定义规则医嘱合理性审查软件""肠外营养医嘱审查软件"，从多方面实现了静脉用药调配中心工作准确、高效、快捷开展。

引入配置时长的概念，实现了对人员智能化和精细化的管理；成立"一品圈"，分别以"降低临床科室退药率""提高药品配置效率""提高排药准确率"为主题，提升了工作质量。连续举办多期国家级、省级继续教育学习班，极大地提高了医院静脉用药调配中心在湖南省内的学术地位和影响力。

5. 科研教学

2005年，药学部成立药学教研室，现有教师6人，每年承担湖南师范大学等院校药学专业本科生实习、见习带教指导工作；2008年，成立了湖南师范大学第一附属医院药学教研室及湖南师范大学医学院药剂学硕士点；2006年面向全国招收药学专业硕士研究生。

四、药学部学科成果

1. 省市级获奖荣誉

① 2011～2015年连续五年荣获"湖南省优秀质量管理小组"。

② 2011年，邓楠荣获中国药学会"优秀药师"称号。

③ 2014年荣获"长沙市药品不良反应上报优秀单位"。

④ 2017年，彭敏荣获"湖南省医学会临床药学专业委员会首届临床药师案例演讲比赛二等奖"。

2. 省市级科研项目

2017年至今部分科研课题如下所述：

①《CUMS对大鼠氯吡格雷药物代谢动力学的影响及机制研究》，湖南省卫生健康委员会项目（编号：202113012015）。

②《决明子水提物优化肠道菌群整体结构在治疗高脂血症中的作用及机制研究》，湖南省教育厅2020年项目（编号：20C1157）。

③《基于成分–活性–Q-TOF/MS在线检测技术的中药效应物质基础及量效关系研究》，湖南省中医药管理局重点项目（编号：201922）。

④《血必净注射液对百草枯中毒大鼠肺损伤的代谢调节作用及其机制研究》，长沙市科技局一般项目（编号：KQ1901051）。

⑤《基于大数据技术构建住院心衰患者易损期再入院风险预测模型》，湖南省自然科学基金项目面上项目（编号：2017JJ2156）。

⑥《橙黄决明素对高脂血症大鼠胆固醇代谢通路的作用机制研究》，湖南省卫计委（编号：B2017076）。

⑦《应用PK/PD模型和蒙特卡洛模拟优化ICU中鲍曼不动杆菌或铜绿假单胞菌感染给药方案》，湖南省卫计委（编号：C2017034）。

3. 发表论文

发表SCI论文10篇，如下所述。

① Jia Xu, Zhiling Yang. Risk factors and pathogenic microorganism characteristics for pneumonia in convalescent patients with stroke: A retrospective study of 380 patients from a rehabilitation hospital［J］. Journal of Stroke and Cerebrovascular Diseases. Volume 29.Issue 8.2020.

② Wen Liu , Sha Li, Yang Ke Wu, et al. Metabolic profiling of rats poisoned with paraquat and treated with Xuebijing using a UPLC-QTOF-MSMS metabolomics approach［J］. Anal Methods. 2020（10）7；12（37）：4562-4571.

③ Deng Yinhua, Mohammad Mehdi Foroughi, Zahra Aramesh-

Boroujeni, et al. The synthesis, characterization, DNA BSA HAS interactions, molecular modeling, antibacterial properties, and in vitro cytotoxic activities of novel parent and niosomo nano-encapsulated Ho (III) complexes [J]. RSC Adv. 2020 (6) 16;10 (39): 22891-22908.

④ Tan B, Gu J, Wei H, et al. Electronic medical record-based model to predict the risk of 90-day readmission for patients with heart failure [J]. BMC medical informatics and decision making, 2019, 19 (1): 193.

⑤ Liu W, Huang J, Zhu Y, et al. Potentiometric Characterization of Telomerase Activity Using a Copper (ii) -pyrophosphate Complex with a Copper ion-selective Electrode [J]. Analytical Letters, 2019, 52 (2): 353-362.

⑥ Tan B, Ning N. Association of ADH1B Arg47His polymorphism with the risk of cancer: a meta-analysis [J]. Bioscience reports, 2019, 39 (4).

⑦ Liu W, Li S, Wu Y, et al. Metabolic profiles of neratinib in rat by using ultra-high-performance liquid chromatography coupled with diode array detector and Q-Exactive Orbitrap tandem mass spectrometry [J]. Biomedical Chromatography, 2018, 32 (9): e4272.

⑧ Wei H, Zhou T, Tan B, et al. Impact of chronic unpredicted mild stress-induced depression on repaglinide fate via glucocorticoid signaling pathway [J]. Oncotarget, 2017, 8 (27): 44351.

⑨ Wei H, Zhang Y, Xu F. A Minireview on the Supportive Care in Cancer with Traditional Chinese Medicine [J]. Pharmacology, 2015, 11 (3): 222-225.

⑩ Deng N, Tang F, Yang Y, et al. Mapping the disease gene in two congenital motor nystagmus families [J]. Clinical & experimental ophthalmology, 2014, 42 (1): 94-96.

第五节　湖南中医药大学第一附属医院

一、药学部简介

湖南中医药大学第一附属医院药学部前身为药剂科，成立于1963年。历经50余载的风雨春秋，以及几代人的艰苦奋斗和不懈努力，在科学管理、平台建设、人才队伍、学术内涵、药学服务、中药特色技术等多个方面均取得了快速、全面的进步，如今已发展成为集药学服务、中药传承、科研与教学为一体的大型现代化医院药学部门。

药学部现有专业技术人员179人，包括主任药师8人，副主任药师13人；其中博导2人、硕导9人；具有博士学历5人、硕士学历30人。药学部现有全国老中医药专家学术经验继承人指导老师1人。药学部为全国中药优势特色教育培训基地、国家中药临床药师培训基地，以及湖南省中医药管理局临床药学、中药学重点专科和湖南省中医医院药事质量控制中心、湖南省药品临床综合评价基地、湖南省中医药和中西结合学会中药专业委员会、中药制剂专业委员会主任委员单位、湖南中医药大学第一中医临床学院药学教研室。

药学部下设有调剂室、中心药库、临床药学室和静脉药物配置中心4个二级科室。药学部除了承担药品供应、处方调剂等基本任务，还承担着处方前置审核、合理用药监测、用药咨询与服务、临床查房与会诊、TDM及基因检测个体化用药指导、药品不良反应监测、中药智能煎煮、中药质量控制、药品信息维护等药学服务，以及本科与研究生教学、科研工作。

近五年来，药学部承担科研项目76项，其中国家级课题18项，省部级课题36项，厅局级课题25项；获中华中医药学会科学技术奖1项，湖南省科技进步奖8项，湖南省中医药科技进步奖12项，湖南省优秀科普作品奖6项，发明专利5项，主编和主审的著作65种，在本学科领域核心期刊上发表论文100多篇。

二、药学部历届主要负责人

中医学的整体观念、辨证论治、形神统一是自身学科的特色与优势，也极具挑战。中医药学科与多学科渗透融合，学科领路人不断创新管理模式，加大学科建设支撑力度，强化学科建设主攻方向，打造学科建设学术梯队，发展促进学科特色形成，踏头肯干，廉洁俯仰，初心如磐（表7-16）。

表7-16 药学部历届主要负责人

序号	主要负责人	任职时间
1	常精益	1963年底至1979年春
2	由门诊部代管，科各小组负责	1979年至1981年底
3	王奇成	1982年初至1984年4月
4	刘绍贵	1984年5月至1999年4月
5	邓顺珍（院党支部书记兼管）	1999年5月至1999年8月
6	李元聪	1999年9月至2001年8月
7	陈维旗	2001年9月至2005年6月
8	胡国恒	2005年6月至2008年12月
9	陈其华	2008年12月至2010年4月
10	陈维旗	2010年4月至2014年2月
11	欧阳荣	2014年2月至2019年7月
12	左亚杰	2019年7月至今

三、药学部学科发展史

湖南中医药大学第一附属医院创建于1963年，是"七五"期间全国7所重点项目建设的中医医院之一。从建院开始，即引用传统服务模式，除了分别开设门诊和住院药房，还设置了加工炮制和中药制剂室，按照中医临床用药特点和用药需求，保留和开展了多项特色项目，长期坚持80～100种中药的临方炮制，坚持研制、发展名老中医药专家的特色验方制剂。从20世纪60年代至今，医院制剂品种最多时达到300多种，特别是2006年以后，批量生产和使用的保持在100多种，研制特色膏方40多种，并为医院治未病中心提供药酒、药枕、足浴及美容药方近100种。

1997年，药学部引入机器煎药；2015年，建设现代化智能煎药中心，与医院信息系统（HIS）进行无缝对接，实现浸泡、煎煮、包装、发药等全过程和环节的智能化传递和自动控制。

在新的临床科研大楼中建立了静脉输液配置中心，设立了新的病室中心药房，并建设了冷库，引进了智能存取发药系统和口服全自动发药设备。医院制剂中心根据优良药房工作规范（GPP）要求，进行了扩建改造，按规定和生产规模全新配置了设施和设备，拓展了服务和检测项目。

20世纪80年代中后期，医院向大学申请成立教研室。20世纪90年代，开始承担学院药学系和中药函授班药事管理学、医院药事管理学，以及研究生教学、全国及全省中药师承带教工作。指派专人参加临床药学进修学习，开展湖南省中药处方用药调查，参与组织湖南省中药知识和操作技术竞赛，负责起草湖南省医院中药工作管理办法等规范性文件，承担各类培训，承办《中药与临床》杂志。2014年，正式获准成立药学教研室，担任部分本科班的教学和硕士研究生的培养。

2010年至2021年，药学部门主持和参与的课题达95项，其中国家级课题19项、省部级课题39项、厅局级课题39项，获中华中医药学会科学技术奖1项、湖南省科学技术进步奖9项、湖南省中医药科技进步奖14项、湖南省优秀科普作品奖6项、发明专利4项，主编和主审著作74部（其中多部著作获得众多读者好评），累计在本学科领域核心期刊上发表论文190多篇。

葆湖湘特色，纳现代文明。传承与创新发展、浓郁特色与现代文明应相得益彰，发展机遇与挑战并存。药学服务理念随着时代的发展和广大人民群众用药的需求，不断更新；服务模式随着医学的发展与临床医疗及健康服务模式的要求，不断转变；服务方法与手段将更加自动化、信息化和科学化，药学服务由此开启新篇章。

四、药学部学科成果

1. 省部级奖励与荣誉

① 2021年湖南第一届职业技能大赛—第四届全省中医药职业技能中药传

统技能竞赛省级决赛团体二等奖，个人一等奖（黎旭、蔡文静），个人二等奖（张蕊萍），单项中药饮片鉴别一等奖（黎旭）。

② 2021年湖南青年中药师中药鉴定大赛团体一等奖，个人一等奖（汤艳），个人二等奖（蔡文静），个人三等奖（刘秋叶）。

③ 2021年湖南省科学技术进步三等奖，《咳喘穴位敷贴的研制与临床应用推广》（20204227-J3-218-R01）（邓桂明、欧阳林旗）。

④ 2021年"湖南省优秀中药师"（刘红宇）。

⑤ 2020年湖南省中药职业技能大赛炮制团体第二名，切制单项第一名（皮晓华），炒制单项第二名（皮晓华），炒制单项第三名（胡炜航），炙法第三名（李康）。

⑥ 2019年湖南省首届优秀中药师（廖建萍）。

⑦ 2018年湖南省首届优秀药师（任卫琼）。

⑧ 2018年湖南技能大赛——全省首届中医药职业技能竞赛中药赛项团体一等奖，中药调剂单项一等奖（肖辉），中药鉴定单项一等奖（汤艳），个人总分一等奖（汤艳）、二等奖（肖辉）、三等奖（曹臣）。

⑨ 2016年中国药学会"全国优秀药师"称号（欧阳荣）。

⑩ 2014年湖南省科学技术进步奖三等奖，《基于中医药系统生物学模式研究左金丸及类方"谱–效"关系》（20144390）（邓桂明）。

⑪ 2013年湖南省自然科学奖三等奖，《六味地黄方及其中山茱萸尧丹皮药对入血成分配伍滋阴作用药理研究》（20133066-Z3-218-R01）（戴冰）。

⑫ 2013年湖南科学技术进步奖三等奖，《矾冰纳米乳的制备及临床前验证》（20135400-J3-218-R03）（欧阳荣、廖建萍）。

⑬ 2008年湖南省科学技术进步奖三等奖，《中药提取与药物谱动学的理论与实验研究》（2008360160-3-05）（刘红宇）。

2. 省部级科研项目

① 国家自然科学基金项目（面上项目），《基于机体免疫应答差异的中药注射剂安全性评价与风险防控对策和方法研究》（82174069），2021～2023，60万元（刘红）。

② 湖南省自然科学基金项目，《基于PI3K/AKT/mTOR通路研究复

方钩藤降压解郁方治疗高血压并发抑郁症的作用机制和药效物质基础》（2021JJ80065），2021～2023，10万元（任卫琼）。

③湖南省自然科学基金项目科药联合项目，《郁术方促进慢性难愈性创面愈合作用机制与药效物质基础研究》（2021JJ80068），2021～2023，5万元（肖望重）。

④湖南省自然科学基金项目科药联合项目，《常用生粉入药药材粉末的灭菌工艺研究》（2020JJ9006），2020～2022，20万元（左亚杰）。

⑤湖南省自然科学基金项目（面上项目），《基于ceRNA假说探讨circRNA FOXM1在替莫唑胺耐药中作用及其机制》，2020～2022，10万元（高元峰）。

⑥湖南省自然科学基金项目青年项目，《基于色氨酸代谢平衡研究乌药调节肝郁脾虚IBS大鼠的作用机制》，2020～2022，5万元（欧阳林旗）。

⑦国家自然科学基金项目（青年项目），《基于谱效（毒）相关和PI3K/Akt/mTOR信号通路介导的何首乌肝毒性物质基础及作用机制研究》（81804075），2019～2021，20万元（杨磊）。

⑧国家自然科学基金项目（青年项目），《lncRNA FOXD1-AS1调控替莫唑胺耐药的机制及临床研究》（81803641），2019～2021，20万元（高元峰）。

⑨湖南省科技厅技术创新引导计划，《基于PLC/I-KB/NF-KB通路研究血管重塑中P2Y6介导内皮细胞炎症的机制》，2019～2021，10万元（任卫琼）。

⑩湖南省自然科学基金项目科卫联合项目，《Hippo与Wnt信号通路串话在IBS肠黏膜低度炎症与屏障损伤修复平衡的机制及乌药的干预作用研究》（2018JJ6040），2018～2020，5万元（邓桂明）。

⑪湖南省科技厅技术创新引导计划，《基于"谱效"关系比较研究六味地黄丸中山萸肉、酒萸肉异用时干预绝经后骨质疏松症的补肾作用及机理》，2018～2020，10万元（戴冰）。

⑫湖南省自然科学基金项目（青年项目），《九蒸九晒何首乌肝毒性物质基础及炮制减毒增效机制研究》（2017JJ3247），2017～2019，5万元（杨磊）。

⑬国家中医药管理局重点项目，《中药炮制传统技术传承基地建设项目》（zjzx-001），2016～2019，300万元（左亚杰）。

⑭ 国家中医药管理局科技计划项目,《中药煎药管理与质量控制系统建设规范的研究》,2016~2018,10万元(欧阳荣)。

⑮ 国家中医药管理局科技计划项目,《中药煎煮、服用方法信息分类与代码》,2016~2018,10万元(欧阳荣)。

⑯ 湖南省自然科学基金项目(面上项目),《基于中药注射剂致敏原综合检测法对益气复脉冻干粉的致敏成分筛查研究》(2016JJ2097),2016~2018,5万元(刘红宇)。

⑰ 湖南省自然科学基金项目(青年项目),《基于COX-2靶点的黑顶卷柏抗肿瘤作用研究》(2016JJ3099),2016~2018,5万元(任卫琼)。

⑱ 湖南省发改委项目,《九蒸九晒何首乌肝细胞毒性技术攻关与开发研发平台建设》(湘发改投资〔2016〕518号),2016~2018,20万元(杨磊)。

⑲ 中国博士后科学基金第9批特别资助,《于脑-肠肽和SCF/c-Kit/ICC研究乌药胃肠双向调节机制》(2016T90752),2016~2019,15万元(邓桂明)。

⑳ 中国博士后基金面上项目一等资助,《基于谱效-药动学研究乌药胃肠道调节的药效物质基础》(2014M550420),2015~2017,8万元(邓桂明)。

㉑ 国家中医药管理局,国家中医药优势特色教育培训基地(中药)项目,国家中医药人教函〔2014〕193号,100万元(欧阳荣)。

㉒ 湖南省科技厅科技计划项目,《临床常用中药饮片原色图谱》科普创作与宣传,(2014KP0082),2014~2016,3万元(欧阳荣)。

㉓ 湖南省科技厅重点科研项目,《小儿健脾温通贴的应用开发研究》(2013SK2026),2013~2015,20万元(左亚杰)。

㉔ 湖南省自然科学基金项目,《从PI3-K/Akt信号通路探讨六味地黄汤干预2型糖尿病的药效物质基础及作用机制》(13JJ3096),2013~2015,3万元(戴冰)。

㉕ 湖南省自然科学基金项目,《不同干预措施对5种中药材及饮片贮藏过程中质量变化的机理研究》(10JJ5018),2010~2012,0.5万元(杨磊)。

㉖ 湖南省科技厅科技计划项目,《从脂肪细胞因子探讨六味地黄丸及其入血萜类成分干预2型糖尿病的作用机制》(2010FJ4091),2011~2012,2万

元（戴冰）。

㉗ 国家中医药管理局中医药信息"十一五"重大专项，中医医院信息化建设基本规范，2010～2011，15万元（欧阳荣）。

3. 发表论文

① Shengmei Wang, Xuanjun Liu, Shengfeng Wang, et al. Imatinib co-loaded targeted realgar nanocrystal for synergistic therapy of chronic myeloid leukemia［J］.Journal of Controlled Release, Volume 338, 2021, Pages 190-200.（IF 11.467/Q1）

② Wei Xing, Lei Yang, Yue Peng, et al. Ginsenoside Rg3 Attenuates Sepsis-Induced Injury and Mitochondrial Dysfunction in Liver via AMPK-mediated Autophagy Flux［J］. Bioscience Reports, 2017, 37（4）: BSR20170934.

③ Deng G, He H, Chen Z, et al. Lianqinjiedu decoction attenuates LPS-induced inflammation and acute lung injury in rats via TLR4/NF-κB pathway［J］. Biomed Pharmacother, 2017, 96: 148-152.

④ Qin Y, Fan J, Yang W, et al. Endogenous Cys-Assisted GSH@AgNCs-rGO Nanoprobe for Real-Time Monitoring of Dynamic Change in GSH Levels Regulated by Natural Drug［J］. Anal Chem, 2020 Jan 21; 92（2）: 1988—1996.

⑤ Chen S, Chen W, Chen X, et al. Copper（Ⅰ）-Catalyzed Oxyamination of β, γ-Unsaturated Hydrazones: Synthesis of Dihydropyrazoles［J］. Org Lett, 2019（10）4; 21（19）: 7787—7790.

⑥ Gao YF, Mao XY, Zhu T, et al. COL3A1 and SNAP91: novel glioblastoma markers with diagnostic and prognostic value［J］. Oncotarget, 2016（10）25; 7（43）: 70494—70503.（IF=5.168）

⑦ Gao YF, Zhu T, Mao CX, et al. PPIC, EMP3 and CHI3L1 Are Novel Prognostic Markers for High Grade Glioma［J］. Int J Mol Sci, 2016（10）28; 17（11）.pii: E1808.（IF=3.257）

⑧ Gao YF, Wang ZB, Zhu T, et al. A critical overview of long non-coding RNA in glioma etiology 2016: an update [J]. Tumour Biol, 2016 (11); 37 (11): 14403—14413. (IF=3.650)

⑨ Gao YF, Zhu T, Mao XY, et al. Silencing of Forkhead Box D1 (FOXD1) inhibits proliferation and migration in glioma cells [J]. Oncol Rep, 2017 Jan 2: 1196—1202. (IF=2.976)

⑩ Gao YF, Tao Zhu, Chen Juan, et al. Knockdown of collagen alpha 1 (III) inhibits glioma cell proliferation, migration and regulated by miR128-3p [J]. Oncol Lett, 2018 (9); 16 (2): 1917—1923. (IF=1.871)

⑪ Gao YF, Liu JY, He ZW, et al. LncRNA FOXD1-AS1 acts as a potential oncogenic biomarker in glioma [J]. CNS Neuroscience & Therapeutics, 2020.26 (1): 66-75. (IF=3.459)

⑫ Gui-Ming Deng, Chao-Run Wang, Zhen Chen, et al. N-methyl-3, 5-dinitrobenzamide [J]. Acta Crystallographica, 2012.

⑬ Gui-Ming, Deng, Zhen, et al. (E)-N'-[(E)-3-Phenylallylidene] benzo-hydrazide [J]. Acta Crystallographica, 2012.

⑭ Dai Bing, Wu Qinxuan, Zeng Chengxi et al. The effect of Liuwei Dihuang decoction on PI3K/Akt signaling pathway in liver of type 2 diabetes mellitus (T2DM) rats with insulin resistance [J]. Ethnopharmacol, 2016, 192: 382-389.

4.近年主编学术著作

近年主编代表性学术著作有如下11种。

① 左亚杰主审《医疗机构制剂研发与审评概要》，湖南科学技术出版社，2020年。

② 刘绍贵，廖建萍主编《药道传真》，湖南科学技术出版社，2020年11月。

③ 欧阳荣主编《中药调剂指南》，湖南科学技术出版社，2019年2月。

④ 欧阳荣，张裕民主编《湖湘地产中草药鉴别与应用》，湖南科学技术出版社，2019年8月。

⑤ 廖建萍副主编《中药药学服务》，人民卫生出版社，2019 年 10 月。

⑥ 任卫琼副主编《实用药物学与临床》，吉林科学技术出版社，2019 年 8 月。

⑦ 张志国主编《百草之路深耕足下》，湖南科学技术出版社，2019 年 12 月。

⑧ 刘绍贵主编《临床基本药物手册》，湖南科学技术出版，2018 年 1 月。

⑨ 刘绍贵主编《中药药学服务手册》，人民卫生出版社，2016 年 4 月。

⑩ 刘红宇主编《刘绍贵文集》，湖南科学技术出版社，2016 年 6 月。

⑪ 刘绍贵，欧阳荣主编《临床常用中草药鉴别与应用》，湖南科学技术出版社，2015 年 5 月。

第六节　湖南中医药大学第二附属医院

一、药学部简介

湖南中医药大学第二附属医院药学部成立于 1948 年，是集职能、业务、科研、教学于一体，以促进临床科学合理用药为基础的药学技术服务部门。药学部现有职工 86 人，其中主任药师 6 人、副主任药师 5 人、主管药师 26 人、药师 47 人，具有博士学历 1 人、硕士学历 14 人，全国中药特色技术传承人才 2 人。在中药鉴定、炮制、制剂、调剂、临床药学等学科均已形成一支知识结构、职称结构及学历结构合理，素质较高的专业技术队伍；历年来为大学培训带教实习生、进修人员 1000 多人次。

药学部设门诊中药房、门诊西成药房、煎药室、中心药房、药品库房、制剂室、临床药学室 7 个部门。

新医改背景下，药品零加成，医院药学从以前简单的"物流服务模式"向"以病人为中心、以合理用药为核心的临床药学服务模式"转型，以此为契机，药学部除了保障临床所需药品的采购、质量管理、调剂等工作，还积极开展以

"病人为中心、以合理用药为核心"的临床药学工作。在中药临床药学中的推广应用、合理用药宣教与交流、临床查房、用药咨询等工作突出,并在全国和全省范围内交流推广,得到了同行们的赞同和认可,起到了一定的模范带头作用。

二、药学部历届主要负责人

打造一个优秀学科,需要凝练文化、打造团队、构筑平台、抓机遇和不断创新。学科带头人的能力和素质无疑是关键,站在学科发展的前沿思考问题,与时俱进,将医院发展与药学服务转型相结合,走出鲜明特色药学学科发展之路。药学部历届主要负责人见表7-17。

表7-17 药学部历届主要负责人

序号	主要负责人	任职时间
1	罗保生	1948～?(信息不详)
2	王奇成	1958～?(信息不详)
3	赵汉臣	信息不详
4	王羡贤	1979年至1984年2月
5	唐祥荣	1984年3月至1989年6月
6	满福全	1989年7月至1991年10月
7	曾省三	1991年11月至1997年4月
8	聂孝平	1997年5月至1998年10月
9	王竹鑫	1998年10月至2000年3月
10	朱斌顺	2000年4月至2002年11月
11	聂孝平	2002年12月至2008年7月
12	张爱华	2008年8月至2012年5月
13	聂孝平	2012年6月至2017年6月
14	周平兰	2017年7月至2020年4月
15	聂孝平	2020年5月至今

三、药学部学科发展史

湖南中医药大学第二附属医院,又名湖南省中医院,为国家重点建设中医

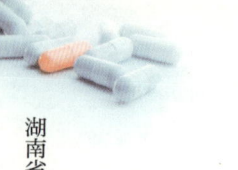

院。其前身是创建于1934年的湘省国医院，是一所综合功能齐全、专科优势突出、中医药特色鲜明的省级综合性三级甲等中医院；2006年，更名为湖南中医药大学第二附属医院（湖南省中医院），沿用至今。

1957年，药学部研制改革了中药研粉机设备和多种粉体制剂；1986年，中药制剂室进行了全面改造，1986年7月，通过了长沙市卫生局组织的制剂室验收。现有制剂室成立于2013年，建筑面积约2000平方米。制剂室现有备案号或注册号的制剂品种共有32种，涉及丸剂、片剂、颗粒剂等多种剂型。1990年，增设了住院药房，药房的使用面积和功能布局更趋合理。1991年，成立检验室，负责医院制剂和中药材理化鉴别的检验工作。1993年，成立情报资料室，1993年年底，出版第一期《药学通报》（后更名为《临床药讯》）。1993年年底，引进药品库存管理系统和药品划价系统，率先迈入了信息化时代。1999年，引进中药配方颗粒。2000年，将门诊药房部分社会化，将医院沿街闲置的房间改造为第二门诊药房，方便患者购买药品。2000年8月，成为湖南省首次统一实施公立医院药品集中采购制度的执行单位。2004年年底，正式成立临床药学室。2006年11月，《临床药讯》正式创刊，设有政策法规、药品不良反应、处方评价、合理用药、药学信息、医护专栏、自制药专栏等栏目。医院现有临床药师9名，其中3名中药临床药师，6名专职临床药师。临床药学通过开展临床会诊、业务/药学查房、处方/医嘱点评、用药咨询、药品不良反应上报等工作，积极参与药物治疗，促进安全与合理用药。2016年，与合理用药监测软件公司配合，创立了中药合理用药管理模式和中药合理用药监测标准。2017年，中药学专科成功申报"十三五"湖南省中医药管理局重点专科。2022年6月，成功举办了湖南省中医药信息研究会临床药学信息分会成立大会暨第一届学术年会，搭建了一个高效、高品质的学术交流与合作平台，推动湖南省临床药学，特别是中医医院临床药学的快速发展。

近年来，药学部着重培养新一代的年轻高素质技术人才，形成老中青三代并存的人才梯队结构，极大程度地促进了医院药学事业的发展；厚积而薄发，抓住临床药学、中药临床药学飞速发展的历史契机，砥砺前行，完成历史性飞跃，实现中国药师的健康梦！

四、药学部学科成果

1. 省部级及以上获奖荣誉

① 2022 年第七批全国老中医药专家学术经验继承工作指导老师（平竹籍）。

② 2021 年湖南省第一届职业技能大赛·第四届全省中医药职业技能中药传统技能竞赛团体二等奖、个人二等奖（左姿、王艾琳）、中药调剂技术单项奖第一名（左姿）。

③ 2020 年在湖南省首届中医药科普大赛中获得表演类二等奖。

④ 2019 年湖南省中药专业委员会华兰杯"关注中药知识科普 提升药学服务能力"青年药师演讲比赛二等奖（张楚涵）和三等奖（崔姣）。

⑤ 2019 年湖南省首届优秀中药师（陈卫红）。

⑥ 2018 湖南技能大赛·全省首届中医药职业技能大赛中药赛项团体三等奖，中药赛项个人二等奖（王艾琳）、三等奖（杜阳）。

⑦ 2018 年湖南省中医药和中西医结合学会中药专业委员会论文宣读交流三等奖（崔姣）。

2. 省部级科研项目

①《金蓉颗粒经 Wnt/β-catenin 信号通路靶向抑制乳腺癌干细胞特性的机制研究》（2021 年湖南省科技厅）。

②《基于 JAK-STAT/NF-κB 通路的黄精"生熟异治"治疗脑中风的物质基础及分子机制研究》（2021 年湖南省科技厅）。

③《防风炭最佳炮制工艺及质量控制研究》（2021 年湖南省中医药管理局）。

④《灰毡毛忍冬抗逆境胁迫 bZIP 转录因子的克隆与表达分析》（2021 年湖南省中医药管理局）。

⑤《灰毡毛忍冬 bZIP 转录因子的克隆及非生物胁迫下的表达模式研究》（2021 年湖南省教育厅）。

⑥《从 Sirt1/TLR4 信号通路研究降糖益肾丸对糖尿病肾病 GECs 炎症损伤的调控机制》（2020 年湖南省中医药管理局）。

⑦《基于趋化素样因子 1 介导的炎性小体激活解析二氢杨梅素治疗卒中相

关性肺炎机制研究》（2020年湖南省教育厅）。

⑧《基于多元统计分析和网络药理学的山茱萸酒制前后质量标志物预测分析》（2020年湖南省教育厅）。

⑨《基于PD-L1/PD-1信号通路探讨滋阴活血润肠法对脓毒血症免疫机制的影响》（2019年湖南省教育厅）。

⑩《三伏贴配方中白芥子的最佳炮制工艺研究》（2019年湖南省中医药管理局）。

⑪《通管丸治疗输卵管炎性阻塞性不孕症的现代药理实验研究》（2014年湖南省中医药管理局）。

⑫王竹鑫主任药师《中药传统经验鉴别总结研究》（2014年湖南省中医药管理局）。

⑬《跌打促愈片的药学研究》（2013年湖南省科技厅）。

3. 发表论文

① Qian Xie, Bin Li, et al. Biomimetic hybrid-cell membrane nanoparticles loaded with panaxytriol for breast cancer combinational therapy [J]. Materials & Design, 2022.

② 王珊，刘红梅，刘兵，等.UPLC-MS/MS法同时测定杞菊地黄胶囊中7种有效成分 [J]. 湖南中医药大学学报, 2021, 41（12）: 1876-1880.

③ 王珊，陈勋，龙雨青，等.灰毡毛忍冬苯丙氨酸解氨酶（LmPAL2）基因的克隆与表达分析 [J]. 中南药学, 2021, 19（11）: 2285-2291.

④ 周宜，邓蓝冰，周游宇，等.基于网络药理学的乳香-没药对药效机制研究 [J]. 世界科学技术：中医药现代化, 2020, 22（07）: 2338-2347.

⑤ 周宜，邓蓝冰，孙劲松，等.没药热解特性与炮制相关性研究 [J]. 世界科学技术：中医药现代化, 2020, 22（05）: 1760-1767.

⑥ 崔姣.达比加群酯不良反应文献的分析 [J]. 药学与临床研究, 2019, 27（02）: 139-142.

⑦ Wang S, Peng MC, Chen X, et al. Molecular cloning and spatiotemporal expression of APETALA1-like gene in Lonicera macranthoides [J]. Genet, 2018;97（5）: 1281-1288.

⑧ 邹菊英，陈卫红，苏维，等.胡颓子根的化学成分分离鉴定［J］.中国实验方剂学杂志，2018，24（09）：59-63.

⑨ Zuo Z, Zheng Y, Liang Z, et al. Tissue-specific metabolic profiling of benzylisoquinoline alkaloids in the root of Macleaya cordata by combining laser microdissection with ultra-high-performance liquid chromatography/tandem mass spectrometry［J］.Rapid Commun Mass Spectrom，2017;31（5）：397-410.

⑩ Huang Y, Liu XL, Wen J, et al. Downregulation of the β 1 adrenergic receptor in the myocardium results in insensitivity to metoprolol and reduces blood pressure in spontaneously hypertensive rats［J］.Mol Med Rep，2017;15（2）：703-711.

⑪ 王珊，刘湘丹，周日宝，等.基因工程技术在药用植物育种研究中的应用［J］.中南药学，2016，14（03）：286-289.

⑫ 左姿，郑亚杰，梁之桃，等.博落回根中生物碱的组织化学定位研究［J］.中草药，2016，47（10）：1785-1790.

第七节　湖南省肿瘤医院

一、药学部简介

湖南省肿瘤医院药剂科创建于1972年（2009年成立药学部），是集药学服务、科研、教学为专科特色的医院药学学科。药学部现有门诊药房、中心药房、中药房、静脉配置一区、静脉配置二区、临床药学、药品质量控制7个部门，共有职工121人，其中主任药师10名、副主任药师12名，初步形成了老中青结合、高中初职称搭配的人才梯队。除了药品调剂，还开展了临床药师培训、专科临床药师服务、治疗药物监测、基因导向个体化用药、药物临床试验等临床药学实践和科研工作。主办国家科技核心期刊《肿瘤药学》杂志。2014

年，药学部成为卫生部批准的国家临床药师培训基地及湖南省卫计委批准的临床药师培训基地，面向全国招收学员（妇科肿瘤、胸部肿瘤、消化道肿瘤3个专业）。

药学部为湖南省卫健委重点专科、湖南省临床药学重点专科建设单位，多次举办了国内外药学学术交流会议。现主持在研课题20多项，其中国家自然科学基金项目2项，省市级课题20多项；发表SCI及核心期刊论文百余篇，其中作为主编和副主编编写了《药学"三基"训练》《肿瘤医院处方药品集》《实用药物名称——用途用法用量速查手册》及《实用抗肿瘤药物手册》等学术专著10多部；获得了中国医院协会颁发的"中国医院药事管理优秀奖"等荣誉称号。

二、药学部历届主要负责人

领航者让团队的学科建设目标更清晰，更明确，湖南省肿瘤医院药学部在历届负责人的领导下，立足医院特色发展具有专科特色的肿瘤医院药学学科，成效显著，主要负责人列表详见表7-18。

表7-18　药学部历届主要负责人

序号	主要负责人	任职时间
1	李满娥	1977年7月至1980年5月
2	罗熙能	1980年6月至1982年2月
3	张禄全	1982年2月至1984年5月
4	倪品汶	1984年6月至1987年5月
5	席德寿	1987年6月至1993年1月
6	任华益	1993年4月至2010年4月
7	杨立平	2010年4月至2017年5月
8	黄　平	2017年5月至2017年10月主持工作
9	姚敦武	2017年10月至2020年11月
10	伍　奕	2020年11月至

三、药学部学科发展史

1. 药事管理

在医院药事管理与药物治疗学委员会的指导下,药学部制定了《医院药事管理与药物治疗委员会工作制度》《医院药品管理制度》《药学部管理制度》等43条药事管理制度(图7-33、图7-34)。

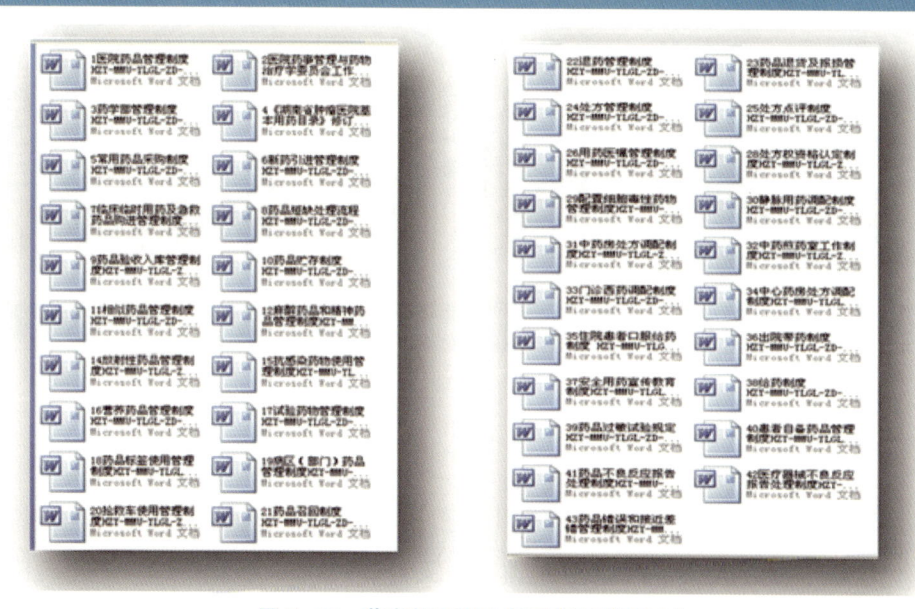

图7-33 药学部制定的各项药事管理制度

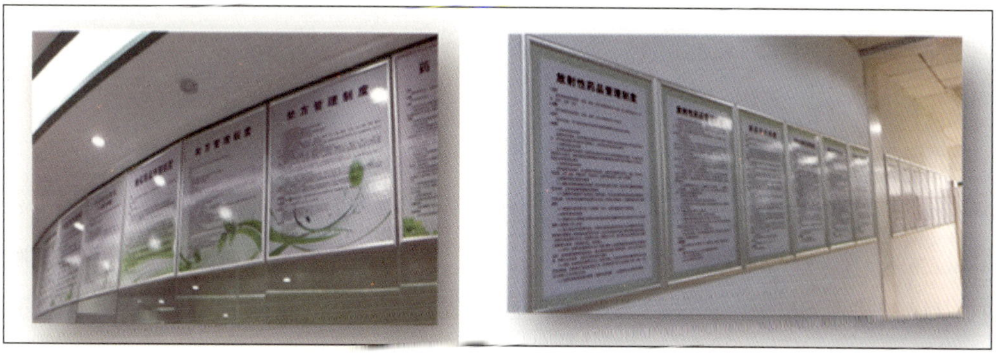

图7-34 工作区张贴的各项药事管理制度

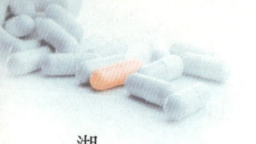

2. 药品调剂管理

（1）西药调剂

作为湖南省乃至全国首批药学自动化改造单位，调剂部门各药房通过信息化管理，实现了药品自动化调剂，显著提高了工作效率，减少了差错事故的发生。同时，药学部也是湖南省首个真正做到审方前置的药学部门，大大提高了处方合格率。调剂办通过现代化改造，加强用药管理、审核、指导用药的职能，使医院药品调剂工作模式向知识技术服务型转变（图7-35）。

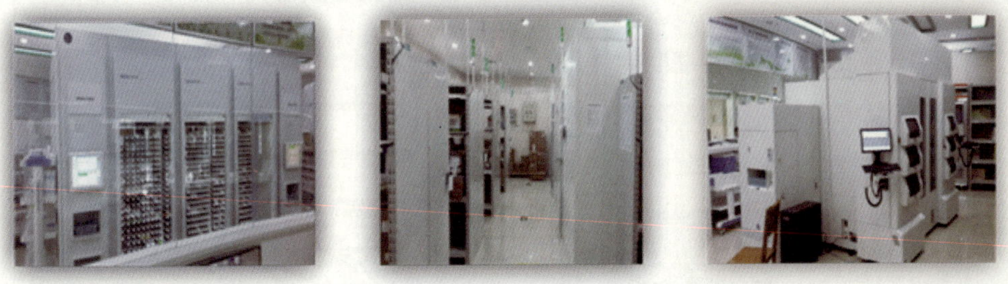

单剂量摆药机、自动排药机、特殊药品管理机、自动发药机、智能扫码系统

图7-35 西药调剂实现药品自动化调剂

（2）中药调剂

经过多次调研与学习，2011年引进了小包装精致中药饮片，使中药饮片更规范化、标准化，大大提高了工作效率，又计量准确，便于核对，防止差错事故发生。2011年年底和2012年分别引进了中药配方颗粒农本方和天江颗粒，既丰富了中药品类，满足了患者的多方需求，还大大提高了中药房的工作效率（图7-36）。

（3）静脉用药集中调配管理

2009年9月，筹备建设静脉用药集中调配中心；2012年8月起，逐步开展静脉用药配送，逐渐发展为全院集中配送，高峰时期，配送量达一万多袋。2017年，逐步开展了化疗泵的配送，真正使临床护士从繁重的配置工作中解放出来；静脉用药集中调配中心从建章立制到逐步走上正轨，工作运行日趋完善，管理经验得到同行认可，多次接待湖南省内外人员参观进修学习。

为满足日间化疗静脉用药调配需要，医院于2013年着手成立静脉用药集

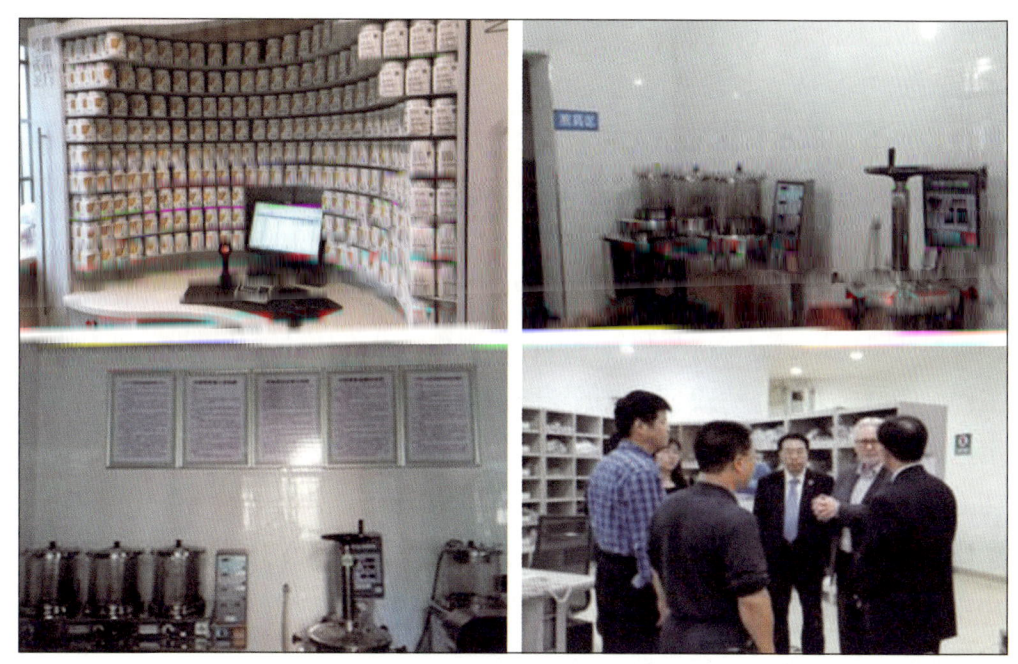

图 7-36 中药调剂引进的中药配方颗粒农本方和天江颗粒

中调配中心二区，2014 年 9 月正式运行，扩大了静脉用药集中调配病区（图 7-37）。

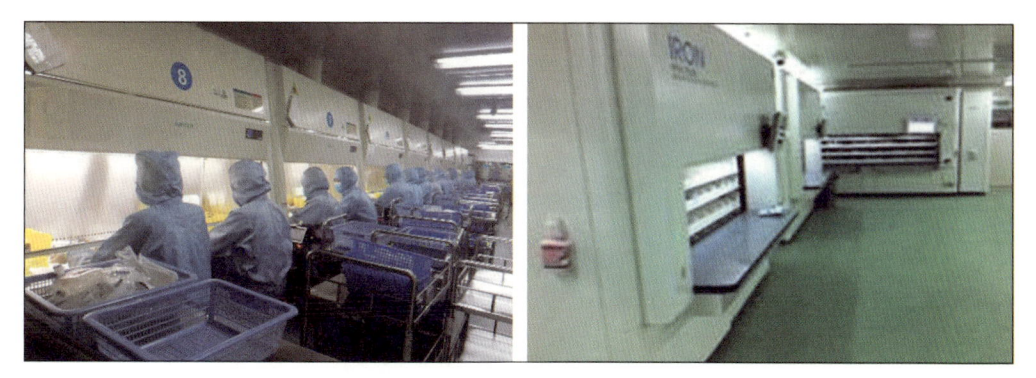

图 7-37 现代化的静脉用药集中调配中心

3. 医院制剂

自 1978 年成立灭菌制剂室，特别是 1986 年修建制剂大楼以来，医院制剂室取得《医疗机构制剂许可证》，配制范围包括灭菌制剂（大输液）、溶液剂（内服、外用）、滴鼻剂等，经批准的配制品种数为 30 多种，基本能保证临床用药需求。2009 年制剂室和药检室关闭。

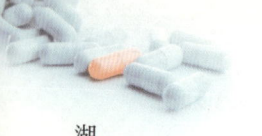

4. 临床药学

1988年，成立临床药学室；1996年，药理研究室并入药剂科，开展了Ⅲ期、Ⅳ期药物临床试验；1997年，取得卫生部临床药理基地资格；2003年，药理基地和药理研究室从药剂科分离成独立科室。医院药学服务重点从以"药"为本转向以"人"为本，逐步成立了抗菌药物工作小组、处方点评小组、合理用药专项工作小组、血药浓度监测室、临床药师培训基地带教、药物咨询和情报资料室，引进了抗菌药物用药监控软件、合理用药专用软件、处方点评工作站等信息系统，添置了先进的科研设备。开展临床药师下临床，对患者的用药教育工作，对疑难病例的会诊，为临床治疗方案提供了药学参考。通过密切配合医院各部门工作，顺利通过了国际医院认证联合委员会（JCI）的认证工作，有效地提高了药学服务质量。此外，临床药学办公室还积极参与临床新药审评、肿瘤药敏试验、门诊用药咨询、新药临购评估及课题申报工作，并取得了较好的成绩。进一步规范医师处方行为，确保临床用药安全、有效、经济，全面提高医疗质量。主要通过以下方式提高了临床科室合理用药的水平。

① TDM监测与肿瘤药敏实验进行个体化用药方案设计（图7-38）；

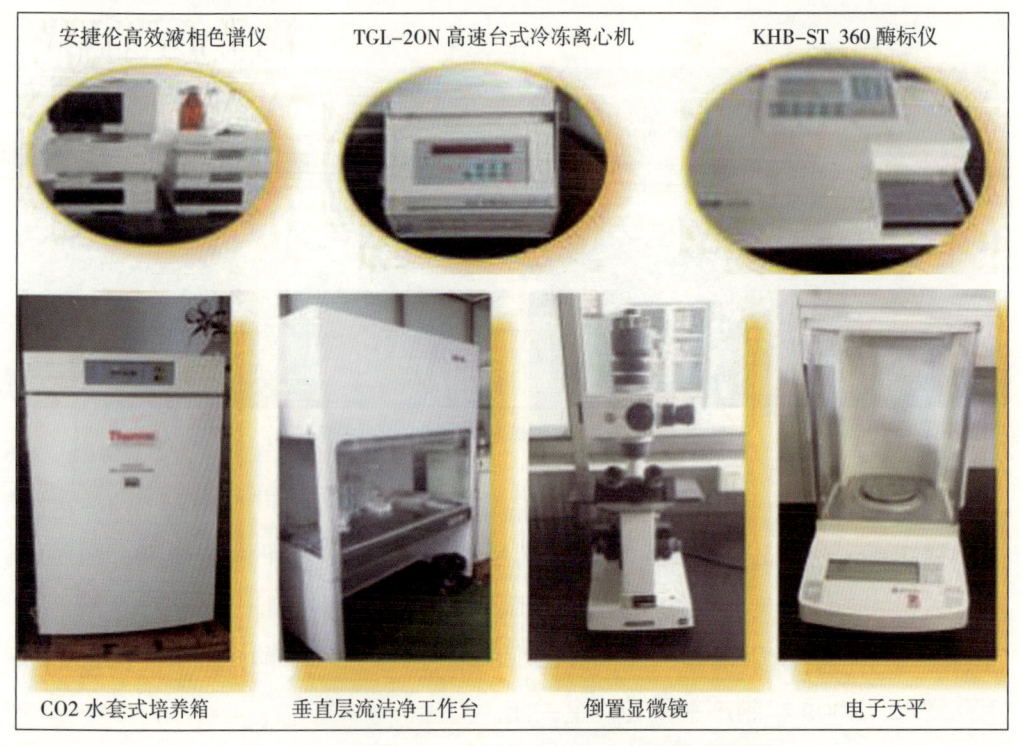

图7-38 开展TDM监测与肿瘤药敏实验的仪器设备

② 落实和完善处方点评制度；

③ 加强药品不良反应监测和预警提示（图7-39）；

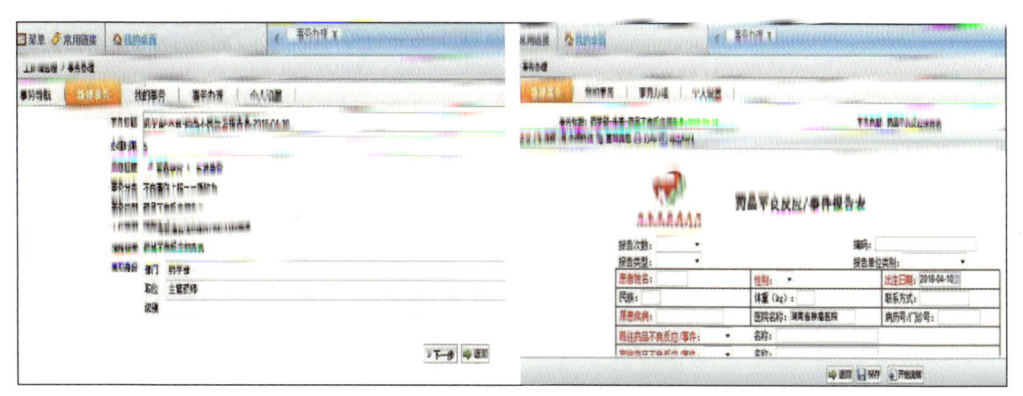

图7-39 开展处方点评与药品不良反应报告

④ 提供药物经济学证据支持；

⑤ 提供循证药学证据支持；

⑥ 基因指导下的个体化用药方案设计；

⑦ 搭建"药卫士"合理用药平台（图7-40）；

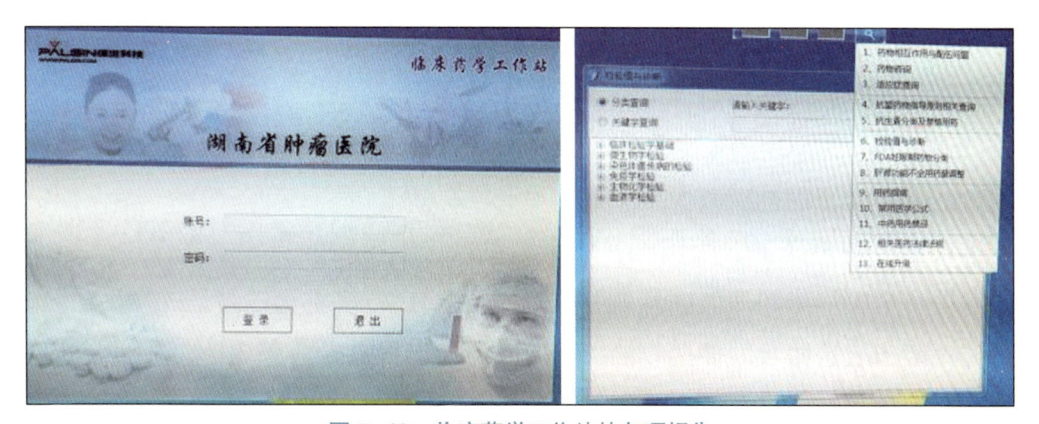

图7-40 临床药学工作站的各项报告

⑧ 创立了《肿瘤药学》《医讯》《合理用药材料文件汇》等学术交流平台（图7-41）。

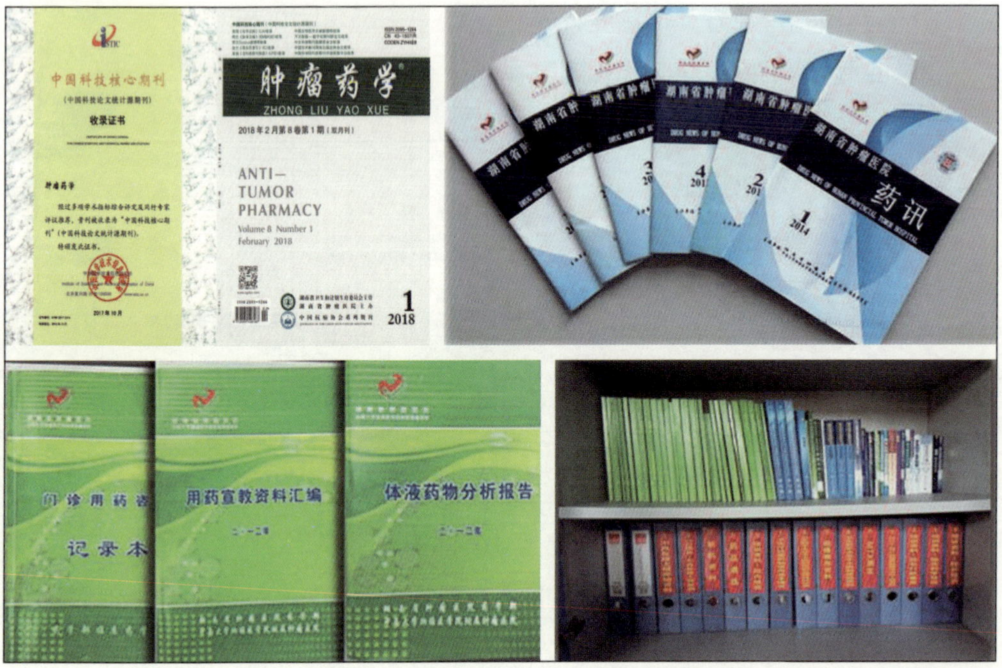

图 7-41　学术交流平台中的各种资料

5. 学科特色

（1）药品审方前置

开展前置审方工作，使门诊处方合格率达 99% 以上。开展医疗服务阳光用药工程，加强药品使用管理效能，适应医改需求，促进医务人员合理用药，加强法律意识，保障用药安全有效。

（2）建立了培训宣教模式

成立《肿瘤药学》编辑部，对全国发行，进行肿瘤药学学术宣传。2014年获得《全国临床药师培训基地》挂牌，现已有 20 多名全国各地的学员结业。成立湖南省抗癌协会肿瘤药物治疗专业委员会和社会专业药房执业药师培训基地，加强学术交流与合作（图 7-42）。

（3）合理用药为重点的临床药学服务

通过药师参与临床合理用药、抗肿瘤药物的血药浓度监测和个体化用药、提供药学信息咨询服务、形成临床药学人才培养模式及评价体系，以及编写书籍和举办国际会议，打造以合理用药为重点的临床药学服务模式（图 7-43）。

中篇　湖南省医院药学学科建设成果

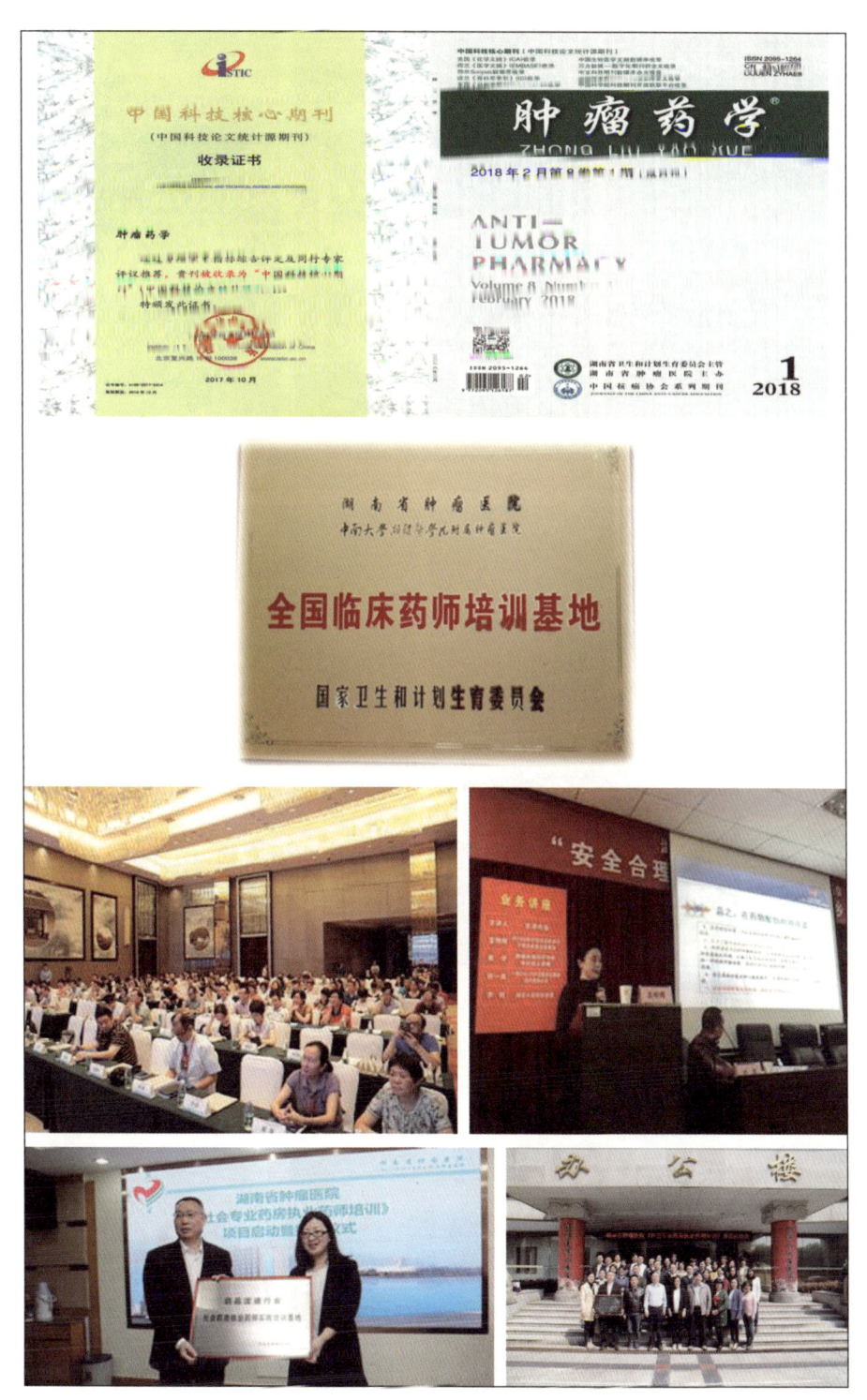

图7-42　学科建设中开展的各项活动组图

225

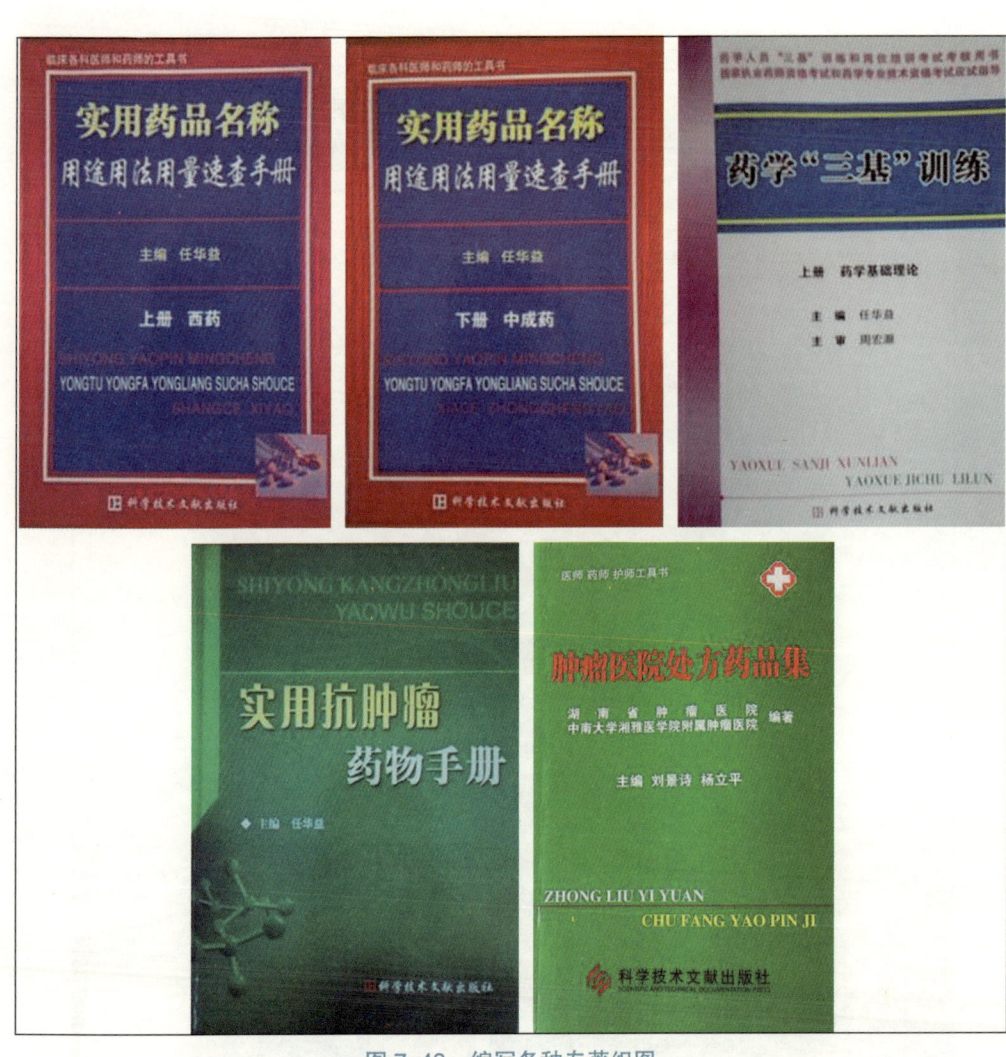

图7-43 编写各种专著组图

四、药学部学科成果

1. 省部级获奖荣誉

① 2019年度湖南省医学会优秀药师。

② 2019年度中华医学会优秀临床药师。

③ 中国抗癌协会2019年度全国"三生杯"肿瘤案例大赛三等奖。

④ 2018年度湖南省医学会临床药学年会演讲比赛一等奖。

⑤ 2018年度中华医学会优秀会议论文。

2. 省部级科研项目

①《紫花牡荆素肺癌干细胞样细胞内质网应激 - 自噬 crosstalk 的调控机制研究》（2018 年湖南省科技厅）。

②《基于 NLRP3 研究乳腺癌并发抑郁症海马神经元焦亡发生机制及中药干预》（2018 年湖南省科技厅）。

③《基于 BDNF/TrkB 与 NGF/TrkA 神经营养素信号通路探讨多柔比星诱导心脏毒性的机制》（2018 年湖南省卫健委）。

④《环孢素 A 增强厄洛替尼抗非小细胞肺癌活性的实验研究》（2018 年湖南省卫健委）。

⑤《多靶点逆转顺铂耐药的氧化石墨烯 /MnO₂ 核壳纳米片用于顺铂的化疗增效研究》（2019 年湖南省科技厅）。

⑥《基于 Nrf2-ARE 信号通路探索姜黄素拮抗 CUMS 诱导抑郁症的分子机制》（2019 年湖南省科技厅）。

⑦《NSCLC 患者厄洛替尼代谢酶及转运体基因多态性影响个体化治疗的群体 PK/PD 研究》（2016 国家青年科学基金项目）。

⑧《靶向淋巴瘤脂质体给药系统的构建、体内示踪及药效学初探》（2015 年湖南省科技厅）。

⑨《基于微流控芯片的胰岛素化学发光检测方法研究》（2016 年湖南省科技厅）。

⑩《miRNAlet-7g 逆转肝癌细胞对 5-FU 的耐药的机制研究》（2016 年湖南省卫生厅）。

⑪《FOXO3a 介导紫花牡荆素抑制肺癌干细胞样细胞作用研究》（2014 年湖南省科技厅）。

⑫《AAC（6'）-1b 介导孢子霉素联合庆大霉素对耐药铜绿假单胞菌增敏效应》（2014 年湖南省科技厅）。

3. 发表论文

发表 SCI 论文 11 篇，代表性论文有以下 3 篇。

① Gong Q, Gao X, Gao J, et al. Casticin suppresses the carcinogenesis of small cell lung cancer H446 cells through activation of AMPK/FoxO3a signaling [J]. Oncology Reports, 2018.

② Dehua L, Daking X, Ruili D, et al. Neuroprotective Effects of dl-3-n-Butylphthalide against Doxorubicin-Induced Neuroinflammation, Oxidative Stress, Endoplasmic Reticulum Stress, and Behavioral Changes [J]. Oxidative Medicine and Cellular Longevity, 2018, 2018: 1-13。

③ Liao D, Yao D, Liu N, et al. Correlation of plasma erlotinib trough concentration with skin rash in Chinese NSCLC patients harboring exon 19 deletion mutation [J]. Cancer Chemotherapy and Pharmacology, 2018, 82（1）: 1-9。

第八节　湖南省妇幼保健院

一、药学部简介

湖南省妇幼保健院药学部创建于1980年，至今已有42年历史，是湖南省妇幼保健院重点学科，是集临床药学实践与教育、药品供应、制剂生产及药学科研与教学为一体的综合性科室。药学部从最初仅有一个药房发展到现在的中药房（煎药室）、门诊西药房（急诊）、中心药房、临床药学、静脉用药调配中心、空中诊室药房、药学研究室、制剂配制组、药检组、服务保障组、新药研发组11个部门。2016年，根据学科发展的需要，药学部拆分为药学研究、药学制剂、药学采购中心3个部门。

二、药学部历届主要负责人

40多年来，湖南省妇幼保健院药学学科在历届主任带领下，始终坚持重服务、强管理、抓质量、促安全的理念，坚持开拓创新，大力培育英才，带领药学部门不断走上新的台阶（表7-19）。

表 7-19　药学部历届主要负责人

序号	主要负责人	任职时间
1	曹敬修	1980～1991 年
2	周诒昌	1992～1996 年
3	曾秋桥	1997～2001 年
4	周燕	2002～2005 年
5	刘腾利	2006～2018 年
6	吴雅莉	2019～2020 年
7	欧阳波（药学制剂部）	2016～
8	佘志华（药学采购部）	2016～
9	梁娟（药学研究部）	2021～
10	周于禄（药学部）	2022～

三、药学部学科发展史

药学研究部有正式员工 32 人，聘用员工 22 人，其中主任药师 2 人、副主任药师 6 人、主管药师 9 人，具有博士学历 1 人、硕士学历 6 人，设置有中药房（煎药室）、门诊西药房（急诊）、中心药房、临床药学、静脉用药调配中心、空中诊室药房、药学研究室 7 个部门。药学制剂部有中西专业技术人员 19 名，其中具有博士后学历 1 人、博士学历 1 名、硕士学历 1 名、高级职称 5 名。药学采购部 5 人，其中正高职称 1 人、中级职称 1 人、初级职称 1 人、药管会计 1 人。

1. 平台建设打基础

药学研究部作为湖南省妇幼保健院重点学科，设有 4 个省级科研平台，分别是博士后工作站、湖南省药物制剂优化与早期临床评价工程技术研究中心、湖南省妇幼人群个体化用药医学研究中心、湖南省妇产科学中医药综合治疗重点研究室。在科室人员的共同努力下，率先实现了湖南省妇幼保健院国家自然科学基金项目零的突破。此外，为帮扶下级、偏远地区医院建设，2015 年 8 月，邹威、文晓柯前往新疆建设兵团石河子市妇幼保健院进行科研及相关工作；2018 年，药学研究部对湖南省桂东县中药材种植、栽培、炮制等进行了可行性论证与技术援助。

2. 人员培养谋发展

科室不仅组织了科内学习、培训、进修等，还在各个班组中开展了极具特色的业务学习，如临床案例讨论、静脉用药调配规范化培训等。吴雅莉、欧阳波、郑艺等先后赴中南大学湘雅二医院参加临床药师培训，李慧赴南京鼓楼医院参加临床药师培训，郑艺、李慧分别获得中华医学会临床药师师资证书。此外，医院获批为"湖南省2019年度紧缺人才和县级医院骨干医师培训基地（临床药师）"，进一步为医院临床药学学科发展助力。

3. 规范管理重安全

科室对精麻药品、毒性药品、高危药品、抢救药品、效期药品、一品多规药品等制定了一系列管理制度，每月对临床科室和药房进行督查，最大程度保障患者用药安全。科内建立了临床药师工作站，可对住院医嘱、门诊处方进行审方、点评，并开展了临床药学远程服务、抗菌药物的合理使用与评价、不合理用药干预、药物不良反应监测、药物咨询、药学会诊、用药教育等工作。科室以合理用药为核心，开展药学实践，参加全国抗菌药物监测网、全国细菌耐药监测网，建立了全面的药品质量评价体系，防止药源性疾病和药物滥用的发生。编写了多部与科室管理相关的书籍，如《药学研究部工作手册》《看似、听似、一品多规药品画册》《抗菌药物临床应用指导原则》《药品处方集》《抗菌药物使用情况分析报告》《临床用药指南汇编》等，为指导临床合理用药提供全面学术支持。

4. 科普宣教保健康

为减少药源性疾病的发生、保障合理用药，科室制作了10多种针对老年人和妇幼人群的合理用药科普折页和相关科普视频，并定期到社区进行用药宣教，开展用药咨询。2018年，孙莉荣获"药科普 益万家"中国药师演说大赛总决赛二等奖。

5. 党建引领促业务

药学党支部现有党员16名，为湖南省妇幼保健院"示范党支部"。药学党支部发挥专业优势开展了以合理用药服务百姓的主题党日活动，将"合理用药宣教进社区"常态化，深受百姓欢迎，同时还开展了"读书分享会""踏寻红色足迹爱国教育活动"等，加强党员党性修养。药学部门成立了"药学部青年文明号"，现有成员52名（40周岁以下），占药学研究部和药学制剂部总人数的74.3%，青年文明号的服务口号为"药青春，创文明"，服务主题为"以病人为中心，以服务为快乐"，被评为"2016—2017年度湖南省青年文明号"。

湖南省妇幼保健院制剂室成立于20世纪70年代，2016年7月，正式独立成立为药学制剂部。在20世纪80年代以来，稳步发展，自主研发制备了众多服务于临床的制剂；进入21世纪，通过引入一系列智能化和半自动化设备与高水平人才，形成了一支技术力量强、结构合理的高技术人才队伍。历经40多年的发展、建设，目前制剂部位于湖南省长沙市麓谷高新区工业园内，占地4500平方米有余，已经发展为湖南省规模较大的医疗机构制剂室，可生产合剂、栓剂、胶囊剂、散剂等9种剂型，共21个品种，室内设计、设备选取均符合GMP、GPP要求，一系列自动化设备保障了产品检验需要。

药学制剂部现有中西医专业技术人员18名，其中博士研究生1名，硕士研究生1名，高级职称3名，中级职称3名，科室下设有配置组、药检组、新药研发组等部门。科室充分发挥了湖南省妇幼保健院临床优势，研发制备了如阴炎净洗剂、盆炎灵合剂、鞣酸软膏等自制制剂，并在临床上得到了广泛使用，深受广大患者欢迎，为医院打造专科优势、树立品牌效应发挥了重要作用。药学制剂部与湘雅三医院、中医妇科等单位合作创建了多个高品质研究中心，为国家的临床基地建设提供了新药研究平台。

四、药学部学科成果

1. 省部级荣誉

① 荣获湖南省卫生厅"工人先锋号"。

② 2013年因"监测苄西林不良事件"受到湖南省食品药品监测管理局通报表扬。

③ "药学部青年文明号"评为"2016—2017年度湖南省青年文明号"。

④ "医技团支部"评为2018年湖南省卫计委"五四红旗团支部"。

⑤ 湖南省中医药科技奖二等奖1项。

⑥ 湖南省中医药科技奖三等奖1项。

⑦湖南省首届医学技能创新创业大赛三等奖1项。

2. 省部级科研项目

2019年

①《Lx2-32c 经 miR-34a 靶向 FOXM1 和 Notch1 抑制乳腺癌干细胞特性的机制研究》，国家自然科学基金项目，蔡霈。

②《孕期药物与出生缺陷相关性研究与预防》，湖南省重大专项子课题，邹威团队。

③《标准汤剂用于医疗机构中药制剂质量控制的研究》，湖南省自然科学基金项目，欧阳波。

④《功能性磁共振（fMRI）在盐酸舍曲林联合心理干预治疗产后抑郁效果评估的应用研究》，湖南省科技厅项目，吴雅莉。

⑤《中药学》，湖南省自然科学基金项目，邹威。

⑥《基于 InsR/IRS-1/PI3K 信号通路的湘玉竹多糖降糖机制研究》，湖南省中医药管理局项目，肖作奇。

⑦《基于标准汤剂的医疗机构制剂质量控制模式研究》，湖南省中医药管理局项目，欧阳波。

2018年

⑧《信息化药学服务平台在出生缺陷防治的应用》，湖南省自然科学基金项目，孙莉。

⑨《Lx2-32c 抑制宫颈癌干细胞样细胞的作用研究》，湖南省卫生计生委项目，蔡霈。

⑩《基于 LC-Q-TOF-MS 技术的子宫内膜异位症的代谢组学研究》，湖南省卫生计生委项目，邹威。

⑪《基于 NF-κB 信号通路的地肤子总黄酮抗炎作用机制研究》，湖南省中医药管理局项目，蔡霈。

⑫《基于血清药物化学的胎乐颗粒物质基础研究》，湖南省中医药管理局项目，潘涛。

2017年

⑬《基于早期临床试验的盆炎灵固体制剂制备工艺环节评价模式研究》，湖

南省自然科学基金项目，文晓柯。

⑭《万古霉素治疗新生儿败血症的临床评估及其PPK模型验证》，湖南省卫生计生委项目，梁娟。

⑮《大数据在中草药汤剂治疗肾虚型和气虚型先兆流产病案中的应用》，湖南省中医药管理局项目，梁娟。

⑯《用于治疗慢性鼻咽炎（慢性鼻咽病后期）的黄荆醒鼻喷雾剂及其制剂相作用机制》，湖南省中医药管理局项目，文晓柯。

⑰《新生儿期使用美罗培南对肠道菌群、生长发育以及免疫发育的远期影响》，湖南省药学会项目，文晓柯。

2016年

⑱《湖南省药物制剂优化与早期临床评价工程技术研究中心》，湖南省科技厅平台项目，文晓柯。

⑲《Aptamer-alendronate（复合物）（Ap-Al）在骨质疏松治疗中的作用机制研究》，湖南省科技厅项目，吴雅莉。

⑳《基于UPLC-MS/MS技术的强肾益精颗粒血清药物化学研究》，湖南省中医药管理局项目，欧阳波。

㉑《阴炎净洗剂抗湿疹活性及作用机制研究》，湖南省中医药管理局项目，肖作奇。

㉒《产康乐胶囊临床前研究》，湖南省中医药管理局项目，余志华。

3. 继续教育项目

① 医院制剂与合理用药培训班。

② 湖南省药学会妇幼保健机构等级评审药事管理与合理用药培训班。

③ 湖南省妇幼保健与优生优育协会第一届药事管理与临床药学学术论坛。

④ 湖南省妇幼保健与优生优育协会第二届药事管理与临床药学学术论坛。

⑤ 医疗机构制剂研发及临床评价策略培训班。

⑥ 湖南省妇幼健康服务联合体巡诊巡讲。

4. 发表论文

① Zhou H, Tong C, Zou W, et al. A novel fluorescence method for activity assay and drug screening of T4 PNK by coupling rGO with ligase reaction [J]. Analyst, 2019, 144 (4): 1187—1196.

② Wu Y, Qu J, Li H, et al. Relationship between serum level of growth differentiation factors 8, 11 and bone mineral density in girls with anorexia nervosa [J]. Clinical endocrinology, 2019, 90 (1): 88–93.

③ Xiao Z, Xiao S, Zhang Y, et al. The Anti-Inflammatory Effect of Fructus Kochiae on Allergic Contact Dermatitis Rats via pERK1/2/TLR4/NF-κB Pathway Activation [J]. Evidence-Based Complementary and Alternative Medicine, 2018.

④ Cai P, Xiao Z, Pan T, et al. Lx2-32c inhibits the formation of mammosphere from MDA-MB-231 cells and induces apoptosis involving in down-regulating FoxM1 [J]. Biomedicine & Pharmacotherapy, 2018, 102: 1176—1181.

⑤ Tong C, Zou W, Ning W, et al. Synthesis of DNA-guided silver nanoparticles on a graphene oxide surface: enhancing the antibacterial effect and the wound healing activity [J]. RSC advances, 2018, 8 (49): 28238—28248.

⑥ Zou W, Wen X, Xie C, et al. LC-Q-TOF-MS based plasma metabolomic profile of subclinical pelvic inflammatory disease: A pilot study [J]. Clinica Chimica Acta, 2018, 483: 164–169.

⑦ Bai W, Zhou J, Zhou N, et al. Hypoxia-increased RAGE expression regulates chemotaxis and pro-inflammatory cytokines release through nuclear translocation of NF-κB and HIF1α in THP-1 cells [J]. Biochemical and biophysical research communications, 2018, 495 (3): 2282—2288.

⑧ Xianyuan L, Wei Z, Yaqian D, et al. Anti-renal fibrosis effect of asperulosidic acid via TGF-β1/smad2/smad3 and NF-κB signaling pathways in a rat model of unilateral ureteral obstruction [J]. Phytomedicine, 2019, 53: 274–285.

⑨ Zou W, Zhou H, Hu J, et al. Rhizoma Smilacis Glabrae inhibits pathogen-induced upper genital tract inflammation in rats through suppression of NF-κB pathway [J]. Journal of ethnopharmacology, 2017, 202: 103-113.

⑩ Zou W, Wen X, Sheng X, et al. Gas chromatography-mass spectrometric method-based urine metabolomic profile of rats with pelvic inflammatory disease [J]. Experimental and therapeutic medicine, 2016, 11 (5): 1653—1660.

⑪ Zou W, Xiao Z, Wen X, et al. The anti-inflammatory effect of Andrographis paniculata (Burm.f.) Nees on pelvic inflammatory disease in rats through down-regulation of the NF-κB pathway [J]. BMC complementary and alternative medicine, 2016, 16 (1): 1-7.

⑫ Zhou Y, Zeng J, Song L, et al. Clinical characteristics and treatment of terlipressin-induced ischemic skin necrosis: A synthesis of 35 literature reported cases [J]. Clin Pharm Ther, 2022, 47 (8): 1270-1275.

⑬ Cai P, Zheng Y, Sun Y, et al. New Blood Brain Barrier Models Using Primary Parkinson's Disease Rat Brain Endothelial Cells and Astrocytes for the Development of Central Nervous System Drug Delivery Systems [J]. ACS Chem Neurosci, 2021, 12 (20): 3829-3837.

⑭ Zheng Y, Deng Z, Tang M, et al. Erythropoietin promoter polymorphism is associated with treatment efficacy and severe hematologic toxicity for platinum-based chemotherapy [J]. Expert Opin Drug Metab Toxicol, 2021, 17 (4): 495-502.

⑮ Sun L, Xi Y, Wen X, et al. Use of metoclopramide in the first trimester and risk of major congenital malformations: A systematic review and meta-analysis [J]. PLoS One, 2021 (9) 20; 16 (9): e0257584.

第九节 湖南省儿童医院

一、药学部简介

湖南省儿童医院药学部成立于1987年，30多年栉风沐雨，人才机制逐步健全，硬件设施日趋完善，下设药库、制剂成品库、消毒液库、门诊西药房、门诊中药房、中心药房、急诊药房、临床药学实验室、个体化用药基因检测实验室、临床药学咨询室、遗传药理学研究室、药理学教研室、静脉用药调配中心、急诊配置室，承担着全院的药品供应、处方调配、合理用药指导与监督、参与临床查房、监测药物不良反应，以及门诊和住院病房大部分静脉用药的调配工作。目前，在保证窗口药学服务质量的前提下，实行定点专科药师查房模式，专科临床药师会诊制度，国际学员和国家紧缺人才带教及临床药师出国研修。临床药学实验室坚持以"个体化医学"为核心，负责甲氨蝶呤等13种药品的TDM及氨基酸和酰基肉碱串联质谱分析，个体化用药基因检测实验室开展了48项检测项目。在岗药学人员共计77人，其中主任药师4人、副主任药师13人，博士研究生2名、在读博士研究生1名。

二、药学部历届主要负责人

湖南省儿童医院药学部从蹒跚起步到稳步前行，每一步都凝聚了科室同事的艰辛付出，同时也涌现了一批视野开阔、思想卓越的学科发展领路人（表7-20），在他们的领航下，药学部逐步形成了以服务临床为中心，人才队伍建设为先导，教学、科研相结合的医院药学学科特色。

表 7-20 药学部历届主要负责人

序号	主要负责人	任职年限
1	刘易飞	1985年12月至1995年12月
2	欧阳仕番	1995年12月至2002年9月

续表

序号	主要负责人	任职年限
3	何周康	2002年09月至2017年3月
4	赵昕	2017年4月至今

三、药学部学科发展史

1986年，医院开始筹建科室；1987年，正式成立药学部。建院之初，为满足医院患儿用药需求，在药学部首届主任刘易飞的带领和杨寿松院长的支持下，制剂室研发数十种自制制剂，其中"鹿珠合剂"是由医院原院长杨寿松主导开发的，用于儿童祛铅的专利产品。2001年，药学部按GMP标准投资500万元左右（含设备）新建装修，同年11月通过验收投入生产；2015年，药学部进行局部改造及设备更新。目前，医院制剂室有注册制剂品种28种，制剂年产值600万元；1995年，药学部通过三甲测评；1993年、1995年，皆设有一名专职药师负责临床药物咨询、行政查房、抗菌药物统计及不良反应上报等工作。2001年，医院引进医院门诊信息管理系统，结束了长达13年的手工划价时代，为处方的电子化管理和无纸化办公奠定了基础；同年，临床药学咨询室正式成立，住院部开始前置审方。目前，药学部设有15名临床药师，服务覆盖30个临床科室；2017年度发现和纠正审方差错1867例次；2018年度临床药师覆盖床位数量为1800床。2010年，随着急救大楼落成，急诊药房从门诊迁至急救楼东北角。为满足临床需求，提高护理质量，2012年6月，湖南省唯一一家24小时运营的静脉用药调配中心开科，总建筑面积800平方米，配备11台生物安全柜，10台垂直层流洁净台，3台药品智能存储柜。2013年，在国际医疗卫生机构认证联合委员会（JCI）评审中，静脉用药调配中心深受好评；同年，筹建GCP；2014年10月20日，国家食品药品监督管理总局发布2014年第48号公告——药物临床试验机构资格认定公告（第6号），湖南省儿童医院药物临床试验机构经资料审查和现场检查，认定具有药物临床试验资格，发放《药物临床试验机构资格认定证书》，认定专业为儿童保健科、耳鼻咽喉、小儿神经病学、小儿心脏病、小儿血液病、小儿肾病（证书编号：566）。2016

年，创立公众号"儿科药师"，进行药学科普推文。2017年，门诊中药房引进中药免煎配方颗粒及中药智能配方机并投入使用。2018年，和医务部牵头，每月一课的"星元学院"拉开帷幕，至今已举办20多期。2019年，首次承办"国家卫健委儿童合理用药巡讲"、主办"儿科PIVAS技术与管理培训班"，举办了2期，取得较好反响；同年，临床药学实验室通过液质联用开展"氨基酸和酰基肉碱串联质谱分析"。2020年，新冠疫情暴发，为减少交叉感染，药学部抽调人手开放了感染科药房。2022年5月，医院临床药学被确认为2021年度湖南省临床重点专科。药学部还成立个体化用药基因检测实验室，共开展48项检测，更好地为临床精准用药服务。

传承与发展是药学部永恒的主题。从蹒跚学步，到亦步亦趋，再到稳步向前，无一不凝聚了前辈们的艰辛付出。时代浪潮下，医院药学部历经分合，2006年重回怀抱的制剂室也于2019年停产，自制制剂全权委托湖南新汇制药股份有限公司代为生产。2017年，GCP成为医院独立机构。药学部的工作始终与医院的发展战略保持一致，以院训"精睿博诚、勤勇谦爱"为基础，坚持秉承"和合、竞进、创新、共享"的医院精神，以人为本，逐步形成以服务临床的药学工作为中心，人才队伍建设为先导，教学、科研相结合的学科特色，顺应国家方针政策，设立医保药师、安全用药管理员。

转型在即，科室资源将更多地倾注于临床药学，与此同时，储备审方药师，引进门急诊前置审方系统，从源头降低不合理处方率，更好地服务三湘儿童！

四、药学部学科成果

1. 省市级获奖荣誉

① 湖南省药学会2008—2012年度先进集体——湖南省医院药学专业委员会。

② 2010年度长沙市药品不良反应监测工作先进单位。

③ 2011年度长沙市药品不良反应监测工作先进单位。

④ 2011年度中国药学会信息工作先进单位。

⑤ 2019年中国药学会全国医药经济信息网信息工作先进单位。

2. 省部级科研项目

2018年

① 赵昕，湖南省科技创新引导计划，《巯嘌呤相关基因检测在儿童急性淋巴细胞白血病中的应用研究》。

② 赵昕，湖南省卫生计生委科研计划课题，《儿童患者万古霉素血药浓度监测评价及用药合理性研究》。

2020年

③ 王方杰，湖南省卫生计生委科研计划课题，《β-氧化代谢基因多态性与癫痫患儿丙戊酸不良反应的相关性研究》。

④ 王婷，湖南省卫生计生委科研计划课题，《巨噬细胞介导双载药纳米粒的靶向递送用于类风湿性关节炎的治疗》。

⑤ 曾欣，湖南省卫生计生委科研计划课题，《中国儿童癫痫患者中CYP3A基因多态性与卡马西平血药浓度及疗效相关性研究》。

⑥ 张传香，湖南省卫生计生委科研计划课题，《基于直肠给药的对乙酰氨基酚泡腾栓制备与质量标准研究》。

⑦ 万星驿，湖南省卫生计生委科研计划课题，《湖南地区百日咳杆菌抗原基因型及其耐药性现状研究》。

⑧ 蒋志平，湖南省卫生计生委科研计划课题，《儿科处方审核辅助预警系统的建设和研究》。

⑨ 李静，湖南省卫生计生委科研计划课题，《基于LC/MS法测定肠道菌群代谢产物及其在早产儿NEC的临床意义研究》。

⑩ 王婷，湖南省自然科学基金项目（青年基金项目），《中性粒细胞介导双载药纳米粒的靶向递送用于类风湿性关节炎的治疗》。

⑪ 蒋志平，湖南省科技厅，《儿童安全合理用药信息化支撑平台的设计和研究》。

⑫ 张海霞，湖南省科技厅，《重症ECMO患儿抗感染治疗药物监测和个体化用药》。

2021年

⑬ 方艳，湖南省卫生健康委员会，《基于TLR4/NF-κB信号通路研究百

蕊颗粒抗炎的有效成分和作用机制》。

⑭马丹凤，湖南省中医药科研计划，《基于TLR4/NF-KB信号通路研究HD大鼠海马小胶质细胞极化机制及中药干预》。

⑮何苗，湖南省中医药管理局课题，《基于肠吸收的菟丝育长合剂药代动力学研究》。

⑯周志红，湖南省卫生健康委员会指导课题，《补肺健脾增免膏对小鼠黏膜免疫系统SIgA的影响及谱效关系研究》。

⑰周志红，湖南省自然科学基金项目（青年基金项目），《基于灰色关联度法的儿童增免膏的谱效关系研究及对儿童反复呼吸道感染的增免作用》。

2022年

⑱何苗，湖南省中医药院管理局，《银花抗病毒口服液谱效关系及药代动力学研究》。

⑲曹静，湖南省卫生健康委员会，《PH敏感替莫唑胺壳聚糖硅纳米粒脑胶质瘤递药系统的构建及其体外研究》。

⑳张传香，湖南省自然科学基金项目（科药联合基金），《对乙酰氨基酚直肠双相释药系统的构建及体内外评价》。

㉑彭骞，湖南省卫生健康委员会，《儿童安全合理输液24h药学闭环管控模式的构建与研究》。

㉒何莉梅，湖南省卫生健康委员会，《儿童急性淋巴细胞白血病化疗相关不良反应与肠道菌群的相关性研究》。

3. 发表论文

共发表7篇SCI论文。

① Zhao X, Hu M Y, Huang Q, et al. Impact of rosiglitazone on the expression of β3-AR in the stable cell lines expressed β3-AR gene [J]. Clinical Chemistry and Laboratory Medicine, 2007, 45（11）: 1511—1516.

② Zhao X, Song T, He Z, et al. A novel role of cyclinD1 and p16 in clinical pathology and prognosis of childhood medulloblastoma [J]. medical oncology, 2010, 27（3）: 985-991.

③ Xin ZHAO, Yu XIA, Fan YAN, et al. Lung Cancer Treatment Drug Brucein B Affects the Pharmacokinetics of Warfarin [J]. Lat. Am. J. Pharm, 2015, 34 (7): 1473-1475.

④ Tian Jing, Zhou Jin, Xiao Mei-Feng. The complete mitochondrial genome of Belgium Malinois (Canis; Canidae) [J] Mitochondrial DNA. Part A, DNA mapping, sequencing, and analysis, 2016, 27：1.

⑤ Tian Jing, Zhou Jin, Xin ZHAO. 8-Methoxyldaphnin from Hydrangea macrophylla Induces Apoptosis of Breast Cancer MDA-MB-231 Cells via PI3K/AKT/Bcl-2 Axis [J]. Latin American Journal of Pharmacy (formerly Acta Farmacéutica Bonaerense) Lat. Am. J. Pharm.39 (2): 1-X (2020).

⑥ Zhi-Hong Zhou, Jing-Yu Liang, Fei-Hua Wu, et al. A New Taxane Diterpenoid from Taxus Chinensis var.mairei [J]. Natural Product Research, 2014, 8 (28): 530-533.

⑦ Zhi-Hong Zhou, Jing-Yu Liang, Fei-Hua Wu, et al. A New Ellagic Acid Derivative from Polygonum runcinatum [J]. Natural Product Research, 2015, 9 (29): 795-799.

第十节 南华大学附属第一医院

一、药学部简介

南华大学附属第一医院药学部是集药品供应管理、临床药学、科研和教学为一体的综合性职能部门。1943年，成立药械科，1974年成立单独的药剂科，现有在编职工80人，其中主任药师3人、副主任药师11人，具有博士学历2人、硕士学历13人，硕士研究生导师5名，设有病室药房、门诊西药房（含儿科药房)、中药房、急诊药房、制剂室、药库、临床药学室、药物临床试验机构办8个部门，年门诊总处方量约180万张。

二、药学部历届主要负责人

1974年，医院药剂科成立，下设药房、制剂室、药检室等，冉仲任首届负责人。1985年，建设新制剂楼，在历届主任的带领下，医院制剂蓬勃发展，1995年制剂室生产品种数达70多种。1994年，医院首创"三甲"，药剂科开设临床药学组，开始开展合理用药、血药浓度监测等工作，时任主任为肖超群。2000年开始，在李湘斌、邹渭洪、阳波主任的带领下，科室大力发展血药浓度监测、药物临床试验、基层药师培训等临床药学工作，实现了药师服务转型。药学部历届主要负责人详见表7-21。

表7-21 药学部历届主要负责人

序号	主要负责人	任职时间
1	冉 仲	1974～1978年
2	崔先志	1979～1984年
3	李真文	1985～1993年
4	肖超群	1994～1995年
5	闻 红	1995～1997年
6	李湘斌	1998～2011年
7	邹渭洪	2012～2019年
8	阳 波	2019～

三、药学部学科发展史

1. 药事管理

各种药事管理制度健全，操作规范，能充分保障药品质量和临床供应。在衡阳市每年的毒麻药品检查中，均获好评；在药物不良反应监测上，多次受到省级、市级嘉奖。

药学部结合医院药品供应的具体情况，制定了《医院基本药物供应目录》和《药品处方集》，建立药事管理法规制度、管理办法及实施细则，药事质量安全管理考核办法等药事管理,保障药品供应安全。

为方便患者就医,开设有急诊儿科药房,设置药物咨询窗口,实行24小时无节假日门诊和每天延迟30分钟下班等便民措施。为推进医院对老年疾病的预防、诊断和治疗水平,2017年,药学部加入了全国老年药学联盟。

2. 医院制剂

20世纪80年代至90年代初期,药剂科工作模式主要以药品供应为主。为保障临床需求,一些市场供应匮乏、利润低薄的产品均由药剂科生产,制剂室分为中药制剂室、大输液制剂室、普通制剂室、药品检验室,部分独创品种成为医院特色,如"升精丸""补血生发丸"等中药制剂,功效独到,市场上无替代品种。

3. 临床药学

经过多年的发展,临床药学室从20世纪80年代最初的1个人,从事简单的药学信息服务工作,历经30多年的发展,逐步发展为涵盖呼吸、感染、儿科、肿瘤、重症等方向的临床药师专科小组,开展"以患者为中心、合理用药为核心"的全程化药学服务,同时开展临床会诊、药师下临床、血药浓度监测、药物基因检测、药品临床使用质量控制、不良反应监测、药物咨询等多方面的工作。为提供个体化治疗方案,药剂科自1997年开始开展血药浓度监测,目前血药浓度监测的药物已达15种,每年数量达到1500例次以上。

临床药师深入临床,参加日常查房和会诊,审核医嘱、处方的合理性,提出调整用药意见,协助医师制定治疗方案和药物评价工作。近几年的年会诊量逐步攀升,年参加院内疑难危重症病例会诊3000多次。临床药师参与处方点评、抗菌药物及质子泵抑制剂(PPI)应用抽查等临床用药质量控制工作,每年医嘱点评1万多条,门诊处方10万多张。经过多年的宣传、教育、监督与干预工作,医院医务人员在处方开具、抗菌药物、PPI使用及特殊药品的管理与使用方面均有了较大程度的改进,各项数据均符合国家要求。

临床药师还经常面向院内及社区患者进行健康教育讲座,每天派1名临床药师参与门诊药物咨询,为患者解答用药方面的疑问并提供用药指导。

科室重视药学人员的业务培训,重视多学科的交流。临床药学室每周组织一次疑难、典型病历讨论或常见疾病诊疗知识学习,分享下临床的心得体会,加强临床药学人员对医学知识的了解和专科药物治疗的系统学习,从而提高临床药学的整体业务水平。每月进行一次全科业务知识学习，学习内容涵盖最新出台的法律、法规及政策性文件，医院药学的研究热点，日常工作中的难点问题，学术会议内容交流等，以提高药学人员的理论水平。临床药师经常参与临床科室的学习活动，与临床医生进行交流，或邀请临床专家现场讲座，扩展科室人员相关专业知识。每年委派1名药学技术人员外出进修，了解医院药学研究动态，加强学习、交流工作经验。

药学部不断加强科研教学队伍建设，1996年成立了药剂学教研室，现承担南华大学药学本科《药剂学》和《临床药学》的理论和实验教学。目前指导在读研究生11名，每年带教进修生1~3名，实习学生110多名。

药学部近3年承担国家继续教学项目1项、湖南省继续教学项目3项，举办大型学术沙龙30多次，还积极参与湖南省基层适宜技术项目，多次承办了衡阳市药学年会和基层药师临床培训，提升区域内药师合理用药水平。

4. 药物临床试验

2005年10月，药学部组建了药物临床试验机构办公室，并于2011年2月9日获得国家药品监督管理局下发的药物临床试验机构资格认定证书，开始开展Ⅱ、Ⅲ、Ⅳ期药物临床试验。经过10多年的发展与壮大，目前有27个临床科室（内分泌科、心血管科、肿瘤内科、肿瘤放疗科、乳甲外科、神经内科、感染科、妇产科、骨科、脊柱外科、中医呼吸科、呼吸内科、消化内科、肾病科、康复医学科、疼痛科、神经外科、耳鼻咽喉科、急诊医学科、重症医学科、皮肤科、麻醉科、泌尿外科、血液内科、风湿免疫科、肝胆胰外科、眼科）取得药物临床试验资格备案，44个临床医技科室取得器械临床试验资格备案，成为一家专业科室覆盖广，研究者参与度高，管理流程高效、完善的临床试验机构。

近年来，机构办公室共接收申办方或合同研究组织（CRO）提交的药物/医疗器械临床试验申请300多项。依托大湘南区域医疗中心的病源辐射力、教学医院的技术优势和机构成熟、完善的管理体系，机构得到了越来越多国内外制药企业及CRO的认可，在研临床试验项目达到80多项，牵头或参与临床试验的数十项药物及器械已获批上市。机构办公室将继续联合国内大型制药企业，以高水平的临床试验为起点，开展多维度的临床研究，培养临床型科研人才，促进医药产业转化，为"健康湖南"战略贡献医院的力量。

四、药学部学科成果

1979年，李真文获湖南省卫生厅先进个人奖。

2012年，中药房被评为全国综合医院中医药工作示范单位。

药学部共承担国家自然科学基金项目、省级项目、厅级课题项目30多项，国家社会科学基金项目1项，市级课题项目6项，临床级课题项目30多项。在各级学术期刊发表论文100多篇，参编了国家本科统编教材《药剂学（案例版）》和《外科学》。

第十一节　南华大学附属第二医院

一、药学部简介

南华大学附属第二医院始建于1949年，原名衡阳市立人民医院，其后曾改名为衡阳医专附属医院、衡阳医学院附属医院，2000年更名为南华大学附属第二医院，现已成为集医疗、教学、科研、预防保健为一体的大型综合性三级甲等医院。作为南华大学最早的直属型附属医院，每年承担着200多名硕士研究生的教育培养任务，目前是南华大学临床医学一级学科硕士学位授权点、临床医学学术博士培养单位。医院现为国家级住院医师规范化培养基地、国家级全科医师培养基地、国家药物临床试验机构、国家医师资格考试实践技能考试与考官培训基地（临床类别）、国家执业医师资格实践技能考试基地、卫生部国际紧急救援中心网络医院、国家卫健委器官移植准入资质机构、湖南省卫健委批准的OPO组织单位。

20世纪50~60年代，药学部门与设备部门合并设置药械科，1972年成立了药剂科，负责药品采购供应，设置中药房、西药房。经过70多年的发展，南华大学附属第二医院药学部已经成为一个集药学服务、科研、教学为一体的综合性医院药学部门，目前为衡阳地区唯一的中国医院药物警戒系统哨点单位、中国医院协会医院药学联合体成员单位、中华医学会临床药师学员培训中心、湖南省省级临床药学重点专科建设单位。药学部下设药剂科和临床药学科2个二级科室，现有职工84人，其中正高职称2人、副高职称10人，具有博士、硕士学历者21人，设置岗位有中西药库、门急诊西药房、中药房、住院药房、临床药师工作室、TDM实验室、基因检测室和审方室等。在完成药事管理工作及保证药品供应基础上加强教学科研工作，近10年来，承担南华大学《生药学》《药学综合技能》两门课程的本科教学及药学硕士研究生指导工作（硕士研究生导师2人）。同时，科室人员主持各级科研课题近30项，其中国家自然科学基金项目3项、省部级课题项目10项，以第一作者或通讯作者发表学术论文100多篇（其中SCI论文30篇）。近几年来临床药学工作也取得了长足进步：目前科室拥有专职临床药师15人（含专科药师9人），分别参与呼吸内科、ICU、消化内科、普外科、肿瘤血液科、心血管内科、内分泌科、肾内科、骨科、神经内科、泌尿外科和中医科等临床科室的药物治疗工作，并于2019年在本地区率先开设药学门诊，同时常规开展TDM和药物基因检测超过100个品种、院内会诊量突破3000例次。医院着眼于药学学科的长期发展需要，积极推进药学服务高质量发展，有力促进了临床合理用药及学科建设。

二、药学部历届主要负责人

20世纪70年代，医院成立药剂科，下设中药房、西药房，王春秀任首届主任。20世纪80年代，陈顺烈任药剂科主任，他制定药事管理制度，打破"大锅饭"，开始以岗定奖金，同时规范医院制剂质量，为促进合理用药，在衡阳地区率先组建临床药学研究室。20世纪90年代，邓楠任药剂科主任，大力发展医院制剂。2002年，周玉生担任药剂科主任，全面发展临床药学、本科教学等工作，《生药学》本科教学工作落户科室。2016年发展为临床药学科、药剂科，李荣任临床药学科主任，李德任药剂科主任。药学部历届主要负责人详见表7-22。

表7-22　药学部历届主要负责人

序号	主要负责人	任职时间
1	王春秀	1970～1978年
2	许宝仁	1979～1982年

续表

序号	主要负责人	任职时间
3	陈顺烈	1983～1994年
4	邓楠	1995～2001年
5	周下牛	2002～2010年
6	黄兰香	2010～2013年
7	丁娜	2013～2021年
8	李菜	2017～

三、药学部学科发展史

1. 药事管理

医院药学部门从无到有，自独立成科以来，切实履行药事管理和药物治疗学委员会的职责，建章立制，规范药品采购、保障临床供应，开展院内合理用药培训、督导检查和考核，完善药品调剂和信息化管理，加强临床药师工作、促进医院药学服务转型。

2012年成为国家GCP机构单位，2017年运行Ⅰ期药物临床试验病房，每年承接Ⅰ~Ⅳ期药物临床试验近50项。2018年成为中国医院警戒系统（CHPS）哨点单位，2021年成为中国医院药学联合体成员单位。

2. 医院制剂

1975年，成立了制剂室，生产大输液和普通制剂等30多个品种；20世纪80年代，主要以大输液为主，联合衡阳制药机械厂指导永兴县人民医院创建大输液制剂室规范制剂质量管理，并共同举办了《全国医院制剂生产工艺和设备维修》研讨班，共6期。1990～1995年，主要以普通制剂为主，与皮肤科医师共同开发10多个Ⅱ类普通制剂品种。1995年下半年，医院投资近100万元，重新改建大输液生产线，开展10多个大输液品种的生产，年产值超过100万元。2001～2008年，医院大力发展普通制剂，实施分级、分流、分区管理，实行经济承包责任制，制剂品种达30多个，年产值近50万元。

3. 临床药学

医院临床药学研究室始建于1989年，为衡阳地区首家开展临床药学工作的医院。1990～2009年，1~2名专职人员开展处方点评、ADR收集上报、临床用药问题咨询与处理等工作。自2010年起有了快速发展，补充人员至4~5名，引进本科、硕士等高学历人才，定期选派合适人员外出进修。2016年，成立临床药学科，与药剂科共同完成医院药学技术服务工作，周玉生作为学科带头人，担任中华中医药学会医院药学分会委员等职务。目前，临床药学科有专职临床药师13名，其中具有博士研究生学历2名、硕士研究生学历8名，具备专科临床药师资格证的人员9名，日常工作包括下临床参与查房、出院患者用药教育、参加糖尿病联合门诊、窗口用药咨询、门诊及住院患者用药点评、院内会诊与疑难病例讨论、合理用药MDT会议、药品不良反应收集与上报、科室及医院合理用药讲座、社区安全用药科普宣传等，"药剂科"与"临床药学科"两个公众号的关注度日益上升，已有超过500人在线上提问和咨询相关用药问题。2007年，南华大学《生药学》本科教研室落户医院，2010年、2016年，周玉生担任《生药学》（案例版）本科教材编委。2017年8月，组织编写《医院耐药菌分布与药敏分析手册》。2017年11月，承办"湖南省药学会医院药学专业委员会"南岳学术年会。2022年，通过省级临床药学重点专科建设项目与中华医学会临床药师规范化培训学员培训中心；2017～2022年，多人次获得湖南省临床药学专业委员会案例比赛及全国药学服务经典案例评选湖南晋级赛三等奖。

四、药学部学科成果

1. 省部级荣誉

① 1994年，陈顺烈入选《中国当代医界精英辞典》（中国社会出版社）。

② 2002年，荣获湖南省"芙蓉标兵岗"。

③ 2013年3月，南华联队参加湖南省医院药师辩论赛荣获二等奖。

④ 2017年，周玉生获中国药学会"优秀药师"称号。

⑤ 2017年，度全国医药经济信息网"先进单位"。

⑥ 2017年，MKM中国药师职业技能大赛湖南赛区三等奖。

⑦ 2018年，李荣获湖南省药学会首届"优秀药师"称号。

⑧ 2018年度中国南区合理用药创新大赛湖南赛区一等奖。

⑨2021年，中利贤获湖南省药师协会"百优药师"称号。

2. 市级、学校荣誉

①1987年，陈顺烈获衡阳医学院"先进工作者"。

②1990年，陈顺烈获衡阳市科学技术协会"学会先进工作者"。

③2016年，周王山获衡阳市科学技术协会"学会先进工作者"。

④2016年，肖俊辉获南华大学《学"准则""条例"树校园新风》知识抢答赛二等奖。

⑤李荣获2016～2017年度衡阳市"不良反应先进个人"。

⑥2020年，吴广获衡阳市药学会首届"优秀药师"。

⑦2021年，沈倩获衡阳市药学会第二届"优秀药师"。

⑧2020～2021年度衡阳市总工会"芙蓉标兵岗"。

⑨2015～2021年度衡阳市"药品不良反应监测先进单位"。

3. 科研论文

①《肾衰患者药物不良反应监察》一文，在全国临床药学研讨会上荣获二等奖。

②《不同加工法对丹皮酚成分的影响》一文被国际权威刊物 chemical Abstracts Vol 117，1992年收载。2013～2022年，科研课题、论文质量与数量得到了长足发展：主持国家自然科学基金项目3项、湖南省自然基金项目等省级课题项目12项、市厅级课题项目15项；发表SCI与中文核心期刊论文近100篇。

第十二节　南华大学附属南华医院

一、药学部简介

南华大学附属南华医院（原核工业415医院）筹建于1958年。1964年6月1日正式开院，医院当时从上海市、广州市的医院药剂科、药检所及药厂抽调药学专业技术人才组成了医院药局。1983 年，药局更名为药剂科。2002 年 10 月，核工业 415 医院更名为南华大学附属南华医院。科室现有员工 59 人，其中主任药师 4 人、副主任药师 7 人，硕士生导师 1 人，具有博士研究生学历 4 人、硕士研究生学历 22 人（图 7-44）。药学部由临床药学研究所、药物研发与制剂中心、药物临床试验机构办、临床药学、中西药库、西药房、急诊药房、病区药房和中药房组成。

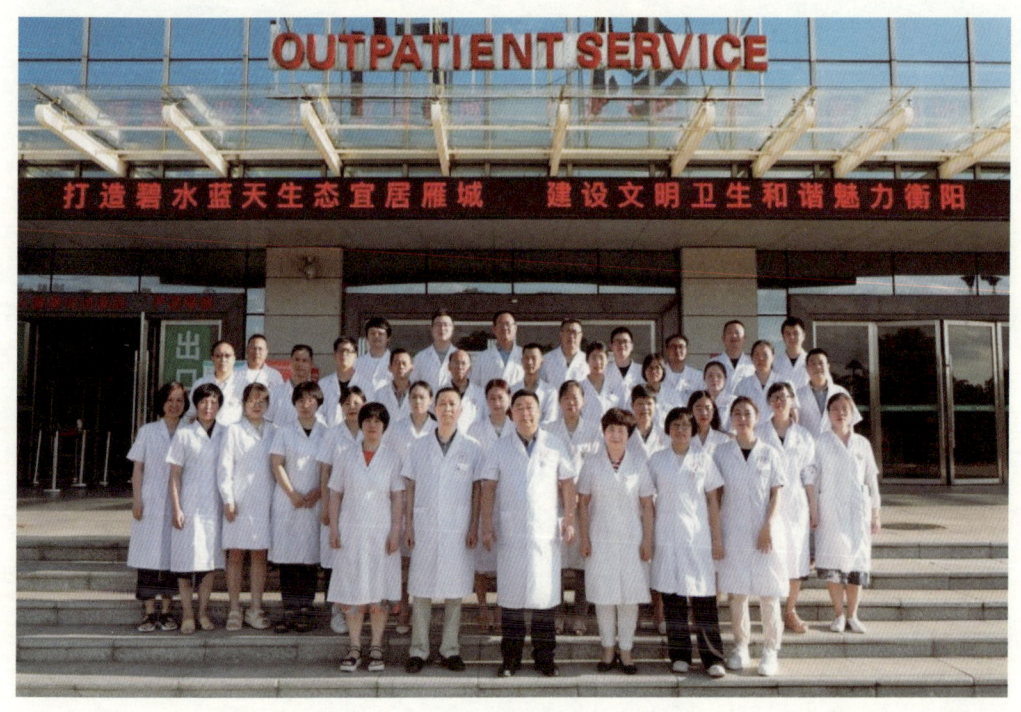

图 7-44　药学部主要技术人员合影

二、药学部历届主要负责人

1964 年，医院正式开院，设置药局，吴文旨任首届主任，1983 年药局更名为药剂科。20 世纪 60～90 年代，在历届主任的带领下，科室大力发展医院制剂、大输液；1991 年，参照 GMP 标准，引进新设备，建成 1400 平方米制剂楼，医院制剂得以飞速发展。1995 年，药剂科成立临床药学室，委派骨干医生进修临床药学，时任主任为秦后生。2002 年，医院更名为南华大学附属南华医院，刘莉萍任药剂科主任，开始全面发展南华大学药学教学工作，同时大力发展临床药学工作。2018年，成立药学部，下设药剂科和临床药学科；2021年，李勇任药学部主任，药学技术水平和服务质量进一步提高。历届药学部主要负责人详见表7-23、图7-45。

表7-23 药学部历届主要负责人

序号	主要负责人	任职时间
1	吴文旨	1958～1964年
2	王儒林	1965～1968年
3	高浩挺	1969～1985年
4	马集维	1986～1988年
5	林　顺	1989～1993年
6	秦后生	1994～1999年
7	刘莉萍	2000～2006年
8	朱刚直	2007～2008年
9	刘莉萍	2009～2019年
10	颜　涛	2019～2020年
11	李　勇	2021～

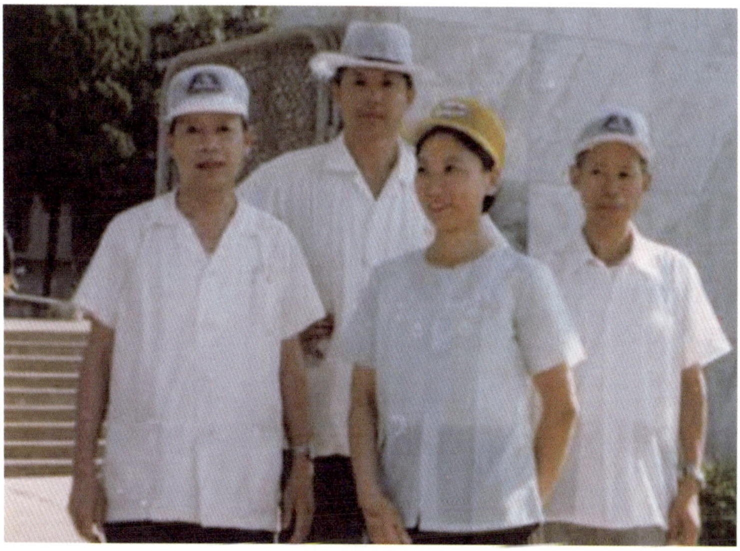

图7-45 林顺主任（左一）与马集维主任（左二）、杨晓红副厂长（左三）、高浩挺主任（右一）合影

三、药学部学科发展史

1. 药事管理

药学部执行国家法律法规，成立医院药事管理和药物治疗学委员会，建章立制。开展合理用药培训，督导检查、考核，医院等级评审、医院管理年、医疗质量"万里行、三好一满意"等系列活动有关药事部分工作。重点管理抗菌药物的合理应用，建立、完善抗菌药物临床应用管理长效机制，调整由医院管理层、院感专家、微生物专家、临床抗感染专家、临床药学专家、信息专家组成的抗菌药物科学化管理（AMS 小组）。

2. 医院制剂

医院制剂创建于 1964 年，58 年来，依据国家政策，满足临床的需要，弥补市场短缺品种，更好地为患者服务发挥着重要的作用。

20 世纪 70 年代，成立了中药制剂室，生产喜树碱注射液、丁公藤注射液、茵栀黄注射液、板蓝根注射液和口服液等几十个品种。1989 年，从药剂科调出 50% 的技术力量创办燕恒制药厂。

1965～2005 年，进行了大输液生产，随着医药科技的发展，先后进行过 4 次大的改进。1991 年，医院投资 120 万元参考制药厂的 GMP 标准对制剂室进行了移址改建，并采用鲎法检测大输液热原。2000 年，医院投资 130 万元按国家药品监督管理局制定的医院制剂室 GMP 标准重新设计平面图纸，制剂室生产环境安装了中央净化系统和中央空调装置，实施分级、分流、分区管理，做到一切行为有标准，一切操作有记录，一切过程可监控，一切差错可追溯。2000 年，科室自行设计安装薄膜浓缩装置、大型多功能提取装置，制剂产品由 36 种增加到 80 种。

1990 年、1995 年、2000 年、2005 年、2010 年、2015 年、2022 年先后通过制剂换证验收。目前，南华大学附属南华医院作为衡阳市唯一开展药物制剂生产与研发的三级甲等综合医疗机构，配备了多功能提取罐、多功能浓缩器、全自动合剂灌装机、万能粉碎机、摇摆颗粒机、整粒机、颗粒包装机、胶囊填充机、胶囊抛光机、炼药机、制丸机、包衣机等一系列大型设备，自制制剂包括了合剂、滴耳剂、软膏剂、滴鼻剂、洗剂、胶囊剂、丸剂、颗粒剂等 12 剂型，26 个制剂品种，以氯化铵合剂、磺胺嘧啶银乳膏、氯麻滴鼻剂等为代表的特色制剂品种深受广大患者和临床医生的欢迎。

3. 临床药学

1995年7月，正式成立临床药学室，并创办了《临床药学通讯》。1994年，科室购买了第一台486微型电脑，安装临床药学电脑咨询专家系统。为快速发展临床药学，1995年、1998年、2006年，委派多名药师外出进修临床药学，目前已培养2名抗感染临床药师、1名肿瘤临床药师、1名内分泌专业临床药师。临床药师通过开展查房、会诊、用药咨询、不良反应上报、处方点评、合理用药培训等工作，促进全院合理用药（图7-46）。

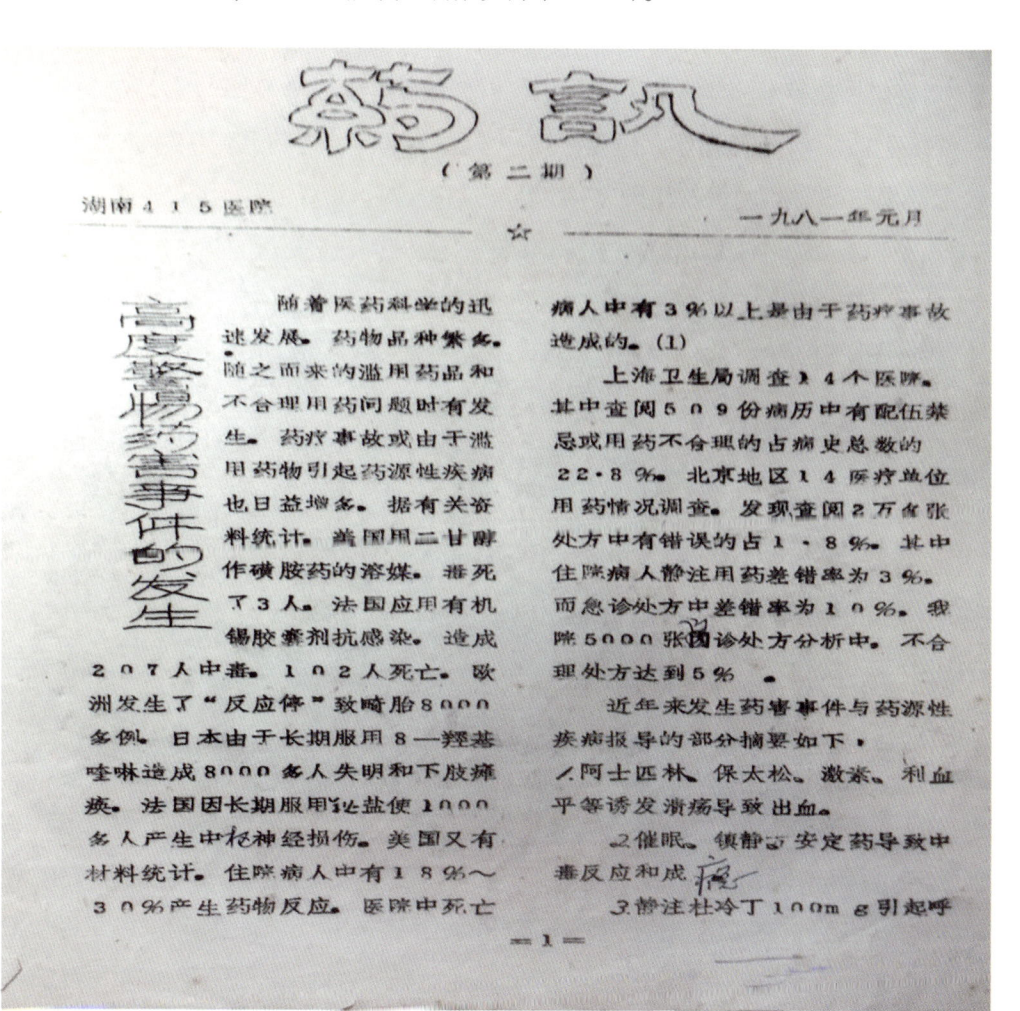

图7-46 1981年1月湖南415医院《药讯》第二期

作为南华大学附属医院，临床药学负责学校本科生教学工作。早在1965年，药局高浩挺、刘慧娟等药师在415医院附属卫生学校兼任了药理学、医用拉丁文教学。2004年，医院成立了南华大学临床学院药学教研室。2003年12月至2015年12月，刘莉萍任药学教研室主任；2016年1月，李勇任药学教研室主任，参与创办南华大学药学专业。2004年，承担了南华大学医学专科部药学专业课、护理和影像专业的药理教学工作。2005年起，刘莉萍、朱刚直、倪渊、李勇、梁光荣开始接受南华大学药学本科《生物药剂学与药物动力学》的理论和实践教学任务，2017年参编《生药学》《生物药剂学与药物动力学（案例版）》，2018年参编《基层ICU医生合理用药200问》《生药学实验》《中药粉末饮片的古今应用》《中药破壁饮片》。目前，药学部担任南华大学药学本科《生物药剂科学与药物动力学》理论和实践教学及毕业实习带教工作，担任核工业卫校《药理学》《药剂学》《药事管理学》《药品营销学》等理论教学工作和的毕业实习带教（图7-47）。

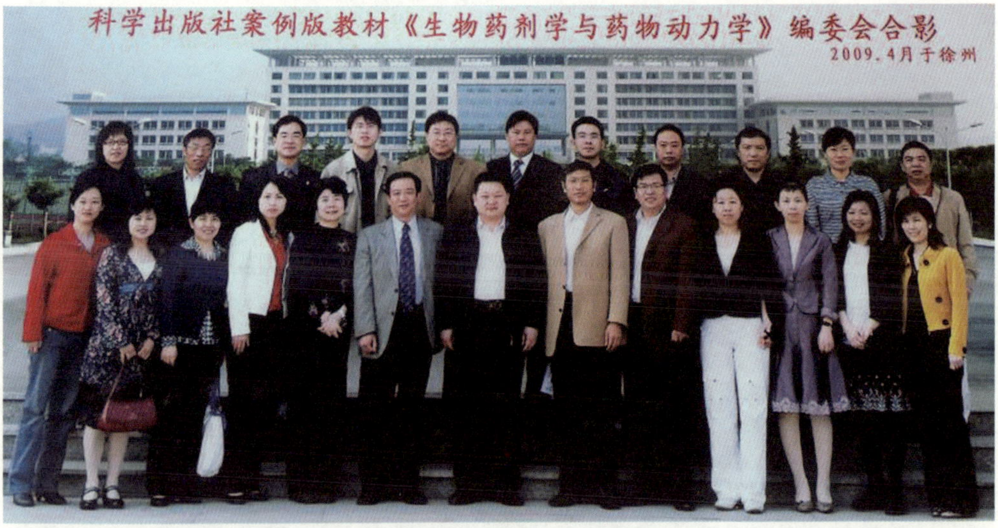

图7-47　2009年参编案例版教材《生物药剂科学与药物动力学》

2005年12月，医院主办了衡阳市首届医学会临床药学专业委员会成立和学术报告会，刘莉萍当选为主任委员（图7-48）。2012年，成功举办国家医学继续教育项目《临床安全用药学习班》。2013年，组织衡阳市青年药师参加湖南省PPT制作与演讲比赛；2017年，成功举办第50届全国药物临床试验质量管理规范培训班；2018 年、2022 年，成功举办国家医学继续教育项目《临床合理用药培训班》；2021 年、2022 年，组织青年药师参加湖南省药学会举办的药学服务经典案例评选；2019 年医院获得国家药物临床试验机构资质，目前共有 13 个专业获资格开展新药临床试验及仿制药临床试验，均按照 GCP 的要求和操作规程进行运作，并与专业科室密切合作，保障受试者的权益和临床试验的质量。2020 年，成立南华大学附属南华医院临床药学研究所，吸引近 14 位博士研究生。制剂生产与研发中心将依托临床药学研究所平台，开发特色中药制剂品种，结合临床研究实现产业化，以为患者提供质量可靠、疗效确切的自制药品为己任，以期为广大患者提供更好的服务。

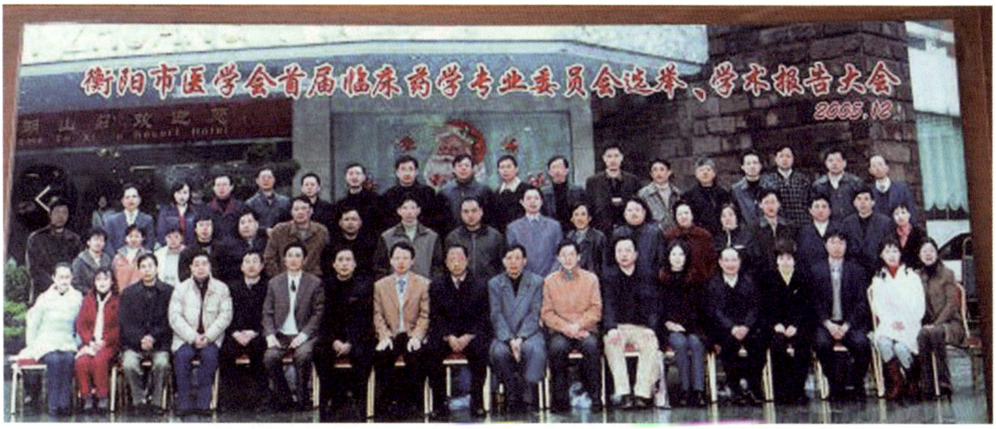

图 7-48　2005 年衡阳市首届临床药学成立大会及学术报告会

四、药学部学科成果

1. 省部级荣誉

① 1994 年，马集维享受国务院政府特殊津贴。

② 2011 年，被中国药学会评为信息网先进工作单位。

③ 2014 年，刘莉萍荣获中国药学会"优秀药师"称号。

④ 2014 年，唐伟华荣获中国药学会信息工作"先进个人"。

⑤ 2017 年，周玉牛荣获中国药学会"优秀药师"称号。

⑥ 2018 年，周玉生荣获湖南省药学会先进工作者奖。

⑦ 2018年，唐伟华荣获中国药学会全国医药信息网信息工作"先进个人"。

⑧ 2019年，唐芳荣获中国药学会优秀科技志愿者奖。

⑨ 2020年，周玉生荣获湖南省药学会抗击新冠疫情先进个人奖。

⑩ 2020年，李勇荣获湖南省药学会"优秀药师"称号。

⑪ 2021年，赵顺荣获湖南省药学服务经典案例评选三等奖。

⑫ 2022年，陈勋荣获湖南省药学服务经典案例评选三等奖。

2. 市级荣誉

① 2004～2005年药房获衡阳市"规范化药房"称号。

② 2020年，获衡阳市药品不良反应专项监测工作先进单位称号。

③ 2020年，唐亚华荣获衡阳市药品不良反应监测工作先进个人奖。

④ 2020年，倪渊荣获衡阳市药学会优秀药师奖。

⑤ 2020年，唐亚华、廖丹、李忠丽荣获衡阳市药学服务经典案例演讲比赛三等奖。

⑥ 2021年，李湘宏荣获衡阳市药学会优秀药师奖。

⑦ 2021年，赵顺荣获衡阳市药学服务经典案例演讲比赛二等奖。

⑧ 2022年，卢奇荣获患者用药指导全国知识技能竞赛衡阳海选赛二等奖。

3. 科研课题

①《芦丁提取工艺研究》获1980年湖南省科技大会科技成果奖。

②《夜关门有效成分咳宁醇的分离鉴定和药理研究》获1978年全国医药卫生科学大会科技成果奖。

③《椑木叶有效成分分离鉴定和药理研究》获1980年湖南省科技大会科技成果奖、衡阳市科技成果一等奖。

④ 2006年，刘莉萍《清洁切口皮肤细菌培养药敏及抗菌药物应用干预》获湖南省卫生厅立项资助项目（项目批准号：B2006-123）。

⑤ 2012年，周玉生《含咖啡酸染料木素衍生物合成及其抗前列腺活性研究》获湖南省中医药管理局立项资助项目（项目批准号：201257）。

⑥ 2014年，李勇《噻吗洛尔微乳凝胶的构建及治疗婴幼儿血管瘤的药学研究》获湖南省科技厅立项资助项目（项目编号：2014SK3027）。

⑦ 2016 年，周玉生《依达拉奉对 COPD 患者外周血单核细胞 DNA 损伤的体外修复作用与机制研究》获湖南省卫生计生委立项资助项目（项目批准号：B2016137）。

⑧ 2016 年，曹建刚《TRC40 撬动 UBE4A 泛泛素化 ATF6111.1 内导向质网应激介导 apelin 促单核细胞-内皮细胞黏附》获国家自然科学基金项目青年项目立项资助项目（项目批准号：81603100）。

⑨ 2017 年，周玉生《病区临床药师量化考核指标体系的构建》获湖南省药学会立项资助项目（项目批准号：hn2017010）。

⑩ 2019 年，周玉生《探讨新医改下某三甲医院药学服务模式的转型发展》获南华大学"医院管理研究与改革"课题立项资助项目（项目批准号：2019YYGL02）。

⑪ 2020 年，周玉生《自主 BCMACAR-T 细胞药物研发及其在多发性骨髓瘤中的临床研究》获湖南省卫健委重点指导项目立项资助项目（项目批准号：20201914）。

⑫ 2020 年，廖丹《甲巯咪唑合理用药临床科普干预研究》获中国药学会科普研究重点项目立项资助项目［课题编号：CMEI2020KPYJ（JZX）00210］。

⑬ 2021 年，廖然《解毒扶正胶囊对介入术后 HCC 干预效果及其调控肿瘤细胞自噬及凋亡的作用》获衡阳市科技局指导性计划项目立项资助。

⑭ 2022 年，刘星云《碳酸酐酶 IX 靶向的纳米混合胶束递送新型抗肿瘤候选药物 FB15 的抗肿瘤作用研究》获湖南省自然科学基金项目青年项目资助（项目批准号：2022JJ40405）。

⑮ 2022 年，易理伟《端粒酶抑制剂 β-rubromycin 新型衍生物的组合生物合成及应用研究》获湖南省自然科学基金项目青年项目资助（项目批准号：2022JJ40408）。

⑯ 2022 年，易理伟《端粒酶抑制剂 β-rubromycin 的生物合成与组合生物合成研究》获国家自然科学基金项目青年项目资助。

⑰ 2022 年，李闽琴《Linc00461 通过 miR-125a-5p/BCL2L2 信号轴介导胃癌耐药机制的研究》获湖南省卫健委项目资助（批准号：B202319017162）。

第十三节　中国人民解放军联勤保障部队第九二一医院

一、药剂科简介

药剂科始建于1949年，经过几代人的艰苦创业，逐步发展成为一个具有军队特色的集平战时药品供应与制剂生产、药物科研与教学为一体的先进集体（图7-49）。药剂科现有38人，其中副主任药师1人、主管药师15人、药师14人、药士6人、其他2人，拥有硕士学历3人、本科学历27人、大专学历8人。药剂科下设药库、门诊药房、中药房、住院药房和临床药学室等部门，70多年来为军队建设、保障官兵和人民群众健康做出了一定的贡献。尤其是近30年来，药剂科取得军队科研成果奖11项，其中二等奖1项、三等奖6项，开展新技术70多项，先后被评为"全军药材工作先进单位"，广州军区"药材工作先进单位""制剂先进单位""按《纲要》建设先进基层单位"，湖南省药学会"抗击新冠肺炎疫情先进集体"等。

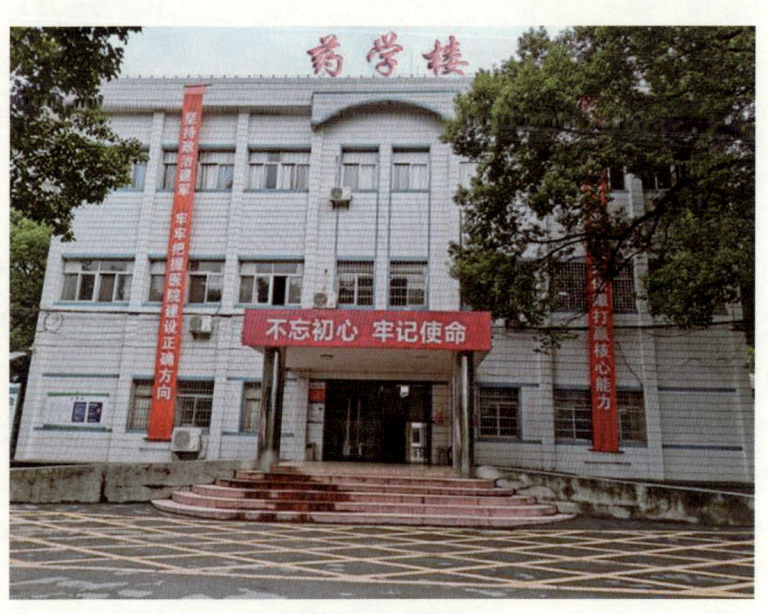

图7-49　药学楼

二、药剂科历届主要负责人

医院在从军区后勤部卫生部直属医院到如今拥有规范、标准管理的全而综合的三级甲等医院的历史中，留下并为医院创新发展添砖加瓦的宝贵人才。在多年的发展中用严谨细致的态度、最迅速的发展，终在美丽的浏阳河畔大放光彩。药剂科历届主要负责人见表7-24。

表7-24 药剂科历届主要负责人

序号	主要负责人	任职时间
1	戴 岩	1958～1986年
2	陈立新	1987～2004年
3	刘凤琴	2004～2010年
4	杨常成	2010～2017年
5	申志辉	2017年10月至2020年3月
6	蔡亚敏	2020年3月至今

三、药剂科学科发展史

1. 药事管理

药剂科始于1949年，是医院在长沙市书院坪被中国人民解放军接收时设立的药房，当时仅有调剂室和库房。1954年4月，医院从书院坪迁至洪山庙，科室改名药局，调剂室使用转盘式调剂台，药品按药理分类定位，提高了处方调配速度，减少了发药差错率。1954年建立普通制剂室，能生产复方甘草合剂、痱子水、外用盐水等简单制剂。1956年，成立了灭菌制剂室，手工生产生理盐水、葡萄糖注射液等灭菌制剂。1958年，成立中药房，开展中药处方调配。

1965年，成立药品检验室，对自制制剂进行定性定量快速分析。1969年，建成面积240平方米的平房结构灭菌制剂室投入使用。1974年，成立中心药房。1979年，成立药物实验室。

1980年，为了加强全院的药品管理，在广州军区内率先实行集中摆药，取消各临床科的小药房，住院患者的用药由中心药房集中摆药和发放。1982年，戴岩主任、陈立新药师分别参加临床药师学习班回院后，在广州军区率先开展处方分析、药物咨询、药学情报，编写《医院药讯》，开展药物相互作用的研究，陈立新、曾光祖等与国防科技大学合作，成功研究出药物相互作用微机管理系统，用于临床用药查询，并获军队科技进步奖三等奖，这在医院历史上也是首次将计算机用于医院药品管理。

1984年，《中华人民共和国药品管理法》颁布执行后，医院加强了药品管理的力度，成立了药事管理委员会，药剂科配合医院积极学习、宣传、执行药品管理法，使医院药品管理走入法制化轨道。1988年，成立洪山制药厂，并取得了湖南省药政局颁发的药品生产许可证等，陈立新主任兼任厂长。1992年，成立药学情报资料室。1994年，药库、中心药房均安装使用了密集式药柜，为药品分类、储藏、保管进一步创造了良好的条件。1994～1998年，广州军区卫生部在医院进行"药剂科综合目标责任制管理"的药剂科管理模式的试点工作，陈立新主任、刘凤琴副主任对科室药材管理进行了大胆的改革，实行目标到室、责任到人，药品收入、发出全面记账管理，库房、各药房的药品均实行月底盘存、报表制度。1994年，为了使管理更加科学化，与湖南省医药公司共同研究开发了《一六三医院药剂科药品计算机管理系统》，科室共购置了6台计算机，从药品计划、采购、效期管理、药品价格、金额、发放全部实现计算机管理，在湖南省和广州军区率先使用计算机对医院药品管理，科室管理和全面建设取得了明显成效。1990年，药剂科被广州军区评为"按《纲要》建设基层先进单位"。1997年，药局改名为药剂科，并被评为"全军药材工作先进单位"，陈立新主任出席了广州军区和全军的先进单位、先进个人代表大会。2002年，医院启用"军卫一号"工程，药剂科药品管理统一并与医院计算机管理系统，实现了全院联网管理。

2000年5月，新建药学楼落成，新药学楼总建筑面积2300平方米，安装了中央空调和空气净化系统，普通制剂室、灭菌制剂室、中草药提取室、药品质量检验室、实验室等药学部门搬入新建药学楼。

2. 医院制剂

医院制剂生产从无到有、从小到大、从弱到强，经过几十年的发展，已能生产10多种剂型，130多个品种，成为一个规模较现代化的制剂室。

(1) 普通制剂技术发展情况

1954年，开展普通制剂生产，先后生产复方甘草合剂、三溴合剂、外用盐水、痱子水等酊水剂。后经数年的发展，逐步开展外用散剂、软膏的生产，20世纪60年代生产五官科滴剂。

1960～1978年，成立"五·七"药厂期间，医院普通制剂生产技术有了长足的发展，生产规模迅速扩大，新添了中草药切片机、粉碎机、19-33冲压片机、包糖衣机，设计制作了中草药蒸馏提取器、酒精回收塔、薄膜蒸发器、滴丸机等制药设备，掌握了片剂、糖衣片、中药丸剂、滴丸剂、软胶囊剂的生产技术，先后生产了维生素B_6、维生素C、复方路丁片、复方矮地茶片、复方当归片、681片等10多种片剂，益寿宁、脉通软胶囊及复方虎杖烧伤粉、如意金黄散等药品。

20世纪70年代初期，开展了中草药有效成分的分离技术。1971年，陈立新等药师成功从矮地茶中分离出有效成分——矮茶素1号（即岩白菜素），王保山副主任等从中药橙皮中提取甲基橙皮甙，戴岩主任、陈立新药师等从喜树种子中提取抗癌成分——喜树碱，以及从湖南石门三尖杉中提取三尖杉酯碱等。

1973～1975年，戴岩主任、陈立新药师、刘腊娥药师等对中草药汤剂煎煮方法进行了研究和改革，戴岩主任等研究的中草药蒸汽煎煮器，被收载入南京药学院的制剂学教科书，并获广州军区医学科技成果奖5等奖。

1975年，戴岩主任开展了OP乳化剂在软膏基质中的应用，提高了乳剂的稳定性。

20世纪70年代末至80年代初，由戴岩主任主持、刘腊娥药师参加的液体制剂防霉的研究，对常用液体制剂防霉剂的选择、用量、防霉效果进行了比较，提高了液体制剂的质量，并获得军队科技成果奖四等奖。

20世纪80年代初期，在戴岩主任主持下，黄淑媛、刘腊娥等药师开展了烧伤涂膜剂和口腔膜剂及栓剂的研制和生产，刘腊娥药师开展用加入电解质调节氢氧化铝凝胶的流动性进行了研究，提高了凝胶的质量稳定性，方便了患者服用。

1988年，洪山制药厂成立，陈立新主任兼任厂长，开展了中药颗粒剂的生产，主要产品有山楂冲剂、驴胶补血冲剂、贞芪扶正冲剂、愈肝灵冲剂，同时还生产甲硝唑、黄连素、复方新诺明、异烟肼等片剂，以及舒筋活络酒等产品，进一步的发展和提高了医院普通制剂生产能力。

1994年，对普通制剂室进行了彻底改造，安装了空气净化系统，按生产工艺调整用房，做到人流、物流分开，内外制剂分开，内包装与外包装分开，当时在广州军区和湖南地区都有一定影响；同年购进了口服液生产洗瓶机、灌封机等设备。

2000年，新药学楼落成后，普通制剂生产条件进一步改善，同时购置了多功能中药提取器、混合机、颗粒制粒机、颗粒包装机、胶囊填充机、抛光机、铝塑包装机等，田霞药师等开始生产"三七"胶囊等胶囊制剂。

通过几十年的发展，普通制剂已发展成目前能生产胶囊剂、颗粒剂、栓剂、口服液、膜剂等10多个剂型，100多个品种。

（2）灭菌制剂技术发展情况

1956年，组建灭菌制剂室，生产的制剂有葡萄糖、生产盐水等，当时条件非常简陋，全为手工操作，生产的品种数量也很少。

20世纪60年代末，对大输液生产的滤过器材和滤过方法不断进行改进，发展成三级过滤装置，大大提高了药品质量。

20世纪70年代，陈立新药师对大输液生产中的洗瓶、灌装、盖胶塞等生产工序和设备进行改革，通过多年的改进和完善，逐步形成了一条适应医院制剂生产的大输液生产联动线。1974年，在广州军区药剂科主任学习班上首次报告了"大输液生产联动线"，使医院大输液生产摆脱了手工操作的局面。在此基础上，医院与浏阳县农机厂的工人在医院仪器修理室完成了大输液生产线的图纸设计和样机的生产，并在医院安装使用，创造了国内首台适合医院制剂生产的大输液生产联动线。从此，浏阳县农机厂以医院大输液生产联动线为基础，正式批量投放市场，受到了用户的广泛欢迎，产生了较好的社会效益与经济效益。

1973年起，开展了1~20mL小针剂的生产。1978年，购置了安瓿割圆机、安瓿灌封机，安瓿制剂的生产基本上实现了机械化，生产效率和产品质量不断提高。1988年，购置了板框过滤器。1989年，启用微孔滤膜等技术滤过大输液，大大地提高了输液的澄明度和合格率。

1990年，全国进行医疗单位制剂室整顿验收，并制定了严格验收标准，通过验收合格颁发《制剂生产许可证》后才能生产，陈立新主任、田应友药师等按照验收标准对灭菌制剂室进行了彻底改造，重新设生产工序布局用房，做到顺而不逆，人流物流分开，先更衣，安装了空气净化系统，严格按一般工作区、控制区、洁净区分别管理，湖南省卫生厅药政局、湖南省药学会组织院以灭菌制剂室验收作为试点，组织有关药政管理人员和医院药学人员现场参观，一年内共接待军内外前来参观人员670多人次，大大提高了医院、科室的知名度。广州军区制剂整顿验收组来院验收一次通过，总分评比名列前茅，中国人民解放军总后勤部组织专家对医院制剂室进行了复查，得到了检查组的高度评价；1990年，被评为广州军区制剂先进单位，刘凤琴、刘腊娥、田应友等3名同志荣立个人三等功，科室荣立集体三等功。

1992年，安装使用多效蒸馏器、电渗析、离子交换柱等水处理系统，大大提高了注射用水的质量。1994年，制剂室第二次整顿验收，由于医院制剂室规章制度健全，管理科学，制剂质量稳定，广州军区连续3年抽查质量合格率达100%，再度被评为制剂先进单位。

为适应医药卫生事业的发展和军队联勤体制的需要，1998年医院新建制剂楼，2000年5月正式启用。制剂生产完全按国家GMP要求设计和管理，生产车间均以进口彩钢板半玻结构装修，美观大方、采光性好，安装了中央空调、空气净化系统，可以充分保证药品生产质量的需要，顺利地通过了2000年年底的制剂室验收，并获得了广州军区验收评比总分第一的成绩。

2001年以来，药剂科为巩固2000年制剂整顿验收成果，认真执行GMP标准，严格执行各项规章制度，从未因制剂质量发生过医疗问题或纠纷。2002年，又投资20多万元更换了多效蒸馏器、洗瓶机等制药设备，改善了水的质量，给制剂生产创造了更好的条件。制剂室的生产条件、软件管理，当时在广州军区和湖南地区处于领先地位。

（3）药品检验技术发展情况

1965年，成立药品检验室，当时仅有国产雷磁25型酸度计1台，1/1000分析天平1台和一些基本的玻璃容器，开展对葡萄糖注射液、生理盐水等自制制剂的定性定量检验；同时开展家兔法检查输液热原，从此，自制制剂的质量得到了基本保证。

1970年年初，先后添置了蔡氏旋光仪、1/10000电光自动分析天平等，并开展了药物中毒（含农药中毒）检测分析，为临床抢救药物中毒提供了一定的实验依据。1971年，随着中草药制剂的开展，药检室业务量迅速加大，检验技术不断扩展，先后开展了片剂重量差异、片剂硬度、片剂崩解度溶出度检查，以及运用纸层析、薄层层析、柱层析等技术对中草药有效成分的鉴别和分离。同时，开展了药理实验，先后建立了镇咳、祛痰、平喘等动物模型，对"矮地茶治疗老年慢性运气管炎药理作用"进行研究。1973年，开展药物局部刺激实验，急性毒性试验（LD50）等。1977年年初，购置1台751型紫外分光光度计，开展了紫外分光光度计检测药品质量，医院药品检验技术水平上了一个新的台阶。

1985年，按《中华人民共和国药典》（1985年）要求，开展了大输液的不溶性微粒的检查。开展了"输液器具对大输液的不溶性微粒的影响"的研究，并对输液器具和输液方法提出了改进意见，进一步提高了输液的质量和临床用药安全。

1988年，新置7530型紫外分光自动分析仪、自动旋光仪、微粒检测仪等检测设备，仪器分析有了进一步发展。

1990年，刘腊娥开展了鲎试剂检测注射用水、葡萄糖注射液的内毒素工作，随后又利用鲎试剂检测甲硝唑注射液、20%甘露醇注射液等的条件和影响因素进行了探索，并用于实际工作中，扩大了鲎试剂的应用范围。同时，刘腊娥等还对"旋光法测定甘露醇含量的影响因素"进行了研究并提出了改进的方法，在实际工作中应用后，减少了误差，提高了该法检测的准确性，获广州军区科技创新奖二等奖。

1994年，药检室单独建立了卫生学检测室，开展了自制制剂的卫生学检查。

1996年，购置了美国沃特氏600泵高效液相色谱仪1台、日本岛津紫外分光光度计1台及瑞士1/1000和1/10万全自动分析天平各1台，药检仪器设备进一步完善，检测手段进一步提高，检查技术进一步扩展，刘腊娥等利用高效液相色谱技术制订了"洁康舒"和"肾康"的质量控制标准，利用紫外分光光度法测定了"银黄口服液"中的绿原酸的含量等。

3. 临床药学

20世纪80年代初，临床药学在我国刚刚起步之时，戴岩主任、陈立新药师先后参加全国临床药师学习班回院后，就着手医院临床药学的开展工作。一是培训人员，对科室在职药师进行生物药剂学、药代动力学、数理统计等相关知识的普及，更新知识，以适应临床药学的发展。二是积极推进医院药学由保障性应用型向药学技术服务型转变，鼓励药师逐步走出药房，参加临床科室危重患者会诊、抢救，主动配合临床合理用药，开展用药咨询，处方合理性分析等工作。在广州军区率先开展临床药学，同时在湖南也有较大的影响。

为了加强药物信息交流，促进合理用药，1982年创办《医院药讯》，至今已40年，除与医院临床进行药物信息交流，还与湖南省各级医院、广州军区驻军以上医院进行交流。

1983年，为广州军区举办了第一期临床药师学习班，学员来自各医疗卫生单位的药局主任、药师共36人，陈立新副主任担任班主任并兼任数理统计学的教学，戴岩主任负责生物药剂学的教学。同时还聘请地方和医院临床科的教员担任相关教学工作。

1983年起，医院临床药学工作不断深入，药代动力学、生物利用度、药物相互作用等技术先后在医院运用和开展；陈立新副主任等开展的"维生素B_6对异烟肼生物利用度的影响""用药代动力学方法分析我院庆大霉素给药方案"两篇论文在全国临床药学学术会议上大会报告，并收载入《临床药学进展》一书。陈立新、曾光祖、王天穗等同志共同研制开发的"药物相互作用微机管理系统"，通过专家评审委员会的评审，在全军首先将计算机用于药物相互作用的查询，1984年，该系统获军队科技进步奖三等奖，并收载入《军事药学大事记》中。

1984年，同位素室的何云南医生等，利用放射免疫技术开展了地高辛血药浓度的监测，配合临床进行个体化治疗方案。随后，又与陈立新副主任等共同开展"中药汤剂中地高辛物质的放射免疫的测定"。在60多种中药中检测出类似地高辛物质，提示临床在服用地高辛时，同时服用中药汤剂要考虑到中药对地高辛用量的影响，该项目获军队科技进步奖三等奖。

1992年，成立药学情报资料室，日常工作包括订阅国内外期刊，购买药学核心典籍及有关书籍，药剂科每年订阅药学期刊40多种，目前已装订成360多册，购买有关药学书籍500多本；定期开放资料室，接待查阅人员；收集有关药学资料，以及临床研究论文、药物疗效评价、病例报告及老药新用经验等；定期出版《医院药讯》，从1982年起共出版《医院药讯》150多期；负责编辑《医院基本用药目录》和《处方集》；为临床科室、伤病员提供用药咨询，为医院药事管理与药物治疗学委员会提供有关药物情报资料等。

1992年，购置了1台RCZ-5A型智能药物分析仪，刘腊娥开展了片剂体外溶出速率及生物利用度的实验室工作，对不同厂家的卡托普利体外溶出度进行考察，该论文获得广州军区中青年优秀论文奖。

1994年，刘凤琴等同志先后开展了药物不良反应监测工作；医院成立了药物不良反应监测委员会；建立了医院ADR监察网络，制定"医院ADR监察委员职责"和"医院ADR监察制度"，加强与临床科的联系，重视ADR报表的收集、整理，并且建立奖惩制度。积极普及ADR知识；近几年来，共收集并上报ADR报表近200份，受到上级的表扬。

进入21世纪，医院药学的模式发生改变，临床药学正在向药学服务方向发展，以实现医院药学由过去的以药为中心向以患者为中心转变，由过去保障供应型向药学技术服务型转变。科室也正在从管理方法、人才培养、技术发展等积极准备，以适应医院药学的发展。

4. 药物科研

1960年，王宝山等同志因陋就简、土法上马，化学合成二硫辛酸、驱蛔灵，获得成功。

1970年，在全国大搞中草药和攻克慢性支气管炎的工作中，陈立新等人从矮地茶中成功地分离出有效成分——矮地茶1号（岩白菜素），后又与刘腊娥等建立起镇咳、祛痰、平喘等动物模型，对矮地茶药理作用进行研究，为矮地茶治疗老年慢性支气管炎提供了理论依据，总结的"矮地茶的有效成分提出工艺与药理实验"在1971年西安市召开的全军第一次药学学术会议上报告，复方矮地茶片也收录在1981年中国人民解放军总后勤部编辑的《全军中草药制剂》汇编。

20世纪70年代初期，三磷酸腺苷（ATP）在临床上广泛应用，但受很多条件的限制，市场供应紧张。1973年，陈立新以啤酒酵母为原料进行"酶法合成ATP法"的研究工作并取得成功。1974年4月，借用武汉总医院的条件进行"酶法生产ATP"的研究和生产，并进行改进，加入表面活性剂后大大提高了ATP的收率，其研究结果先后在湖南省、广州军区学术会议上报告。

1978～1984年，成立中心实验室，陆续开展部分科研工作。1979年，开始与湖南省药品检验所合作，对女贞叶中有效成分进行分离，从有效部位中分离出两个单体，经紫外红外质谱分析其结构式确定为齐墩果酸-7葡萄糖苷和芹菜素-7葡萄糖苷。1980年起，开始对"对女贞叶醋酸乙酯总提取物治疗冠心病的药理进行研究"，共建立了冠脉灌流、耐缺氧、微循环、高血脂、高血压等8个动物模型，对女贞叶治疗冠心病的药理作用进行了较全面的研究，为女贞叶治疗冠心病提供了比较完整的实验室依据，还对女贞叶注射液的生产工艺、质量标准进行了研究，此课题共总结论文5篇，被评为军队科技进步奖三等奖。1982年起，药理药化室又开展了抗菌中草药的选筛，从60多种中草药中筛选出10种抗菌作用较强的中草药，其中"抗菌8号"是一种尚未开发利用的草药，因此对其进行了较全面的药理药化研究，并试制成"抗菌8号"片剂、针剂、软膏剂、溶液剂用于临床均取得了较好的疗效。"抗菌8号"原植物经中国科学院植物研究所鉴定为报春长塑苣苔，报春长塑苣苔药理药化研究获军队科研成果奖三等奖。

1984年，对厚朴叶与厚朴皮酚性成分的比较研究，从医院种植的凹叶厚朴新鲜叶中分离出三种单体，经薄层色谱分析为厚朴皮中的已知成分，即厚朴酸和厚朴酚，厚朴叶中有效成分的含量为厚朴皮的1/5，研究结果为厚朴叶的药用价值提供了一定的理论依据，该课题获军队科技进步奖三等奖。

1990年，刘腊娥参与临床科吴生明医生等共同研究中草药制剂"复方百部酊治疗面部螨虫的临床研究"，以及与临床科谢南英医师、石兰英医师等开展的"微量元素与健康的研究"分别获军队科技进步四等奖。

1995年，刘腊娥等人，对"生产工艺对葡萄糖注射液中分解产物——5HMF的影响""硼酸用量对旋光法测定甘露醇含量的影响"等研究，提高了葡萄糖注射液的生产质量和提高了旋光法测定甘露醇的准确性。

2001年起，刘腊娥等对临床疗效好的洁康舒和肾康、银黄口服液3个中药方剂进行了剂型、生产工艺及质量控制标准的研究，并生产成制剂供临床试能，取得了满意的疗效。

四、药剂科学科成果

1. 特色

药剂科在医院党委的领导下，历届科主任带领全科同志艰苦创业，立足本职作奉献，全心全意为伤病员服务，为临床服务，为国防医药卫生事业和医院的发展作出了显著成绩，跃入全军先进行列，曾多次受到湖南省军区、湖南省药学会、广州军区、中国人民解放军总政治部、中国人民解放军总后勤部的表彰。

2. 省部级获奖成果

药剂科集体或个人历年来获奖情况详见表7-25、图7-50。

表7-25 药剂科集体或个人历年来获奖情况

获奖时间	获奖名称
1988年	灭菌制剂室荣立集体三等功一次
1990年	广州军区药材工作先进单位
1990年	广州军区制剂先进单位
1990年	陈立新同志被评为"全军药材工作先进个人"
1991年	集体三等功一次
1994年	广州军区制剂先进单位
1995年	陈立新同志被中国人民解放军总后勤部评为贯彻《《药品管理法》》先进个人
1996年	广州军区"按《纲要》建设基层先进单位"
1996年	湖南省军区先进科室
1997年	湖南省军区先进单位
1997年	中国人民解放军总后勤部"全军药材工作先进单位"
1998年	集体三等功一次
1998年	陈立新同志被广州军区评为"广州军区药材工作先进个人"
2004年	广州军区联勤部卫生部"广州军区药材供应工作先进单位"
2004年	陈立新同志被广州军区评为"广州军区药材供应工作先进个人"

续表

获奖时间	获奖名称
2006 年	广州军区联勤部"军区药材主渠道供应供应工作先进单位"
2020 年 8 月	湖南省药学会"抗击新冠疫情工作先进集体"
2020 年	向丹、刘凌云分别被评为湖南省药学会"优秀药师"
2020 年	刘凌云、许江丽、杨凤仪分别获湖南省药学会"抗击新冠肺炎疫情先进个人"

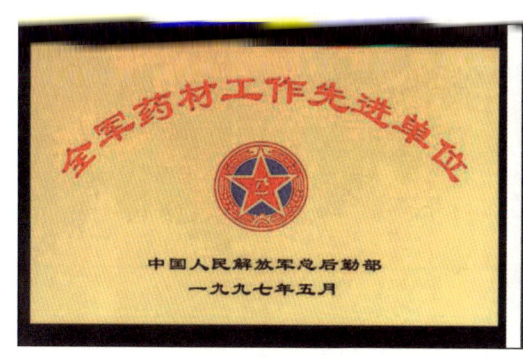

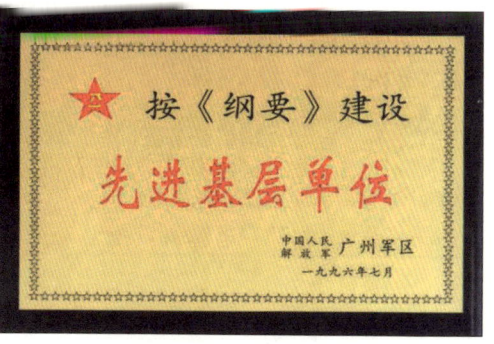

全军药材工作先进单位　　　　　广州军区基层建设先进单位

图 7-50　药剂科荣获中国人民解放军总后勤部、广州军区的奖状

3. 省部级科研成果

药剂科历年来获得军队及地方奖励情况详见表 7-26。

表 7-26　药剂科历年来获得军队及地方奖励情况

时间	项目名称	奖励类别及等级	获奖者
1980 年	中药汤剂煎煮方法的研究	军队科技成果奖五等奖	戴岩
1980 年	小型高速可调试软膏机	军队科技成果奖四等奖	戴岩、刘腊娥
1980 年	棉球棉签机	军队科技成果奖二等奖	刘海玄等
1982 年	女贞叶治疗冠心病的药理研究	军队科技成果奖三等奖	陈立新、张正刚、朱大静等
1984 年	液体药剂防霉问题探讨	军队科技成果奖四等奖	戴岩
1984 年	药物相互作用微机管理系统	军队科技成果奖三等奖	陈立新、曾光祖、王天穗
1990 年	中药汤剂 Digoxin 含量 RIA 的研究	军队科技成果奖三等奖	何云南、陈立新等
1990 年	复方百部酊治疗面部螨虫病的临床研究	军队科技成果奖四等奖	吴生明、刘腊娥、田应友等

续表

时间	项目名称	奖励类别及等级	获奖者
1991年	微量元素与健康的临床研究	军队科技成果奖四等奖	谢南英、石兰英、刘腊娥等
1993年	厚朴皮与厚朴叶酚性成分的研究	军队科技成果奖三等奖	陈立新、姚光明等
1998年	抗菌8号（报春长塑苣苔药理药化研究）	军队科研成果奖三等奖	陈立新、刘一玲、张正刚、朱大静等
2002年	硼砂用量对旋光法测定甘露醇含量的影响	广州军区医学科技创新奖二等奖	刘腊娥、陈立新
2006年	肾康口服液的研制	军队科技成果奖三等奖	刘腊娥
2006年	洁康舒洗液	军队创新奖二等奖	刘腊娥、刘凌云
2020年	一种药品存储用防潮装置	获国家专利	李宇宁、蔡亚敏、刘凌云、何丹、许江丽

4. 发表论文

共公开发表论文100多篇，参编专著4部。

第十四节　长沙市第一医院（中南大学湘雅医学院附属长沙医院）

一、药剂科简介

长沙市第一医院药剂科是国家药品不良反应监测哨点医院，国家卫健委临床药师培训基地、湖南省临床药学重点专科、湖南省临床药师规范化培训基地、湖南省紧缺人才临床药师培训基地、长沙市药学会常务副会长单位、长沙市药学会医院药学专业委员会主委单位、长沙市临床合理用药研究所建设单位、湖南省第一批处方流转中心试点医院。2020年荣获全国药品不良反应监测评价优秀单位、湖南省药学会抗击新冠疫情工作先进集体。

全科现有专业技术人员91人，其中医生2名、护士13名；药学专业人员

76人，其中主任药师4人、副主任药师17人、主管药师24人，具有博士研究生学历2人、硕士研究生学历31人。科室设有中西药房、药库、静脉药物配置中心、临床药学室、临床药学研究中心、处方审核与流转中心、I期临床研究中心、药学门诊、资料信息室等部门。临床药学研究中心包括血药浓度检测室、药物基因检测室，配备有高效液相色谱仪、质谱仪、液质耦合仪、MassARRAY核酸质谱分析系统。I期临床研究中心设病床128张，抢救室3个。

药剂科重点完成药品供应、临床药学、临床药师培训、药物警戒等药学专业技术服务工作，始终以服务患者为中心，合理用药为核心，药学服务的专业性和技术性不断提升。智慧化药房建设成为全省标杆，临床药学工作颇具特色，新技术开展有声有色，科研教学齐头并进，学术活动成绩斐然。全科人员坚持质量第一、服务第一的理念，致力于为广大人民群众提供更优质的全程化药学服务。

二、药剂科历届主要负责人

长沙市第一医院药剂科在历届主要负责人的带领下，积极探索，深化改革，取得卓越成效，同时具有较高凝聚力，把握学科的最新发展前沿，从组织架构、药品采购、药学服务、不良反应监测等多方面得到长足发展。历届主要负责人及其任职时间详见表7-27。

表 7-27 药剂科历届主要负责人

序号	主要负责人	任职时间
1	魏文缄	1936～1946年
2	毛树其	1946～1957年
3	肖 达	1957～1964年
4	吴洪生	1964～1970年
5	刘玉光	1970～1972年
6	见玉珍	1972～1983年
7	朱兆新	1983～1996年3月
8	陈国汉	1996年4月至2000年1月
9	易爱纯	2000年2月至2011年2月
10	胡咏华	2011年2月至2013年2月
11	袁铁流	2013年2月至2016年2月
12	张顺芝	2016年2月至2020年2月
13	何鸽飞	2020年2月至今

三、药剂科学科发展史

长沙市第一医院药剂科成立初期，仅有工作人员3～4人；1949年以后，药剂科业务迅速发展，成立制剂室；20世纪70年代以后，科内分设门诊、住院药房、制剂室、分析室、输液室、药库等大组；药剂科于1983年开始探索药师下临床的工作模式，于1992年成立临床药学室；1993年，引进全自动大输液生产线；2000年，药剂科工作场地面积1000平方米，工作人员46人；2003年，开始承担长沙市药品不良反应监测中心及技术部工作；2005～2008年，通过湖南省卫生厅医疗质量管理年检查；2009年，药剂科分设本部、南院及北院，工作场地总面积达2000平方米，成立长沙市临床用药质量控制中心；2011年，成功完成了"三甲"评审工作；2013年，成功申报并获批国家药物临床试验机构，14个专业获得药物临床试验资格；2015年，成功申报并获批湖南省市州级临床药学重点专科；2017年，成功申报并获批长沙市临床合理用药医学研究所建设单位；2018年，Ⅰ期临床研究中心开始进行生物等效性试验；2019年，被批准为国家紧缺人才临床药师培训基地；2021年，获批湖南省第一批处方流转中心试点医院，住院药房与静脉药物配置中心实现一体化，门诊智慧药房、智慧化药库正式投入使用，中医馆成立；2022年，获批湖南省临床药学重点专科，建成临床药学实验室、多媒体室，临床药学整体改造升级。

1950年，制剂室开始生产生理盐水等输液制剂；1964年，药剂科解决了碱性输液和硬膜外麻药配制问题；1972年，修建输液室，生产11个品种（30877瓶）；1976年，新建制剂室，制剂品种数量增加；1977年，拥有自检能力；1978年，在长沙市内率先使用自制流水线；1983年，开展输液"细菌培养"检查；1990年，逐步调整灭菌制剂品种，开始生产大输液；2000年4月，因政策原因，灭菌制剂室撤销，保留普通制剂室；2012年撤销普通制剂。

2021年，建成国内一流的智慧药房，成为行业标杆。药品实现从入库到使用的全流程信息化管理。药品实现扫码入库，电子标签，药品效期电子屏显示。引进自动发药机、无纸化调剂系统、药品智能存取系统、单剂量药品分包机、静脉用药调配机器人和智能化贴签机、分拣设备，处方调剂过程"零差错"，清晰直观，可溯源，实现库存和有效期信息化、可视化管理。同时配备了麻醉药品智能化管理系统、智能加湿除湿系统、智能温湿度管理系统、用药交待系统。微信扫一扫用药清单二维码还能获取语音播报及文字提示用药指导，微信推送用药指导。提供药品快递到家、中药临方加工、中药保健茶和中药代煎服务。有效保障处方调剂和静脉用药调配安全，大大改善患者就医体验，进一步促进药品储藏管理的智能化、信息化，促进了药品安全和药事管理效率的全面提升。

长沙市第一医院药剂科是湖南省医疗机构中较早开展专职临床药师下临床工作的单位之一，现有临床药师 20 人，覆盖 10 个临床科室，开展 12 种药物的血药浓度监测。2003 年，开始承担长沙市药品不良反应监测中心工作，而后承担中心技术部工作。2017 年，药剂科获国家食品药品监督管理总局"全国药品不良反应监测哨点单位（医疗机构）"。2020 年荣获全国药品不良反应监测评价优秀单位；2021 年何鸽飞获批南华大学硕士研究生导师；2022 年建成临床药学实验室、多媒体室，临床药学整体改造升级。

作为国家卫计委临床药师培训基地、湖南省临床药师规范化培训基地、国家紧缺人才临床药师培训基地，培训近 66 名临床药师学员。多年来，面向湖南省内高校及长沙市医疗机构培训药学专业人才，传授临床药学专业知识共计 800 多人次。

长沙市第一医院药剂科发展历史悠久，承担着医院调剂、制剂、临床药学等各项工作。2000 年，规范化药房建设使药事管理水平再上一个新的台阶。21 世纪初通过深入开展临床药学服务，临床药师已经活跃在临床科室医生、患者身边，切实为患者提供药学服务，保障安全合理用药。

四、药学部学科成果

1. 省部级及以上获奖荣誉（简要列举）

① 何鸽飞、黄娟娟、孙吉、邓轩宇，《基于耐药基因检测的多种联合方案治疗 CRKP 重症感染的临床疗效研究》，获第十八届湖南省医学科技奖三等奖（2021 年）。

② 长沙市第一医院药剂科被湖南省药学会授予"抗疫先进集体"（2020 年）。

③ 连续 10 多年均荣获"湖南省药品不良反应监测先进单位"。

④ 药剂科获中国管理科学学会"中国医院管理奖—药学管理十大人气案例"（2018年）。

⑤ 药剂科获中国医院协会第二届全国医院药事管理优秀奖（2011年）。

⑥ 紫禁城国际药师论坛青年药师辩论比赛三等奖（2016年）。

⑦ 何鸽飞获中华医学会临床药学分会全国"优秀临床药师"称号（2017年）。

⑧ 何鸽飞获湖南省药学会"优秀药师"称号（2019年）。

⑨ 黄娟娟获第三届湖南省药学会"优秀药师"称号（2020年）。

⑩ 孙吉获第四届湖南省药学会"优秀药师"称号（2022年）。

⑪ 易爱纯获中国药学会"优秀药师"称号（2010年）

⑫ 药剂科临床药学实习组获湖南省卫生厅"长沙地区升压药含量变化调查甲等奖"（1983年）。

2. 省部级科研项目

①《基于GC-SAW检测吸入性及静脉麻醉药呼出气浓度》，湖南省自然科学基金项目（编号2022JJ80036）。

②《基于耐药基因检测的多种联合方案治疗CRKP重症感染的临床疗效研究》，湖南省自然科学基金项目（编号2017JJ2285）。

③《基于AMS抗菌药物合理性监测的评分体系研究》，湖南省卫生健康委员会科研计划课题项目（编号B2017151）。

④《基于CHPS的三七总皂苷注射剂真实性安全性主动监测研究》，湖南省医学会临床药学重点课题项目（编号HMA202001006）。

⑤《基于Ⅰ期管理系统的PV/PD数据量化评价体系及质量风险预警模型的构建与评估》，湖南省自然科学基金项目（编号2021JJ80017）。

⑥《姜黄素调控NLRP3/Caspase-1/IL-1β通路抑制HepG2细胞增殖与侵袭的作用机制研究》，湖南省自然科学基金项目（编号2021JJ40619）。

⑦《sumo化抑制剂对内分泌耐药乳腺癌的作用和机制》，湖南省卫生健康委员会科研计划课题项目（编号D202302047021）。

⑧《基于CHPS的头孢哌酮舒巴坦仿制药与原研药真实世界安全性评价研究》，湖南省卫生健康委员会科研计划课题项目（编号D202313016976）。

⑨《基于微信小程序的慢病药物治疗管理（MTM）系统的设计与开发》，

湖南省卫生健康委员会科研计划课题项目（编号 B20200202）。

⑩《利奈唑胺用于重症肺部感染致血小板减少症的危险因素分析》，湖南省卫生健康委员会科研计划课题项目（编号 C20180571）。

⑪《GP 与 PP 方案治疗晚期鼻咽癌患者的药物经济学研究》，湖南省卫生健康委员会科研计划课题项目（编号 B2017210）。

3. 发表论文

科室近年来，共发表高质期刊论文 20 多篇，其中 SCI 7 篇。

① Huang S, Huang J, Deng X, et al. Attitude and Needs Toward MTM Applications of Chronic Disease in China: A Questionnaire Survey [J]. Frontiers in public health, 2022（7）29; 10: 812709.

② Sun J, Deng X, Chen X, et al. Incidence of Adverse Drug Reactions in COVID-19 Patients in China: An Active Monitoring Study by Hospital Pharmacovigilance System [J]. Clin Pharmacol Ther, 2020（10）; 108（4）: 791-797.

③ He G, Huang J, Huang S, et al. Risk Factors Affecting Clinical Outcome in Patients with Carbapenem-Resistant K. pneumoniae: A Retrospective Study [J]. Med Sci Monit, 2020（10）24;26: e925693.

④ Huang Q, Deng X, Li Y, et al. Clinical characteristics and drug therapies in patients with the common-type coronavirus disease 2019 in Hunan, China [J]. Int J Clin Pharm, 2020（6）;42（3）: 837-845.

⑤ Wu W. Metabolism and mass balance of a novel anti-fibrotic drug fluorofenidone following oral administration to rat [J]. Drug Design, Development and Therapy. 2022.

⑥ Li Yuan, Bei Chen, Zhaojun Wu, et al. Exploration and Practice of the Integrated Teaching Method of Mind Mapping in the Standardized Training of New Pharmacists [J].Comput Intell Neurosci, 2022（7）31; 2022: 7985027.

⑦ Zuo QP*, Wu Q, Lv Y, et al. Imaging of Endoplasmic Reticulum Superoxide Anion Fluctuation in Liver Injury Model by a Selective Two-Photon Fluorescent Probe[J]. New Journal of Chemistry, 2020.44, 5457-5462.

第十五节　长沙市第三医院

一、药学部简介

长沙市第三医院药学部是湖南省临床药学重点专科、长沙市临床药学重点专科，为长沙市临床用药质量控制中心和长沙市医学会临床药学专业委员会主任委员挂靠单位，中华医学会临床药学分会临床药师学员培训中心，国家和湖南省药品不良反应监测哨点医疗机构定点单位。同时也是湖南省感染性疾病合理用药临床医疗技术示范基地、长沙市抗菌药物临床应用研究所、长沙市抗感染药物工程技术研究中心的技术支持部门，也是长沙市临床用药质量控制中心、长沙市医学会临床药学专业委员会、长沙市药政管理技术指导中心、长沙市药品使用与监测预警中心挂靠单位。

药学部现有专业技术人员80名，其中主任药师5名、副主任药师8名、副主任医师3名、主任护师1名、副主任护师2名，具有博士研究生学历5名、硕士研究生学历30名。药学部设置有临床药学科、药品供应调剂科（包括中西药库、门诊西药房、门诊中药房、急诊药房、中心药房、药物静脉配制中心）、药物Ⅰ期临床研究中心。药学部工作用房近4000平方米，中心实验室占地约700平方米，包括了常规分析测定实验区、生物安全实验区及分子生物学实验区三大功能区，配备了液质联用仪、高效液相色谱仪、酶标仪等用于精准给药及相关研究的先进设备及软件，可开展药物临床应用的相关研究及新技术、新药Ⅰ期临床研究中的分析测定工作、新药临床试验的PK/PD研究及新药研发的临床前研究等。药物Ⅰ期临床研究中心包括两个病区，设病床66张，抢救室2个，用于吸入制剂新药研究的负压给药室2个。

药学部以"坚持以患者为中心，以临床用药问题为导向，建立临床用药质量控制和干预体系，开展临床药学研究和实践，努力提高药物治疗水平，保障患者用药安全，促进合理用药，有效控制医疗费用"为发展思路，深入开展药学服务及药学研究。目前，基本形成了以抗感染药物优化给药体系，基于 TDM 及定量药理学的个体化用药方案研究，慢性病患者用药管理，新药临床试验和上市后药品临床评价为特色的研究方向。

近年来，作为副主编或编者参与编写了《临床实用新药》《实用外科处方医师手册》《实用药物商品名别名大全》《药物治疗病案手册》《中药安全速查手册》《中药治疗速查手册》《临床护理药物手册》《老年临床药物治疗学》《临床肾脏病学》《药动学 – 药效学》《生物等效性试验》等学术专著。

二、药学部历届主要负责人

回顾历史，立足现在，展望未来。长沙市第三医院药学部的建设与发展离不开历届主要负责人的努力与付出，药学部从硬件、团队建设、专业水平、药学服务、经济效益、社会效益等方面都得到持续的发展。历届主要负责人及其任职时间详见表 7-28。

表 7-28 药学部历届主要负责人

序号	主要负责人	任职时间
1	孔建强	1986 年 1 月至 1986 年 10 月
2	冯寿华	1986 年 11 月至 1994 年主持工作
4	冯寿华	1994 年 4 月至 1996 年 2 月
5	陈术辉	1996 年 3 月至 1999 年 2 月主持工作
6	张 莉	1999 年 3 月至 2014 年 2 月
7	张明香	2014 年 3 月至 2019 年 2 月
8	李 昕	2019 年 3 月至今

三、药学部学科发展史

1953 年，药剂科成立，主要负责承担药品供应；1986 年，长沙市卫生局人事部门正式任命冯寿华为药剂科主任，唐生权为药剂科副主任，分别负责行政、业务工作，标志着药剂科管理走上专业化；同年，在冯寿华主任的带领下建立制剂室、质检室、临床药学室，开始开展临床药学相关工作；1996年，引入了第1台高效液相色谱仪，由此开始了临床药学学科的系统建设；1998年，完成第1例临床会诊，临床药学工作得到进一步完善；2009年，《MARS患者万古霉素持续静脉滴注的PK/PD研究》获得长沙市科技局立项，实现省市级科研立项零的突破；2010年，引入第2台高效液相色谱仪，药物浓度监测工作得到进一步发展，先后独立开发了包括万古霉素、美罗培南、头孢他啶等19种药物的血药浓度监测方法，并在此基础上开展了大量科研工作，形成了"基于PPK及PK/PD的抗感染药物个体化用药方案设计"研究方向；2010年，长沙市医学会临床药学专业委员成立并挂靠医院，张莉主任担任主任委员；2014年，药剂科获批"长沙市临床药学重点建设专科"，并成为"长沙市临床用药质量控制中心"挂靠单位，同年经长沙市卫建委批准成立"长沙市抗菌药物临床应用研究所"；2015年，获批"湖南省临床药学重点建设专科"；2016年，成功申请湖南省科技厅"湖南省感染性疾病合理用药临床医疗技术示范基地"；2017年，完成占地700多平方米的中心实验室建设、现代化中心药库、智能药房建设及药物I期临床试验研究室建设，同时启动了静脉配置中心建设，新购入了LC-MS/MS、2D-HPLC、PCR、酶标仪等系列仪器设备，开始开展用药相关基因检测相关工作，同时引入美康合理用药系统；2018年，顺利通过长沙市临床药学重点专科验收，完成药物I期临床试验研究室二病区建设，自行设计的负压给药室投入使用并申请国家发明专利；同年，李昕副主任招收第一批湖南省中医药大学药理专业硕士研究生，药剂科开启硕士研究生独立培养工作；2019年，医院将药剂科正式更名为药学部，组织管理体系及职能定位进一步明确。同时，中心实验室、分子生物学、代谢组学等科研平台陆续完善，前置审方系统、住院患者药学监护系统、临床药学管理系统相继引入，实现基于信息化的全程药事管理，药学服务能力得到高质量快速发展。

  未来，药学部将继续坚持以患者为中心，以构建合理用药环境，保证患者用药安全有效为目标，不忘初心，不断提高，不断超越，从药品供应、临床药学服务、科研教学等多方位努力建设，打造集临床、科研与教学于一体的综合性药学服务体系。

四、药学部学科成果

1. 省部级及以上获奖荣誉

①张利被评为中国药学会"优秀药师"（2010年）。

②李昕《基于多中心PPK模型及PK/PD参数的万古霉素给药方案优化》获湖南省医学科技二等奖（2017年）。

③李昕被评为湖南省药学会"优秀药师"（2018年）。

④李昕被评为中国药学会"优秀药师"（2019年）。

⑤刘丽华获湖南省"优秀药师"（2019年）。

⑥彭佳、温菁等获得湖南省医院协会品牌建设与健康传播专业委员会第二届品牌叙事创新传播大赛二等奖（2020年）。

⑦刘丽华获湖南省卫生健康系统"拥抱世界"首届英语竞赛三等奖（2021年）。

⑧彭佳、王阳洋、李美云获湖南省医学会医学科普与健康教育专业委员会学术年会优秀科普作品奖三等奖（2021年）。

⑨李昕获"长沙市名医"称号（2022年）。

2. 省部级科研项目

①《多索茶碱群体药动学研究》，湖南省卫生厅科研立项项目（编号B2010-102）。

②《基于多中心群体药代动力学模型及PK/PD参数的万古霉素给药方案优化》，湖南省科技厅资助项目（编号2012SK3014）。

③《湖南省感染性疾病合理用药临床医疗技术示范基地》，湖南省科技厅资助项目（编号2016SK4008）。

④《奈诺沙星对MRSA感染的给药方案研究》，湖南省卫生厅资助项目（C2017072）。

⑤《医联体背景下高血压医院-社区一体化药学服务模式的建立及效果评估》，湖南省药学会资助项目（编号hn2017011）。

⑥《基于"肠-肝轴"探讨藤茶二氢杨梅素防御抗菌药肝损伤的减毒机制》，湖南省自然科学基金项目（青年项目）（编号2019JJ50680）。

⑦《基于吸入剂仿制药一致性评价临床实施质量控制关键技术研究》，湖南省自然科学基金项目科药联合基金（编号2020JJ9019）。

⑧《基于5G信息技术的科研菌种数据库平台的构建开发及临床应用》，湖南省科技厅（编号2021SK53001）。

⑨《基于PK/PD策略的抗MRSA药物联合方案研究》，长沙市科学技术局，首席专家（项目编号kq1907005）。

⑩《不同封管液在仿制药一致性评价血样采集静脉留置针封管的有效性和安全性研究》，长沙市科学技术局（编号kq1907006）。

⑪《基于Nrf2/HO-1信号通路探讨曲札芪苷对多粘菌素B诱导的肾损伤的保护机制研究》，长沙市科学技术局（编号kzd2001096）。

⑫《头孢他啶在老年患者的PPK研究》，长沙市科学技术局（编号kq2004152）。

3. 发表论文

2012~2022年，共发表各类期刊论文160多篇，杂志涵盖中文核心期刊、科技核心期刊、SCI等，其中SCI论文22篇。

① He X, Mo L, Li Z Y, et al. Effects of curcumin on the pharmacokinetics of talinolol in human with ABCB1 polymorphism [J]. Xenobiotica: the fate of foreign compounds in biological systems, 2012, 42（12）: 1248-1254.

② Pei Q, Zhang B, Tan H, et al. Development and validation of an LC-MS/MS method for the determination of tolvaptan in human plasma and its application to a pharmacokinetic study [J]. Chromatogr B Analyt Technol Biomed Life Sci, 2013, 913-914, 84-89.

③ Li X, Wang F, Xu B, et al. Determination of the free and total concentrations of vancomycin bytwo-dimensional liquid chromatography and its application in elderlypatientsXin [J]. Journal of Chromatography B, 2014, 8（2）: 181-189.

④ Li X, Lin W, Zhang X J, et al. Evaluation of Meropenem Regimens Suppressing Emergence of Resistance in Acinetobacter baumannii with Human Simulated Exposure in an In Vitro Intravenous Infusion Hollow-Fiber Infection Model [J]. Antimicrobial Agents and Chemotherapy, 2014; 58（11）: 6773 - 6781.

⑤ Li X, Liu Y, Xu B, et al. Evaluation of the pharmacokinetics and food intake effect of generic sofosbuvir in healthy Chinese subjects [J]. International Journal of Clinical Pharmacology and Therapeutics, 2020, 58（4）230-241.

⑥ Ye C, Wang C, Li Z, et al. The Effect of Combination Therapy on Mortality and Adverse Events in Patients with Staphylococcus aureus Bacteraemia: A Systematic Review and Meta-analysis of Randomized Controlled Trials [J]. Infect Dis Ther, 2021, 10（4）: 2643-2660.

⑦ Men J, Moloneg E, Canning A, et al. Synthesized nanoparticles, biomimetic nanoparticles and extracellular vesicles for treatment of autoimmune disease: Comparison and prospect [J]. Pharmacol Res, 2021（12）: 105833.

⑧ Deng Y, Gu J Y, Li X, et al. Does Monitoring Total and Free Polymyxin B1 Plasma Concentrations Predict Polymyxin B-Induced Nephrotoxicity? A Retrospective Study in Critically Ⅲ Patients [J]. Infect Dis Ther, 2022 11（4）: 1591-1608.

⑨ Huang J, Guo S, Li X, et al. Nemonoxacin Enhances Antibacterial Activity and Anti-Resistance Mutation Ability of Vancomycin against Methicillin-Resistant Staphylococcus aureus in an In Vitro Dynamic Pharmacokinetic/Pharmacodynamic Model [J]. Antimicrob Agents Chemother, 2022, 66（2）: e0180021.

⑩ Tian M, Yan J, Zhang H, et al. Screening of Biomarkers and Toxicity Mechanisms of Rifampicin-Induced Liver Injury Based on Targeted Bile Acid Metabolomics [J]. Front Pharmacol, 2022（10）13: 925509.

第十六节　长沙市第四医院

一、药剂科简介

长沙市第四医院药剂科目前有工作人员共计50名，其中门诊药房13名、病室药房14名、中药房5名、临床药学10名、药库2名，其他部门6人；其中主任药师2名、副主任药师8名、主管药师13名、药师15名，其中博士研究生学历2名、硕士研究生学历5名、本科学历23名。科室建设了实验室，配置了高效液相色谱仪、PCR等先进仪器设备，开展相应的实验项目，相继开展了万古霉素、去甲万古霉素、卡马西平、丙戊酸钠、苯妥英钠、苯巴比妥和茶碱这7种药物的血药浓度监测，共检测样本量1000多例，为临床个体化给药提供了准确的参数，大力发展了临床药学。药剂科开展了荧光定量PCR监测，目前能进行华法林、氯吡格雷、他汀类、硝酸甘油、叶酸等药物代谢酶的基因检测，通过血药浓度监测与以药物基因组学为依据的基因检测相结合，使药师能真正参与精准治疗、精准用药，让患者的个体化用药做到个性化、差异化。科室引进了全自动单剂量口服摆药机，对全院住院患者实行单剂量口服摆药自动化，减少了口服药品的发药差错和药品资源的浪费，节约了医疗资源，同时也让患者吃上了卫生、安全的放心药品。

二、药剂科历届主要负责人

长沙市第四医院药剂科在历届主要负责人的带领下，树立竞争意识，转变工作思路，加强药学服务创新意识，提高临床药学专业技术服务水平，让药师队伍有方向、有事干、有追求，推动学科建设可持续发展。历届主要负责人及其任职时间详见表7-29。

表 7-29　药剂科历届主要负责人

序号	主要负责人	任职时间
1	朱学模	1956年12月至1958年7月
2	陈历泉	1958年8月至1965年12月
3	将义斋	1966年1月至1984年12月
4	王金龙	1983年1月至1985年12月
5	周志贤	1986年1月至1992年12月
6	王金龙	1993年1月至1993年12月
7	曾建国	1994年1月至1998年12月
8	姚鲁也	1999年1月至2004年12月
9	刘金玲	2005年1月至2011年3月
10	左美玲	2011年3月至2018年12月
11	廖音娟	2019年1月至2019年12月
12	左美玲	2020年1月至今

三、药剂科学科发展史

长沙市第四医院药剂科于1956年开院组建，有药剂士3名、药剂员1名，负责人由1名药剂士担任。

1975年，药剂科创设制剂室，开始生产灭菌制剂（包括小针剂）、普通制剂和中药制剂，每批次仅能生产200瓶左右，满足医院自给，每年为医院增收数万元。

1977年，新修制剂楼，共两层，1978年投入使用；灭菌制剂每批次能生产400瓶以上，品种也增加到近10个；普通制剂品种增至120个左右。老药师肖达研制的代霜、达可罗宁软膏、地塞米松软膏等享誉长沙市；中药制剂亦增至10多个，如橡皮生肌膏等极受临床欢迎。

1986年，制剂生产开始验收发证，灭菌制剂因硬件无法达到标准而停产，仅保留有普通制剂和中药制剂（包括饮片加工）。

1983年10月，医院从后勤部门调老药工刘济华筹建中药房。

1984年年初，中药房在老门诊楼二楼正式运行，同时设立煎药房，归中药

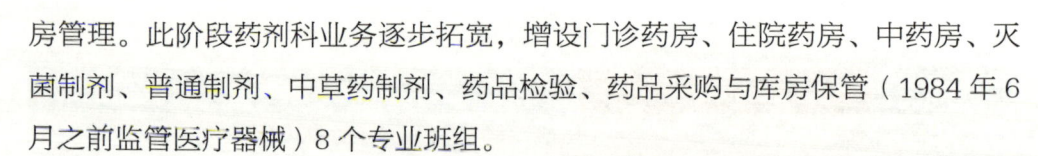

房管理。此阶段药剂科业务逐步拓宽，增设门诊药房、住院药房、中药房、灭菌制剂、普通制剂、中草药制剂、药品检验、药品采购与库房保管（1984年6月之前监管医疗器械）8个专业班组。

1988年年底，制剂楼建设完成；1990年10月，半自动化的输液生产线正式投产，能生产普通制剂150多种，输液制剂品种13种，年生产量达25万多瓶，不仅做到自给有余，同时还能支援给长沙市传染病医院和航天722医院；2003年，医院筹建医技综合楼，为解决基建用地，拆除制剂楼。

1993年，正式创建临床药学室，设专职药师1名，并建立起科内资料室，自筹资金新购一批专业书籍，肖达捐赠部分书籍，拥有专业工具书和期刊500多册。

2014年10月，通过国家药物临床试验机构验收，取得了国家药物临床试验机构资格，并有心内科、神经内科、消化科、妇科、骨科、耳鼻喉科、普外科7个专业取得了药物临床试验资质。目前，已完成Ⅱ期、Ⅲ期、Ⅳ期药物临床试验项目9个，器械及试剂耗材的临床试验项目16个，在研Ⅱ期、Ⅲ期、Ⅳ期临床试验项目12个，并在持续洽谈、承接各类临床试验项目。每年组织院内的药物临床试验知识培训3~4次；选送青年医师数人参加院外的GCP知识培训，并取得GCP资质，这些人也都成为GCP工作中的骨干成员。

不断加强临床药学工作，近3年，参与临床合理用药会诊3700多次，上报药品不良反应1000多例，参与药学查房300多次，每月查阅病历1000多份，处方4000多张，进行处方和医嘱点评、抗菌药物和质子泵抑制剂的专项点评，开展了抗菌药物专项整治工作，提高了医院合理用药水平。培养了4名具有国家资质的专科临床药师，2名通科临床药师。

开展了合理用药咨询服务，每天有1名药师进行用药咨询，配备了相应的（国家基本药物目录、临床用药须知、检验结果临床解读等）药学工具书，便于咨询药师查阅，咨询药师每天为患者等人解答用药疑问，提高了患者的用药依从性和药品的疗效，降低了药品不良反应的发生。通过这些服务建立了新的"患者、药师、医护人员"沟通的桥梁和平台，并对医院用药合理性起到了普及、推广及促进作用。

四、药剂科学科成果

1. 省部级获奖荣誉

①普通制剂室评为湖南省单项先进集体（1991年）。

②第十六届湖南医学科技奖三等奖（2019年）。

2. 省部级及以上科研项目

①《喜炎平注射液替代抗菌药物应用治疗上呼吸道感染的疗效分析》，湖南省中医药管理局科研计划项目（编号2013153）。

②《GM-1保护神经组织免受脑缺血/再灌注脂质过氧化反应损伤的机制研究》，湖南省卫计委科研计划项目（编号B2016160）。

③《Lx2-32c抑制乳腺癌干细胞治疗乳腺癌的作用及机制研究》，湖南省科技厅科研立项（编号2016JJ3092）。

④《牡荆素B1抗脑缺血再灌注损伤的作用及机制研究》，国家自然科学基金项目（青年项目）（编号81603107）。

⑤《注射用七叶皂苷钠替代甘露醇序贯治疗脑出血继发脑水肿的临床疗效评价研究及机制探索》，湖南省中医药管理局科研计划项目（编号2017108）。

⑥《胰岛素抵抗在他汀类药物诱导糖尿病事件中的作用及机制研究》，湖南省卫计委科研计划项目（编号C20180603）。

⑦《基于GAS5/miR-455-5p/DDAH1信号途径探讨高良姜素抗动脉粥样硬化作用及机制研究》，国家自然科学基金项目（青年项目）（编号81803767）。

⑧《基于KSRP/AKT靶点探讨传统中药五味子抗2型糖尿病活性成分研究》，湖南省卫计委科研计划项目（编号C 20200350）。

⑨《基于RAGE/NOX轴探讨氧化苦参碱保护糖尿病脑损伤的作用机制研究》，湖南省自然科学基金项目（编号2020JJ4442）。

⑩《基于NOX/miRNAs通路探讨阿魏酸苄酯对抗脑缺血/再灌注损伤的作用机制研究》，湖南省自然科学基金项目（编号2020JJ5384）。

⑪《探索SOCS3介导的高良姜素抵御血管炎症作用及机制研究》，湖南省自然科学基金项目（编号2020JJ5384）。

3. 发表论文

科室历年来，共发表各类期刊论文 70 多篇，其中 SCI 论文 23 篇，代表性文章如下所述。

① Li R, Yu X, Xiao M L, et al. Association of lncRNA PVT1 Gene Polymorphisms with the Risk of Essential Hypertension in Chinese Population［J］. Biomed Research International, 2022, 2022: 0-9976909.

② Deng X, Zuo M, Pei Z, et al. MicroRNA-455-5p Contributes to Cholangiocarcinoma Growth and Mediates Galangin's Anti-Tumor Effects［J］. Journal of Cancer, 2021, 12（15）: 4710-4721.

③ Kuang D, Dong L, Liu L, et al. SOCS3 Gene Polymorphism and Hypertension Susceptibility in Chinese Population: A TwoCenter Case-Control Study［J］. Biomed Research International, 2021, 2021: 0-8445461.

④ Yang ZB, Xiang Y, Zuo M L, et al. lncRNA PINK1-AS Aggravates Cerebral Ischemia/Reperfusion Oxidative Stress Injury through Regulating ATF2 by Sponging miR-203［J］. Oxidative Medicine and Cellular Longevity, 2022, 2022: 0-35855866.

⑤ Fan J, Wu D, Guo Y, et al. SOS1-IT1 silencing alleviates MPP+-induced neuronal cell injury through regulating the miR-124-3p/PTEN/AKT/mTOR pathway［J］. Journal of Clinical Neuroscience, 2022, 99: 137-146.

⑥ Zhu Y X, Hu H Q, Zuo M L, et al. Effect of oxymatrine on liver gluconeogenesis is associated with the regulation of PEPCK and G6Pase expression and AKT phosphorylation［J］. Biomedical reports, 2021, 15（1）: 1-10.

⑦ Dai Z H, Jiang Z M, Tu H, et al. miR-129 Attenuates Myocardial Ischemia Reperfusion Injury by Regulating the Expression of PTEN in Rats［J］. BioMed Research International, 2021.

⑧ Mao L, Zuo M L, Wang A P, et al. Low expression of

miR-532-3p contributes to cerebral Ischemia/reperfusion oxidative stress injury by directly targeting NOX2 [J]. Molecular Medicine Reports, 2020, 22: 2415-2423.

⑨ Zuo M L, Wang A P, Song G L, et al. miR-652 protects rats from cerebral ischemia/reperfusion oxidative stress injury by directly targeting NOX2 [J]. Biomedicine & Pharmacotherapy, 2020, 124: 109860.

⑩ Zuo M L, Wang A P, Tian Y, et al. Oxymatrine ameliorates insulin resistance in rats with type 2 diabetes by regulating the expression of KSRP, PETN, and AKT in the liver [J]. Journal of cellular biochemistry, 2019, 120 (9): 1685-1691.

⑪ Lou Z, Wang A P, Duan X M, et al. Role of ALK5/SMAD2/3 signaling in the regulation of NOX expression in cerebral ischemia/reperfusion injury [J]. Experimental and Therapeutic Medicine, 2018, 16 (3), 1671-1678.

⑫ Lou Z, Wang A P, Duan X M, et al. Upregulation of NOX2 and NOX4 Mediated by TGF-β Signaling Pathway Exacerbates Cerebral Ischemia/Reperfusion Oxidative Stress Injury [J]. celluar Physiology and Biochemistry, 2018, 46 (5): 2103-2113.

⑬ Mao L, Zuo M L, Hu G H, et al. mir-193 targets ALDH2 and contributes to toxic aldehyde accumulation and tyrosine hydroxylase dysfunction in cerebral ischemia/reperfusion injury [J]. Oncotarget, 2017, 8 (59): 99681-99692.

⑭ Han X D, Zhang Y Y, Wang K L, et al. The involvement of Nrf2 in the protective effects of (-)-Epigallocatechin-3-gallate (EGCG) on NaAsO2-induced hepatotoxicity [J]. Oncotarget, 2017 8 (39): 65302-65312.

⑮ Mao L, Liao Y J, Hou G H, et al. Monosialotetrahexosylganglio side protect cerebral ischemia/reperfusion injury through upregulating the expression of tyrosine hydroxylase by inhibiting lipid peroxidation [J]. Biomedicine and Pharmacotherapy, 2016, 84: 1923-1929.

⑯ Yang, Z. B, Ting B, et al. The Diagnostic Value of Circulating Brain-specific MicroRNAs for Ischemic Stroke [J]. Intern Med, 2016, 55 (10): 1279-86.

⑰ Yang, Z. B, Ren, et al. Beneficial effect of magnesium lithospermate B on cerebral ischemia-reperfusion injury in rats involves the regulation of miR-107/glutamate transporter 1 pathway [J]. European Journal of Pharmacology: An International Journal, 2015, 5; 766: 91-8.

⑱ Yang Z B, Tan B, Li T B, et al. Protective effect of vitexin compound B-1 against hypoxia/reoxygenation-induced injury in differentiated PC12 cells via NADPH oxidase inhibition [J]. Naunyn Schmiedebergs Arch Pharmacol, 2014, 387 (9): 861-71.

⑲ Yang Z B, Zhang Z, Li T B, et al. Up-regulation of brain-enriched miR-107 promotes excitatory neurotoxicity through down-regulation of glutamate transporter-1 expression following ischaemic stroke [J]. Clinical Science, 2014, 127 (12): 679-689.

第十七节　长沙市中心医院
（南华大学附属长沙中心医院）

一、药学部简介

长沙市中心医院药学部是在原长沙市第二医院药剂科悠久的历史与长沙市第五医院强大的专科基础上组建的，随着长沙市中心医院的快速发展与中心定位，目前药学部已形成拥有现代化分析仪器设备的药物分析检测系统，有全净化设备的医院制剂配制与静脉用药调配系统，有大型冷藏设备及温湿度自动控制的药品管理系统，有自动化、智能化与信息化为支撑的现代药学服务体系及合理用药监测系统（PASS），以及法规制度与职责健全的科室管理系统等符合现代化综合医院药事管理要求的，集药品调配、制剂、实验、临床药学及科研教学为一体的医院药学体系和药学人才梯队。药学部现有专业技术人员116人，其中主任药师3人、副主任药师10人、主管药师33人、硕士研究生导师1人、博士研究生4人、硕士研究生22人。

二、药学部历届主要负责人

长沙市中心医院自2000年组建，同时设立药剂科，2012年医院通过"三甲"复评后，药剂科改为药学部，药学部的发展离不开历届主要负责人的指引与付出，他们以过硬的综合素质，强大的医、教、研能力，构建药事管理体系、规范规章制度，培养药事服务团队，推动学科发展。历届主要负责人及其任职时间详见表7-30。

表7-30　药学部历届主要负责人

序号	主要负责人	任职时间
1	汪令召	2000年6月至2001年11月
2	曾建国	2001年11月至2009年1月
3	刘芳群	2009年1月至2020年12月
4	陈艳平	2021年1月至今

三、药学部学科发展史

长沙市中心医院前身是湖南肺病疗养院，经过80多年的风雨历程，几度撤并，最终与长沙市第二医院、长沙市急救中心和长沙市老年病研究所合并发展成一所集医、教、研为一体的大型综合医院。医院药学也从当初的一间简陋藏药室、1~2名药剂人员，发展成为今天集药品调配、制剂、实验、临床药学及科研教学为一体的现代化医院药学服务体系、功能科室齐全的药学学科。

中华人民共和国成立前后医院药学以调剂为主,主要是给住院患者调配处方。随着门诊的开放和临床的需要,做一些简单的制剂,并负责管理全院医疗器械。

1954～2000年,医院制剂得到飞速发展;2000年,仅保留市场上没有的普通制剂,同时医院药学以药事管理为主要内容。

2000～2005年,中心医院建院初期,南院由原来的以结核病治疗为主要特色转为综合医院,南院与北院(原长沙市第二医院)药剂科合并统一管理,北院制剂室搬迁至南院,仅保留药品调剂服务,分设综合西药房和中药房。这一时期以药事管理为主要内容,整章建制,完善综合医院药剂科职能,强化药品质量管理与药品调剂服务是这一时期的主要特点,基本健全了药剂科信息化管理系统,各种设施均体现人性化管理的要求。

2005～2015年,逐步建成三级甲等综合医院药学部,这一时期,医院药学开始从"以药品供应保障为主"向"以患者为中心的临床药学服务为主"转型。设置了以处方调剂和用药咨询为主要工作内容的药品调剂服务平台,以药品采购、验收、保管、分发、成本核算、价格管理、信息维护、质量管理为主要工作内容的药品管理服务平台,以制剂配制与质量检验为主要工作内容的医院制剂平台,重点建设发展了以药品质量检验、体内药物浓度监测与个体化给药、药物配伍及药动学试验研究为主要工作内容的药学实验平台,以患者为中心、以合理用药为目的的临床药学服务平台。

医院重视药学事业的发展,2005年投资约30万元改造新建制剂大楼。医院制剂室由分管院长、药学部及制剂配制、检验等相关机构负责人组成的质量管理组织,履行了制剂配制质量管理职责。医院制剂"益肺通络颗粒"获湖南省食品药品监督管理局批准文号(湘药制字Z20130968),先后委托湖南中医药大学第一附属医院制剂室与湖南省妇幼保健院制剂室生产配制。

2015～2018年,药学部重点发展以患者为中心,以信息化、智能化、自动化为支撑的药学服务工作,建设了以提高患者静脉用药质量与安全为目的的静脉用药调配中心,初步完成了调剂现代化、药品管理智能化与信息化建设,完成了国家临床药师培训基地的建设并获得培训资质。随着合理用药监测软件和临床药学管理软件的升级,实现了临床合理用药管理的信息化与自动化,进一步提高了患者用药的安全保障，获得湖南省临床药学重点专科建设项目单位，药学学科建设得到行业的认可；建设Ⅰ期药物临床研究室，响应国家号召开展药物一致性评价研究，为百姓吃到物美价廉的放心药履行了当代药师的职责。2021年，药学部临床药学专科成为湖南省临床重点专科。作为国家临床药师培训基地、国家紧缺人才（临床药师）培训基地，配备专科临床药师15名，覆盖10个临床专业，基地已招收学员11批次，培养学员61名，学员覆盖多个省、市、县级医院，有效带动了区域药学服务能力的提升。2021年9月14日开设湘雅的药学门诊，旨在为患者的安全用药保驾护航。为积极推进全民合理用药，设立专属公众号"星心药师"，已发表科普文章40多篇，全网科普视频50多个，反响良好，在国家级、省市级比赛中收获荣誉累累。

药学部Ⅰ期临床研究中心已完成生物等效性研究51项，Ⅰ期临床研究3项，Ⅰb期创新药2项。其中"草酸艾司西酞普兰片人体生物等效性研究"项目为我国"7.22"核查后第一批BE申报项目中第一个接受BE现场核查项目，并且是国家第二个、湖南首个获批生产的仿制药一致性评价品种。

四、药学部学科成果

1. 省部级及以上获奖荣誉

① 获湖南省临床用药质量控制中心颁发"2010年湖南省临床用药监测先进单位"（2010年）。

② 获得中国药学会颁发"2012年度信息先进单位"（2012年）。

③ 刘芳群获2015年中国药学会"优秀药师"称号。

④ 获"2015—2016年度全国处方点评监测网工作优秀奖"（2017年）。

⑤ 高利臣获湖南省"225"工程高层次卫生人才临床药学骨干人才（2019年）。

2. 省部级科研项目

①《苗医药爱福宁合剂关键成分槲皮素影响miR-200介导EMT-Fs通路调控宫颈癌转移机制的研究》，湖南省中医药管理局科技计划项目（编号201940）。

②《Nox4参与自噬潮调控在异内肾上腺素诱导心肌能量代谢紊乱的作用

研究》，湖南省自然科学基金项目（科研项目）（编号 2018JJ6132）。

③《乳腺癌化疗中 PXR 介导的当归与环磷酰胺药物相互作用分子遗传机制》，湖南省重点研发计划（编号 2016SK2066）。

④《ALA 和 PPIX 介导抗结核所致药物性肝损伤临床与机制研究》，湖南省卫生计生委科研计划（编号 B2016214）。

⑤《氟喹诺酮类药物处方点评技术规范研究》，湖南省科技计划项目（编号 2014SK3011）。

⑥《"益肺逐瘀灌肠剂"的研制》湖南省中医药科研计划项目（编号 2014110）。

3. 发表论文

2012～2021 年，科室共发表各类期刊论文 100 多篇，其中发表 SCI 论文 9 篇，代表性论文如下所述。

① Gao L C, Liu F Q, Yang L, et al. The P450 oxidoreductase (POR) rs2868177 and cytochrome P450 (CYP) 2B6*6 polymorphisms contribute to the interindividual variability in human CYP2B6 activity [J]. European Journal of Clinical Pharmacology, 2016, 72 (10): 1205-1213.

② Wang D, Gao L, Gong K, et al. Increased serum leptin level in overweight patients with colon carcinoma: A cross-sectional and prospective study [J]. Molecular and Clinical Oncology, 2017, 6 (1): 75-78.

③ Wang D; Gao L; Liu X; et al. Improved of antitumor effect of ionizing radiation for treating nasopharyngeal carcinomain combination with rapamycin: an in-vitro and in-vivo study [J]. Oncology Letters, 2017, 14: 1105-1108.

④ Gao L, Wang D, Liu F, et al. Influence of PTGS1, PTGFR, and MRP4 genetic variants on intraocular pressure response to latanoprost in Chinese primary open-angle glaucoma patients [J]. European Journal of Clinial Pharmacology, 2015, 71 (1): 43-50.

(5) Wu M, Wen D, Gao N, et al. Anticoagulant and antithrombotic evaluation of native fucosylated chondroitin sulfates and their derivatives as selective inhibitors of intrinsic factor Xase [J]. European Journal of Medicinal Chemistry, 2015, 92: 257-269.

(6) Gao, L, He Y J, Tang J, et al. Genetic variants of pregnane X receptor (PXR) and CYP2B6 affect the induction of bupropion hydroxylation by sodium ferulate [J]. PLoS ONE, 2013, 8 (6): e62489-e62489.

第十八节 长沙市中医医院（长沙市第八医院）

一、药学部简介

长沙市中医医院（长沙市第八医院）药学部是一个专业知识结构和人才梯队建设合理、功能设置完善、工作环境良好、充满蓬勃朝气的医技科室。药学部是国家中医药管理局临床药学重点专科单位、2017年国家中药炮制技术传承基地，以及长沙市中药饮片、中医药事质量控制中心挂靠单位。科室设有中药调剂、西药调剂、制剂、药检、临床药学、药库、静脉药物配制中心等部门，基本涵盖了目前医院药学工作的业务范围。截至2019年年底，药学部有专业技术人员89人，其中高级职称人员14人、中级职称人员30人、硕士研究生8人。

二、药学部历届主要负责人

长沙市中医医院（长沙市第八医院）是由原长沙市中医医院和长沙铁路医院合并而来，年轻而又历史悠久，药剂科在历届主要负责人的带领下，中西药学融合发展，既竞争又互相学习，发挥各自优势，团结稳定药师队伍，不断创新药学服务模式，提高临床药学专业技术服务水平，推动学科建设可持续发展。历届主要负责人及其任职时间详见表7-31。

表 7-31 药学部历届主要负责人

序号	主要负责人	任职时间
1	谭晓安	2007～2013 年
2	邓曼静	2013～2019 年
3	陈艳玲	2019～

三、药学部学科发展史

长沙市中医医院（长沙市第八医院）有着悠久的历史和深厚的文化底蕴，实行"一院三址"的运行模式，分为本部、南院、东院 3 个院址：本部设在长沙市星沙区，主要承担长沙市东部和长沙县区域范围的医疗急救任务；南院（长沙市骨伤科医院）为原长沙市中医医院，地处繁华的长沙南门口；东院为原长沙铁路医院，位于长沙火车站附近。医院前身为长沙市南区中医联合诊所，于 1958 年设立了药剂科，当时科内由几名药工承担医院的中药调配及饮片加工等工作，配制了由几位名老中医提供的家传秘方，如黑膏药、疗疖膏、伤科加料膏、九华膏等。尽管工作繁重、条件简陋，但为药剂科的建设打下了良好的基础。

20 世纪 70 年代，医院重视人才引进和培训，1975 年送出了 2 名年轻药工到湖南省中医学院学习中药专业；1979 年，从长沙地区引进了 4 名老药工；1985 年，从湖南省中医学院引进了 1 名中药专业的本科生，使药剂科的中药基础知识及技术得到了大幅度的提高，药学工作开始从中药调剂、饮片加工扩大到较大规模的中药加工炮制及中药制剂，配制了大量的临床疗效确切的中药制剂，如当归活血液、治伤丸、骨络液、吹耳散、吹喉散、五虎散、射海散等。1996 年，医院制剂已具一定的规模，医院新建了一栋制剂楼，面积达到 1000 多平方米，取得了湖南省卫生厅药政处颁发的制剂许可证，此时，年产值达到 500 多万元。1992～2013 年又研制了 6 种制剂，如集成疗伤片、集成理伤片、集成愈伤片、浴舒洗液、关节软坚止痛片、四甲丸等，取得了很好的疗效，深受患者的好评，同时分别获湖南省科技成果奖。

2007 年 1 月，长沙市中医医院与长沙市第七医院（原长沙铁路医院）合并，药学部的力量壮大；2008 年，在谭晓安主任带领下，药学部顺利通过了

"三甲"评审；2013年，在邓曼静主任带领下，药学部成为国家中医药管理局临床药学重点专科单位；2017年，药学部成为国家中药炮制技术传承基地、长沙市中药饮片、中医药事质量控制中心挂靠单位。

经过60多年的发展，尤其是近几年的专科建设，药学部始终紧密结合临床，以中药临床应用为核心，不断丰富临床中药学的研究方法和内涵，药学能力和水平得到了快速、全面的发展，在本地区的影响不断扩大。

四、药学部学科成果

1. 药学部经过几年的专科建设，逐步形成了自己的特色。

① 人才队伍结构合理，中药人员的力量较强，参与中医临床疑难杂症的会诊、用药方案的制定。在医院提高了学科及中药人员的地位。

② 完善了中药管理与使用的质量管理体系，加强了各个环节的质量控制，成为长沙地区的中药管理示范标准。

③ 加工技术力量强，能为本院患者及外院患者提供多种剂型的加工。深受老百姓好评。

④ 开展了中药临床药学工作，对中药处方实行在线审核，在线与医生交流沟通，严把处方质量关。

⑤ 开展了对住院患者的静脉用药，特别是中药注射剂的医嘱的审核及集中配制，保证患者用药的合理性和安全性。

⑥ 为临床提供多项的特色中药疗法，解决了部分患者口服汤剂的困难。

⑦ 医院特色制剂品种多，疗效确切，还保留了传统的制剂工艺，如黑膏药、丸剂等。

⑧ 传承了传统的中药炮制方法，做到了临方炮制，提升了中医药的服务能力。

2. 省部级获奖荣誉

① 2020年，邓曼静获"湖南省名中医"称号；

② 2022年，陈艳玲获第四届"优秀药师"称号。

3. 论文发表

科室历年来共发表论文50多篇，其中SCI论文11篇，代表性的有以下6篇。

① Duan J, Meng X, Liu S, et al. Gut Microbiota Composition Associated With Clostridium difficile-Positive Diarrhea and C. difficile Type in ICU Patients [J]. Frontiers in cellular and Infection Microbiology, 2020, 10: 190.

② Meng X, Yang J, Duan J, et al. Assessing Molecular Epidemiology of Carbapenem-resistant Klebsiella pneumoniae(CR-KP) with MLST and MALDI-TOF in Central China [J]. Scientific Reports, 2019, 9 (1): 2271.

③ Zhao R k, Cao J H. In vitro and in vivo evaluation of the effects of duloxetine on P-gp function [J]. European Journal of Clinical Pharmacology, 2010, 25: 553-559.

④ Zhao R K, Cheng G, Tang J, et al. Pharmacokinetics of Duloxetine Hydrochloride Enteric-Coated Tablets in Healthy Chinese Volunteers A, Randomized, Open-Label, Single- and Multiple-Dose Study [J]. Clinical therapeutics, 2009, 31 (5): 1022-1036.

⑤ Li Y, Duan J, Guo T, et al. In vivo pharmacokinetics comparisons of icariin, emodin and psoralen from Gan-kang granules and extracts of Herba Epimedii, Nepal dock root, Ficus hirta yahl [J]. Journal of Ethnopharmacology, 2009, 124 (3): 522-529.

⑥ Zhang W, Li Y, Lin X. Structure and Function of Cochlcear Gap Junctions and Implications for the Translation of Cochlear Gene Therapies [J]. Frontiers in Cellular Neuroscience, 2019, 13, 529.

第十九节 永州市中心医院

一、药学部简介

百余年来，永州市中心医院历经沧桑，几次扩建，几易其名，逐步发展壮大，已成为一所集医疗、教学、科研、康复、社区医疗、预防保健、医学鉴定、急诊急救于一体的三级甲等医院。

永州市中心医院药学部是国家药物临床试验机构，临床药学为永州市重点学科、永州市临床用药质量控制中心及永州市药学会医院药学专业委员会挂靠单位，目前已经发展成一个集药事服务、科研、教学于一体的综合性学科。

药学部现有药学技术人员 79 人，其中主任药师 2 名、副主任药师 9 名，研究生以上学历 8 人、临床药师 13 名，形成了老中青结合、高中初职称搭配的人才梯队。药学部设有门诊药房、急诊药房、中心药房、中药房、药库、静脉药物配置中心、临床药学室、大输液仓库、药物临床试验机构办等部门。

二、药学部历届主要负责人

永州市中心医院药学部迄今为止已有 100 多年历史，百年来在历史与事实的见证下，医院做到了内求外放，为全院快速发展提供了扎实的基础，更是为患者用药安全提供了保障。时光荏苒，在历史的长河里，永州市中心医院药学留下了无数先辈的经验和精神财富。历届药学部主要负责人见表 7-32。

表 7-32 药学部历届主要负责人

序号	主要负责人	科室	任职时间
1	邓君智	药剂科主任	1980～1997 年
2	陈建军	药剂科主任	1997～2004 年
3	王靖庚	药剂科主任	2004～2006 年
4	席美凤	药剂科主任（冷水滩院区）	2006 年至 2011 年 11 月
		临床药学主任（冷水滩院区）	2011 年 11 月至 2015 年 11 月

续表

序号	主要负责人	科室	任职时间
4	席美凤	药剂科主任（冷水滩院区）	2015年11月至2019年11月
5	宋荣	药剂科主任（零陵院区）	2006年至2011年11月
		临床药学主任（零陵院区）	2011年11月至2015年11月
		药剂科主任（零陵院区）	2015年11月至2019年11月
6	黄艳芳	药剂科主任（零陵院区）	2011年11月至2015年11月
		临床药学主任（零陵院区）	2015年11月至2019年11月
7	周望溪	药剂科主任（冷水滩院区）	2011年11月至2015年11月
		临床药学主任（冷水滩院区）	2015年11月至2019年11月
		药学部主任、药物临床试验中心主任	2019年11月至今

三、药学部学科发展史

1905年，英籍传教士韩永禄等人在永州市零陵县城潇湘门内的祁阳会馆建立基督教循道公会零陵教堂传教。为扩大教会影响，在教堂内开设普爱诊所，用西医免费为教徒治病，并为社会提供有偿服务，这也是永州市中心医院的前身。1907年，诊所随教堂一起迁至钟楼街（今永州市零陵区中山路），并改名零陵循道公会私立普爱医院，成为永州市最早的西医医院。1951年8月，零陵专区人民医院建院时设立药房。1956年，药房创造一种胃匙器，分装粉散剂药品，减少用天平秤称粉剂药的时间；同年，汤臻戌首先开展中草药片剂、针剂等的配制工作，后推广到全区各医院，为当时西医学习中医，中西医结合工作作出贡献。1958年，倪仕敏等人开展医院自制西药灭菌制剂工作，配制葡萄糖注射液和生理盐水等，开零陵地区医院自制大液体之始，倪仕敏发明自动衡重称量装置，出席全国群英会。1960年，在全国供应困难情况下，制剂室用白糖生产转化糖输液，解决重症患者的输液治疗问题，自制碳酸氢钠，治疗大面积的酸中毒患者，还增加40多种制剂，满足临床需要。1962年，零陵专署恢复，零陵人民医院改名为零陵专区人民医院，同时医技科室增加药剂科。1987年，临床药学室成立。1988年，在邓君智带领下，用明矾除氨法解决制剂室因注射用水氨含量过高而面临停产的问题,所撰写的"用阳离子树脂除注射用水中铵离子的体会"一文被列为药学会交流论文。1988年2月,成立零陵地区首家临床药学研究小组,并购置电脑进行临床药学研究;1989~1990年,零陵地区医院恢复新建制剂楼,采用了局部净化、流水线生产等较为先进的生产设施与设备,并于1990年取得《制剂许可证》。1990年,医院新建1000平方米的制剂大楼,装备有生产流水线、紫外分光光度计等先进生产和检测设备,同年,增添自动灌装和空气净化设备。1991~1997年,唐冬林、易远亮在零陵地区中药人员技术比武活动中分别获得第一名、第三名,并代表地区参加湖南省中药技术比赛;由王靖庚写的"医院制剂室的建设和实践"一文在药学会上交流。1992年,临床药学建立药物质量监测网络和药物不良反应报告制度,开展处方和病历调查,药师下临床与医师一道参与合理用药,开展药物咨询活动,定期编写《药讯》等项事务。医院开发甲硝唑葡萄糖注射液,投产氟哌酸胶囊、氟嗪酸胶囊、的确当眼液、戊二醛溶液、B超耦合剂、膀胱镜润滑剂、肠镜润滑剂,新增全部大输液品种的250mL规格方便临床治疗,开展医院手术室硬膜外麻醉药品"普鲁卡因、丁卡因注射液"的定型攻关,取得成功并投入生产;新建层流净化室,购买空气净化操作台,引进转移因子口服液的生产。1998年,分院建立,设立西药库、中药库、急诊药房、门诊西药房、中药房5个班组。2001年,药剂科进行硬件整改,制订各种制剂管理文件300多份。编制医院标准的《制剂操作规程》《质量标准》等,顺利通过换证验收。2002年,根据上级卫生行政部门颁布更严格的制剂生产硬件的要求,大输液停产,制剂室只保留普通制剂,同年4月,停止申报消毒剂的生产。2004年,永州市药品不良反应中心在医院成立,负责全市药品不良反应的收集并上报湖南省药品不良反应中心,并出台"药品不良反应监测工作目标管理方案"。2006年1月1日,制剂室全线停产。2007年,中成药并至西药房,中药房仅保留中草药调剂。2008年,医院制订《药品手册》。2009年,根据国家处方集制订医院《处方集》及《基本用药目录》。2011年5月,永州市人民医院更名为永州市中心医院,临床药学开设了药物咨询窗口,开展抗菌药物专项点评等工作。2011年,成立永州市首家静脉药物配置中心,2014年,永州市临床用药质量控制中心成立并挂靠在医院药剂科。2017年,门诊全自动化发药机、单剂量摆药机上线，中心药房实现无纸化办公。2018年，永州市药学会医院药学专业委员会成立并挂靠在我院药剂科。2018年，永州市临床用药质量控制中心被评为"湖南省优秀市州临床用药质控中心"。2019年9月，永州市中心医院国家药物临床试验机构（GCP办公室挂靠药学部）进行了资格认定，10月，获得国家食品药品监督管理总局的资格认定证书，同年，临床药学被评为永州市重点学科。2012～2019年，药学部每年被评为永州市药品不良反应上报优秀单位。2020年，南北两院药剂科合并为药学部。

四、药学部学科成果

科室秉承与时俱进，不断追求的科研教学理念，先后在国家核心期刊发表多篇优秀论文，如下所述。

① 席美凤. HPLC法测定知柏地黄颗粒中马钱苷［J］. 中草药，2006，37（7）：1036-1037.

② 李霞，陈云. 硝苯吡啶联合卡托普利治疗高血压疗效观察［J］. 中国医药指南，2011，9（15）：18-19.

③ 李霞. 心脏换瓣术后妇科围手术期应用抗凝药物的临床疗效及安全性解析［J］. 中国民族民间医药，2014，23（20）：60-61.

第二十节　怀化市第一人民医院

一、药学部简介

怀化市第一人民医院药学部是集药品采购、供应、临床药学、药事管理、新药制剂研发、科研教学等为一体的综合性技术职能部门。目前，药学部下设门诊西药房、中药房、急诊药房、中心药房、药库、制剂室、临床药学、药物临床试验机构、静脉用药调配中心等部门，共有药学人员79人，其中主任药师 7 人，副主任药师 13 人。为适应医院药学发展，药学部的工作重心已由传统的以保障药品供应为主的工作模式转变为在保障药品供应前提下以病人为中心的药学服务模式，积极开展药师下临床、处方医嘱点评、前置处方审核、用药咨询、不良反应监测、抗菌药物专项治理等临床药学服务工作，将保证患者用药安全、有效、经济作为药学部新的工作目标。

二、药学部历届主要负责人

怀化市第一人民医院自 1970 年成立以来，药学部经过 50 多年的发展，从最初只有 6 名药剂人员的中西调剂室到现在成为科室功能齐备的药学服务部门，是一代又一代药学人努力拼搏，不断创新的结果。我们新一代的药学人定会继承老一辈药学人艰苦奋斗、不忘初心的优良传统，把医院的药学学科不断推上新的台阶。历届药学部主要负责人详见表 7-33。

表 7-33　药学部历届主要负责人

序号	主要负责人	任职时间
1	沈春婷	1972～1977 年
2	曾华香	1978～1981 年
3	仇有琛	1982～1991 年
4	覃遵注	1991～2001 年
5	吴碧桃	2002～2009 年
6	胡文祥	2010～2014 年
7	李永祝	2014～2018 年
8	刘昌发	2018～2022 年（药学部主任）
9	史志华	2019～2022 年（临床药学研究室主任）
10	史志华	2022 年至今（药学部主任）

注：2019 年医院药学分为药学部、临床药学研究室 2 个部门，2022 年药学部和临床药学研究室合为药学部，分为药剂科和临床药学研究室。

三、药学部学科发展史

怀化市第一人民医院成立于 1970 年 10 月，前身为湖南省铁路工程指挥部医院。

　　1970年，医院设立药剂科，设有中西药调剂室，药剂人员6人，负责铁路建设工人的药品调剂。1975年，药剂科开办制剂室，开发生产"柴胡注射液""健肝片"等新制剂，弥补医院药品短缺，保障药品供应。1982年，新建西药制剂楼，开设临床药学室。1988年，增设中药制剂室和药检室。1992年，药剂科全科工作人员增至70人，药剂科组织机构设置更为完善，设有调剂部门（门急诊药房、住院药房、药库），制剂部门（中药制剂、西药制剂室、药品检验室）和临床药学室。2000年，药剂科实行计算机网络化管理，中西药制剂室有注册制剂品种90多个，其中自主研制开发的二类制剂10多个，临床药学开始开展血药浓度监测服务。2001年，新建西药制剂室落成，3层共2500平方米，净化面积700多平方米，同年，调剂药房被怀化市卫生局与怀化市药监局联合评定为"放心药房"。2006年，制剂室成功申请换发百余个"湘药制字"批准文号，是湖南省获批医院制批准文号最多的医院。2010年，药剂科升级为药学部。2014年，完成医院制剂质量标准提升，实现45个医院制剂再注册。2016年，医院职工代表大会通过了投资3500万～4000万元集制剂生产、新制剂研究与开发、不良反应监测、临床药物试验、科研与教学于一体的制剂中心项目工程，建筑面积7136平方米，制剂规模为1个亿产能。2016年，临床药学专科获湖南省市州级医院临床重点专科建设项目，并与16家县级医院建立"临床药学医联体"，怀化市第一人民医院成为怀化市药学会理事长单位、怀化市医学会医院药学与药事管理专业委员会主任委员单位。2018年，开设武陵山片区第一个药学门诊。同时，积极响应国家"健康中国"战略，加大青年人才梯队培养，推动青年药师外出专业学习，加强合理用药科普宣传，获得了"2018年中国药师科普大赛优秀作品奖""2018年中国药师科普大赛最佳传播奖""2018年湖南省健康科普大赛二等奖""2018年中国药师职业技能大赛湖南赛区三等奖"。2019年，医院制剂中心项目建设紧张有序开展，调剂药师喜获"2019年中国药师职业技能大赛湖南赛区二等奖"，临床药学被批准为中华医学会临床药师学员培训基地，面向全国招生。

　　50多年来，经过几代药学人的努力拼搏，怀化市第一人民医院药学学科得到很大的发展。新一代的药学人应继承老一辈药学人艰苦奋斗的优良传统，不忘初心，牢记使命，在新医改的背景下，接受挑战，抓住机遇，齐心协力，锐意进取，让药学部不断进步，更好地助力医院发展，护航百姓健康！

四、药学部学科成果

1. 国家级获奖荣誉

① 谭力铭荣获"中华医学会临床药学分会优秀临床药师"称号。

② 金远香荣获"中国药师科普大赛文字组优秀作品奖"及"最佳传播奖"。

③ "一种生物等效性试验用给药装置"获实用新型专利一项。

④ "泌尿结石科围手术期抗菌药物应用决策系统"获软件专著权一项。

⑤ "巴豆油包合物的研制"获国家发明专利一项。

⑥ 获得"中华医学会临床药师分会临床药师学员规范化培训中心"授牌。

⑦ 通过"国家药物临床试验基地"验收，获得"国家药物临床试验基地"授牌。

2. 国家级科研项目

2021年，《肝脏ASGR1介导PCSK9/LDLR复合体进行溶酶体降解的分子机制研究》，国家自然基金地区基金（编号：82160075）。

3. 省部级获奖荣誉

① 史志华荣获"湖南省优秀药师"称号。

② 仇成凤荣获"湖南省优秀药师"称号。

③ 仇成凤入选湖南省高层次卫生人才"225"工程医学学科骨干人才培养对象。

④ 邓紫薇获"湖南省药学服务经典案例评选"一等奖。

⑤ 王瑾获"湖南省临床药师案例竞赛"二等奖。

⑥ 王宏强、仇成凤获得"湖南省临床药师案例竞赛二等奖"。

⑦ 临床药学顺利通过"湖南省市州级临床重点专科"验收。

⑧ 获得"PCCM药学咳喘门诊"授牌。

4. 省部级科研项目

①《新型降脂药ETC-1002通过激活SCAP-SREBP2调控PCSK9表达的

分子机制研究》，湖南省自然科学基金项目（面上项目）（编号：2021JJ30534）。

②《自噬介导HMGB1下调BMPR2信号通路参与肺动脉高压血管重构的作用及机制》，湖南省自然科学基金项目（编号：2020JJ5445）。

③《磷霉素用于儿童院内多重耐药及泛耐药鲍曼不动杆菌抗感染疗效的研究》，湖南省卫生健康委课题（编号：202113011165）。

④《瑞马唑仑VS咪达唑仑对急性肾损伤患者肾脏功能的影响》，湖南省卫生健康委课题（编号：202113012049）。

⑤《磷霉素不同给药方法用于院内多重耐药及泛耐药鲍曼不动杆菌抗感染疗效的研究》，湖南省药学会项目（编号：2020YXH009）。

⑥《应用GRADE系统制定泌尿结石手术围术期抗菌药物临床用药路径的研究》，湖南省医学会项目（编号：HMA202001015）。

⑦《布地奈德联合沙丁胺醇雾化吸入治疗儿童支气管哮喘的疗效及对呼出气一氧化氮的影响》，北京白求恩公益基金会项目（编号：SCZ049BS）。

⑧《血浆PCSK9在脓毒症28天死亡风险预测中的应用价值》，湖南省卫计委科研项目（编号：20190842）。

⑨《基于美拉德反应的藤茶加工过程抗氧化活性变化规律分析》，湖南省中医药科研计划（编号：201988）。

⑩《临床用药路径参与儿童CAP合理使用抗菌药物管理的研究》，湖南省卫计委科研项目（编号：20191164）。

⑪《JAK抑制剂诱导血浆LDL-C增高的机制研究》，湖南省卫生计生委项目（编号：20190843）。

⑫《基于美拉德反应的藤茶加工过程抗氧化活性变化规律分析》，湖南省中医药科研计划（编号：201988）。

⑬《粒缺合并低蛋白血症对卡泊芬净治疗药物监测影响的研究》，北京医卫健康公益基金会项目（编号：YWJKJJHKYJJ-TM19004）。

⑭《托法替布对肺动脉高压大鼠的作用及机制研究》，北京白求恩公益基金会项目（编号：TY046BS）。

⑮《C型凝集素-DC-SIGNR促进肺癌泊类耐药的机制研究》，湖南省自然科学基金项目（编号：2018JJ2307）。

⑯《低蛋白血症对亲水性抗菌药物治疗 HAP 疗效影响的研究》，湖南省卫生计生委项目（编号：20180766）。

⑰《Omega-3 脂肪酸通过调控 PCSK9 对脂质代谢的作用及机制研究》，湖南省自然科学基金项目（编号：2017JJ3026）。

⑱《清咽颗粒方的质量标准研究》，湖南省中医药管理局资助项目（编号：201086）。

⑲《唑来膦酸和伊班膦酸钠治疗原发性骨质疏松症疗效与候选基因多态性的关联研究》，湖南省自然科学基金项目（面上项目）（编号：2015JJ4037）。

⑳《锌通过活化 MMP-13 与 B 淋巴细胞对骨性关节炎 SD 大鼠软骨的作用及机制》，湖南省教育厅科研计划项目（编号：14C0915）。

㉑《P38MAPK 与 IL-1β 诱导的骨关节炎软骨细胞 zip8 表达的相关性研究》，湖南省卫生计生委项目（编号：B2015-181）。

㉒《大蒜提取物对 IL-1β 体外诱导的人软骨细胞 P38MAPK 与 MMP-13 表达的影响》，湖南省中医药科研计划项目（编号：B2015-86）。

5. 发表论文

共发表 12 篇 SCI 论文。

① Liu D, Huang J, Gao S, et al. A temporo-spatial pharmacometabolomics method to characterize pharmacokinetics and pharmacodynamics in the brain microregions by using ambient mass spectrometry imaging [J]. Acta Pharm Sin B, 2022, 12（8）: 3341-3353.

② Shu Y, Qiu C, Tu X, et al. Efficacy and Safety of Triple versus Dolutegravir-based Dual Therapy in Patients with HIV-1 Infection: A Meta-analysis of Randomized Controlled Trials [J]. AIDS reviews, 2021, 23（3）: 133-142.

③ Shu Y, Deng Z, Wang H, et al. Integrase inhibitors versus efavirenz combination antiretroviral therapies for TB/HIV coinfection: a meta-analysis of randomized controlled trials [J]. AIDS Research and Therapy, 2021, 18（1）: 1-8.

④ Qiu C F, Wu J F, Pei F, et al. Effect of inhibiting the activity of double stranded RNA-dependent protein kinase in sepsis mice [J]. Chinese Medical Journal, 2020, 100 (13): 1033-1037.

⑤ Deng Z W, Wang J, Qiu C F, et al. A case report of intraventricular and intrathecal tigecycline infusions for an extensively drug-resistant intracranial Acinetobacter baumannii infection [J]. Medicine, 2019, 98 (15): e15139.

⑥ Qiu C F, Xiao Q, Liao X, et al. Transmission and clinical characteristics of coronavirus disease 2019 in 104 outside-Wuhan patients [J]. Cold Spring Harbor Laboratory Press, 2020, 92 (10): 2027-2035.

⑦ Qiu C F, Zhao X, She L, et al. Baricitinib induces LDL-C and HDL-C increases in rheumatoid arthritis: a meta-analysis of randomized controlled trials [J]. Lipids Health and Disease, 2019, 18 (1): 54.

⑧ Wang T, Tian XT, Peng Z, et al. HMGB1/TLR4 promotes hypoxic pulmonary hypertension via suppressing BMPR2 signaling [J]. Vascul Pharmacol, 2019, 117: 35-44.

⑨ Tan LM, Qiu C F, Zhu T, et al. Genetic Polymorphisms and Platinum-based Chemotherapy Treatment Outcomes in Patients with Non-Small Cell Lung Cancer: A Genetic Epidemiology Study Based Meta-analysis [J]. Scientific Reports, 2017, 7 (1): 5593-5598.

⑩ Qiu C F, Zhou Q, Li X H et al. High circulating proprotein convertase subtilisin/Kexin type 9 concentration associates with cardiovascular risk: A meta-analysis of cohort studies [J]. Medicine, 2017, 96 (48): e8848.

⑪ Qiu C F, Zhao X, Zhou Q, al. et. High-density lipoprotein cholesterol efflux capacity is inversely associated with cardiovascular risk: a systematic review and meta-analysis [J]. Lipids in Health and Disease, 2017, 16 (1): 212.

⑫ Qiu C F, Zeng P, Li X H, et al. What is the impact of PCSK9 rs505151 and rs11591147 polymorphisms on serum lipids level and cardiovascular risk: a meta-analysis [J]. Lipids in Health and Disease, 2017, 10 (1): 111-117.

第二十一节 张家界市人民医院

一、药学部简介

张家界市人民医院药学部前身为大庸县人民政府卫生院的药房。经过70年的发展，药学部现在已经是集药品采购、供应、调剂、制剂、经济管理、临床药学、教学与科研工作及贯彻执行药政法规为一体的一个多功能、性质特殊、任务繁杂的科室。药学部下设采购、西药库、中药库、液体药库、门诊药房、急诊药房、东区门急诊药房、中心区住院部药房、东区住院部药房、静脉配置中心、临床药学室、制剂室、药检室。药学部现有在职人员60人，其中主任药师4人、副主任药师14人、主管药师30人、药师8人、药剂士4人，拥有硕士研究生学历8人、全日制本科学历20人，取得国家临床药师规范化培训合格证的有5人。

二、药学部历届主要负责人

药学部在一批批优秀药学人的带领下，紧跟时代步伐，确定以"药事基础管理工作"为主线，做到"两个结合"，即医与药相结合，使其真正有效互动，药事管理职能与药学服务相结合，使其上下联动，树立"三种意识"，即药品质量意识、药学服务意识、用药安全意识，提升"四项质量"，即人才质量、药品质量、临床药物治疗质量、药学专业技术服务质量，确保医院医疗安全（表7-34）。

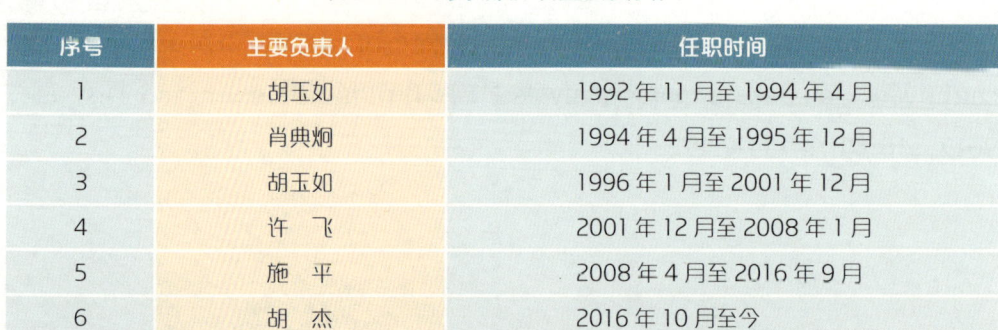

表 7-34　药学部历届主要负责人

序号	主要负责人	任职时间
1	胡玉如	1992 年 11 月至 1994 年 4 月
2	肖典炯	1994 年 4 月至 1995 年 12 月
3	胡玉如	1996 年 1 月至 2001 年 12 月
4	许　飞	2001 年 12 月至 2008 年 1 月
5	施　平	2008 年 4 月至 2016 年 9 月
6	胡　杰	2016 年 10 月至今

三、药学部学科发展史

张家界市人民医院成立于 1950 年 9 月，原名为大庸县人民政府卫生院。

自成立大庸县人民政府卫生院后，药房伴随设立，制剂室在 1962 年成立。1982 年，成立药械科，1992 年，成立药剂科。2014 年，药剂科更名为药学部，同时是湖南省化妆品不良反应监测中心、张家界市药品不良反应监测中心。

药学部重视药品安全监测工作，将患者用药安全作为确保患者安全的头等大事来抓，建立了完善的监测网络，健全了各种药品不良反应（ADR）监测上报、预警制度。在院领导和科主任的大力支持下，积极探索，不断加大宣传、培训力度，采取多种有效措施，使 ADR 监测工作多次受到市药监局表彰，每年上报药品不良反应 200 多份；积极开展"合理用药宣传周"活动，旨在让普通百姓提高安全用药意识。组织药事质量控制人员定期对全院药品管理进行检查，有效保证了药品质量和临床用药安全，极大地促进了药事管理水平的提高。

临床药学室自成立以来，不断拓展业务范围，药师积极主动地深入临床，对于特殊患者实行跟踪观察，重点患者重点观察，对患者进行用药教育。通过开展处方和医嘱审核、用药分析、监测、合理用药上报、临床用药会诊等临床药学服务工作。每季度编辑一期《药学通讯》，旨在为临床提供药学信息，更好的为临床服务。医院于 2009 年参加了全国合理用药监测网，严格按照监测要求，认真、及时、准确收集、评价、上报数据，对抗菌药物应用情况实行动态监测，促进了抗菌药物合理应用整体水平的提高。近年来，临床药师队伍不断扩大，药学部注重学习与对外交流，多次派出人员外出参加会议和学习，至今已派出6名药师参加了卫健委临床药师培训，5人取得临床药师资格证。鼓励药师积极参加各种大型会议，做会议交流，逐步深入临床科室跟随医师参与查房，指导患者用药，极大地促进了临床合理用药整体水平的提高。

制剂室人员注重临床需求，与临床密切协作，加大研发力度，刻苦钻研、勇于创新，研制了18种制剂，受到了同行及广大患者的好评。

始终怀着"求真、务实、严谨"的态度，追求高质量、严标准，严格按照《中华人民共和国药典》和《医院制剂质量检验规范》对医院制剂品种进行全面质量检验，确保了临床用药安全、可靠。

医院静脉配置中心依照1500张床位需求已于2019年年底完成建设工作，并于2022年5月投入使用，极大促进临床安全用药，减少药品不良反应事件发生。

随着医院信息化技术的发展，药学部引进合理用药软件进行处方审核，通过对处方事前干预及事后点评，极大提升了医院处方合格率，保证临床合理用药。药学部创新药剂管理思路，急诊药房24小时为医院急救中心提供用药保障；门诊药房主要负责门诊患者药品调剂工作，并设立用药咨询窗口，为患者提供更全面更优质的药学服务；中心药房负责全院住院患者用药调剂，严格规范摆药操作，提高了口服药物管理水平。

药学部每年接受周边各医药学院校的数十名药学应届毕业生的实习带教工作，为社会培养了大量的药学专业人才。

四、药学部学科特色及成果

1. 获奖荣誉

① 2017~2021年，被评为张家界市药品不良反应监测先进单位。

② 朱剑波被评为"2017~2021张家界市药品不良反应监测先进个人"。

③ 陈召娣被评为"2021年张家界市药品不良反应监测先进个人"。

④ 秦卫红被评为2022年度湖南省"优秀药师"。

⑤ 李晓蕾被评为湖南省医学会临床药学专业委员会"2021年临床药师规范化师资培训"优秀学员。

⑥ 李晓蕾荣获 2022 年度患者用药指导全国知识技能竞赛张家界海选赛一等奖。

2. 科研项目

①《土家常用药毒副作用及防治方法研究》，湖南省中医药管理局重点课题。

②《杜仲叶软胶囊制备工艺研究》，张家界市科研课题。

③《杜仲叶软胶囊抗菌作用研究》，张家界市科研课题。

④《张家界地产獐牙菜属植物抗菌作用研究》，张家界市科研课题。

⑤《湖南白族医药研究》，张家界市科研课题。

⑥《土家药白头婆成分分析与研究》，张家界市科研课题。

3. 发表论文、著作

代表性论文：

赵蓓，张元忠，向薛名，等．土家药显齿蛇葡萄为主药中西医结合防治新型冠状病毒肺炎临床观察［J］．广西中医药，2020.

著作：

① 张元忠．实用中药调剂手册［M］．长沙：湖南科技出版社，2006 年．

② 张元忠．土家医药［M］．北京：中医古籍出版社，2019 年．

第二十二节　岳阳市中心医院

一、药剂科简介

岳阳市中心医院（原岳阳市一人民医院）药剂科是集药品采购供应、药事管理、医院制剂生产、临床药学服务、药学科研教学于一体的医院内设职能管理科室。目前，科室下设中心药库、制剂室、药物临床试验机构办公室、临床药学室、门诊药品调剂科、住院药品调剂科、静脉用药调配中心等部门，现有药学专业技术人员 90 人，其中主任药师 9 名、副主任药师 11 名、硕士生 8 名，本科以上学历占全科专业技术人员的90%。药剂科现服务于医院本部、东院、南院3个院区，一直致力于推进"以保障药品供应为中心"转化为"在保障药品供应的基础上，以重点加强药学专业技术服务、参与临床用药为中心"的药学服务理念，促进药学工作更加适应临床，始终秉承"厚德仁爱、博学精医"的医院宗旨，遵守"对患者温和、对同行尊重、对科学严谨、对自己严格"的道德观，努力为提供优质药学服务砥砺前行。

二、药剂科历届主要负责人

岳阳市中心医院药剂科从成立之初的寥寥几人，到成为大型综合职能科室，成为卫健委抗菌药物临床应用监测网、合理用药监测网、全国不良反应监测网成员单位、岳阳市临床用药质量控制中心挂靠单位，如此高速发展、蓬勃壮大至今，离不开前辈们呕心沥血的建设与求索的精神。"厚德仁爱、博学精医"，用最纯粹的心，滋养洞庭湖畔每一个人。药剂科历届主要负责人见表7-35。

表 7-35 药剂科历届主要负责人

序号	主要负责人	任职时间
1	夏先开	1999年1月至2001年1月
2	唐 敏	2001年2月至2003年7月
3	刘志刚	2003年8月至2008年1月
4	刘志武	2008年2月至2010年2月
5	刘志刚	2010年3月至2010年12月
6	方既明	2011年1月至2014年3月
7	章怀奋	2014年4月至2016年2月
8	王传慧	2016年3月至2018年2月
9	方既明	2018年3月至2020年4月
10	王立新	2020年5月至今

三、药剂科学科发展史

1965年，岳阳市中心医院成立之初，设立西药房，当时仅有药剂人员5

名，行政隶属医务科。20世纪70年代，开展普通制剂生产和中药加工炮制及膏丹丸散剂等制剂工作。20世纪90年代初开始筹建临床药学室。1993年，医院创建"二甲"期间开始设立药事委员会，至此药剂工作逐步走向规范化管理。1994年，临床药学室正式成立，是湖南省较早开展镇静催眠类药物、环孢素、卡马西平等药物的临床血药浓度监测的单位之一，现可开展抗菌药物、神经系统药物、免疫抑制剂、毒物等20个项目，年检测量近3000例。临床药学室现有经过临床药师规范化培训人员9人，涵盖肿瘤科、儿科、内分泌科、神经内科、心血管内科、免疫系统药物、抗感染药物、通科等专业，完成临床药学师资培训2人，6名专职临床药师深入临床，参与医疗查房和会诊，参加危重患者的救治和病案讨论，开展治疗药物监测，实施药学监护，设计个体化给药方案，提供用药信息及咨询服务，开展合理用药宣教，是医院药事管理工作中重要的技术支持者。1997年，为了加强药事管理，医院将药剂管理职能从医务科分离，药剂科独立成科，成为医院医技科室，初步奠定药剂科在医、药、护三大专业中的独立地位，医院药学的发展进入一个新阶段。

1997～2001年，为满足临床需求，先后新建灭菌制剂、普通制剂和中药制剂楼，鼎盛期生产品种有160多种，年产值达700多万元，其中生产的棕铵合剂、皮炎净软膏、罗红霉素胶囊、阴炎净洗剂、首乌生发颗粒、首乌生发洗剂等制剂，获得医患一致好评。2007年，开始筹建国家药物临床试验机构。2008～2009年，连获岳阳市药品集中招标采购工作先进集体。2009年，中药房和西药房合并，从此，中药房、西药房单列模式结束，并在同年开始规划设计东院静脉用药调配中心。2010年11月，骨科、内分泌科、心血管内科、肿瘤科、神经内科、消化内科等专业获得国家食品药品监督管理总局批准的药物临床试验资格，目前，已承接百余项药物及器械临床试验。2010年，获"湖南省临床用药监控先进单位""岳阳市药品不良反应监测工作先进单位"。2011年，获"岳阳市临床专业质量控制中心先进单位""岳阳市药品不良反应监测工作先进单位"称号。2011年12月，东院静脉用药调配中心验收合格后开业。2012年，设立儿科医学中心儿科药房，承担儿科中心儿科患者药学服务工作。2013年，获"CSK杯"湖南省医院药师辩论赛暨2013紫禁城国际药师论坛青年药师辩论赛选拔赛参赛"最佳团队"。2018年，在"齐鲁杯"超说明用药的风险与防范征文比赛中荣获二等奖。2019 年 3 月，本部静脉用药调配中心开业，是湖南省较早开展规范化静脉用药调配中心的单位之一，集中调配涵盖除南院以外的本部和东院两个院区，实现全程由药师审核处方，无菌环境下集中配置输液，日均配置量在 4800 袋左右。2019 年 11 月，参加第一届湖南省临床药师案例演讲比赛荣获二等奖。2019 年年底组织参与湖南省首届串药药师技能大赛，最终代表岳阳市地区荣获第一名。2021 年 3 月获批成为中华医学会临床药学分会全国临床药师学员培训中心，现有抗感染、呼吸内科、心血管、神经内科、肾内科 5 个带教专业，已招收学员 14 人。2022 年 3 月湖南省卫健委正式发文，批准临床药学专科成为湖南省市州级临床重点专科。2022 年 8 月获批成为岳阳市临床药学研究重点实验室。

经过多年的发展，药剂科目前已是集临床药学服务、药事管理、药物制剂生产、药学科教研学于一体的多部门综合科室，年承担约 80 万人次门诊、急诊处方，及 5 万多住院患者的药品供应调剂及制备，并已形成一种新的医院药学服务和药事管理模式，拓展了药师的业务范围，建立了以合理用药为中心的临床药学服务体系，实现了医院药学工作由传统的药品保障供应型，向临床药学服务和现代医院药事管理科学相结合的技术服务型的转变，取得了骄人成绩。

四、药剂科学科成果

1. 参与课题情况

近年来共主持和参与省级以上课题 7 项，市级课题 2 项。

①《卡泊芬净治疗侵袭性真菌感染的疗效和安全性研究》，申请时间：2016 年，项目类型及参加方式：湖南省卫健委课题 / 主持，已结题。

②《在湖南省基层医院建立糖尿病医药联合门诊的可行性和有效性研究》，申请时间：2019 年，项目类型及参加方式：国际项目分中心 / 参与，研究中。

③《药师对慢阻肺患者吸入剂药物治疗管理模式构建及效果评价研究》，申请时间：2020 年，项目类型及参加方式：岳阳市科技局课题 / 主持，研究中。

④《肥胖和非肥胖患者单次静注环泊酚注射液的药动学研究》，申请时间：2021 年，项目类型及参加方式：横向课题 / 主持，研究中。

⑤《circ_0001818 调控 miR-367/PTEN 在食管鳞癌细胞增殖凋亡中的

作用和机制研究》，申请时间：2022年，项目类型及参加方式：湖南省自然课题/主持，研究中。

⑥《IDO1抑制剂艾卡哚司他降低apelin/APJ诱导的单核细胞-内皮细胞黏附》，申请时间：2022年，项目类型及参加方式：湖南省卫健委课题/主持，研究中。

⑦《肾小球疾病患者血浆总霉酚酸和游离霉酚酸的测定及其靶值探索研究》，申请时间：2022年，项目类型及参加方式：湖南省卫健委课题/主持，研究中。

2. 发表文章情况

药剂科近年发表的论文有11篇（表7-36）。

表7-36 近年来药剂科发表论文情况

序号	题目	作者	期刊
1	菝葜提取物抑制良性前列腺增生活性部位筛选	陈静	医药导报，2015年34卷7期，847~850页
2	Inhibitory effect of diosgenin on experimentally induced benign prostatic hyperplasia in rats, Journal of Huazhong University of Science and Technology	陈静	Medical Science，2016年36卷6期，806~810页
3	注射用伏立康唑不良反应4例报告及分析	陈静	航空军医，2018年46卷10期，56页
4	《医院处方点评管理规范（试行）》执行中的难点及对判定标准的探讨	刘凌云	中国医院用药评价与分析，2016，16（1）：107-10.
5	醒脑静注射液治疗不能耐受纳洛酮的吗啡中毒患者1例	刘凌云	中国医院用药评价与分析，2016，16（2）：284~5.
6	NADPH氧化酶及其抑制剂的研究进展	杨新良，陈也君，胡高云，et al.	药学学报，2016，51（4）：499-506
7	PDCA循环法提高癌症爆发性疼痛解救剂量合理率的实践	刘凌云，王芳，胡建兵，et al.	中南药学，2017，15（11）：1646~50.
8	ROS-Autophagy pathway mediates monocytes - human umbilical vein endothelial cells adhesion induced by apelin-13	李赫宁	Journal of cellular physiology, 2018, 233（10）
9	Apelin/APJ系统：动脉粥样硬化治疗新靶点	李赫宁，陈临溪	中国动脉硬化杂志，2019，27（7）：553~561.
10	小白菊内酯对人食管鳞癌KYSE150细胞增殖、侵袭、迁移和凋亡的影响	欧玮，龙俊，金丹，et al.	肿瘤药学，2020，10（1）：34~39.
11	超剂量使用更昔洛韦致全血细胞减少	李佐军，杨新良（通讯）	药物不良反应杂志，2021，23（8）：440~442.

第二十三节 娄底市中心医院

一、药剂科简介

娄底市中心医院药剂科是集临床服务、科研、教学和管理为一体的服务于全院的平台科室，下设门诊中西药房、急诊药房、住院部药房、中西药库、临床药学、药品不良反应监测中心等部门，负责医院药品供应，药品的调剂及临床合理用药服务、药品信息咨询工作，还承担医学院校学生的教学与毕业实习指导工作。药学部共有员工75人，其中，有主任药师3人、副主任药师14人、主管药师16人，其他人员5人，具有硕士研究生学历的24人、本科学历36人。

药剂科各药房布局合理，所有处方均采用电子处方，提高了药房工作效率。门诊西药房设有用药咨询窗口，为患者提供优质的药学服务；住院部药房担负着全院病区药品供应工作，同时密切配合临床做好对住院患者的药学监护，确保临床用药安全有效；临床药学工作在医院全面开展，逐步形成了具有医院特色的临床药学发展格局和工作模式。

为适应新医改的进程，确立了"以患者为中心"的药学管理工作模式，"以合理用药为核心"的药学咨询服务，致力为临床和患者提供及时有效的药学服务。

二、药学部历届主要负责人

学科领路人带领药学工作者不断学习、实践、反思、积累，夯实专业基础，关注学科发展的最新动态，了解药学服务的改革和发展，坚持坚守，牢记使命。药剂科历届主要负责人详见表7-37。

表7-37 药剂科历届主要负责人

序号	主要负责人	任职时间
1	田芝堂	不详
2	张岱宗	不详

续表

序号	主要负责人	任职时间
3	郭鹏华	1986年10月至1998年10月
4	彭清林	1999~2006年
5	龚尧峰	2007~2010年
6	李剑欣	2010年11月至2015年9月
7	李志余	2015年9月至2021年7月
8	陈小华	2021年8月至今

三、药剂科学科发展史

药剂科始终坚持以人为本，保证临床药品供应和合理用药，力争为临床和患者提供优质药学服务。

1985年，医院大输液投入生产，而后规模逐渐扩大，加入了普通制剂的配置，如水合氯醛、复方碘溶液、炉甘石洗剂、呋麻滴鼻剂、氧化锌软膏等，小针剂如丁卡因的配置，至2011年所有制剂停产。1986年前，仅开设门诊中西药房；1987年，建立了住院部药房及中心摆药房；20世纪80年代末90年代初，建立了中药加工炮制工作室，中药饮片符合规范，安全可控。

医院于2004年成立娄底市药品不良反应监测中心，负责全市药品不良反应监测。经过多年努力，2002年，医院成为全国药品不良反应监测网络成员单位，并连续多年被评为"娄底市药品不良反应监测工作先进集体"。

临床药学室成立于20世纪80年代，历经艰辛探索和刻苦实践，于2010年成立专职临床药学工作组。目前，已有7位药师分别获得中国医院协会或中华医学会儿科、心血管专业、呼吸专业、肿瘤专业、感染科临床药师证。临床药师参与临床药物治疗，亲身参与日常查房、会诊、病历讨论、提出用药意见，参与处方点评和数据上报，为临床和患者提供用药信息及合理用药咨询。设门诊药物咨询窗口，工作日派专职临床药师坐诊，面对面为临床医师、护士和患者提供药学信息咨询服务。临床药师参与临床路径的制定、药学监护，协助临床路径管理。专科临床药师会诊制度的确立与实行也让临床药师的工作取得了进一步深入的机会。2018年8月，娄底市临床药学专业委员会和娄底市临床用药质量控制中心成立并挂靠医院。

2011年，药剂科成为卫生部抗菌药物监测中心成员单位，同年，上线医院门诊信息管理系统，门诊用药正式进入信息化时代。成立医院抗菌药物管理工作小组，促进抗菌药物合理使用；同期，还成立了药品安全专项整治工作领导小组，以促进医院合理用药，保证临床用药安全有效；成立了处方点评专家组，为处方点评工作提供专业技术咨询；建立药品用量动态监测与超常预警制度，定期组织医师和药师的麻醉药品和精神药品使用知识和规范化管理的培训，建立不良反应与药害事件监测报告管理制度与程序等工作的开展，使药学管理模式得到了进一步的提升和加固。

2017年，住院药房引进了单剂量分包机，配药调剂工作迈入自动化。2021年，医院门诊引进全自动发药机，实施智慧药房改造，大大减少调剂工作的差错率和劳动强度，提高了工作效率。2021年，引进前置审方系统，实现了对全院处方审方全覆盖，促进了临床合理用药。2017年5月，顺利通过国家药物临床试验资格认证，认定专业为骨科、心血管内科、血液内科、肿瘤和消化内科。2022年，成功备案风湿免疫科、儿科、耳鼻喉科、泌尿外科、眼科、内分泌科，机构共承担了40项临床试验项目，已完成25项。

引进的中药免煎配方颗粒及中药智能配方机，使中药配方实现半自动化，形成了特有的学科特色；中药免煎配方颗粒对饮片质量和煎煮条件稳定可控，因此配制汤剂成分相对稳定。2019年成立膏方室，一人一方，中药临床疗效得到保证。

2022年6月，医院血药浓度监测实验室建成，已开展万古霉素、丙戊酸钠、甲氨蝶呤、地高辛、他克莫司、卡马西平等血药浓度检测，为患者提供个体化精准治疗提供依据。同时，依托于院士工作站，以"个体化医学"为核心，联合开展了个体化用药基因检测、疾病筛查检测项目等精准医疗模式。

药剂科的工作始终与医院的发展战略保持一致，以患者为中心，积极开展临床药学服务，以人才队伍建设为先导，教学、科研有机结合，形成合力，推动学科建设的发展。

四、药剂科学科特色及发展成果

响。

第二十四节　邵阳市中心医院

一、药学部简介

邵阳市中心医院始建于1946年，经过半个多世纪的建设和发展，现已成为湘中、湘西南地区最大的一所集医疗、教学、科研、预防、保健为一体的三级甲等综合医院。1993年，医院被卫生部首批列入全国500所大型医院，1997年晋升国家三级甲等医院，1999年，被评为湖南省普通高等医学院校临床教学优秀基地，现为南华大学附属医院。2011年，医院被卫生部确定为国家级湘西南区域医疗中心，2011～2020年连续10年强势挺进"全国最有竞争力地市级医院100强"行列。

邵阳市中心医院药学部成立于1946年，是一个集临床药学实践、药品供应与调配、药学科研和教学为一体的综合性科室。药学部承担着保障临床所需药品的采购供应、质量管理、药品调剂、静脉用药集中配制等工作，同时还开展专科临床药学、治疗药物监测、合理用药咨询、临床治疗方案干预、药学会诊，以及借助药物临床试验管理规范（GCP）机构平台规范化管理全院药物临床试验等临床药学全方面的技术服务，关注国内外药物临床试验的动态，以政策法规为导向，以质量控制为抓手，深化内涵建设，努力提升药学服务的质量及教学能力，为临床提供多元化的药学专业服务。药学部现有工作人员65人，主任药师2人、副主任药师20人，药师20人，药学专业人员占科室人员分布的99.9%以上，中高级职称占人员分布的67.7%；学历分布为硕士学历有18人，本科学历有34人，本科以上学历占本科室人员的80%。通过几代负责人的努力，药学部的人员结构基本完整。

二、药学部历届主要负责人

注重传承，不忘发展，矢志不渝跟党走，赤子丹心铸匠心。一代一代的药学部负责人的更替，推动药学事业稳步的前进，始终坚持以患者为核心，以政策为导向，保障药品质量，坚持规范合理用药，用赤诚的"药师之魂"来平衡医生、护士、患者及家属的信任与理解。药学部历届主要负责人详见表7-38。

表7-38 药学部历届主要负责人

序号	主要负责人	任职时间
1	姓名不详	1946年10月至1948年8月
2	黄人杰	1948年8月至1949年10月
3	石 擎	1949年10月至1954年11月
4	燕忠武	1954年11月至1973年10月
5	徐凤林	1973年10月至1978年10月
6	吴国政	1978年10月至1980年1月
7	栾忠武	1980年1月至1993年2月
8	邓六妹	1993年2月至2002年3月
9	王思忠	2002年3月至2004年1月
10	汤芳萍	2004年1月至2011年3月
11	伍玉萍	2011年3月至2017年11月
12	张继红	2017年12月至今

三、药学部学科发展史

1. 医院药学发展

药学部下设门诊药房、急诊药房、中药房、病区药房、静脉输液调配中心、高级诊疗中心药房、临床药师组、药品不良反应检测室、药学信息组、临床药学实验组、临床药学教研室、临床试验研究室、西药库、中药库等多个专业技术部门。

为响应国家"十四五"规划对医疗健康产业的要求，满足人民群众对健康日益提高的需求，在邵阳市内率先引进处方前置审核软件，实现处方前置审核，配备专职的审核药师对医师处方进行前置干预，结合处方点评工作，为实现药品管控、促进安全合理用药提供保障。药学部承办了省市级多次会议，促进了药学服务的转型及药师能力。

2. 临床药学

医院临床药学组成立于1983年10月，负责编写医院《药讯》，点评处方与病历，并参与临床医生查房，探讨用药方案。2015年成立临床药学科，在发展中逐步建立并完善了临床药学学科的管理制度与人才培养机制，定期对临床药学人员进行专业培养与综合素质考核。2020年，临床药学科顺利评为市级重点学科。

现阶段，医院内的2个医疗区共有临床药师15人，其中9人参加了国家卫健委临床药师培训基地为期1年或半年的脱产培训，有1人具备国家卫健委临床药师带教师资证。目前在职专职临床药师7人，覆盖呼吸科、感染科、肿瘤科、神经内科、肾内科、心内科、内分泌科7个专业。2021年年初起，已安排儿科、肿瘤科、胃肠外科、骨外科、心内科、呼吸内科作为专科临床药师，全程参与科室查房与用药咨询。目前，临床药学科有硕士学历11人、本科学历3人，其中主任药师2人、副主任药师4人、主管药师7人，年龄分布在30~50岁，初步建立了一支高学历、年轻化、稳定的学术梯队，学术队伍结构日趋合理。

3. 药物临床试验管理规范办公室

为顺应时代发展，为地区医疗健康更好的保驾护航。药学部积极响应时代的号召，关注国际国内药学信息动态，加强药师的信息获取与宣传，积极搭建GCP机构办公室，设立办公室主任1名，专职秘书1名，全面推动院内药物临床试验，规范药物临床试验操作。自2017年GCP机构通过现场审查认定以来，2021年在国家"药物和医疗器械临床试验机构备案管理信息系统"完成备案并及时更新（备案号：药临床机构备字2020000867，备案专业：心血管内科、神经内科、肿瘤内科、感染科肝炎专业、呼吸内科、内分泌科、风湿免疫科7个专业），先后高质量地完成了药物临床试验10多项，为区域医疗引进了新的技术技能，为国内的医药事业的发展贡献了力量。

4. 治疗药物监测室

为实现个性化医疗，为临床提供精准的数据支持，药学部配备有血药浓度监测室，拥有全自动二维液相色谱系统（FLC2701）。现已经开展13个药物品种的监测，每年血样测定量约1500例，为临床安全用药提供了有力的支持。

5. 药物不良反应监测

医院自1995年起成为全国药物不良反应监测中心成员，多次获得国家、省、市的表彰。目前作为邵阳地区唯一一家省级哨点监测医院，被正式授牌为"国家药品不良反应监测哨点"医疗机构定点单位。药学部有年度严重和新发现ADR分析报告及相应改进措施，并且有ADR报告制度，分析改进措施，每年上报数量排等，被评为ADR上报先进单位（图7-51）。

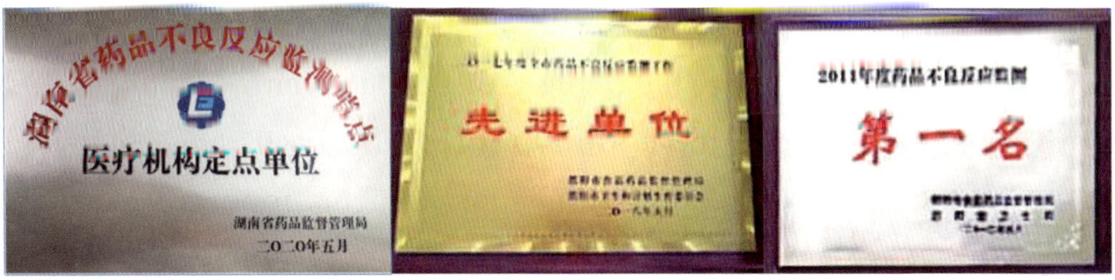

图 7-51　历年 ADR 监测所获部分表彰

四、药学部学科成果

1. 近五年课题（部分）

近年来以第一负责人申请了省市级课题数个。

① 2017年，湖南省卫计委项目，《MTP 对儿科抗菌药物合理应用的干预》（B2017169）。

② 2020年，湖南省医学会项目，《血液透析的乳腺癌患者中多西他赛血药浓度及其与不良反应的相关性》（2021065ZD）。

③ 2021年，邵阳市科技厅项目，《我院患者伏立康唑血药浓度偏高的影响因素分析》（HMA202001016）。

2. 论文（部分）

近年来以第一通讯地址发表中文核心论文10多篇，SCI 论文数篇。

① 张继红. 氯沙坦与贝那普利治疗轻中度高血压的成本-效果评价［J］. 中国药物经济学，2014（3）：9-11.

② 李艳飞，等. 临床药师对1例溺水致吸入性肺炎患者的药学监护［J］. 中南药学，2015，13（3）：319-321.

③ 廖刚，等. HPLC法测定哮喘片中麻黄碱的含量［J］. 中国临床药学杂志，2017，26（5）：327-330.

④郭峰，等.临床药师参与质子泵抑制剂合理使用的实践与体会［J］.临床合理用药杂志，2018，11（25）：112-114.

⑤周菊香，李艳飞，郭峰，等.临床药师参与癌痛合并肾功能不全患者管理的体会［J］.肿瘤药学，2020，10（02）：241-243+251.

⑥王双英，等.监测-培训-计划干预法对儿科社区获得性肺炎抗菌药物合理使用的效果评价［J］.安徽医药，2021，25（01）：191-193.

⑦Ma WJ, Yin YC, Zhang B K, et al. Calcitonin gene-related peptide-mediated pharmacological effects in cardiovascular and gastrointestinal diseases［J］. Molecular medicine reports，2021，23（1）：27.

3.近五年获奖（部分）

①2018年，邵阳市临床药师案例比赛一等奖。

②2018年，第四届MKM中国药师职业技能大赛湖南赛区二等奖。

③2019年，邵阳市临床药师案例比赛一等奖。

④2020年，湖南省临床药师案例比赛三等奖。

⑤2019年，第五届MKM中国药师职业技能大赛湖南赛区一等奖、中国南部赛区三等奖。

⑥2019年，湖南省肿瘤大会暨首届潇湘国际肿瘤论坛论文三等奖。

⑦2020年，第六届MKM中国药师职业技能大赛湖南赛区二等奖。

⑧2021年，湖南省肿瘤临床药师案例比赛一等奖。

⑨2021年，湖南省药学会治疗药物案例分析比赛三等奖。

第二十五节　益阳市中心医院

一、药剂科简介

益阳市中心医院是一所集医疗、教学、科研、预防保健于一体的益阳市综合性二级甲等医院，现为中南大学湘雅医学院益阳临床学院、南华大学研究生协作培养单位、南华大学临床教学医院、湖南中医药大学附属益阳中心医院、全国百姓放心示范医院、国家药物临床试验基地、国家级全科医师培训基地、国家级住院医师规范化培训基地、中华医学会临床药学分会临床药师学员培训基地，是全国第一批获得国家卫健委资格批准入资质的机构，是益阳市区域医疗中心、益阳市智慧医疗远程医学中心（图7-52）。

益阳市中心医院药剂科是集药品供应管理、药品质量控制、临床药学、医院制剂研究与生产、药品不良反应监测、科研与教学于一体的综合性药学技术服务部门。药剂科下设门诊西药房、中药房、制剂室、临床药学室、GCP机构办公室等8个部门，全科共计63人，其中主任药师5人、副主任药师15人、主管药师22人，Ⅰ期临床研究室共有工作人员15人，研究室主任兼主要研究者1人、医生4人、护士6人、药师4人，均取得国家GCP培训证书。医院药学团队一直倡导"努力工作，快乐生活"的良好氛围，以团结协作的精神和良好的医德医风为广大患者服务。

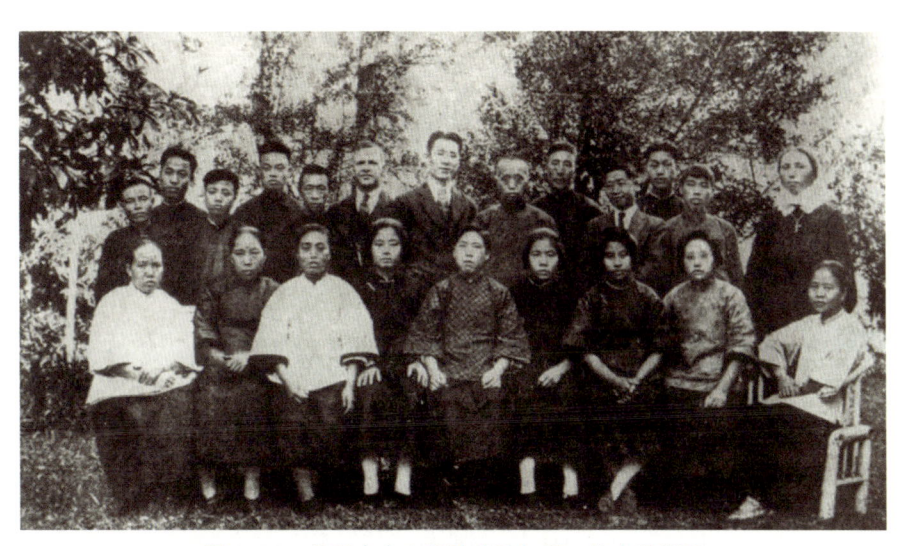

图7-52　益阳市中心医院建院初期工作人员留影

二、药剂科历届主要负责人

20世纪80年代之前，药剂科与医技科室组成非临床科室党支部，从20

世纪 80 年代初开始，药剂科单独成立党支部。在一代又一代负责人的带领下不断创新、与时俱进，在资水河畔，这座百年老院在数代人的努力建设和奋力拼搏中正焕发出勃勃生机。药剂科历届主要负责人见表 7-39（因历史资料保存不完整，故前几位负责人的任职时间没有具体时间）。

表 7-39　药剂科历届主要负责人

姓名	主要负责人	任职时间
1	郑春涛	20 世纪 50～60 年代初
2	曾　范	20 世纪 60～70 年代初
3	谢月华	20 世纪 70 年代
4	夏福元	20 世纪 70 年代末
5	李继先	20 世纪 80 年代初
6	莫必初	1986～1992 年
7	王国华	1992～1995 年
8	李宪为	1995～2004 年
9	肖科武	2004～2012 年
10	郭利民	2012 年 5 月至 2021 年 12 月

三、药剂科学科发展史

1. 历年药剂科（局）大事记（部分）

1906 年，信义医院建成，雇中国学徒与护士共同管理药品和器械；1946 年，信义医院首次在益阳使用青霉素；1950 年，接受湖南省医事学校委托培训药剂员 2 名，次年 9 月，门诊开设中医科、中药房；1958 年，制剂室创新针头冲洗器；1959 年，制剂室生产临床急需的药品数十种，输液可基本自给；1961 年，部分病种中药处方试用协定处方；1966 年，院内处方规定统一用中文书写；1971 年，职工大采中草药自制中草药针剂、烫伤药等；1987 年 6 月，制剂大楼竣工，建筑面积 1740 平方米；1990 年 5 月，医院派夏迪凡、肖正儒（药学人员）、王湘英、罗云霞、周敬毛参加援外医疗赴塞拉利昂，为期 2 年；1996 年 11 月，制剂室、中西药房通过省、市药政部门验收；2006 年，医院百年院庆隆重展开；2014 年，医院的国家药物临床试验机构获得资格认定证书，有7个专业获得药物临床试验资格；2016年，临床药学专科通过湖南省市州级临床重点专科建设项目；2017年，药剂科药库和药房完成整体提质改造，并成立I期临床研究室；2021年，药剂科临床药学专科顺利通过评审，成为湖南省第一批市州级临床重点专科（临床药学专科），2021年通过中华医学会临床药学分会临床药师学员培训中心评审。

2. 制剂发展

中华人民共和国成立后，医院药学以调剂为主，随着门诊扩大和临床需要，做一些简单的制剂，如II号止咳糖浆、复方樟脑酊、水合氯醛合剂、甘草合剂、烧伤液等。20世纪50年代，医院制剂室就已经开始生产大输液制剂，特色品种有注射用细胞色素C、胎盘注射液、风湿I号和风湿II号注射液、雷公藤注射液等，以及普通制剂的九华膏等。同时，开始中药饮片加工、炮制等，在使用中药治病救人、发挥医疗作用方面做出了巨大贡献。1987年，医院制剂楼投入使用，继续进行大输液以及后续开发的甲硝唑、氧氟沙星等注射剂、外用制剂、肠外营养等制剂配制。2000年，制剂室独立成为制剂科，2004年，再并入药剂科成为制剂室。2006年，医院不再生产大输液制剂，目前仅保留市场上没有的普通制剂。制剂室现配备有洁净度等级为D级（十万级）空调净化系统的配制室，检验室配有紫外分光光度计、pH计等与配制剂型相适应的检测设备，现有普通制剂品种15种，包括溶液剂（含外用）、洗剂、滴鼻剂、滴耳剂、酊剂、甘油剂、乳膏剂等，极大地满足了临床需要，产生了巨大的社会效益，有益于患者。

3. 临床药学

临床药学室成立于1982年，先期主要进行药讯编写及药物资料收集，药物浓度测定等基础工作，当时的工作重点是药物研究，并未深入临床，为益阳市药物不良反应（ADR）中心技术部；2002年，陆续有药师进入临床学习；2016年，获得湖南省市州级临床药学临床重点专科建设项目；2021年获批成为湖南省市州级临床重点专科、中华医学会临床药师学员培训基地、PCCM药学门诊/独立药学门诊单位。目前，临床药学专科是益阳市临床药学治疗药物监测（TDM）中心、益阳市医学会临床药学专业委员会主任委员单位、益阳市临床用药和药事管理质量控制中心挂靠单位、益阳市药物不良反应（ADR）中心技术部等。

目前，临床药学室有完整的人才梯队、配套齐全的药学研究用仪器和适宜开展临床药学服务的信息资料积累，在药品遴选、质量与安全、使用与评价、用药教育等方面发挥药师的专业技术作用。特别是近年来的临床药学实践，通过临床药师参与查房、专科门诊、危重症会诊、门诊用药咨询、患者用药教育、抗菌药物专项整治、ADR监测等途径，为临床和患者提供优质服务，促进临床合理用药，在控制药品费用比例方面发挥了积极的作用，从用药与管药的角度为医疗保驾护航。

四、药剂科学科成果

1. 近年获奖（部分）

①《氧氟沙星注射液与常用六种药物及甲硝唑注射液与氨苄青霉素配伍实验研究》获益阳市科技进步奖三等奖（1997年）。

②《氟罗沙星栓的研制及治疗细菌性阴道炎和女性淋病的临床观察》获益阳市科技进步奖二等奖（2001年）。

③《氟罗沙星滴眼液的研制及治疗外眼感染性疾病的临床观察》获益阳市科技进步奖三等奖（2002年）。

④《HPLC法在中药制剂及保健品中检测肾上腺皮质激素类药物和化学降糖药的应用》获益阳市科技进步奖一等奖（2009年）。

⑤《基于XML技术的电子药历软件的研制》获益阳市科技进步奖一等奖（2010年）。

⑥《烧伤喷雾剂的研究与临床应用》获益阳市科技进步奖三等奖（2013年）。

⑦《大孔吸附树脂分离纯化单叶铁线莲总皂苷的研究》获益阳市自然科学论文学术成果奖三等奖（2013年）。

⑧《益阳地区细菌耐药性监测及临床药师干预成效分析》获益阳市科技进步奖一等奖（2016年）。

⑨《Anti-arthritic effect of totai saponins from Clematis henryi Oliv. On collagen-induce arthritis rats》获益阳市第三届自然科学优秀学术成果

奖一等奖（2018年）。

⑩《2012—2016年益阳市中心医院大肠埃希菌耐药性变迁及其与抗菌药物用药频度、使用强度的相关性分析》获益阳市第二届自然科学优秀学术成果奖一等奖（2018年）。

2. 近年科研项目（部分）

① 2013年，湖南省卫计委项目，《益阳地区细菌耐药性监测及临床药师干预成效分析》。

② 2015年，湖南省科技厅项目，《产KPC肺炎克雷伯菌的联合药敏研究及其在儿童感染中的治疗干预》。

③ 2015年，湖南省药学会项目，《静脉注射人免疫球蛋白治疗阿尔茨海默病的循证医学证据》。

④ 2016年，北京医卫联合基金项目，《利奈唑胺的临床疗效和安全性评价》。

⑤ 2018年，湖南省科技厅联合项目，《棘白菌素类药物预防肾移植患者围手术期真菌感染的疗效、安全性评价和经济学评价》。

第二十六节　株洲市中心医院

一、药学部简介

株洲市中心医院药学部是集药事管理、药学服务、教学、科研为一体的综合性医技部门，目前下设办公室、临床药学、药品药库、静脉用药调配中心、门诊西药房、中药房、急诊药房、住院药房8个二级科室。药学部现有职工140多人，其中药学专业技术人员116人、护理专业技术人员19人，其中主任药师2人、副主任药师18人，硕士研究生学历12人。药学部现为株洲市级临床重点专科，国家药品不良反应监测哨点单位、湖南省药品不良反应监测哨点单位、株洲市临床用药质量控制中心、株洲市药品使用监测与预警中心，先后被确认为省级临床重点专科建设项目、株洲市第三批临床医学重点专科建设项目财政重点奖励项目。

进入信息时代，医院药品全部实施了计算机网络化管理，药房引进自动化调剂系统、全自动口服药品摆药系统，开创了药房自动化建设的新局面。随着科室设备自动化和信息网络化的逐步完善，药学服务从传统的以"药品供应为中心"向"以患者为中心、合理用药为核心"的模式成功转型，为患者提供高效便捷的药学服务。

二、药学部历届主要负责人

学科建设离不开学科带头人的敬业、实干、奉献。踵事增华，踔厉奋发。学科领路人前赴后继，延续株洲"火车头"的城市精神，引领药学工作者秉承初心，服务人民，以使命意识和战略眼光推进学科发展。药学部历届主要负责人详见表7-40。

表 7-40　药学部历届主要负责人

序号	主要负责人	任职时间
1	郭先明	时间不详
2	陈腾安	时间不详
3	周仪容	1968年11月至1998年3月
4	罗晓波	1998年11月至2001年3月
5	周仁初	2001年3月至2002年3月
6	易新明	2002年3月至2003年10月
7	白 莉	2003年11月至2005年5月
8	易小红	2005年5月至2010年6月
9	唐贤斌	2010年6月至2011年11月
10	罗晓波	2011年11月至2013年4月
11	陆向红	2013年4月至2013年11月
12	罗圣平	2013年11月至2019年11月
13	魏 龙	2019年11月至今

三、药学部学科发展史

株洲市中心医院（原株洲市一医院）始建于1953年，是一所集医疗、科研、教学、预防保健于一体的三级甲等综合性医院。

20世纪60～70年代，药学部对医院药学工作建章立制，随后成立了制剂室、分析室、中药加工房、临床药学室等药学分支部门，全面铺开调剂、中药饮片加工、制剂、质检、动物实验、合理用药监测、科研、教学等药学工作。20世纪80年代起，建立临床药师制，临床药师进行合理用药监控、指导及不良反应监测，开展处方点评工作并定期编写《药物与临床》。1992年，医院制剂大楼投入使用，开始大输液、外用制剂、肠外营养等制剂配制（2012年下半年因国家政策原因关闭）。1997年，药库药品管理实现信息化、加入全国药品经济信息监测网。2002年，医院成立了株洲市药品不良反应监测中心，及时将临床上报的不良反应数据上传，为用药安全拉起一道警戒线。2010年，药学部被评为株洲市规范化药房先进单位。2012年，株洲市卫生局将株洲市临床用药质量控制中心落户医院，将合理用药工作进一步推广。2013年，随着医院的整体搬迁扩容，门诊药房引入自动化发药系统、住院药房引进全自动口服药品摆药系统，药房药品管理实现全面信息化。2014年，合理用药系统、库房物流系统、冷链报警系统相继上线，为用药安全提供全流程的保障支持系统。2014年3月，完善、整理、补充、编写了株洲市中心医院管理丛书《药事管理分册》，制度上的规范细化将人力资源的配置提升，同时将药事管理工作明确化，有章可循。2014年4月，静脉用药调配中心建成投入试运行，既保证了患者安全用药，又减少了医务人员因为化疗药物开放性加药配制的职业暴露。药学部注重人才培养，积极推动青年药师外出学习，2014年至今已有5人获得省级和国家级临床药师专科、全科培训证书。临床药师监测临床实际用药情况，促进合理用药，成为医疗过程中不可或缺的一环。株洲市中心医院药学部积极响应"健康中国"战略，践行社会责任，2017年12月，开通药学部微信公众号，2020年3月先后在短视频平台开设"小杨说药"栏目，向公众普及药品安全知识，提高公众安全用药、合理用药的意识和水平。

2018年后，相继开设呼吸药学门诊、妊娠哺乳药物咨询门诊、癌痛药学联合门诊、抗凝联合门诊，直接面向患者开展药学服务。此外，借助互联网医院平台开设药学门诊，为患者合理用药答疑解惑，让广大患者足不出户即可享受优质药学服务。

2017年4月，卡马西平获得血清药物治疗学监测国家级室间质量评价证书，开启血药浓度监测征程；2019年正式成立药学部临床药学实验室，开展血药浓度监测和药物相关基因检测，提高个体化用药水平，硬核助力精准医疗。

2021年4月，周宏灏院士株洲研究所正式落户医院，药学部是周宏灏院士株洲研究所的核心成员，院士平台的搭建为医院药学学科发展注入新的生机与活力。

2021年4月，药学部临床药学荣获株洲市级临床重点专科。2021年6月，再接再厉，药学部临床药学荣获市财政局重点奖励项目，并确立为省级省临床重点专科建设项目。

2022年5月，株洲市中心医院智慧药学门诊前置审方功能上线，采用"系统预审＋药师复审"的审方模式，提高患者就医效率和改善服务体验，促进临床合理用药水平，保障患者用药安全。2022年7月，株洲市中心医院门诊取药报到机亮相门诊大厅，患者处方扫码支付后即可在报到机上扫码报到，并到相应窗口取药，有效减少了患者取药排队等候时间。

近70年的筚路蓝缕，株洲市中心医院的药学学科发展不断开拓新的局面。老一辈药学人的希望与努力在新一代药学人的身上得到传承和升华。不负韶华，只争朝夕，药学部每一天都在思考如何进取，如何助力医院发展，为百姓的用药安全保驾护航！

四、药学部学科成果

1. 省部级科研项目

① 2020年5月获湖南省自然科学基金项目（青年基金）1项——《E3泛素连接酶Smurf1靶向降解BMP-RⅡ促进膀胱癌的生长及其机制研究》。

② 2021年5月获湖南省自然科学基金项目（科药联合基金）2项——《OCT3基因多态性介导miRNA对二甲双胍治疗T2DM疗效的影响》《艾迪注射液预防顺铂肾毒性的真实世界研究》。

③ 2022年5月获湖南省自然科学基金项目（科药联合基金）1项——《柿叶黄酮控释片制备及其相关体外研究》。

2. 发表论文

① Yi Q, Han X, Fan X, et al. Pharmacokinetics, tissue distribution and plasma protein binding study of SM-1, a novel PAC-1 derivative [J]. Journal of pharmaceutical and biomedical analysis, 2018 (163): 17-23.

② Ju Q, Luo S, Tan Q, et al. The role of pyruvate kinase M2 in anticancer therapeutic treatments (Review) [J]. Spandidos Publications, 2019, 18: 5663—5672.

③ Li C L, Peng X W, Lv J, et al. SREBP1 as a Potential Biomarker Predicts Levothyroxine Efficacy of Differentiated Thyroid Cancer [J]. Biomedicine & Pharmacotherapy, (2020) 123: 109.

④ Li C, Yang Y, Liu X, et al. Glucose metabolism-related gene polymorphisms as the risk predictors of type 2 diabetes [J]. Diabetes & Metabolic Syndrome, 2020, 12 (1): 97.

3. 省级以上荣誉奖项

药学部近年所获省级以上荣誉见表7-41。

表7-41　药学部近年所获省级以上荣誉

姓名	表彰颁发单位	荣誉级别
魏龙	中共山南市委员会山南市人民政府	优秀援藏干部
杨玉屏、王琳	湖南省药学会	第二届湖南省药师处方审核技能大赛三等奖
杨玉屏、黎翠林、郑链	中国健康促进基金会、中关村卓益慢病防治科技创新研究院	中国药师职业技能大赛三等奖
吴玲、杨玉屏	中国健康促进基金会	"健康科普抖起来"湖南地区抖音挑战赛团队奖二等奖
吴玲、王彦辰	湖南省卫生健康委员会、湖南省科学技术厅、湖南省中医药管理局、湖南省科学技术协会	湖南省健康科普短视频评选大赛"十佳作品"

续表

姓名	表彰颁发单位	荣誉级别
吴玲	中国医药教育协会	合理用药优秀科普作品三等奖
文婧仑、刘娜惠子	中国健康促进基金会	中国药师职业技能大赛湖南省二等奖
苏琼丽	湖南省医学会临床药学专业委员会	第五届临床药师案例演讲比赛三等奖
刘鑫、易勤	湖南省药理学会治疗药物监测研究专业委员会	2021治疗药物案例分析比赛二等奖
刘鑫、吴玲、易勤、王彦辰	中国健康促进基金会	紫禁城国际药师论坛青年药师辩论比赛团体三等奖
刘鑫	湖南省医学会临床药学专业委员会	湖南省第二届临床药师案例演讲比赛二等奖
刘鑫	湖南省医学会	2021胸部肿瘤内科学组MDT比赛一等奖
黄丽	湖南省健康管理协会安全合理用药专业委员会	"围术期安全合理用药科普作品"二等奖
黄丽	中国药学会	优秀论文奖三等奖
黄丽	中国药学会	药学科普之星
郭英、刘鑫	湖南省抗癌协会肿瘤药学专业委员会	2021年湖南省肿瘤临床药师药学服务优秀案例比赛最佳风采奖

第二十七节　郴州市第一人民医院

一、药学部简介

郴州市第一人民医院药学部始建于1907年美国长老会建立的郴县惠爱医院药房。历经115年发展变迁，从起初需要由社会组织、教会捐助的单一药房，成长为集药、教、研于一体的综合性科室。科室目前设有集团药库、门诊药房、急诊药房、住院药房、临床药学科、GCP与Ⅰ期临床研究室、静脉用药配置中心、药学教研室等部门，现有员工105人，其中主任药师6名、副主任药师18名，硕士生导师1名，本科以上学历占91%，劳务派遣人员117名。

二、药学部历届主要负责人

历史在前进,社会在进步,医院在壮大,药学学科也在不断地发展,学科的发展离不开历届同仁辛苦的努力。从 20 世纪 50 年代的药房调剂及小量输液制备工作,到 20 世纪 80 年代药学制剂楼的筹建,随后 20 世纪 90 年代率先在郴州地区开展中药特色制剂和临床药学工作,再到 21 世纪初,培养了第一名国家卫健委认证的临床药师,药学部聚力发展临床药学,获国家临床药师培训基地资质与省级地市级重点专科,并探索开展治疗药物检测、药物临床试验。在历届学科领头人努力下,药学部已经发展成为国家卫健委和紧缺人才临床药师培训基地、特殊人群安全用药科普基地、静脉配制研发中心、药物临床试验研发中心等集医、教、研于一体的专业科室。表 7-42 详述了各届主任任职时间,部分任职年限由于年限久远无法考究而未列出。

表 7-42 药学部历届主要负责人

序号	主要负责人	任职时间
1	张文章	20 世纪 50 年代初至 1966 年
2	李广祥	1966～1976 年
3	陈啓贵	1976～1983 年
4	陈彻苏	1983～1986 年
5	刘霞松	1986～1994 年
6	谭克柔	1994～2001 年
7	李晋红	2001～2003 年
8	李仕周	2003～2006 年
9	阳建军	2006～2009 年
10	徐雨佳	2009～2012 年
11	阳建军	2012～2015 年
12	徐雨佳	2015～2018 年
13	陈 碧	2019～2021 年
14	王安发	2021 年 11 月开始全面主持药学工作

三、药学部学科发展史

郴州市第一人民医院创立于1907年秋，前身为郴县惠爱医院。

在惠爱医院期间，药房属于辅助科室，由调剂室和药库组成，药品短缺、紧俏，仅有司药2人，其中一人任副院长兼药房主任。1976年，药房面积扩大至90平方米，包含4间调剂室、2间制剂室、1间药库。1982年，正式成立药械科，1986年，药械科拆分为药剂科和设备科。20世纪90年代初，陆续修建了制剂楼、调剂室、中药房，共占地5000多平方米，药品种类也超过500种。

1993年，药学部搬至制剂楼，并陆续增设了急诊药房、便民药房。2005～2012年成立药学部，并得到扩大，陆续建成南院、北院药学部，分设住院药房、门急诊药房和中药房，并在南院开展静脉用药集中调配工作。随着信息技术的发展，中药房、住院药房、门诊药房分别引入了配方颗粒智能调配机、单剂量分包机和整盒药品自动发药机、快速发药系统等；急诊药房配备了智能存取系统，既提高了工作效率，也减少了调剂差错，使药房工作基本步入了自动化时代。

2013年至今，相继成立西院、东院药剂科，中心医院、南院、北院、东院静脉用药调配中心陆续建成并投入使用。截至目前，已成为湖南省内配制功能最齐全、输液审核系统最独具特色的静脉用药调配中心，使医院药学服务水平得到大幅提高，职业防护得到大大增强，静脉用药的质量和安全也得到大大提高。

医院制剂工作：从20世纪50年代至2010年，医院制工作得到了长足的发展，可生产滴耳剂、颗粒剂等11个剂型共100个品种，制剂室面积也扩大至3500多平方米，现在正积极准备开展中药传统膏方的调配工作，为中医发展继续做出努力。

临床药学工作：1985年，科室开展临床药学工作，并通过发行内部刊物《药学简讯》，进行宣教、推广、指导。随着高效液相色谱仪的应用，通过治疗药物监测，保证了肾移植术后患者的个体化给药，提高了患者的生活质量，也为临床个体化给药提供了用药依据。从2006～2019年，由监测25例增至2000例。2022年，建立临床药学实验室，引进气相、串联质谱、药物基因检测设备，检测水平得到了极大的发展和提高，为药物治疗方案的个性需求提供了更高的技术支持。

2001~2009年，建立了完善的药师会诊制度，为提供临床药师服务打下了坚实的基础，并将临床查房、会诊作为参与药物治疗的重要途径。会诊形式分为参与医务部组织的疑难病例全员大会诊和临床科室邀请协助制定药物治疗方案的重点病例会诊。截至2019年，会诊例次达到1900多例，会诊意见采纳率近90%，为临床治疗提供了扎实的药学支持。

1991~2000年，药学部连续10年被郴州市药品不良反应监测中心评为先进集体，为临床提供合理用药信息，为患者临床用药安全提供了可靠的信息支持。

2012年起，医院成为卫生部第三批临床药师培训试点基地，由药学部具体负责和实施，共设有抗感染科、抗肿瘤科、心血管科、内分泌科、通科5个培训专业，至今已招收并培养全国各地学员共30多名。目前，医院配备了抗感染、神经科、心血管科、内分泌科、营养科、肾内科、儿科、肿瘤科、通科等专业的临床药师近30名，同时，通过参与并承办各类专业学术会议，极大提高了药学部在同行业的影响力，提升了学科的发展力度。

2011年，成立抗菌药物临床应用管理小组，由吴志坚副院长负责，并制定了相关抗菌药物管理应用规定。目前，全院抗菌药物使用率、辅助用药和重点监控药品都得到了合理合规控制。

随着国家相关政策的出台，医院在积极响应的同时，也逐步落实了一系列相关措施，不仅编制了《药事管理制度》，还建成了以"合理用药"为核心的医院药事管理体系。从2007年开展门诊用药咨询开始，医院的李辉药师于2015年率先开设了具有处方权的临床药师主导的癌痛治疗门诊，并且已有6名药师加入了如冀连梅的问药师等国内知名团队。2019年，医院开始了处方前置审核，为患者合理用药保驾护航。

医院自2003年开始药物临床试验机构的筹备工作，经过近20年的努力，医院心血管内科、泌尿外科等17个临床科室获得了Ⅱ期临床试验资质，Ⅰ期临床研究室获得了药物临床试验资质，并通过不断的培训、进修，建成了一定规模的临床试验人才队伍。

四、药学部学科成果

郴州市第一人民医院临床药学专科项目：

1. 省部级科研项目

①中国药学会科技开发中心项目,《哺乳妊娠期妇女抗癫痫药物安全合理使用》(CMEI2019KPYJ(ZAMM)00201.)。

②湖南省教育厅课题,《银杏黄酮、银杏内酯在治疗心脑血管疾病中用药合理性研究》,(19c1722.)。

③湖南省医学会临床药学科研基金,《临床药师主导的全程化癌痛患者管理模式》,(HMA202001013.)。

④湖南省科技局,《儿童家庭用药安全科普宣教》,(2020ZK4136.)。

⑤湖南省自然科学基金项目,《逆转座子LINE-1介导内质网应激在辐射所致认知障碍中的作用及机制研究》,(2021JJ30051.)。

⑥湖南省科技局,《临床药师开展用药科普宣教的效果评价》,(2021ZK4383.)。

⑦省卫健委课题,《基于信息技术的远程药学服务模式的探索研究》,(D202313010047.)。

⑧吴阶平医学基金会项目,《静脉血栓病人的基因检测与临床特征研究》,(320.6750.2023-06-33.)。

2. 发表论文

① Wang J J, Chen X L, Xu C B, et al. The ERK1/2 pathway participates in the upregulation of the expression of mesenteric artery α receptors by intravenous tail injections of mmLDL in mice [J]. Vascular Pharmacology, 2016, 77: 80-88.

② Jie L, Cao Y X, Yuan Z Y, et al. Minimally modified LDL upregulates endothelin type B receptors in rat coronary artery via ERK1/2 MAPK and NF-kappaB pathways [J]. Biochim Biophys Acta-Molecular and Cell Biology of Lipids, 2012, 1821 (4): 582-589.

③ Li J, Cao L, Xu C B, et al. Minimally modified LDL upregulates endothelin type A receptors in rat coronary arterial smooth muscle cells [J]. Mediators of Inflammation, 2013: 656570

④ Liu Y, Xu C B, Li J, et al. Minimally modified LDL upregulates endothelin type B receptors in rat basilar artery [J]. Microvascular Research, 2012, 83 (2): 178-184.

⑤ Xiao C Q, Chen R, Lin J, et al. Effect of genistein on the activities of cytochrome P450 3A and P-glycoprotein in Chinese healthy participants [J]. Xenobiotica, 2012, 42: 173-178.

⑥ Chen G, Chen X L, Xu C R, et al. Toll like receptor protein 4 monoclonal antibody inhibits mmLDL-induced endothelium-dependent vasodilation dysfunction of mouse mesenteric arteries. [J]. Microvascular Researc, 2019, 127: 103923.

3.省部级科研成果获奖情况

① 李辉,《临床药师主导的癌痛门诊患者管理》获2016年中华医学会临床药学分会优秀论文。

② 李辉,《临床药师参与癌痛患者管理》获2015年中华医学会临床药学分会优秀论文。

③ 李洁,《Minimally modified LDL upregulates endothelin type B receptors in rat coronary artery via ERK1/2 MAPK and NF-κB pathways》获得湖南省医学会优秀学术论文一等奖。

④ 徐世希,《不同纯度吴茱萸提取物中吴茱萸次碱和吴茱萸碱在大鼠体内药代动力学的比较研究》获2014年湖南省第十五届自然科学论文二等奖。

第二十八节 常德市第一人民医院

一、药剂科简介

常德市第一人民医院药剂科始建于1898年美国传教士罗感恩创建的广济医院药房。125年的风雨历程,它从一个简单药房已经发展为集供应管理、质量控制、临床服务、科研教学等为一体的综合性技术服务科室。科室下设门诊药房、急诊药房、草药房、中心药房、药品仓库、静脉用药调配中心、临床药学室、GCP办公室等部门。药剂科现有职工90人，药学专业人员71人，其中主任药师4人、副主任药师19人、主管药师36人、药师11人、药士1人，具有硕士学历24人、全日制本科学历17人，全日制本科以上学历占45.5%。

二、药剂科历届主要负责人

一辈又一辈的药剂科领路人，坚持解放思想，开拓创新，一手抓药品质量，一手抓药学服务质量。在完成医院各项工作指标的同时，重视科室发展，引进高科技人才及先进设备，优化工作流程，规范服务行为，切实保障了患者的合法权益和用药安全，并为人民提供高质量的药学服务（表7-43）。

表7-43　药剂科历届主要负责人

序号	主要负责人	任职时间
1	欧阳生	1942年之前
2	叶国宾	1943~1953年
3	段云程	1947~1950年
4	高君亮	1950~1954年
5	叶国宾	1954~1968年
6	黄炎辉	1979~1982年
7	刘月娥	1982~1992年
8	高业栋	1993~1999年
9	梅尧林	1999~2003年
10	张勇	2004~2007年
11	高业栋	2008~2009年
12	邓志明	2010~2011年6月
13	郭爱枝	2011年7月至2019年7月
14	何益锋	2019年7月至今

三、药剂科学科发展史

常德市第一人民医院创立于1898年11月，前身为广济诊所。

广济诊所时，由罗感恩从美国带来一批药品，在湖南省率先使用西药，由其夫人孟氏任司药。广德医院建成时，总占面积不大（约60平方米），工作人员3人。随后，又依次设置制药室（1976年更名为制剂室）、配药室、药库。1972年，由叶建国等建病室药房。1980年，正式成立药械科，下设药库、门诊西药房、住院药房、门诊中药房、制剂室、中药加工室、医疗器械修理组。1984年4月，撤销药械科，成立药剂科和医疗器械科。1987年2月，药库迁入现三住院大楼底层西头，面积扩大至520平方米，药品仓贮条件得到更大改善，同年10月，新制剂楼正式投入使用。新制剂楼建筑面积1635平方米，安装了大输液自动生产线、集中空调机、风淋机及2台500mL不锈钢自动搅拌配料桶等一系列生产设备，同时还有自动旋光仪、微粒检测仪、751型分光光度计等检验设备，成为当时湖南省较为完善的制剂室，生产药物制剂（市面紧缺品种）达110种，并成为湖南省首家制剂生产验证试点单位。由高业栋与湖南省中医学院合作开展的"葛根素的研制""中国苦丁茶的研制"通过湖南省教委科研鉴定；以陈桂清、高业栋联合开发"抗炎口服液"，荣获常德市科技进步奖二等奖；由郭爱枝等研制的"洁阴栓"及"清热解毒口服液"，均获常德市科技进步奖三等奖。2014年，因多种因素，撤销了制剂室（保留了抗炎口服液、皮疾灵口服液、清热解毒口服液和妇炎洗剂等制剂批文，委托生产）。

从1957年开始，质检室进行pH值检查和热源试验（家兔试验法），到1997年，除了对制剂产品的分析检测，还对全院所有药品进行监督、检测，严把药品质量关；2014年，随制剂室取消。

临床药学室成立于1982年10月，由胡兴玉组建，经过40多年的发展，现有11名药师取得临床药师规范化培训合格证，2名临床药师获得中华医学会临床药学分会临床药师师资证。临床药师积极开展药学服务工作，深入临床一线，参与查房、病例讨论，多学科联合会诊，为临床提供专业的药学建议，并针对复杂用药对患者进行用药教育，从而达到用药安全、有效、经济的目的。2018年，临床药师张旺率先开展抗凝抗栓医药联合门诊，深受患者好评。临床药师还承担了全院的药学信息服务和治疗药物浓度监测工作，负责全院药品不良反应的收集、审核和上报，保证患者用药安全。目前，血药浓度监测药物包括免疫抑制剂、抗癫痫药、镇静催眠药、抗菌药物、抗精神病药等。目前，药师主要负责治疗药物浓度的检测和结果的解读，以指导患者合理用药。2017年，临床药学专科获湖南省市州级临床药学重点专科建设项目。

药物临床试验于 2012 年 7 月取得资格证，2015 年 4 月顺利通过复评，现有 10 个药物专业和 20 个医疗器械专业可开展临床试验。

近几年，药剂科信息化、智能化建设突飞猛进。2013 年，门诊药房引进 2 组德国西门子全自动整盒发药机；2014 年，中心药房引进日本口服药全自动单剂量分包机，同年 11 月，建筑面积 1000 平方米的静脉用药调配中心投入使用，现已开展 37 个病区的药品集中调配，通过信息系统进行审方、排批、扫码计费、实时跟踪调配流程、数据统计等。2014 年，湖南省医疗系统的第一个轨道物流系统在第一住院楼安家，主要用于静脉用药调配中心、中心药房的药品输送，快捷、安全、节省人力。2015 年 9 月，智能化药库建成，安装了 2 套空调系统、温湿度电子监控系统、除湿机、冷库双制冷系统、特殊药品防盗系统、防火防盗报警监控系统等，从多方位保障了药品质量与安全。为适应医院药学发展，推进合理用药，2018 年药剂科在湖南省率先依托合理用药软件，开展了药师对门诊、急诊处方和住院医嘱的前置审方。

四、药剂科学科成果

1. 省部级获奖荣誉

2013 年获湖南省青年药师辩论赛最佳团队奖。

2. 省部级科研项目

① 2004 年抗炎口服液、皮疾灵口服液等获湖南省科技博览会金奖。

② 2013 年《替考拉宁治疗 MRSA 肺部感染患者的群体药动学／药效学研究》为湖南省科技局立项项目。

3. 继续教育项目

开展国家和省级继续教育项目 2 项。

① 药动学／药效学模型的应用。

② 临床药学实践学习班。

4. 发表论文

共发表 2 篇 SCI 论文。

① Qi P, Wang Y, Hu Z Y, et al. Evaluation of the highly variable

Agomelatine pharmacokinetics in Chinese healthy subject to support bioequivalence study [J]. PLoS One, 2014, 9 (10): e109300.

② Zhang Z, Wu G, Wang C, et al. Features of reversible P2Y12 receptor antagonists based on piperazinyl glutamate-pyridines [J]. Medicinal Chemistry Research, 2016, 25 (6): 1204-1215.

第二十九节　湘潭市中心医院

一、药学部简介

湘潭市中心医院药学部是集职能、业务、教学、科研为一体的大型医技科室，负责全院的药品供应调剂、药品质量管理、药事管理服务、合理用药指导等各项药学专业技术服务工作，是国家卫健委（原卫生部）抗菌药物临床应用监测网、合理用药监测网、全国不良反应监测网成员单位，是国家紧缺人才临床药师培训基地、中华医学会临床药学分会临床药师规范化培训中心、湖南省临床药学重点专科、湖南省健康扶贫临床药师同质化培训基地、湘潭市临床用药质量控制中心、湘潭市医学会临床药学专业委员会、湘潭市医院协会药事管理专业委员会挂靠单位。科室下设中药、西药库房，中药、西药门急诊药房，中心药房，静脉用药调配中心，中药基地，临床药学室，药物临床试验机构等部门，共有药学技术人员103人，其中主任药师6人、副主任药师25人，具博士学历1人、硕士学历36人。

二、药学部历届主要负责人

1950年，医院药房扩增为门诊、住院药房，詹兴瑞任药房主任。20世纪80年代，药房升级为药剂科，下设药房、制剂室、药检室、临床药学等部门，周明炯任药剂科主任。20世纪90年代，医院病床增至706张，用药量、品种数量不断增加，1992年新增急诊药房，吴月秋时任药剂科主任。2006年，药剂科分设为西药部、中药部，刘湘任西药部主任，肖碧群任中药部主任。2015年，两部合并，更名为药学部，刘湘任药学部主任。2021年9月，原药学部分为药学部、临床药学科，李伟任药学部主任，刘湘任临床药学科主任。药学部历届主要负责人见表7-44。

表7-44 药学部历届主要负责人

序号	主要负责人	任职时间
1	詹兴瑞	1951～1983年
2	周明炯	1984～1994年
3	吴月秋	1995～2003年
4	冯利君	2004～2005年
5	肖碧群	2006～2015年
6	刘 湘	2006～2021年
7	刘 湘、李 伟	2021～

三、药学部学科发展史

湘潭市中心医院前身为美国长老会湘潭医院，自1900年开办以来即设立药房。1950年，药房扩增为门诊、住院药房各一个。1973年，药房升级为药剂科。20世纪80年代，设有门诊西药房、中药房、中心药房、西药器械库房、中药加工库房、药品制剂室、药检室、临床药学室、仪器修理室、煎药房。1992年，新增急诊药房。2009年，成立静脉药物配置中心。2014年5月，开展药物临床试验。2015年，药剂科升级为药学部。2021年9月，药学部分为药学部、临床药学科2个部门。

1. 药品的采购与管理

1958年，医院建立药品检验室，对部分自制制剂进行质量控制。20世纪80年代，成立了药事管理委员会，对全院药品的使用监督与评价。20世纪80年代中期，在湖南省率先实行麻醉药品卡，麻醉药品实行"五专"管理。2004年，药品实现电子化管理。2011年4月，医院成立药品采购委员会，负责全院药品引进及日常采购工作。

2. 处方调配

随着处方量的增多，2001年，门诊药房设6个窗口，4个配发药窗口、2个咨询窗口。2005年，药品实现全程数字化管理，医嘱实现无纸化传递。2013年，引入审方系统，将人工审方与系统审方有机结合，缩短了患者就医时间。2016年3月，门诊西药房增设8个窗口、6个取药窗口、2个咨询窗口，并引入药品预调配机制，配置自动排队系统与智能药柜，排长队现象得以解决。

3. 制剂生产

1965年，180平方米制剂室投入使用。1971年，中草药加工厂建立，年产值达20万元。1976年，研制出大输液自动生产流水线，自制制剂达153种，年产值25万元。1992年，医院新建药剂楼，制剂室采用套层封闭式，居湖南省内领先水平。2009年10月，为顺应药学服务模式转换的要求，灭菌制剂室停止生产，其场地经改造用作静脉用药集中调配中心。

4. 临床药学

1983年，药剂科成立临床药学小组，参加疑难病例、死亡病例讨论等工作，受到卫生部委托来湘考察临床药学工作的协和医院陈兰英主任药师和湖南省卫生厅的赞扬和奖励。1990年，开展血药浓度监测。1995年，我国著名药学专家陈兰英教授、许树梧教授及湖南省卫生厅领导来医院指导临床药学工作，给予了高度评价，并拍摄《临床药学在腾飞——湘潭市中心医院纪实》，在全省医院院长会议和全国第四期临床药学学习班上播出，赢得与会代表一致好评（图7-53）。

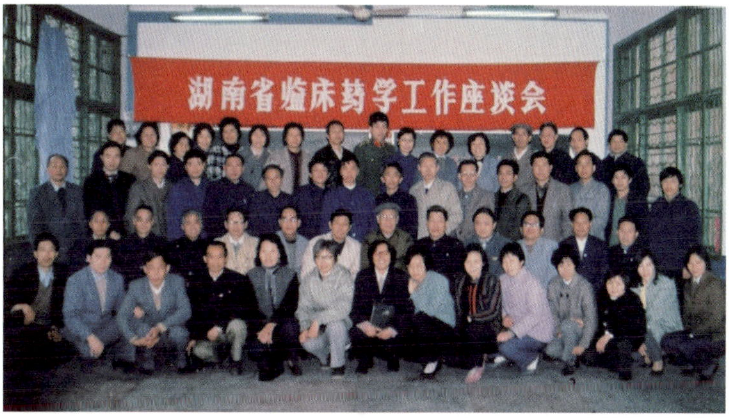

图7-53 1997年10月，湖南省临床药学工作座谈会在医院召开

2002年起，临床药学工作在全院铺开。2022年年底，该科拥有16名专科临床药师，其中6名临床药师取得临床药师师资培训证，月会诊量达800多次。

2016年，医院建立临床药师工作站，同年，在湖南省开展的"改善医疗服务"行动中，医院推行的辅助用药管控、抗菌药物管理等工作在湖南省推广，先后有20多家医疗机构来药学部参观学习。2016年，临床药学被评定为"湖南省临床重点专科""湘潭市第二批重点专科"。

2017年，药学部成为湖南省健康扶贫临床药师同质化培训基地及中华医学会临床药学分会临床药师培训中心。2019年，药学部成为国家紧缺人才临床药师培训基地。截至2022年，共培养了253名临床药师。

5. 药物临床试验

2012年9月，药学部成立药物临床试验机构（GCP）。2014年5月，药学部获得CFDA资格认证。2017年9月，Ⅰ期药物临床研究室正式投入使用。

四、药学部学科成果

1. 省部级荣誉

① 1999年11月，药剂科中药房获湖南省中医管理局授予的"放心药房"称号。

② 1999年，詹兴瑞获全国"神农奖杯"奖。

③ 2007年，医院获卫生部、国家中医药管理局授予"全国综合医院中医药工作示范单位"称号。

④ 2010年度湖南省临床用药质量控制先进单位。

⑤ 2012年"金钥匙杯"临床药师案例演讲比赛二等奖。

⑥ 2013年，柳梦笛荣获湖南省青年药师PPT制作与演讲比赛二等奖。

⑦ 2014年，曹文静荣获湖南省青年药师PPT制作与演讲比赛一等奖。

⑧ 2015年，曹文静荣获"2015紫禁城国际药师论坛"基层合理用药科普之星大赛优秀奖。

⑨ 2016年，雷海波、肖灿荣获中国药师职业技能大赛湖南省一等奖、南区一等奖、全国优秀奖。

⑩ 2017 年，肖灿荣获湖南省第一届临床药师案例演讲比赛三等奖。

⑪ 2018 年，黄义、吴石威荣获中国药师职业技能大赛，湖南省一等奖、南区三等奖。

⑫ 2018 年，李荣辉荣获湖南省第二届临床药师案例演讲比赛一等奖。

⑬ 2018 年，刘湘被评为湖南省石学会"优秀药师"。

⑭ 2018 年，获中国药学会"全国医药经济信息网信息工作先进单位"。

⑮ 2019 年，获全国药学服务经典案例评选（湖南省）省级赛一等奖、全国赛三等奖。

⑯ 2019 年，李文璨荣获湖南省中药知识科普青年药师演讲比赛一等奖。

⑰ 2019 年，刘湘被评为中国药学会"优秀药师"。

⑱ 2020 年，刘亚、赵子淏、何琛雄荣获第六届中国药师技能大赛总决赛二等奖、南区一等奖、湖南赛区一等奖。

⑲ 2020 年，吴石威荣获湖南省第四届临床药师案例演讲比赛三等奖。

⑳ 2020 年，荣获全国合理用药科普短视频比赛 10 月"科普闪耀新星"。

㉑ 2021 年，龚婷荣获全国肿瘤药学服务案例大赛华中区总决赛特等奖。

㉒ 2021 年，黄楠、皮胜玲荣获第七届中国药师技能大赛南区二等奖、湖南赛区一等奖。

㉓ 2021 年，龚婷荣获湖南省肿瘤临床药师药学服务优秀案例比赛最佳风采奖。

㉔ 2022 年，荣获第二届湖南省药师处方审核技能大赛二等奖、最佳后援团。

㉕ 2022 年，刘湘荣获湖南省药学会 2021 年度先进工作者。

㉖ 2022 年，雷海波被评为湖南省最美药师。

㉗ 2022 年，曹文静荣获湖南省药学服务经典案例比赛全国二等奖、湖南省二等奖。

2. 科研论文

2018～2022 年，药学部、临床药学科共开展国家级课题 1 项、省级课题 15 项，市级课题 14 项，一项课题荣获湘潭市医学科技进步奖一等奖、一项荣获二等奖；SCI 收录论文 10 篇，期刊论文 70 多篇，会议论文 120 多篇。

第三十节　湘西自治州人民医院

一、药剂科简介

湘西自治州人民医院药剂科是集药品采购供应、药品调配、临床药学、药事管理、医院制剂生产检验、科研教学等为一体的医技科室。目前，科室下设门急诊西药房、中药房、中心药房、儿科药房、老院药房、药库、制剂室、质检室、临床药学、制氧车间等部门。药剂科共有职工100人，其中药学人员80人，其他工作人员20人，其中主任药师1人、主任医师1人、副主任药师15人、主管药师33人、药师30人，具有医学博士学历1名、硕士学历12人、本科学历58人、专科学历9人。

二、药剂科历届主要负责人

药剂科历届主任发扬"吃苦耐劳，开拓创新"的精神，牢固树立"院兴我荣，院衰我耻"的思想，不计较个人得失，工作积极主动，狠抓药品质量，强化安全管理，把药剂科从以往的以药品为中心、以保障供应为主要任务，逐步转向以服务患者为中心，以临床药学为基础，以促进临床科学、合理用药为目的，开展药学技术服务，保障医院医疗安全。药剂科历届主要负责人详见表7-45。

表7-45　药剂科历届主要负责人

序号	主要负责人	任职时间
1	张介民	1952～1959年
2	徐景文	1960～1969年
3	曾志敏	1969～1982年
4	任华益	1983～1992年
5	曾志敏	1993～1994年
6	向庆浩	1994～1999年
7	贺　玲	1999～2004年

续表

序号	主要负责人	任职时间
8	周岐勋	2004~2006年
9	贺玲	2006~2010年
10	张洪	2010~2015年
11	张永东	2015~2020年
12	黎敏	2020~

三、药剂科学科发展史

湘西自治州人民医院成立于1952年，前身为湖南省私立沅陵宏恩医院在乾城县所里建立的宏恩医疗中心。

湘西自治州人民医院药剂科成立于1959年，设有药房、药库、制剂室等部门，药剂人员5人，负责药品的调配、保障供应及医院制剂生产，如甘草合剂、橙皮酊等的生产检验工作。

1971年，新建西药制剂楼，将大输液与普通制剂生产区域分开。1972年，新建中药加工厂和中药库。西药制剂楼于1985年扩建，并积极开发新品种，增加生产品种种类，开发出B超耦合剂、甘油霜等10多种新制剂。1986年，新建中药加工厂。20世纪90年代中后期，增加了妇舒合剂、强力枇杷止咳糖浆、鼻窦炎合剂等5个Ⅰ类、6个Ⅱ类中药制剂生产批文。随后的十几年间，在院领导的支持鼓励下，中西制剂室不断完善软硬件设施，扩大生产规模。2003年，制剂室完成了制氧车间、饮用水、过氧乙酸生产许可证，以及"84"消毒液、络合碘分装许可证申报资料准备和验收取证工作。为更好管理，制剂室设置了灭菌制剂饮用水生产室、固体制剂室和液体制剂室3个班组，制剂生产工作空前繁荣，总共获得5个Ⅰ类、8个Ⅱ类制剂生产批文，并成为当时湖南省使用面积最大、制剂品种（126种）最多、剂型（16种）最全的医院制剂室。随着国家对药品质量管理要求不断提高，在换发批文的过程中，制剂品种不断减少，目前制剂室获得生产批文的品种有27种，包括二花三草口服液、氯化钾口服溶液、鼻窦炎合剂等。

2004年，药剂科被设为湘西自治州药品及医疗器械不良反应监测中心，负责收集上报全州药品不良反应，同年在药房设立药品咨询窗口。

2011年，医院整体搬迁，药剂科迁至新院，老院保留门诊药房、药库、制剂室、质检室等4个班组，新院设有门急诊药房、中心药房、儿科药房、临床药学、制氧车间、下送组等班组。2007年，开展肾移植患者体内环孢素A血药浓度检测工作，随后增加了茶碱等检测品种。2017年，临床药学实验室仪器升级，面向全州开展治疗药物检测工作，目前可检测品种9种，涵盖抗精神类药物、抗癫痫类药物、抗生素、抗肿瘤药物，目前年检测量366例，为临床用药科学化、个体化、合理化提供依据。

为适应医院药学的发展，药剂科在保障药品供应的前提下，2011年以来，大力发展临床药学，临床药师数量从最初的4人增至11人，其中硕士研究生7人，博士研究生1人，经过规范化培训的有10人，覆盖抗感染、肿瘤、呼吸、内分泌、心血管、消化、重症医学等专业。临床药师开展了日常查房、会诊、药物咨询、药物不良反应上报、抗菌药物的上报、处方医嘱点评、重点药物监控、血药浓度监测、《药讯》的编写等工作。

2018年，湘西自治州人民医院为全州临床用药质量控制中心及临床药学专业委员会主任委员单位，并成功承办了第一届、第二届省级继续教育项目合理用药培训班。

为促进药物的合理使用，保障用药安全，对发生的不合理用药情况实现全过程的监控和干预。2019年，医院购买合理用药管理系统，目前系统已在门诊实现弹框提醒，后续将陆续实行前置审方、统计分析等功能。

四、药剂科学科成果

1. 科研项目

主持或参与5项科研项目。

①《IL-19在儿童过敏性鼻炎中的作用及调控的研究》，湖南省卫生计生委课题项目（编号C2015-84）。

②《纳米载体靶向共转运GLUT1-siRNA和羟基喜树碱逆转急性髓系白血病化疗耐受的研究》，2015年国家自然科学基金项目。

③《能量代谢异常在多发性骨髓瘤化疗耐受中的研究》，2015年湘西州科技局课题。

④《抗GLUT1scFv靶向纳米胶束共转运氯尼达明与阿霉素逆转急性髓系白血病化疗耐受的研究》，2018年湖南省自然科学基金项目。

⑤《生长分化因子15在脓毒症肝损伤中的作用及机理研究》，2018年湘西州科技局课题。

2. 发表论文

共发表7篇SCI论文。

① Li M, Dong K, Fu SM, et al. Growth differentiation factor 15 prevents Lipopolysaccharide-and D-galactosamine-induced inflammation and acute liver injury in mice [J]. International Journal of Molecular Medicine, 2018, 42: 1756—1764.

② Song K, Li M, Xu X, et al. Resistance to chemotherapy is associated with altered glucose metabolism in acute myeloid leukemia [J]. Oncology Letters, 2016, 12（1）: 334-342.

③ Song K, Li WC, Li M. Acute promyelocytic leukemia following autologous bone marrow derived mesenchymal stem cells transplantation for traumatic brain injury: A case report [J]. Oncology Letters, 2015, 10: 2905-2908.

④ Song K, Xu XJ, Li M. Hypocellular Myelodysplastic Syndrome with Myelofibrosis in Acute Myeloid Leukemia Transformation: a Case Report [J]. Oncology Letters, 2015, 10: 422-442.

⑤ Song K, Li M. BuddChiari syndrome, a rare complication of multicentric Castleman disease: A case report [J]. Oncology Letters, 2015, 9: 2153-2159.

⑥ Song K, Li M. Pregnancy-induced Hypertension Caused by All-Trans Retinoic Acid Treatment in Acute Promyelocytic Leukemia [J]. Oncology Letters, 2015, 10: 364-366.

⑦ Song K, Li M, Xu XJ, et al. HIF-1α and GLUT1 Gene Expression is Associated with Chemoresistance of Acute Myeloid Leukemia [J]. Asian Pacific Journal of Cancer Prevention Apjcp, 2014, 15（4）: 1823-1829.

下 篇

湖南省医院药学学科的展望

第八章

21 世纪湖南省医院药学学科的展望

21世纪，湖南省医院药学必须坚持深入贯彻落实习近平新时代中国特色社会主义思想和党的二十大精神，进一步转变药学服务模式，发挥药学人员的主观能动性，提高医院药学的服务水平，为实现"健康中国"战略而努力。把不断满足人民群众日益增长的安全有效经济的药物治疗的美好愿望作为今后的中心任务。

湖南省医院药学学科历经百余年的发展，从无到有，从弱到强，经过几代药学人的艰苦奋斗，取得了一些令人瞩目的成绩。特别是近40年来，医院药学从最初单一的调剂和简单的制剂以保障临床治疗需要的药品供应阶段，发展到目前在保障药品供应的基础上，以重点加强药学专业技术服务、参与临床用药为中心的全面药学服务阶段。放眼全国，湖南省的医院药学学科处于国内中上游行列，但纵观整个发展历程，不得不说还有许多不足之处，很多方面值得总结和反思。例如横向方面，各地区之间药学服务发展的明显差异；纵向方面，基层医院与二级、三级医院药学技术人员水平和能力的差异；各医院内部药学学科的定位、功能配置、信息化建设、培训体系化、现代化管理等问题都有待进一步思考和探索，加快湖南省医院药学学科高质量发展是今后的努力方向。

第一节 医院药学学科的挑战与机遇

随着国家医药体制改革的不断推进，医院药学学科的职能及发展受到前所未有的挑战，传统的医院药学以药品为中心的服务模式已经不适应当前的医学模式。在过去很长时间内，绝大多数医院以制剂为重要创收模式也受到了国家医药产业快速发展的冲击而萎缩，特别是从 2017 年药品零加成制度推行后，药师的服务范围及生存空间受到挤压，由此引发了学科发展的危机感。

一、医院药学现代管理的挑战

过去几十年中，医院药学部门经营药品的总收入几乎占了医院的半壁江山，药品的利润只盈不亏，再加上医院制剂的创收，在医院领导的心目中药学部门即利润中心，不投入也能很好的生存，因而导致对药剂科的基本建设及人才队伍的投入不足，学科建设与临床学科相比存在巨大差距，严重滞后。新的模式下多数医院管理者认为药学部门不能创造利润了，已成为可有可无的单位，甚至已将门诊药房完全交由医药公司托管。

二、药学队伍自身的挑战与机遇

由于近 20 年来医改的重心都在改药，以及药品招标集采、药房托管、药品零差价、制剂室及产品的萎缩等政策，而新的管理办法和收费项目又迟迟不能出台，使药剂科几乎成了医院的负担，药师们普遍都感到迷茫，队伍不稳、人才流失，有医院院长甚至公开宣布不再引进药学人员，在一些地市级医院尤其突出。在省级大型教学医院中，由于还有大量的科研与教学任务，临床药师则服务于临床药物治疗，静脉用药集中调配中心对临床用药安全的把关作用等，有些指标则直接关系到医院的排名及影响力，特别是学科建设较好的医院受到的挑战相对要小一些，但与 20 年前欣欣向荣的医院药剂科相比，药学人员在医院中的地位和收入落差还是比较大的。

当然，挑战与机遇并存，这些年来药房装备自动化、管理信息化、临床药师职业化、临床药学研究实验室标准化与自动化水平都有了极大的改善和提高。特别是国家卫健委连续不断地发文强调加强药学学科建设，提高药学服务的能力与水平，要将传统的以药品为中心的服务转向以患者为中心的临床药学服务，强化药事管理措施，规范药事服务标准，合理用药评价纳入综合绩效考核，加快人才培养和引进，转变药学服务模式，探索药事服务费，激励药学人才。这些都是医改给医院药学学科及药师个人的职业发展带来的机遇。

2018年出台的《医疗机构处方审核规范》明确地规定了药师是处方质量的把关者和第一责任人，更是确定了药师在医疗团队中不可缺少的地位和作用。

近10年来，我国药师法的立法工作也在快速推进，将为药师的地位和权利提供法律的保障。

三、药师职业定位的思考

危机与机遇并存的新形势下，医院药学学科向何方发展，药师职业如何定位，是近年来行业关注和讨论的热点问题。中国药学会医院药学专业委员会在每年举行的学术年会上都设定了专题论坛，各地药学会及行业组织都高度关注，湖南省药学会在此期间也组织了多次学术研讨会，李焕德理事长兼任医院药学专业委员会主任委员期间在多地多场学术会议上以"医院药学学科与药师胜任能力"及"临床药学学科与临床药师"为题进行学术讲座。

特别是在2019年7月20日举行的一场有湖南省卫健委祝益民副主任参加并亲自授课，有省内各大医院院长、党委书记参加的"医院药学高峰论坛"上，李焕德理事长再次以"医院药学学科与药师胜任能力"为主题作了学术报告，目的是唤起卫生行政管理者及医院院长们在当前形势下对医院药学学科重要性及药师作用的认识。

应该说，这些会议的举办，对较长时间内一些院长对医改政策的认知偏差得到了一定程度上的纠正，为药学学科的稳定发展提供了支持。

第二节 湖南省医院药学学科发展与展望

早在 1999 年，在中国人事出版社出版的由湖南省内著名教育学家、中国科学院及中国工程院院士陈国达、袁隆平、俞汝勤为总顾问，何继善、饶文浩为总主编的继续教育科目指南丛书，由湘雅医学院孙振球、胡冬煦为主编的《医学》分册中，许树梧、李焕德教授编写的"21 世纪医院药学学科发展展望"部分，对湖南省医院药学学科发展与展望就有重要的阐述（图 8-1）。

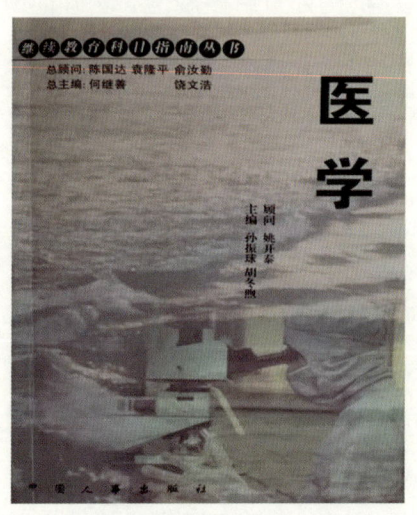

图 8-1 继续教育科目指南丛书·医学分册封面

20 多年过去了，当时对发展的预测很多都已经实现，也有一些内容目前正在实施中，以下几点仍然是 21 世纪重要不变的发展方向。

一、学科建设与学科带头人能力培养是学科发展的根本

医院药学作为一个学科，学科建设应该是永远不变的主题，不同单位与学科应该怎么做没有统一的模式，但学科建设的基本内涵及学科带头人的素质与要求应该是一样的（图 8-2、图 8-3）。

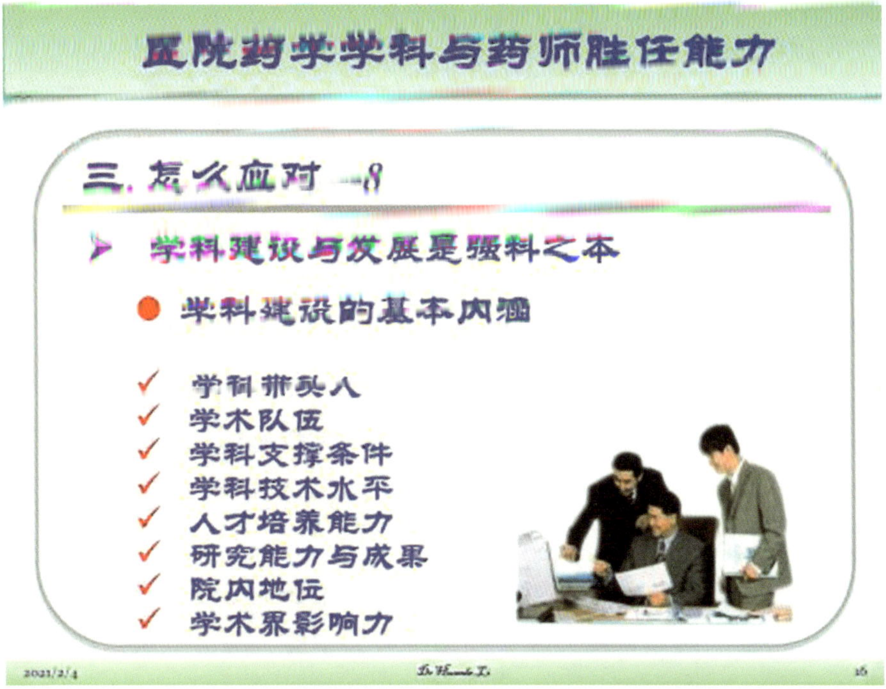

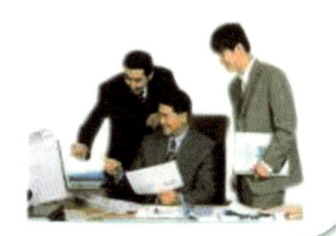

图 8-2　医院药学学科建设与发展是强科之本

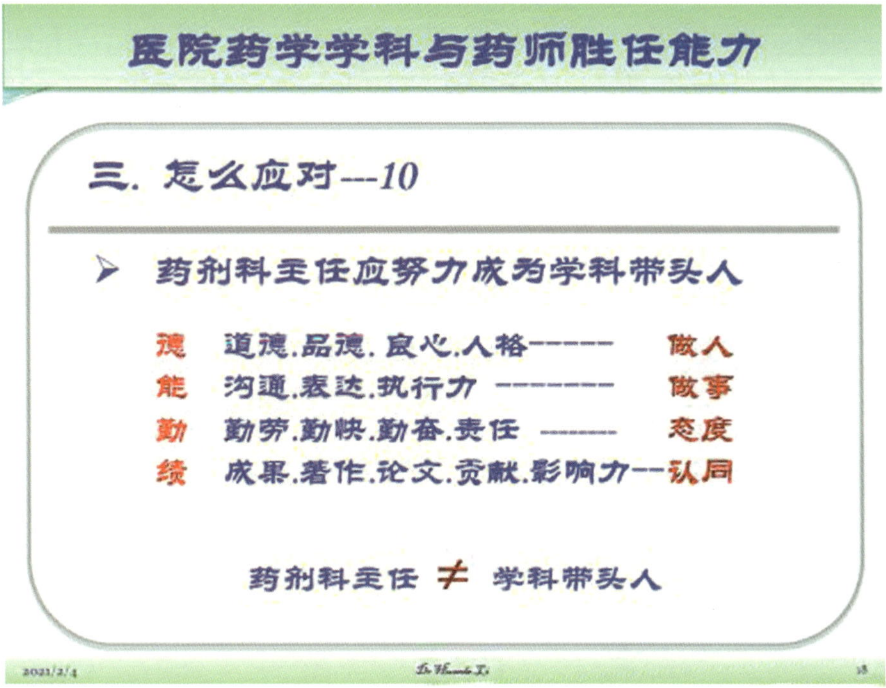

图 8-3　李焕德教授在 2019 年医院院长及药学部主任岳峰论坛上的报告内容摘录

二、以患者为中心的药学服务

医院以治病救人为宗旨，中国医药体制改革近20年，其中不同时期有各种不同模式的探索和变革，但以患者为中心的服务模式始终贯穿于整个过程。20世纪90年代中期，解放军第二军医大学长海医院胡晋红教授首次提出全程化药学服务的概念，并与当时美国医院药学学会（ACCP）提出的药学监护（PC）概念相对接，与此同时还创刊了《药学服务与研究》杂志，这也是我国最早提出的以患者为中心的药学服务新模式。此后不断推出各种不同的概念极大地丰富了我国医院药学学科，特别是临床药学学科为患者服务的中心工作。湖南省医院药学工作者为此也积极参与并作出了重要贡献，在2010年国家卫生部组织的首批临床药学重点专科评审中，中南大学湘雅二医院申报材料中明确系统地提出了重点专科建设的核心内容，即"围绕国家医改政策，构建以病人为中心、合理用药为目标、临床药学研究为手段、解决临床用药问题为核心、具有湘雅特色的临床药学学科"，这也是湘雅二医院乃至湖南省临床药学学科建设的发展方向。紧接着在2011年创立的临床药学湘雅论坛上又将"临床药学实践、教育、研究"确定为永远不变的主题，与我们制定的学科建设核心思想完全契合，为推动我国临床药学学科建设发挥了重要作用，也可以说是湖南贡献，这一理念也写入了中国临床药学学科发展史中。

三、新技术新理论的学习与应用

进入21世纪以后，随着医药科学与新技术的突飞猛进，人类基因组研究计划的完成，药物基因组学、代谢组学、细胞组学、微生物组学等新技术、新理论不断出现并应用于临床，为临床难治之症的诊断和治疗提供了新手段。随之而来的新靶向治疗药物、免疫检查点等抗体药物、细胞治疗技术等不断进入临床，这些新理论新技术需要不断学习，医院药学工作者特别是临床药师更应该适应新时代的发展，不断学习更新知识并用于临床实践。

四、医院制剂的发展方向

1980～2000年是医院制剂的黄金时期，各级医院都有完整的制剂室及丰富的医院特色制剂品种。2005年以后，随着国家体制改革的推进，国家药品监督管理局的成立及新的药品管理法的颁布，医院制剂生存空间大为压缩，制剂生产快速萎缩，以致绝大多数医院制剂室关停并转。但湖南省少数几家医院仍保留了医院制剂室，如湘雅二医院、石门县人民医院，而且所保留的制剂品种均为本医院专科特色的专科产品，说明只要有需求就有生存的空间。近几年来，党中央对中医药事业的发展非常重视，颁布了《中华人民共和国中医药法》，并且对中医经典名方的制剂研发给予了很多优越政策。

2020年，在新型冠状病毒感染[①]的防治中，中医药发挥了非常重要的作用，这也为医院制剂的开发提供了很好的前景。因此，在未来的制剂发展中，中药制剂应该成为重要的发展方向。

五、互联网及云端药学服务模式

随着互联网及5G通信技术的快速发展和普及，国家推行的医联体政策的落地，未来的药学服务模式很大一部分都可以通过互联网云端技术来实现，将大大扩展药师的服务范围和空间。因此，未来的药师必须熟悉和掌握互联网知识和应用技术，很多用药问题的咨询服务可以通过手机或其他终端来实现。未来的临床药师也不仅仅只局限于一家医院的临床药师会诊与查房，基于5G的互联网技术对医联体内的医院都可以实施同质化的服务。同样，传统的药品管理、供应、药事管理等都将通过这些现代化技术而实现联合体医院内的共享。基于此，以下内容未来可期。

1. 承接电子处方流转中的药事管理

根据国家发布的《处方管理办法》《医疗机构药事管理规定》《医疗机构处方审核规范》《互联网诊疗管理办法（试行）》等规章、规范性文件的规定，在后疫情时代，为了方便人民群众，电子处方有效、安全、可控流转是未来的趋势。医院药学具备人才优势，可以承担电子处方审核、处方追溯、不良反应收集上报等药事管理工作。

[①] 新型冠状病毒感染曾称新型冠状病毒肺炎，简称"新冠肺炎"。2022年12月26日，国家卫健委发布公告，将新型冠状病毒肺炎更名为新型冠状病毒感染。

2. 探索提供互联网和远程药学服务

根据《互联网医院管理办法（试行）》和《远程医疗服务管理规范（试行）》规定，有资质的互联网医院可探索开设专科化的在线药学咨询门诊，指导患者科学合理用药，提供用药知识宣教，解决患者药物使用中遇到的问题；鼓励借助人工智能（AI）等技术手段，面向基层提供远程药学服务。

3. 加快医院药学服务信息互联互通

打通医联体内及不同医联体之间信息通道，解决信息"孤岛"问题，逐步实现医联体内处方实时查阅、互认共享；逐步实现药学服务与医疗服务、医疗保障、药品供应等数据对接联通，畅通部门、区域、行业之间的数据共享通道，促进药学服务信息共享应用。

4. 探索推进医院"智慧药房"建设

充分利用信息化手段，实现处方系统与药房配药系统无缝对接，缩短患者取药等候时间；通过开设微信公众号、患者客户端等，方便患者查询处方信息、药品用法用量、注意事项等；探索开展对慢性病患者的定时提醒、用药随访、药物重整等工作，重点是同时患有多重慢性病的老年患者，以保障用药安全。

六、药学服务的延伸与拓展

1. 建立区域性药学服务平台

整合药事，利用"互联网+"和人工智能技术，集中药师资源，横向到边，纵向到底，全方位提供高质量药学服务，提高效率，方便患者，探索性开展"互联网+在线审方、用药咨询、药物治疗、培训、科普"等药学服务（图8-4）。

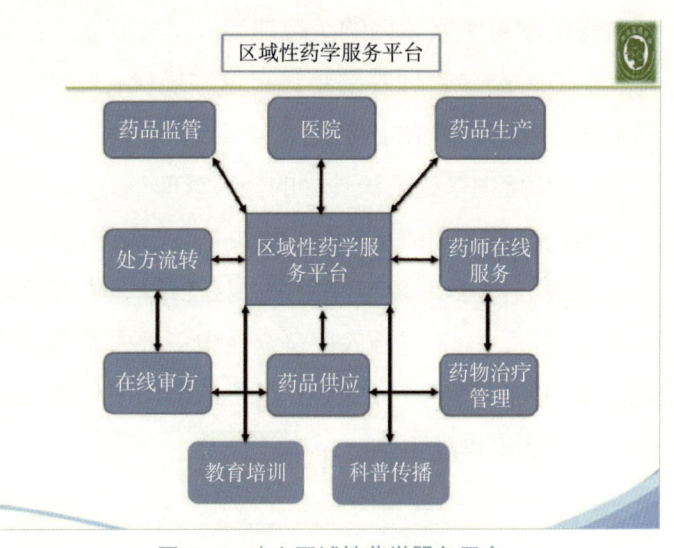

图8-4 建立区域性药学服务平台

2. 探索药物治疗管理从医院延伸到社区和家庭

目前，住院患者基本都能获得临床药师提供较好的药学监护，但是患者出院之后，患者居家时的药学监护基本是一个空白；患者的用药依从性、药物治疗效果评估、剂量调整、不良反应如何处理等需要专业的药师监护的服务缺位往往导致患者药物治疗效果不满意，甚至出现药害事件，从而反复住院，浪费了大量的社会资源；尤其是一些高血压、糖尿病、痛风、高脂血症等慢性病，如果在有专业药学人员指导下，则可以得到较好的控制，提高患者生活质量。

3. 医院药学人员成为药学科普传播的主力军

科普宣传是药学服务延伸与拓展的重要方向，为《"健康中国 2030"规划纲要》的实施而贡献药师的智慧。

七、TDM、基因检测实现个体化用药

1996 年，在世界卫生组织（WHO）发布的《迎接 21 世纪的挑战》一文中指出，21 世纪的医学将从"疾病医学"向"健康医学"发展，从群体治疗向个体治疗发展；药物处置与效应的个体差异得到越来越广泛的关注，新型药物治疗模式—个体化用药逐渐引起重视。个体化用药是指在充分考虑患者的遗传、体质、病情、环境等综合情况的基础上制定安全、有效、经济、适当的药物治疗方案。治疗药物监测（TDM）是个体化用药的重要手段，通过测定患者的血液或其他体液中的药物浓度，根据药动学原理和计算方法拟订最佳的个体化给药方案，从而达到有效而安全治疗的目的。此外，在基因水平上研究药物在体内的过程和效应个体差异，也进入人们的视野和临床应用，通过检测患者的遗传学差异，以药物效应和用药安全性为目标，为个体化用药提供理论依据。

（一）TDM、基因检测与个体化用药

TDM 是指在药动学原理的指导下，应用快速灵敏的检测分析技术，测定生物样本中的药物及代谢物浓度，旨在优化给药方案，指导临床合理用药，同时为药物过量中毒的诊断和处理提供试验依据，是早期个体化治疗的主要方法。

随着医学分析技术与检测方法的发展，TDM 方法与技术也不断推陈出新，应用较为广泛的分析方法主要包括色谱分析法和免疫分析法。这两类方法具有良好的灵敏度与精密度、较高的选择性（表 8-1）。

表 8-1 常用治疗药物浓度监测方法特征

分析方法	方法分类	优点	缺点
色谱分析法	高效液相色谱法（HPLC） 液质联用法（LC-MS 或 LCMS/MS） 超高效液相色谱（UPLC） 气相色谱法（GC）	发展快、适应性强、灵活性好、定量准确、选择性好、灵敏度高、精密度高	仪器设备价格较高，技术掌握较难；检测时间较长；样品需要预处理
免疫分析法	放射免疫法（RIA） 酶免疫法（EIA） 化学发光免疫法（LIA） 荧光免疫法（FIA）	检测周期短；样本需求量少，且可不经过提取，自动化程度高；有试剂盒，操作简单方便；有合适的灵敏度、准确性、专一性和精密度	检测试剂盒的药物种类有限，试剂盒价格昂贵；可能与原药代谢产物发生交叉反应，干扰测定；需针对每一种药物研制相应的试剂盒，不适用于新药研究

在临床应用中，TDM 适应于范围较窄，仅适应体内血药浓度与药物效应之间存在定量关系的药物，且需要掌握正确的采血时间与间隔。同时，体内血药浓度受多种因素的联合影响（如疾病本身、群体参数），且影响特征随药物种类、用药人群等不同。基于上述问题，基因检测的出现提供了另外一条道路，并已成为个体化用药过程中新兴的发展方向。

人类基因组计划的完成促使以基因为媒介的一系列技术和药物的研发。研究发现，基因组序列的遗传差异是影响药物疗效和发生毒副反应的重要原因。解析人类基因组的碱基序列差异，并使之与疾病诊断和治疗相关联是医药领域的革命性飞跃。检测患者的遗传学差异不仅可以针对性选择治疗药物，还能设计合适的用药剂量和减轻不良反应。目前，基因检测干预的个体化用药方案设计与调整主要涉及的药物包括抗凝血药、免疫抑制剂、抗肿瘤药、抗高血压药、抗精神病药、质子泵抑制剂与非甾体抗炎药等。

（二）湖南省 TDM 发展

1. 历史沿革

TDM 作为临床精准药物治疗的重要技术和手段，自 20 世纪 80 年代开始一直是临床药学工作的一部分，也是药师切入临床的重要突破口。湘雅二医院药学部于 1981 年开始开展血药浓度检测，是湖南省最早建立血药浓度测定并运用于临床的单位，也是国内较早开始进行体液中药物浓度的测定及 TDM 研究的单位之一。早期药学部的重点是对有机磷农药中毒和精神类药物等开展药物检测工作，为急诊科医师诊断急性中毒提供依据。

TDM 经过四代湘雅人 30 年不懈努力，坚持创新、实用、务实的宗旨，开创性地建成拥有完全的知识产权的我国甚至全球领先的 TDM 技术与应用系统，并取得了一系列丰硕成果。

① 首先建立高度稳定的丙戊酸钠、万古霉素及伏立康唑等测定系统，突破早期国内、国外如雅培、西门子等垄断的自动化技术。

② 首次大规模系统性的建立自动 TDM 方案，目前可以测定精神疾病、癫痫、肿瘤、抗生素等 14 大类、125 种药物。

③ TDM 技术与应用系统大规模覆盖全国 28 个省份，建立技术一致性体系。

④ 以医学检验为目标，建立等同于 ISO15189 的质量管理体系，包含色谱用室内质控系统、定标系统与溯源系统。

⑤ 建立首个电子化的教学培训系统，包括室内质控绘图体系、质量改进体系、SOP 技术体系及临床检验文案体系等。

⑥ 一年可培训 200 多名 TDM 专业人员，并根据不同需求设立基础班、快速班和研修班 3 个等级。有色谱学、检验学、临床药学、分析化学等多学科交叉。

⑦ 实现了在临床上进行精神疾病、癫痫、肿瘤、抗生素等 14 大类、125 种药物的自动化药物浓度监测，且现已实现产业化，并在全国 25 个省份的 90 多家医院推广应用（表 8-2）。

表 8-2 湘雅二医院药学部有关 TDM 重大事件

年份	事件
1989	许树梧教授进修回国后向药政局申请成立湖南省毒物咨询中心
1992	建立临床药学实验室	引进日本岛津公司高效液相色谱（HPLC）、气相色谱仪（GC）、Uv-2100 紫外分光光度计及 CS-9000 薄层扫描仪等仪器设备。
1994	国内第一家毒物咨询中心——湖南省毒物咨询中心成立	项目"药物与农药中毒的快速定性定量分析与临床应用研究"成果获得湖南省科学技术进步奖二等奖

续表

年份	事件
1997	引进美国Bio-RAD公司生产的"Remed His全自动药物浓度广谱检测仪",可对750多种药物、毒物同时进行定性定量分析,20分钟内出结果 / 项目"急性中毒病人体液中药物快速分析方法及冻代动力学研究"成果获得湖南省医药卫生科学技术进步奖三等奖
1997	首次大规模系统性的建立临床中毒患者的毒物分析方法学与抢救的自动TDM方案
2005	获湖南省药物不良反应监测优秀单位
2011	李焕德教授任中国药理学会治疗药物监测研究专业委员会第一届副主任委员;王峰任中国药理学会治疗药物监测研究专业委员会首届青年委员
2015	张毕奎和方平飞分别当选中国药理学会治疗药物监测研究专业委员会常务委员和委员,颜苗当选青年委员会常务委员、秘书,蔡骅琳任委员
2016	李焕德教授任湖南省药学会理事长一职
2019	张毕奎和方平飞分别当选中国药理学会治疗药物监测研究专业委员会副主任委员和常务委员,颜苗任青年委员会主任委员,蔡骅琳任常委委员和秘书长

2. 科技创新

中南大学湘雅二医院药学部开创性建立并完善TDM技术应用体系,拥有完全自主知识产权(图8-5、图8-6),主要表现为以下几点。

(1)创新色谱仪器

高度智能化的全自动二维色谱系统,具有灵敏度极高、抗干扰能力强、样品处理自动化、不需要过流动相、不需要清洗色谱柱、不需要内标等特点,满足TDM测定品种多、方法切换、报告及时的需求。

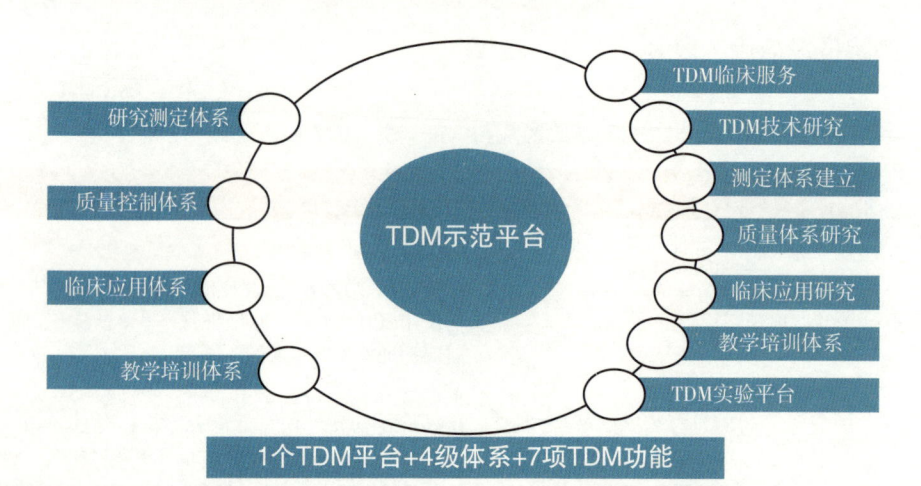

图 8-5 湘雅二医院开创并完善的 TDM 技术应用体系

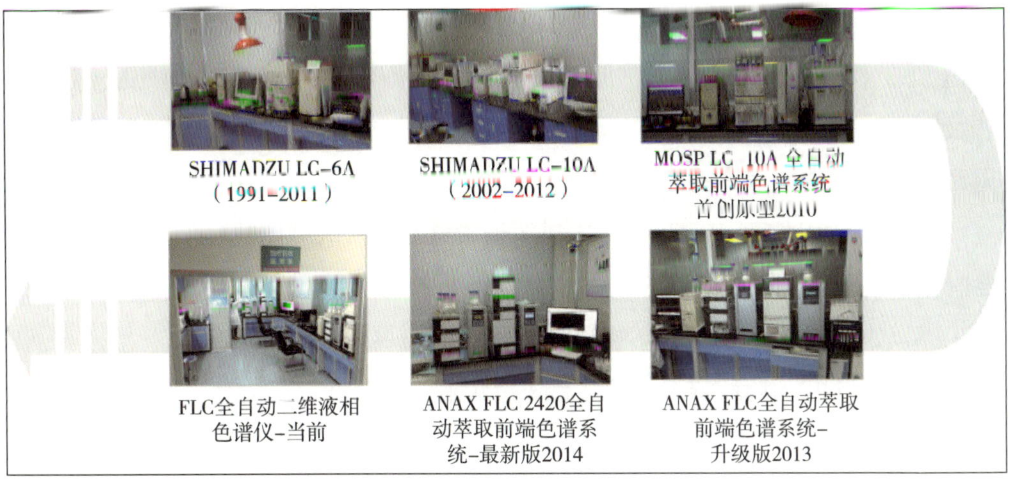

图 8-6　TDM 仪器变迁

（2）原创二维色谱理论

完成系列二维色谱理论，比如用于 MTX、万古霉素的离子—反向二维体系，用于癫痫类药物的方向—强反相—反相的杂化二维体系，用于精神药物的反相—离子二维体系等，满足大部分药物 TDM 需求。

（3）完善 TDM 应用体系

建立全自动二维色谱技术所需的质量保证体系，质控品标准体系，运行过程控制体系，解决 TDM 技术的可比性、可靠性、可塑性等关键学科问题，为迎接 TDM 大数据利用提供前瞻性技术基础。

此外，药学部依托"湖南省毒物咨询中心"平台成立项目组，针对临床中毒诊治涉及的关键难题，在国家自然科学基金等项目支持下，近 30 年持续攻关，从临床常见毒（药）物诊断、快速检测仪器研制转化及推广应用，再到解毒理论的创新，突破了现有临床中毒的诊断、救治和解毒理论瓶颈，取得了全链条创新：建立了临床常见毒（药）物快速诊断技术体系；开发了整套体内毒（药）物快速检测仪器及与之适配的试剂；揭示了中毒发生发展机制的关键环节与靶点，为临床解毒救治提供了理论依据。

① 建立了一整套药物中毒（过量）液相色谱（LC-UV）、液相色谱串联质谱联用（LC-MS/MS）毒（药）物定性定量分析技术，覆盖 260 多种毒（药）物，为临床确诊是什么中毒。

项目组主要成员针对临床农药、灭鼠药、中药秘方掺化药等引起临床中毒多发，以及法医毒物样品，围绕临床中毒诊治展开攻关。近 30 年来，建立了覆盖 260 多种常见毒（药）物的准确分析鉴别方法，为临床药物中毒（过量）的及时救治提供了完整直接依据，挽救了大量中毒患者生命，基本解决临床常见毒（药）物中毒诊断鉴别难题。

第一申请单位于 1992 年成立湖南省毒物咨询中心，持续多次在湖南省和全国范围开展培训与推广；并且每 10 年对毒物分析鉴别工作进行回顾性分析，对中毒发生的规律、流行病学特征及鉴别诊断进展进行及时总结。

② 在前期关键专利技术基础上联合企业开发出 FLC 系列"全自动二维液相色谱系统"。其核心技术为一维（LC1）和二维（LC2）系统通过智能连接，采用"中心切割"模式及陷阱柱转移目标物，将复杂的生物样本前处理简化为在线自动处理，分析检测时间由常规生物样本色谱分析的 8 小时缩短至 30 分钟，在国内外首次将 2D-LC-UV 技术应用于血及尿中药物浓度检测，实现液相色谱生物样本检测的快速化，突破中毒快速诊断技术瓶颈（图 8-7）。

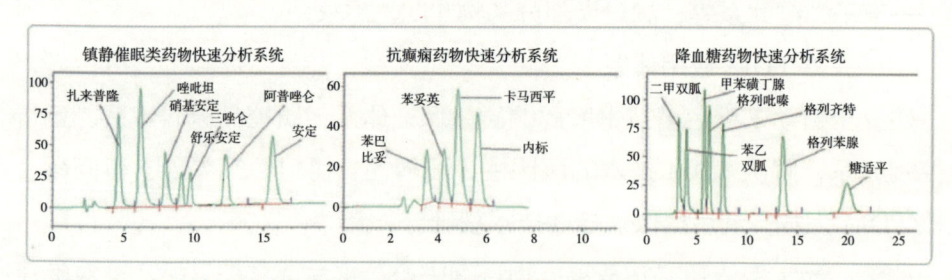

图 8-7 全自动二维液相色谱法运用于血浆中多种类别药/毒物的血药浓度快速分析

③ 该"全自动二维液相色谱系统"可与常规 HPLC、LC-MS、LC-MS/MS 等无缝连接，构成功能强大的二维色谱分离检测平台，帮助分析人员更从容应对复杂基质样本中目标毒（药）物分析，大幅提高色谱的测定种类、灵敏度、自动化程度。在可靠性、分析成本、种类、灵活性方面具有显著优势，已应用于毒物检测、药物研究、食品安全、水质分析等领域。

④ 课题组联合申报单位湖南德米特仪器有限公司已开发生产多个型号二维液相色谱系统，从 FLC 2200 型、FLC 2401 型、FLC 2420 型、FLC 2421 型、FLC 2422 型、FLC 2701 型，到目前最新型号 FLC 2801 型。该系列仪器可以直接处理血样、尿样等复杂生物样品；实现主动在线基质效应去除和被动在线

基质效应去除。基质去除技术使系统高度稳定，同时具备色谱自动维护系统，样品高度自动化处理，多种在线样品处理技术和校正系统，达到"即时测定"能力。最新型号仪器高出常规LC-MS/MS系统5~50倍灵敏度；集成临床常见药物、毒物测定方法；同时也显著减少了生物样本前处理有机溶媒的使用和排放，更加经济环保。此项技术在色谱填料科学与二维色谱系统理论上取得重要突破，解决了二维液相色谱系统的传递扩散、崩溃性堵塞等诸多难题，实现"样品处理和色谱分析"合二为一。

③ 项目组在自主研发的2D-LC-UV上进行毒（药）物快速分析检测方法开发，陆续建立了临床易发生中毒（过量）的抗精神类药物、镇静催眠类药物、抗感染药物、抗肿瘤药物、除草剂（临床中毒事件频发）等快速分析检测方法以及与之适配的试剂，根本上解决了临床中毒生物样本的快速检测，分析检测时间由常规生物样本色谱分析的8小时缩短至30分钟，解决中毒快速诊断难题。

3. 科研成果与临床转化

湘雅二医院药学部TDM早期科研以临床中毒患者的毒物分析方法学与抢救为主要内容，并因此获得三项研究课题和三项获奖成果。其中，项目"药物与农药中毒的快速定性定量分析与临床应用研究"成果获得1994年湖南省科学技术进步奖三等奖，项目"急性中毒病人体液中毒物快速分析方法及毒代动力学研究"成果获得1997年湖南省医药卫生科学技术进步奖三等奖，项目"药物中毒应急救援系统"获得2003年中华医学科技奖三等奖，出版4部中毒急救专著以及发表50多篇科研论文。2005年以后，侧重于中毒与解毒机制的研究，并依托"湖南省毒物咨询中心"平台继续在主持国家及省部级等重大科研课题、发表SCI、CSCD论文及获奖等方面取得丰硕成果（图8-8、表8-3）。

第一，已在国内外杂志上发表论文153篇，其中SCI收载53篇，共引用1400多次。

第二，在多年工作积累的基础上出版了《急性中毒毒物检测与诊疗》《解毒药物治疗学》《毒理学基础（译）》3本专著。

第二，每年该技术及仪器产品吸引来自全国所有省份3000多名治疗药物及毒物监测从业人员的参观和学习。该仪器产品连续两年在第15届（2017年）、第16届（2018年）国际治疗药物监测及临床毒理学大会（IATDMCT）

上参展，湖南德米特仪器有限公司成为第 16 届 IATDMCT 唯一来自中国的赞助单位。

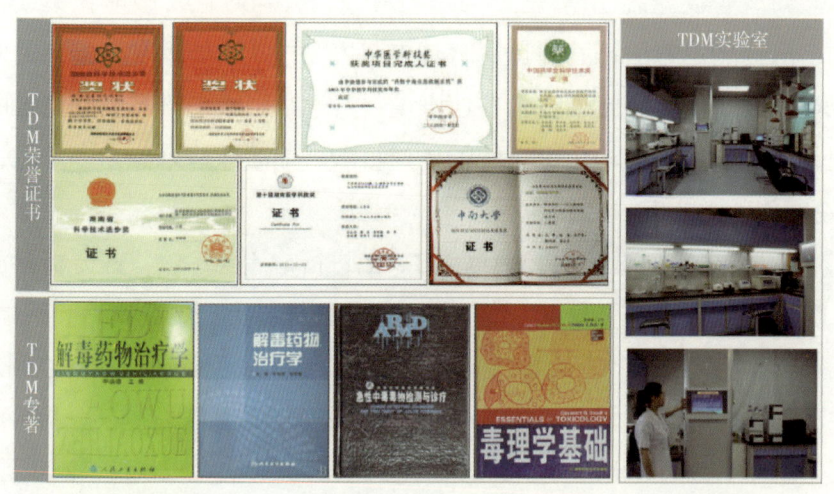

图 8-8　湘雅二医院药学部 TDM 实验室、荣誉证书及专著

表 8-3　湘雅二医院药学部部分主持与 TDM 相关的国家、省部级及校级课题

课题级别	负责人	年份	项目名称	经费/万元
国家自然科学基金项目（面上项目）	李焕德	2008	上调 MDR1 基因，诱导 P-gp 外向转运解除中枢抑制药物中毒的机制研究	34
国家自然科学基金项目（面上项目）	方平飞	2014	通过 2PK-2PD 结合模型构建甘草多靶器官"解毒指数"探讨其解毒机理	70
国家自然科学基金项目（面上项目）	颜　苗	2015	甘草诱导 Nrf2 调控肝脏 Ⅱ 相代谢酶、Ⅱ 相转运体抵御雷公藤化学应激的"配伍减毒"机制	57
国家自然科学基金项目（青年基金）	颜　苗	2012	基于 Nrf2/ARE 信号通路调控 MRP2 探讨甘草与有毒中药配伍减毒机制	23
教育部青年教师助推项目	颜　苗	2012	基于 Nrf2/ARE 信号通路调控 UGT 和 MRP2 探讨甘草的配伍减毒机制	10
湖南省教育厅课题	朱运贵	2006	中毒应急救援集成系统的开发研究	10
湖南省中医药管理局课题	李焕德	2007	中药甘草解毒机制的研究	1
湖南省自然科学基金重点项目	徐　萍	2011	基于上调 MDR1 基因表达诱导 P-gp 功能假设的甘草解毒机理研究	10
湖南省自然科学基金会	方平飞	2012	药物过量时核受体 PXR 介导 Ⅱ 相代谢促进消除的解毒机制研究	3
中南大学研究生教育创新工程项目	李焕德	2008	甘草甜素对 P-gp 外向转运的影响及其解毒药物中毒的机制研究	0.9

第四，建立的新型2D-LC-UV、LC-MS/MS药物定性定量监测技术，获得专利14项，已在全国103家医疗单位推广应用，对临床常见毒物和药物进行快速准确测定，包括260多种药（毒）物，先后参与临床救治8000多例次（图8-9）。在国内外学术会议100余次，培训200名次，有400多位国内同行来进修，年接待参观交流500多人次，广泛辐射周边区域，发挥了巨大的社会效益。

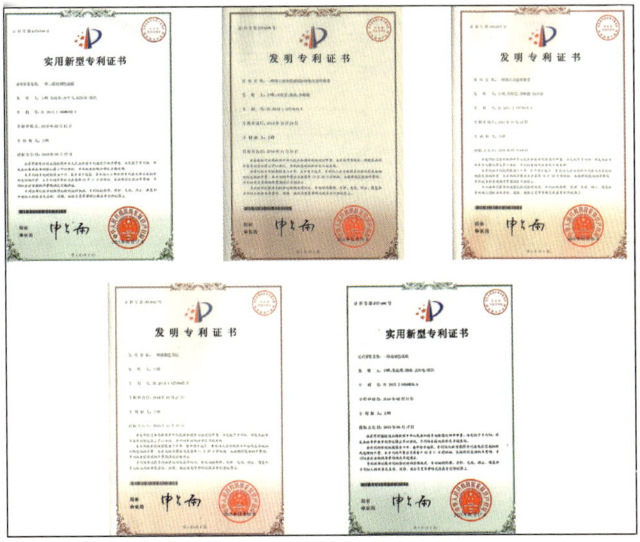

图8-9　TDM所获专利证书

TDM是一种典型的共性关键技术，影响医学平台发展。湘雅二医院药学部TDM实验室自成立之初，始终致力于治疗药物检测技术研究开发与临床转化。湘雅二医院正在努力推进TDM技术标准化、TDM多中心质量评估平台、临床TDM多中心应用平台，为我国乃至全球个体化医学发展作出自己的贡献。

（三）湖南省基因检测发展

中南大学临床药理研究所是国内第一家专注于遗传药理学研究的科研机构，多年来始终坚持20世纪80年代初开始的遗传因素对药物代谢和效应作用的研究方向（图8-10）。

湘雅医院开展了基于药物基因组学的个体化临床用药指导。目前开展基因检测的药物有叶酸、甲氨蝶呤、氯吡格雷、华法林、硝酸甘油、伏立康唑、质子泵抑制剂等 50 多种药物代谢酶的基因检测技术。临床样本量从 2012 年的 1500 例提高到 2015 年近 10000 例。实验室药师对检测结果进行分析和解读，并为临床治疗提供参考意见，积极参与临床给药方案的制订和调整。湘雅三医院基因检测开展的药品有 8 种，21 个位点，年检测 1000 位次。2021 年，湘雅二医院正式搭建了基因检测平台。

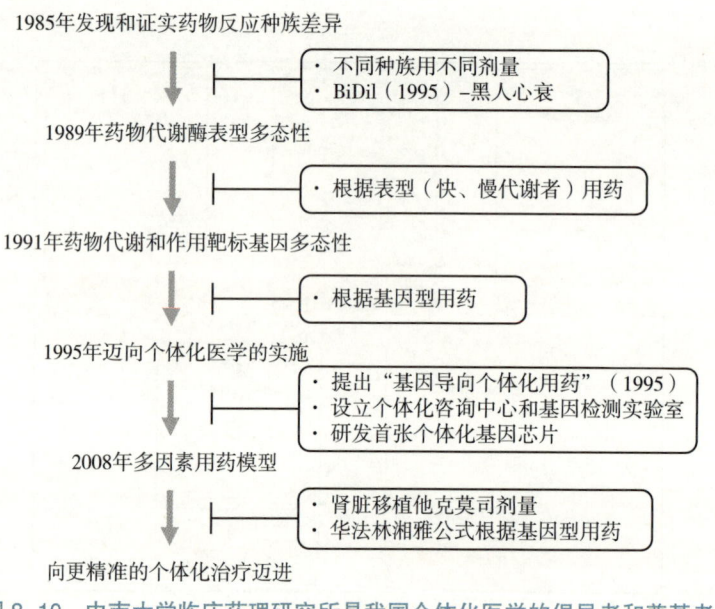

```
1985年发现和证实药物反应种族差异
    ↓ ├ • 不同种族用不同剂量
      └ • BiDil（1995）-黑人心衰
1989年药物代谢酶表型多态性
    ↓ ├ • 根据表型（快、慢代谢者）用药
1991年药物代谢和作用靶标基因多态性
    ↓ ├ • 根据基因型用药
1995年迈向个体化医学的实施
    ↓ ├ • 提出"基因导向个体化用药"（1995）
      ├ • 设立个体化咨询中心和基因检测实验室
      └ • 研发首张个体化基因芯片
2008年多因素用药模型
    ↓ ├ • 肾脏移植他克莫司剂量
      └ • 华法林湘雅公式根据基因型用药
向更精准的个体化治疗迈进
```

图 8-10　中南大学临床药理研究所是我国个体化医学的倡导者和奠基者

（四）展望

现阶段，临床药物治疗处于传统用药向个体化用药的精准药学转变阶段，精准药学的核心即做到安全、有效、经济、适当的个体化用药。TDM 是个体化用药指导较常见且重要的手段之一，但这建立在血药浓度与药效一致的基础上。此外，个体间药物反应异质性也可能来源于基因变异。通过对患者进行基因分析，明确个体间遗传学差异，制订初步给药方案，并通过 TDM 对给药方案进一步调整，提高药物疗效或是降低药物毒性，到达安全、有效的治疗目的。因此，个体化用药指导正逐渐由过去的血药浓度监测为目标的定量模式，向 TDM 与基因检测联合指导的治疗方案为主的多药物、多环节、多因素的定性定量参数结合的有机的系统监测模式转变。

通过基因检测研究实现临床用药个体化是TDM的进一步延伸和充实，目的在于更好地发展和完善"个体化用药"这一主题。通过检测患者的基因多态性与基因型，了解药物敏感性基因的差异，最终确定治疗药物的种类与剂量大小，为患者的个体化用药和个体化治疗提供重要参考，也为临床个体化用药开辟了一条新的方向。随着现代分析技术的飞速发展，将基因检测与TDM进行有机整合，指导特定药物对特定患者的合理使用，不仅能对某一特定患者给予最合适的药物，在治疗开始就给予最合适与最安全的剂量，而且在治疗过程中可维持稳定的、合适的治疗浓度，提高疗效，缩短病程、减少不良反应、降低治疗成本，促进真正的"个体化用药"。

八、诊断相关分组模式下医院药学实践工作展望

随着我国医疗改革的不断推进，为适应改革需要，医保资金支付模式亟须进一步优化。起源于美国的诊断相关分组（DRGs）因在降低医疗成本、缩短平均住院天数等方面的独特优势，开始被有关部门借鉴。所谓DRGs，具体指是"Diagnosis related Groups"的简称，即根据患者的年龄、性别、住院天数、临床诊断、病症、手术、疾病严重程度、合并症与并发症及转归等因素，把上千个病种分为几百个诊断相关组，在分级上进行科学测算，给予打包预付款，也就是医疗保险机构就病组付费标准，与医院达成协议，医院在收治参加医疗保险的患者时，医疗保险机构就按病组的付费标准向医院支付费用，合理结余部分归医院，超出部分由医院承担的一种风险共担的付费制度。

2017年，国务院办公厅《关于进一步深化基本医疗保险支付方式改革的指导意见》（国办发〔2017〕55号）出台，正式明确提出要在全国范围内开展按疾病诊断相关分组（DRG）付费试点。伟人故里湘潭市一直传承着优良的红色改革精神，积极响应国家政策，主动请缨，最终于2019年6月国家医保局等4部门联合印发《按疾病诊断相关分组付费国家试点城市名单的通知》（医保发〔2019〕34号），确定湘潭市为湖南省唯一、全国30家之一的DRG试点城市。经过积极学习筹备和完成模拟测试，2020年1月，湘潭市在国家试点进展监测情况评估中被评定为"进度优秀"，湘潭市已经初步具备模拟运行的能力。2021年6月，湘潭市所有三级医疗机构将正式启动实际付费。

DRGs模式对医院的各个领域都有着极大的影响，医院药学实践工作也面临着新的、更高的挑战，成为广大药学工作者必须面对的重要课题，内容可能涉及调整组织架构、推动人员培训、改革人员绩效、优化知识储备、确保药品流通、配备条件设施、提升信息技术、加强药事管理、推进合理用药等。虽然DRGs在我国医院管理中的应用日益发展、有迹可循，其在医保控费提高、医疗资源的使用率、医院绩效考核等方面的作用逐步凸显，但由于一些客观因素的存在，包括尚未形成完善规范的应用准则与规划、疾病诊断和手术操作编码的标准不一、主要诊断选择原则的习惯性难以去除、医保付费改革的滞后性、各地医疗技术水平和设施差异化等，导致在本项政策本土化落地中，尤其是在基层地区医疗机构，医院药学工作在实施DRGs过程中就遇到了一些共有或特有的问题和挑战。在前期探索中，湘潭市医院药学实践工作就遇到了不少典型问题。

　　首先，是组织领导架构建立及职能赋能。DRGs模式对于湘潭市来说是一项新政策，医院药学工作的开展要做到尽快与之接轨、适应，需要有统一领导、统筹发展，做好顶层设计。因此，建立有力的DRGs药学领导组织是十分必要的，经过探索和学习，为避免机构冗杂，发现可以各级临床合理用药质量控制中心和各医疗机构药事管理和药物治疗学委员会为基础，赋予其DRGs中药学相关职能，进行统一管理和协调。

　　其次，由于医疗机构药学信息化建设程度落后且良莠不齐，大多滞后于DRGs实施需求条件，亟须改进。作为湘潭市医院药学工作的领头单位，湘潭市中心医院药学部在医院支持下正在着手联合信息软件公司构建智慧药学信息平台，平台集云审方、临床用药决策支持、智慧临床药师工作站、医联体内药学远程服务、合理用药监测及评价等诸多模块，力求与DRGs的有效实施相匹配。

　　再次，是存在管理层及各级药师对DRGs的认知程度参差不齐，药学诊疗服务标准、药事管理体系及绩效考核不一致，这些会导致医院药品配备及合理使用存在显著差异，反而加重医院成本管理与核算的人力与物力负担。同时，药学监管、服务对不同疾病分组的关注点不同，还可能会倒逼临床诊疗中出现推诿重病患者、分解住院、缩减诊疗项目等现象，引起负面作用，影响医疗质量及限制新药、新技术的创新。为了逐步解决这些问题，湘潭市卫生行政部门及湘潭市药学社会团体进行了初步探索，即通过组织培训、鼓励人才培养、优化绩效考核改革及医政工作检查督导等多种形式，稳步推进医院药学工作在DRGs模式下的同质化。

此外，由于DRGs采取的是西医诊断编码，要求在辨证施治前提下用药的中药，包括中成药和中药饮片的付费及合理使用可能会受到较大影响。在国家大力提倡发展中医药的背景下，湘潭市开始创新服务模式，积极推进中药临床药师队伍的建设，对当前诊疗中中药使用问题进行管控和合理优化，有的放矢，力争在确保疗效的前提下，有效适应DRGs模式。

挑战与机遇并存，2021年6月1日，DRGs模式在湘潭市所有三级公立医疗机构正式启动，医院药学实践工作也将继往开来，迈上新的台阶。通过湘潭市药学工作者艰苦探索而总结的经验，可以对湖南省医院药学工作在DRGs背景下的具体实践提出几点规划和展望，以期为DRGs在全省乃至全国实施时提供可复制、可推广的借鉴。

（一）创新领导组织构建，统筹指导DRGs模式下医院药学发展

在当前医疗改革背景下，湖南省各公立医疗机构要充分发挥主观能动性，主动把握、领会医改政策要求、精神，借鉴、学习湘潭市等先行试点地区的经验，有意识地向DRGs模式靠拢，管理层加强DRGs相关内涵的认知，联合本地区医、药、政专家及领导，积极着手筹备构建本地区、本单位DRGs药学类别领导组织，结合具体实际情况，统筹规划DRGs模式下医院药学发展路线及制定相关药学服务指标和标准，并组织检查督导，为将来DRGs的全面落地打下领导基础，让今后在DRGs在实施中遇到的药学问题有规可依，有据可循。

（二）加强DRGs相关药学人才培养，促进专业认知同质化

有计划地组织开展DRGs相关培训、学术会议交流，提高广大药学工作者对DRGs的系统、准确认知，有条件的公立医疗机构可设立专门的DRGs总药师岗，专门负责协调DRGs政策的医药对接。同时，充分利用国家临床药师一年制培训、临床药学紧缺人才培训、审方药师培训及县级综合医院骨干药师培训等项目的既有优势，增设DRGs下的药学服务等课程，不断推动本地区药师，

尤其是与临床诊疗密切相关的审方药师、临床药师，依据对疾病的药物治疗、合并症和并发症的药学监护的认知达到高度同质化，避免因认知程度不一导致不利后果。此外，还需做到DRGs与国家基本药物目录、药品集中带量采购、医保药物目录、公立医院绩效考核指标（如基本药物占比、辅助用药占比、次均费用等）的有机结合。

（三）优化医院药学绩效考核模式，更加向DRGs倾斜

基于DRGs的医院绩效评价包括医疗服务支出、医疗服务效率和医疗服务质量3个维度，DRGs组数（表示医院能治疗疾病的范围）、DRGs总权重（医院的医疗服务总量）、病例组合指数（CMI，反映医院收治病例的技术难度水平）、费用消耗指数（治疗同类疾病所花费用相对水平）、时间消耗指数（治疗同类疾病所用时间相对水平）、低风险组死亡率（反映低风险组死亡率情况）6个核心评价指标，在现有公立医院绩效考核指标的基础上，比照DRGs评价体系优化医院药学工作绩效考核模式，提高药学人员工作积极性，内容可根据各医院专科特色进行适当调整，设定好发展轨道，避免"偏航"。此外，全省、市、县三级药学重点专科建设项目考核指标也可纳入DRGs下药学服务相关内容；同时，各地区可在行政委托下，定期组织专家同行评议组，通过组织查阅核实资料、现场查看及考核、信息资料提取和统计分析等方式对二级及以上公立医疗机构开展医政医管工作督查，并将医疗机构DRGs下医院药学工作督查结果及时公布。

（四）综合DRGs和PDCA，驱动药事管理工作更加精细化

DRGs评价指标体系可以实现医院、科室乃至医师之间的横比，以及不同时期的纵比，量化的指标更能清晰地反映存在的问题和不足，一定程度上可以扭转之前传统的医院药事管理指标主要通过临床药师人工医嘱点评进行合理化管控，这种方法目的性不强且具有被动性，不能够落实到各个科室及各位医师，且不同病种及不同医师之间的差异难以把握，往往耗费了大量的精力而无法解决实际问题。对于药事管理中的如质子泵管理、抗菌药物管理、麻精药品管理、基本药物占比、辅助用药占比、次均费用等目前重要的指标，可以借助DRGs比较同组病种、不同医师的区别，并直接追溯具体病例及药物。同时运用PDCA不断进行改进，即计划（Plan）、执行（Do）、检查（Check）、处理

（Act）4步，通过现状分析发现问题，制订具体对策，检查效用，最后将证明有成效的措施进行标准化，制订成规范，进行PDCA循环，从而良性的不断驱动药事管理精细化。

（五）推进信息化建设及区域信息联动，助力药学信息相接轨DRGs

精准高效的信息化数据提取和控制是有效实施DRGs的前提条件。目前，湖南省大多数医院尤其是基层医院，普遍存在信息化程度偏低的问题，大多数医院的信息程度都是在原有HIS系统上进行"修修补补"，且受制于第三方的服务水平和反应速度。医疗机构药学工作信息化也同样存在建设程度不一的情况，如有的大型三甲医院开发了云审方、智慧临床药师工作站等先进的信息系统，相比之下，在规模较小的医院这些项目尚未提上日程，总体上均滞后于实施DRGs所需的条件。因此，药学部门要积极推动建立完善、功能齐全且能快速响应的合理用药信息化系统，及时接轨DRGs，避免在政策落地时受到极大的掣肘而举步难行。

（六）转变医院药学服务模式，明确药师在DRGs下的角色定位和岗位职能

DRGs的实施必然对当前既往医院药学的服务模式提出了更新的、更高的要求，如何去粗取精、去伪存真，进一步明确药师在新时期的角色定位和岗位职能，转变势在必行。

第一，临床药师应将国内外相关指南发布的新疗法、新资料与新的专业知识，定期向临床宣讲、印发学习，评价专业知识信息并对其在临床的使用提出建议。同时通过查房会诊、合理用药评价、药学门诊服务、运用自媒体平台开展科普宣教、开展TDM和基因检测、参与临床MDT讨论、药物不良反应监测等多种手段，注重理论知识与临床实际的结合，协助临床诊疗活动。DRGs的主要目的是按病种付费，在选择药物的品种时，建议应首选国家基本药物、医保目录和国家药品处方集推荐的目录，充分发挥国家发布的权威药品集在DRGs实施过程中的作用。

第二，DRGs将医保的考核机制从单纯控费转变为以医疗质量和安全为核心，这使医疗机构有动力和意愿选择更符合药物经济学规律的药品、器械、耗材试剂等。因此，临床药师应当积极配合医生选择更安全、有效、经济、适当的药品。临床药师可定期组织对医生、护士及相关用药人员的培训，加强

药学知识的灌输，配合医生优化临床用药方案，降低药品在整体住院费用的比重。

第三，在DRGs模式下，药师在参与门诊/住院患者成本管控方面大有可为，临床药师的工作可包括协助医生在治疗药物的选择上精细核算，尽量减少所服务科室的可能超支付的病例，充当医保政策与临床互动的"桥梁"，减少费用较高且疗效一般的重点监控药品使用等；审方药师可通过加强对DRGs病组的用药医嘱审核，及时干预和退回医嘱分析等；调剂药师可通过仔细核对和用药交代等。多管齐下，合理降低医疗成本，避免因医院治大病、治重病反而亏本，造成为实现次均费用达标而向上转诊率较高的现象。

第四，DRGs模式下医生降低治疗费用的意愿更强，更愿意选择药物经济学性价比更高的药物，导致一些高价的创新药物和超适应证用药受到较大冲击，减弱了临床用药的循证研究，把很多可能潜在的个体化治疗转变为群体化、模式化和标准化的治疗来强化病种的成本控制。对于某些特殊病情患者，需要用到价格高昂的新药或进口药的，为了降低住院费用，医生可能建议患者院外购药，院外用药由于品种的多样性和复杂性，这使临床药师指导合理用药的工作面临着更大的挑战。因此，建立患者合理用药随访制度，全程管理、追踪和指导患者用药，是发挥临床药师作用的又一个重要切入点。

（七）开展DRGs相关药学课题研究，总结交流实践经验

主管部门要扶持、指导开展DRGs相关药学课题研究，激励药学工作人员在DRGs实施中药学实践的优秀经验形成科研课题，内容可涉及循证药学、药物经济学、慢病管理、药事指标精细化管理、临床药师创新服务、个体化药物治疗建模等，做成典型范例供全省乃至全国医院药学同行交流学习，有效助力地区医院药学工作进一步高质量、同质化向前迈进。

（八）推动中药学科进一步发展，探索DRGs付费制度下对中医药补偿机制

首先，DRGs付费制度采取西医诊断编码，与中医的辨证施治不匹配，这种差异会极大影响中成药和中药饮片的计费；其次，根据病例分组来实施付费的DRGs也与中医药治疗的起效慢、疗程长的客观特点存在分歧；最后，目前临床诊疗中存在的高次均费用问题也与中成药的不合理使用甚至滥用密切相关。这些都会影响中医药事业和中医医院药学的发展。因此，在当前国家大力

鼓励发展中医药的情景下，如何在 DRGs 实施后建立起中医药的补偿机制，需要医院药学从业人员尤其是中药师们开展更积极和富有智慧的探索。

乘风破浪会有时，直挂云帆济沧海。DRGs 的实施，给医院药学实践工作带来了新的、前所未有的发展机遇，广大医院药学从业人员正站在新的风口上，拥有更佳的角色定位、实现更好的职业价值。

附录

医院药学大事记

1906 年

胡美在长沙"中央旅馆"开办了湖南省第一所西式医院——雅礼医院,最初设立的药学科室由"药室"和"储药室"组成。

1910 年

颜福庆博士自美国耶鲁大学医学院归国办学,向年轻人传授西方药学知识与理念。

1920 年

化学专业毕业的何监清担任湘雅医院第一任药剂室主任。

1922 年

湘雅医院将药剂室升级为配药处,与财务处并列,正式确立药学部门作为医院二级机构。

1934 年

湖南省政府建立了湘省国医院(现在的湖南中医药大学第二附属医院前身),开始设立中药室。

1949 年

湖南省人民政府建立卫生厅，下设有药政处。

1950 年

湘雅医院"药局"正式改名为"药剂科"，配备专职干部配合湖南省卫生厅药政处开始制定医疗机构药事管理制度、法律法规，组织培训药学人员。

1951 年

湖南省国医院改名为湖南省立中医院，并举办多期中药学人员培训班。

1957 年

首批南京药学院等高校的药学专业毕业生分配到湖南工作。

湖南医科大学附属第二医院药剂科成立，建科初期员工 20 多人，完成门诊及 50 张病床的药品供应。

1958 年

国家卫生部下达《综合医院药剂科工作制度和人员职责》的文件，湖南省医院药学逐步形成中西结合的药学体系，建立了各项药事管理基本制度，开始开展具有一定规模的医院制剂工作，包括西药和中成药制剂。

1963 年

湖南省医药卫生学会药学会组织翻译、收集、整理国外药学文摘，形成了湖南科技情报资料，内容包括植物药、药物合成及化学、抗菌素、维生素和激素、分析和检验、药理学、新药等。

1964 年

长沙市卫生局组织编写了《医院制剂规范》，共收载制剂 180 多种，质量检验方法主要借鉴苏联，也有借鉴英国、法国。

1966 年

在周恩来总理亲自关怀下，湘雅医院制剂室自制解毒注射液成功抢救株洲农机厂因误食氯化钡中毒的 166 名工人。

1976 年

湖南省卫生厅和长沙市卫生局组织医院药师重新编写《医院制剂》。

1980 年

湖南省卫生厅组织专家参考 1977 年药典，重新修订《医院制剂》，共收载各种制剂 356 种。

1981 年

湖南医科大学附属第二医院药剂科成立湖南省首家临床药学组。

1982 年

湖南省药学会与湖南省医学高等学校一起连续举办了 5 期临床药师学习班，开设了临床药理学、药代动力学、生物药剂学、数理统计学等课程，共培养了 200 多名临床药师。

湖南省卫生厅在中南大学湘雅医院和湘雅二医院分别设立了"临床药学情报中心"和"临床药学实验中心"。

1983 年

中南大学湘雅医院、湘雅二医院等 12 家医院被卫生部列为首批临床药学试点单位。

1984 年

湖南省药学会药剂分科学会成立，许树梧教授任主任委员。

全国临床药学专题研讨会在长沙召开。

组织参加了在广西南宁举办的中南五省（区）首届医院药学学术会议。

我国颁布了第一部《中华人民共和国药品管理法》后，湖南省药学会药剂分科学会组织举办了多期培训班。

1986 年

在长沙举办了中南五省（区）第二次医院药学学术会议。

1987 年

湖南省药学会第八届理事会换届选举，湖南省医学院附属第二医院药剂科主任许树梧教授当选理事长。

湖南省医学院附属第二医院举办医院药房快速分析学习班，探索的一系列分析方法和写成的论文很快在举办的全国性学习班进行推广。

1989 年

湖南省药学会药剂分科学会换届，柯铭清教授任主任委员。

1990 年

中南大学湘雅二医院许树梧教授当选为中国药学会医院药学专业委员会第一届副主任委员。

全国临床药学工作经验交流会在长沙召开，会后代表们专程到湘潭市中心医院参观交流。

1991 年

湖南省毒物咨询中心在中南大学湘雅二医院成立，为国内第一家中毒咨询机构。

举办全国临床药学提高班。

1992 年

湖南省药学会药剂分科学会换届并更名为湖南省药学会医院药学专业委员

会，陈孝治教授任主任委员。

1993 年

成立了中国药学会全国医药经济信息网湖南分网，成立之初有中南大学湘雅医院、湘雅二医院、长沙铁路医院等 6 家样本医院，目前已经发展到 47 家，遍布到省本级和 13 个地市州。

1994 年

湖南省药学会第九届理事会换届选举，湖南省医学院附属第二医院药剂科许树梧教授当选理事长。

湖南省药学会医院药学专业委员会换届，陈立新教授任主任委员。

1996 年

湖南省药学会医院药学专业委员会协助药学会在张家界市举办了中国药学大会暨药师周活动。

1997 年

湖南省药学会医院药学专业委员会举办湖南省药剂科主任培训班。

1998 年

湖南省药学会第十届理事会换届选举，中南大学湘雅二医院药学部许树梧教授当选理事长。

湖南省药学会医院药学专业委员会换届，陈立新教授任主任委员。

2000 年

湖南省药学会创办了《湖南药学》杂志（内部刊物），许树梧教授任主编，为季刊。

李焕德教授获得第六届吴阶平—保罗·杨森药学研究奖二等奖。

李焕德教授主编的《临床毒物检测与诊疗》专著出版。

2002 年

湖南省药学会医院药学专业委员会换届,陈立新教授任主任委员。

李焕德教授首批进入国家药品监督管理局新药评审委员。

李焕德教授、谭桂山教授、李新中教授出任首届中南大学药学院副院长。

2003 年

《湖南药学》杂志(内部刊物)更名为《中南药学》,李焕德教授任主编,为双月刊,后改为月刊。

李焕德教授获得中国药学会"优秀药师"称号,系湖南省首位。

2004 年

开创全国招收临床药学硕士研究生的先河,许树梧教授招收了第一名硕士研究生。

2004 年李焕德教授被中南大学遴选为药理学博士生导师,招收临床药学方向博士研究生。

2006 年

李焕德教授主编的《临床药学》成为高等医药院校规范教材。

2007 年

湘雅医院药学部批准为中国医院协会临床药师培训基地,对带教师资、招生要求、培训过程、培训质量等方面从严要求,促进了医院临床药学学科的发展。

2008 年

湖南省药学会医院药学专业委员会换届,李焕德教授任主任委员。

2010 年

中南大学湘雅二医院药学部评为卫生部临床药学重点专科首批建设单位。

2011 年

首届"临床药学湘雅论坛"在长沙召开。

2012 年

湖南省药学会医院药学专业委员会换届,李焕德教授任主任委员。

2013 年

成立了湖南省医学会临床药学专业委员会,李焕德教授任第一任主任委员。

2014 年

7月周宏灏院士领衔的中南大学临床药理研究所并入湘雅医院,加强了基础药学与临床药学的融合,促进了湘雅大药学的发展。

8月,湘雅医院门诊药房完成自动化信息化整体改造,提升了医院药房装备与信息化建设的水平。

2016 年

湖南省药学会第十四届理事会换届选举,中南大学湘雅二医院药学部李焕德教授当选理事长。

湖南省药学会医院药学专业委员会换届,向大雄教授任主任委员。

湖南省所有医院执行药品零加成,药品零利润销售。

2017 年

3月,湖南省卫健委成立"湖南省输液安全评价中心",挂靠在湘雅医院。开展合理安全输液的监控与评价、牵头制订中国医院协会输液安全标准、开展输液安全的科普宣教,提升了医院药学在合理输液、合理用药中的作用和影响。

12月,湖南省药学会医院药学专业委员会静脉用药调配中心(PIVAS)学组在中南大学湘雅三医院筹备成立。

2018年

中国药学会医院药学专业委员会第一次工作会议在长沙召开，中南大学湘雅二医院张毕奎教授当选为第七届副主任委员。

2019年

湖南省所有公立医院开始执行国家药品集中带量采购。

2020年

湖南省药学会第十五届理事会换届选举，中南大学湘雅二医院药学部李焕德教授当选理事长。

湖南省药学会医院药学专业委员会换届，向大雄教授任主任委员。

主要参考文献

［1］屈建，刘高峰，朱珠. 中国医院药学学科发展史［M］. 北京：中国科学技术出版社，2016.

［2］中国药学会. 中国药学会百年史（1907—2007）［M］. 1版. 北京：中国人口出版社，2008.

［3］彭司勋. 中国药学年鉴［M］. 北京：北京科学技术出版社，2001.

［4］柯铭清，许树梧. 医院制剂［M］. 1版. 长沙：湖南科学技术出版社，1980.

［5］刘红宇，廖建萍. 刘绍贵文集［M］. 长沙：湖南科学技术出版社，2016.

［6］李焕德. 药海情［M］. 长沙：湖南文艺出版社，2019.

［7］张水寒. 如歌岁月——中药相伴五十年［M］. 长沙：湖南科学技术出版社，2017.

［8］周智广. 医院文化建设理论与实践［M］. 北京：人民卫生出版社，2018.

［9］李焕德. 临床药学［M］. 北京：中国医药科技出版社，2007.

［10］LEE B. MURDAUGH. 药房人员能力评估工具［M］. 王晓波，译. 北京：人民卫生出版社，2018.